急性手术和创伤医疗热点问题

腹腔脓毒症

Abdominal Sepsis

主　编　Massimo Sartelli
　　　　Matteo Bassetti
　　　　Ignacio Martin-Loeches

主　审　李维勤　周飞虎
主　译　段军　郭丰
副主译　常志刚　蒋正英　张军伟　张靖垚

人民卫生出版社
·北京·

版权所有，侵权必究！

First published in English under the title

Abdominal Sepsis; A Multidisciplinary Approach

edited by Massimo Sartelli, Matteo Bassetti and Ignacio Martin Loeches Copyright © Springer International Publishing AG, part of Springer Nature, 2018

This edition has been translated and published under licence from Springer Nature Switzerland AG.

图书在版编目（CIP）数据

腹腔脓毒症 /（意）马西莫·萨泰利
（Massimo Sartelli），（意）马泰奥·巴塞蒂
（Matteo Bassetti），（爱尔兰）伊格纳西奥·马丁·洛奇斯（Ignacio Martin-Loeches）主编；段军，郭丰主译. -- 北京：人民卫生出版社，2024. 10. -- ISBN 978-7-117-36982-4

Ⅰ. R631

中国国家版本馆 CIP 数据核字第 20242NX102 号

人卫智网	www.ipmph.com	医学教育、学术、考试、健康，购书智慧智能综合服务平台
人卫官网	www.pmph.com	人卫官方资讯发布平台

图字：01-2020-0575 号

腹腔脓毒症
Fuqiang Nongduzheng

主　　译：段　军　郭　丰
出版发行：人民卫生出版社（中继线 010-59780011）
地　　址：北京市朝阳区潘家园南里 19 号
邮　　编：100021
E - mail：pmph @ pmph.com
购书热线：010-59787592　010-59787584　010-65264830
印　　刷：廊坊一二〇六印刷厂
经　　销：新华书店
开　　本：787×1092　1/16　印张：20
字　　数：487 千字
版　　次：2024 年 10 月第 1 版
印　　次：2024 年 12 月第 1 次印刷
标准书号：ISBN 978-7-117-36982-4
定　　价：98.00 元

打击盗版举报电话：010-59787491　E-mail：WQ @ pmph.com
质量问题联系电话：010-59787234　E-mail：zhiliang @ pmph.com
数字融合服务电话：4001118166　E-mail：zengzhi @ pmph.com

译者名单 （以姓氏拼音为序）

常志刚（北京医院）

陈存荣（福建医科大学附属协和医院）

陈钧年（福建医科大学附属协和医院）

崔瑞霞（西安交通大学第一附属医院）

董妍妍（西安交通大学第一附属医院）

段　军（中日友好医院）

冯　喆（北京医院）

郭　丰（浙江大学医学院附属邵逸夫医院）

蒋　渊（中南大学湘雅医院）

蒋正英（重庆大学附属肿瘤医院）

李　曼（浙江大学医学院附属邵逸夫医院）

李　涛（中日友好医院）

李维勤（中国人民解放军东部战区总医院）

梁杰佳（中日友好医院）

刘　薇（中南大学湘雅医院）

刘志勇（中南大学湘雅医院）

隆　毅（重庆大学附属肿瘤医院）

陆萋萋（中国人民解放军东部战区总医院）

罗浩滕（福建医科大学附属协和医院）

彭米林（中南大学湘雅医院）

宋淑萍（浙江大学医学院附属邵逸夫医院）

童智慧（中国人民解放军东部战区总医院）

王晶晶（福建医科大学附属协和医院）

魏　梅（中国人民解放军东部战区总医院）

吴桂新（重庆大学附属肿瘤医院）

吴筱箐（中日友好医院）

吴银山（浙江大学医学院附属邵逸夫医院）

肖　莹（福建医科大学附属协和医院）

薛志强（福建医科大学附属协和医院）

阎小雨（北京医院）

余然杰（福建医科大学附属协和医院）

张靖垚（西安交通大学第一附属医院）

张军伟（华北理工大学附属医院）

章文豪（南京市第一医院）

赵　硕（西安交通大学第一附属医院）

急性手术和创伤医疗热点问题

原著丛书主编

Federico Coccolini
Cesena, Italy

Raul Coimbra
San Diego, USA

Andrew W. Kirkpatrick
Calgary, Canada

Salomone Di Saverio
Cambridge, UK

原著编辑委员会

Luca Ansaloni (Bergamo, Italy); Zsolt Balogh (Newcastle, Australia); Walt Biffl (Denver, USA); Fausto Catena (Parma, Italy); Kimberly Davis (New Haven, USA); Paula Ferrada (Richmond, USA); Gustavo Fraga (Campinas, Brazil); Rao Ivatury (Richmond, USA); Yoram Kluger (Haifa, Israel); Ari Leppaniemi (Helsinki, Finland); Ron Maier (Seattle, USA); Ernest E. Moore (Fort Collins, USA); Lena Napolitano (Ann Arbor, USA); Andrew Peitzman (Pittsburgh, USA); Patrick Rielly (Philadelphia, USA); Sandro Rizoli (Toronto, Canada); Boris Sakakushev (Plovdiv, Bulgaria); Massimo Sartelli (Macerata, Italy); Thomas Scalea (Baltimore, USA); David Spain (Stanford, USA); Philip Stahel (Denver, USA); Michael Sugrue (Letterkenny, Ireland); George Velmahos (Boston, USA); Dieter Weber (Perth, Australia)

原著主编

Massimo Sartelli
Department of Surgery
Macerata Hospital
Macerata, Italy

Ignacio Martin-Loeches
St James's University Hospital
Trinity Centre for Health Sciences
Dublin, Ireland

Matteo Bassetti
Clinica Malattie Infettive,
Dipartimento di Medicina
Università di Udine and Azienda
　　Ospedaliera Universitaria Santa Maria
　　della Misericordia
Presidio Ospedaliero Universitario Santa
　　Maria della Misercordia
Udine, Italy

　　本系列文章涵盖了急性手术和创伤医疗中最具争议性的问题,涉及问题范围从围术期管理到卫生政策问题。自 2011 年以来,世界急诊外科学会(WSES)急性护理和创伤外科医师组织的创始成员与美国创伤外科协会合作,意识到有必要为正在接受训练的年轻外科医师、全科医师和其他外科专业医师提供更多的教育工具;WSES 目前正在开发一个以循证医学和客观经验为基础且具有系统性、科学性和教育性的项目。本系列文章为该项目做出了重要的贡献,内容涵盖了针对急性创伤和非创伤外科患者的综合管理,对于急诊外科医学生和从业医生都是宝贵的资源。

原著序

自 2011 年以来,世界急诊外科学会急性护理和创伤外科医师组织的创始成员与美国创伤外科协会合作,意识到有必要为正在接受训练的年轻外科医师、全科医师和其他外科专业医师提供更多的教育工具,批准开发和出版了"急性手术和创伤医疗热点问题"系列。这些即将出版的新书名称是根据这一理念进行选择和准备的。这些书涵盖了病理生理和临床管理的基础知识,并以复苏、外科和重症监护医学的最新进展为参考,有可能深刻改变流行病学、严重外科疾病和创伤的预后。特别是随着患者出现多种合并症,更需要详细了解腹腔脓毒症。较新的低侵入性手术技术和围术期重症监护的进展可能会平衡对年老多病的患者的挑战。当然,这要求我们做到对正确的患者应用正确的治疗策略。

意大利切塞纳　F. Coccolini

美国圣迭戈　R. Coimbra

加拿大卡尔加里　A. W. Kirkpatrick

英国剑桥　S. Di Saverio

原著前言

腹腔感染(IAI)是患者发病和死亡的重要原因。IAI 的管理需要多学科协作。治疗复杂腹腔感染(cIAI)需要病因控制和抗生素治疗。虽然外科技术改进了这些患者的治疗方式，但是合理使用抗生素在防止局部和血行播散以及远期合并症方面对 cIAI 的管理起着不可磨灭的作用。IAI 患者经验性使用抗生素需要根据患者感染的严重程度、个体耐药病原菌感染的风险以及局部耐药情况进行选择。易感条件下，感染的性质和程度、宿主反应性质和程度以及器官功能障碍的程度为 IAI 提供了一个有效和新颖的方法。在本书中，来自不同领域的专家为受 IAI 影响的重症患者的管理提供了丰富的多学科参与的管理 IAI 的方法。

本书第一章讲述了 IAI 患者在分类、诊断和放射预警方面的挑战和困难。这部分之后的一系列章节，集中在病因学控制的困难、临床管理的替代选择以及损伤控制手术的进展方面。最后的章节，我们将聚焦抗生素的管理，对疾病治疗最棘手的部分，包括抗真菌药、血流动力学支持以及研发中的辅助治疗措施的替代选择进行讨论。

在构想本书时，我们的目标是为 IAI 提供更广泛的治疗方法，这就是为什么我们要邀请三个不同学科(外科、感染病科和重症医学科)的最著名专家参与。我们希望能帮助读者对已有信息进行整合，从而拓宽对该主题的视角。

意大利马切拉塔　Massimo Sartelli
意大利乌迪内　Matteo Bassetti
爱尔兰都柏林　Ignacio Martin-Loeches

译者前言

自 2011 年以来,世界急诊外科学会(WSES)急性护理和创伤外科医师组织的创始成员与美国创伤外科协会合作出版了"急性手术和创伤医疗热点问题"系列。意大利切塞纳 F. Coccolini 教授、美国圣迭戈 R. Coimbra 教授、加拿大卡尔加里 A. W. Kirkpatrick 教授和英国剑桥 S. Di Saverio 教授编撰了《腹腔脓毒症》一书。本书系统全面地阐述了腹腔脓毒症的概念、分类、不同病因的处理、抗生素选择、血流动力学支持和营养支持。很好地梳理了腹腔脓毒症相关的临床问题,为从事腹腔脓毒症诊治的内科、外科、麻醉科和 ICU 医生提供了很好的教材。

亚洲急危重症医学协会的中国腹腔重症协作组以中国人民解放军东部战区总医院李维勤教授为顾问,由浙江大学医学院附属邵逸夫医院郭丰主任、中日友好医院段军主任、中国人民解放军东部战区总医院童智慧主任、北京医院常志刚主任、重庆大学附属肿瘤医院蒋正英主任、福建医科大学附属协和医院陈存龙主任、西安交通大学第一附属医院张靖垚主任和华北理工大学附属医院张军伟主任为核心组成协作组。协作组的主要目标是:①规范化腹腔重症相关疾病的诊治并进行规范化培训;②利用多中心平台做临床多中心研究,解决腹腔重症相关临床问题。关于系统阐述腹腔脓毒症的中文教材很少,经协作组筛选,发现这本书可以作为从事腹腔脓毒症诊断的医生非常好的基础教材。但原版为英文,对于很多读者来说阅读困难,且容易产生歧义。本书的翻译希望能为国内从事腹腔脓毒症临床工作的医生带来方便阅读的教材,为后续临床规范化诊治打下基础。

因译者能力问题,很难做到"信、雅、达",有翻译疑问之处可以参看英文版原版,有不足之处,请读者指正。

郭　丰

2024 年 10 月 18 日

目 录

分类及治疗原则

Amelia Simpson, Leslie Kobayashi, Raul Coimbra

1.1 引言

腹腔感染（intra-abdominal infection,IAI）是重症监护室（intensive care unit,ICU）严重脓毒症的第二大常见原因。即使经过理想的治疗,这种疾病也有较高的发病率和死亡率。IAI最常见的病因是胃肠道炎症和穿孔,包括阑尾炎、憩室炎和消化性溃疡。其他治疗起来比较棘手的病因包括术后并发症、医源性并发症和创伤。治疗是多模式的,主要包括感染源控制、及时的全身抗感染治疗、液体复苏和支持治疗。IAI 涉及从局灶性孤立性炎症到弥漫性腹膜炎合并脓毒症休克和器官功能衰竭的多种疾病,治疗方法多样且复杂。这一章包括临床定义、疾病过程的分类以及治疗的基本概况。

1.2 分类

1.2.1 腹腔感染

IAI 是腹膜对微生物及其毒素的炎症反应,会在腹腔内产生脓液[1]。根据腹腔感染的程度,腹腔感染分为单纯感染和复杂感染(图 1.1)。

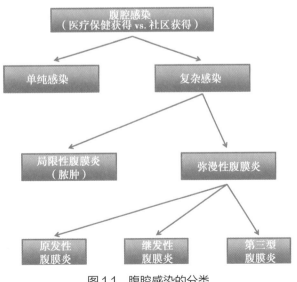

图 1.1 腹腔感染的分类

单纯 IAI 局限于单个器官,该器官内有炎症,但无穿孔。这些感染通常通过简单的感染源控制性手术治疗。然而,延误诊断、延误确切的治疗、感染毒性较强的或院内感染病原体可导致进展到复杂 IAI[2-4]。

当内脏穿孔进入腹腔,扩散到原发器官以外时,称为复杂 IAI。这种情况会引起腹膜炎症,导致局限性或弥漫性腹膜炎,并进一步激活全身炎症反应系统[3,5]。局限性腹膜炎通常是由包裹性感染或脓肿引起。弥漫性腹膜炎的发病率和死亡率较高,需要紧急手术治疗。弥漫性腹膜炎可分为原发性腹膜炎、继发性腹膜炎和第三型腹膜炎。

大部分腹腔感染会激活炎症级联反应。引起严重脓毒症或脓毒症休克的 IAI 被称为腹腔脓毒症[3]。

1.2.2 腹膜炎

1.2.2.1 原发性腹膜炎

原发性腹膜炎也被称为自发性细菌性腹膜炎,是在没有任何内脏破损的情况下,细菌通过胃肠道移位的结果。细菌移位通过多种机制发生,包括局部免疫防御改变、肠道细菌过度生长和肠道屏障损伤[6,7]。这些感染通常由单一的微生物引起,并影响特定的患者群体。肝硬化患者通常感染革兰氏阴性菌或肠球菌,腹膜透析患者感染金黄色葡萄球菌,年轻女性患者感染肺炎球菌[8,9]。此病阳性体征可能很少,诊断需依据腹腔积液穿刺。腹腔积液可见白细胞>500 个 /mm^3,乳酸升高,和 / 或低血糖。腹水培养阳性具有诊断意义。腹水白细胞计数下降至<250 个 /mm^3,提示感染缓解[10]。原发性腹膜炎的治疗是全身使用针对致病微生物的抗生素[11]。经过适当的治疗,通常预后良好。然而,与其他患者相比,那些需要进入重症监护室治疗的患者死亡率是增加的[12]。

1.2.2.2 继发性腹膜炎

继发性腹膜炎是由消化道穿孔、损伤或坏死直接污染腹膜引起的[8,13]。病因包括急性穿孔,特别是阑尾炎穿孔、溃疡穿孔、憩室穿孔、肠扭转穿孔、癌症或小肠梗阻穿孔。其他原因包括术后并发症,如吻合口裂开、创伤性钝挫伤或穿透性损伤[14]。继发性腹膜炎的诊断主要依据病史和临床检查。具体的诊断可以通过影像学检查确定,最常用的是计算机断层扫描(computed tomography,CT)和超声[15]。超声是初步诊断胆管来源腹膜炎的一种特别有用的方法。但是,静脉注射和口服对比剂后的腹部和骨盆 CT 是诊断腹膜炎腹内原因的标准影像学方法[16]。必须注意,只有复苏良好且血流动力学稳定的患者才应该进行 CT 扫描。继发性腹膜炎的病原菌通常是与感染源相关的多种微生物。

1.2.2.3 第三型腹膜炎

国际脓毒症论坛共识将第三型腹膜炎定义为成功治疗原发性或继发性腹膜炎 48 小时后仍然存在或复发的腹膜炎[17]。这被认为由微生物菌群的改变、免疫反应失败或进行性器官功能障碍导致。患者高龄、营养不良和存在多重耐药的微生物可能是发生第三型腹膜炎的危险因素。在这类患者中,病原菌向毒性较弱的微生物转变,如肠球菌、肠杆菌、表皮葡萄球菌和念珠菌[18-20]。

在疾病过程中另一个至关重要的区别是社区获得性 IAI 和医院获得性 IAI。社区获得性感染对窄谱抗生素敏感。医院获得性感染发生在住院患者、长期在护理机构居住者或最近接受抗生素治疗的患者中。因此,所有术后 IAI 都是医院获得性腹腔感染。无疑,医院获得性 IAI 与死亡率增加相关[21]。

1.3 预后评估

早期预测 IAI 患者的预后对于评估病情严重程度和决定治疗的积极程度至关重要。诸多因素影响复杂 IAI 患者的预后,包括高龄、营养状况不佳、共病、免疫抑制、存在腹腔脓毒症、感染源控制不佳、终末器官衰竭、长期住院和院内感染[22-26]。为了优化治疗方案,对患者进行风险分层尤为重要。一般将患者分为低风险或高风险。高风险是指治疗失败和死亡风险高的患者。因此,早期预后评估对于积极治疗高风险患者至关重要[27]。有几种评分系统用于对患者进行分层。独立于疾病的评分可对需要入住重症监护室的患者进行评估,如 APACHE Ⅱ 和简化急性生理评分(Simplified Acute Physiology Score,SAPS Ⅱ)。也有腹膜炎特异性评分,如曼海姆腹膜炎指数(Mannheim Peritonitis Index,MPI)。WSES 脓毒症严重程度评分是一项新评分系统评估复杂 IAI,它考虑了与感染相关的因素和患者的临床特点,且易于计算[27]。

1.4 治疗

腹腔脓毒症治疗的关键包括控制感染源、液体复苏、器官支持以及全身抗生素治疗。其中,最关键的措施是控制感染源[28]。减少从症状出现到诊断和治疗的时间可以显著降低发病率和死亡率[29]。

1.4.1 控制感染源

感染源控制定义为物理根除感染病灶,并改善感染持续的危险因素,如持续的肠瘘。即使有良好的抗生素、液体复苏和器官支持,初始治疗时感染源控制不充分也会导致 IAI 患者死亡率增加[30]。

1.4.1.1 引流

引流的目的是排出脓液或控制持续感染。可以通过经皮或开放手术进行。经皮穿刺引流术创伤小,费用低,是治疗脓肿或囊肿的理想方法。经常在超声或 CT 引导下进行[31,32]。也适用于不能耐受手术风险的外科患者(图 1.2)。

有肠粘连的复杂脓肿应行手术引流[33](图 1.3)。如果怀疑肠坏死或缺血,或经皮穿刺引流失败,也应该使用手术引流治疗复杂的弥漫性腹膜炎和持续的肠瘘。根据临床情况和外科医生的经验,可选择通过腹腔镜或开放手术安全地实施[34]。清除坏死组织、粪性物质、明显污染物、血肿和异物是充分控制感染源的关键。有人曾提出去除纤维蛋白沉积,但已被证明没有益处,不需要常规执行[35]。

腹腔内灌洗在治疗腹膜炎中有争议。支持者认为,这项技术在四个方面改善了结果。首先,灌洗用的溶液作为一种物理清洁剂,可以洗去污染物、细菌、血液和胆汁。其次,使用大于 10L 的灌洗液对污染物和细菌有稀释作用。第三,向灌洗液中加入抗生素,可针对特定病原体进行处理。最后,使用低渗溶液可使肿瘤和细菌细胞裂解[36]。但是,大部分文献不支持用这种技术治疗腹腔脓毒症。因为最近大多数研究显示添加或不添加抗生素的腹腔灌洗并没有任何益处[37,38]。

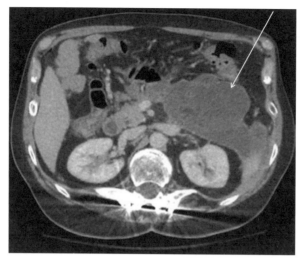

图 1.2　可经皮穿刺引流的腹腔脓肿(箭头)CT 图像

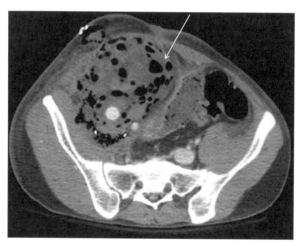

图 1.3　需要手术探查的复杂的腹腔积液积气(箭头)和粪便污染的 CT 图像

1.4.1.2　损伤控制性手术

临床不稳定或解剖结构复杂的患者［如术后患者、晚期恶性肿瘤患者或腹腔高压(intra-abdominal hypertension, IAH)患者］在手术治疗方面尤其存在问题。在这些情况下，实施分期关闭腹腔或损伤控制性手术暂时性腹腔关闭可能有效。损伤控制性手术(damage control laparotomy, DCL)的概念始于创伤患者，并已扩展到普通外科和血管外科领域。损伤控制原则现在被广泛用在无法一期缝合的腹部外科急诊中[39]。DCL 技术有三个阶段。第一阶段是一个简短的初始手术，目的是控制感染、切除感染及坏死或缺血组织、控制出血。如果病情不稳定或肠道组织活力有疑问，肠管可暂不缝合。第一阶段的手术以暂时性腹腔关闭(temporary abdominal closure, TAC)结束。TAC 可防止内脏脱出、可引流液体、方便快速进入腹部，并允许腹部肿胀[40,41]。DCL 的第二阶段是复苏，目的是恢复正常的生理机能。一旦达到这一目标，并解决了坏死、持续缺血和 IAH 问题，患者就会被带回手术室进行第三阶段手术。这一阶段是实施确定性感染源控制、重建和腹壁闭合手术[42]。

1.4.1.3 计划再手术及按需再手术

有两种公认的再手术策略,一种是计划再手术;另一种是按需再手术,即仅在患者需要时手术。计划再手术指每 36~48 小时进行一次手术,以评估、引流、灌洗,直到腹膜炎消失。这种方法可早期发现腹膜炎或新的感染,以预防败血症进展和出现多器官衰竭。但也可能导致不必要的手术,且不会改善预后。按需手术是指仅对能够从手术获益的患者进行再手术。特别适用于那些初次术后临床症状恶化或没有改善的患者。这种治疗策略需要密切监测患者的临床表现、实验室指标和影像学检查结果,以有效地确定需要再手术的患者。也允许侵入性较少的影像引导的经皮穿刺来处理持续性感染或脓肿,而不是计划再手术。这一策略存在潜在的延迟发现腹膜炎的风险[43]。按需手术的目的是识别有持续性腹腔脓毒症风险的患者,并在发生多器官衰竭之前进行干预。研究表明,与计划再手术相比,按需再手术可以显著节省成本,缩短 ICU 和住院时间,缩短呼吸机使用天数[44,45]。研究还没有发现两种手术方式在死亡率上有差异,需要特异临床指标来提高识别需要按需手术患者的准确性[45-47]。

1.4.1.4 确定性手术

确定性手术包括恢复解剖和功能。具有暂时肠道分流功能的分阶段手术一度成为标准。然而,稳定的、生理正常的患者可以安全地进行一次性手术,并且经济有效[48]。对于不能忍受长时间手术、组织愈合能力差或生理储备差的患者,进行肠道分流的分阶段手术仍是首选的手术方式[4]。

1.4.2 液体复苏及脏器支持

腹腔感染可通过大量的隐性液体丢失和脓毒症介导的毛细血管渗漏至第三间隙,导致容量不足。与众多感染过程一样,发热通过出汗失水,呼吸急促增加气道失水。IAI 的常见症状包括恶心、呕吐和经口摄入量减少,这些都会导致脱水和进一步液体流失。肠壁水肿和腹水可发生于 IAI 相关的肠梗阻和炎症进程。全身炎症级联反应会通过毛细血管渗漏和第三间隙液体积聚导致液体进一步丢失。因此,在 IAI 和腹腔脓毒症的治疗中,适宜的液体复苏至关重要。所有严重脓毒症或脓毒症休克的患者应收住重症监护病房,密切监测血流动力学和容量状态。第一个 6 小时的复苏应遵循拯救脓毒症运动指南。应使用等渗液进行容量复苏,贫血或凝血障碍时可使用血液制品,以使中心静脉压(central venous pressure,CVP)为 8~12mmHg,平均动脉压(mean arterial pressure,MAP)为 65mmHg,目标尿量 >0.5ml/(kg·h),中心静脉血氧饱和度为 70% 或混合静脉血氧饱和度为 65%[49]。大量的随机对照试验比较了晶体液和胶体液在脓毒症液体复苏的价值。尚无随机试验或荟萃分析证实胶体液在复苏中有明确的益处[50-54]。晶体液非常便宜,容易获得,应作为复苏的液体选择。如果液体复苏不足以维持最低的血流动力学参数,应开始使用血管活性药物。去甲肾上腺素是首选的一线药物[49,55]。必要时可联合血管升压素。肾上腺素和多巴胺是去甲肾上腺素的替代药物[49]。以低心排血量或高心脏充盈压为表现的心肌功能障碍者,多巴酚丁胺可有效维持足够的 MAP[49]。

应密切监测终末器官功能指标,如精神状态和尿量,以确保足够的组织灌注。组织灌注和氧债的纠正也可以通过许多实验室指标来测量,包括碱剩余、乳酸水平和混合静脉血氧饱和度（SVO_2）。碱剩余是指在正常生理条件下，将全血滴定至 pH 值为 7.4 时所需的碱量。由于它是在二氧化碳分压正常的情况下测量的，因此它是一种比血清碳酸氢盐更特异的非呼吸性酸碱失衡的标志[56]。碱剩余增加与全身组织酸中毒程度、液体复苏需求量和死亡率相关[57,58]。乳酸升高是组织缺氧的结果，并已被当做反映氧债的间接指标。脓毒症中乳酸的蓄积可能不是组织缺氧的结果，而是糖酵解和高乳酸血症的高代谢状态的结果。因此，它不是一个较可靠的氧债指标，但血清乳酸水平的降低可能仍与预后改善相关[59,60]。SVO_2取决于心输出量、氧需求量、血红蛋白和动脉血氧饱和度。血流分布不均匀会导致组织氧合不足，脓毒症患者的 SVO_2 可能正常或升高。尽管如此，低 SVO_2 是组织氧合不足的一个指标，需要快速干预以增加氧的输送[61]。已证实使用 $SVO_2 > 65\%$ 的复苏目标可以改善预后[62]。

这些测量的组织氧合指标不应单独使用。应结合临床表现、血流动力学参数和终末器官功能来评价容量状态，以指导复苏。

1.4.3　抗生素治疗

1.4.3.1　经验性抗生素治疗

感染源控制是 IAI 治疗的基石。全身抗生素治疗是一个重要的辅助手段。简单的 IAI 一般通过手术治疗，只需要围手术期使用抗生素。复杂的 IAI 需要早期全身抗生素治疗，以防止菌血症和感染的扩散，减少后期并发症[63]。开始使用抗生素的时机很重要，诊断腹腔脓毒症后 1 小时内使用非常关键[49]。有许多标准抗生素方案治疗 IAI。方案的选择取决于感染源、患者的免疫状态和微生物的耐药性情况。基于胃肠道菌群的变化规律，穿孔位置决定致病的微生物种类。健康人的胃和十二指肠大部分是无菌的，或有少量革兰氏阳性菌、乳酸菌或念珠菌。革兰氏阴性菌见于近端小肠，厌氧菌见于远端小肠和结肠[8,64]。来源明确的 IAI，可将部位特异的微生物作为目标。来源不明的 IAI，应根据患者的危险因素采用广谱方案治疗。如果患者没有危险因素，则认为患者是低风险的，可以开始使用窄谱抗生素覆盖厌氧菌和革兰氏阴性菌[8]。高风险患者需要广谱抗生素覆盖耐药微生物，并根据所在机构特定的抗菌谱进行调整。初始抗生素治疗不足会导致住院时间延长、术后脓肿和再次手术的发生率增加，及死亡率增加[25,65]。高风险患者应该进行病原体培养，以针对致病微生物调整抗生素，并逐步减少抗生素的使用[66]。

1.4.3.2　治疗疗程

明智且合理地使用抗生素是临床实践的重要部分，以减少抗生素耐药性和艰难梭菌等新发感染使病情恶化的风险。对于 IAI 来说，及时使用抗生素进行经验性覆盖对治疗至关重要，但也必须对抗感染疗程进行关注。既往的停药标准是，发热缓解、增高的白细胞回落和肠功能恢复[67]。然而，最近的研究表明，固定的短程疗法是足够的。近期几项研究表明，在复杂 IAI 和腹腔脓毒症患者中，在联合适当的感染源控制时，4 天疗程与长疗程的抗感染治疗具有相同的结果[68,69]。事实上，长期使用抗生素可能有害。IAI 患者使用抗生素治疗超过 7 天，与腹腔外感染和死亡率增加相关[70]。近期成立了一个名为 AGORA 的特别工作组，该工作组提出了一系列建议，强调社区获得性的低危感染患者应早期使用窄谱抗生素经验性治疗，院内感染或高危患者应使用广谱抗生素。该工作组还发现，感染源控制后，4 天的疗程对于大多数复杂的 IAI 患者已经足够[71]。此外，一旦耐受口服，抗生素应由静脉注射改为口服,并根据培养的敏感性情况降级^[71]。应该积极对抗生素治疗超过7天但感染仍持续的患者进行诊断性操作,以确定是否存在持续未控制的感染源、抗菌药物治疗失败或第三型腹膜炎^[3]。

结　论

优化IAI治疗基于多种措施的及时实施。感染源控制是治疗的基石,根据感染的严重程度,从微创手术或经皮穿刺引流到分期或损伤控制手术中选择实施。积极的液体复苏和支持性治疗对患者从感染及手术干预中恢复至关重要。早期,应基于患者的风险分层使用短期的经验性抗生素治疗。如果患者临床反应差,可能需要重新评估和再干预。

(李曼 译　郭丰 校)

参考文献

1. Wittmann DH, Schein M, Condon RE. Management of secondary peritonitis. Ann Surg. 1996;224:10–8.
2. Merlino JI, Yowler CJ, Malangoni MA. Nosocomial infections adversely affect the outcomes of patients with serious intraabdominal infections. Surg Infect. 2004;5:21–7.
3. Pieracci FM, Barie PS. Management of severe sepsis of abdominal origin. Scand J Surg. 2007;96:184–96.
4. Solomkin JS, Mazuski JE, Bradley JS, Rodvold KA, Goldstein EJ, Baron EJ, O'Neill PJ, Chow AW, Dellinger EP, Eachempati SR, Gorbach S, Hilfiker M, May AK, Nathens AB, Sawyer RG, Bartlett JG. Diagnosis and management of complicated intra-abdominal infection in adults and children: guidelines by the Surgical Infection Society and the Infectious Diseases Society of America. Surg Infect. 2010;11:79–109.
5. Solomkin JS, Mazuski JE, Baron EJ, Sawyer RG, Nathens AB, Dipiro JT, Buchman T, Dellinger EP, Jernigan J, Gorbach S, Chow AW, Bartlett J, Infectious Diseases Society of America. Guidelines for the selection of anti-infective agents for complicated intra-abdominal infections. Clin Infect Dis. 2003;37:997–1005.
6. Cirera I, Bauer TM, Navasa M, Vila J, Grande L, Taura P, Fuster J, Garcia-Valdecasas JC, Lacy A, Suarez MJ, Rimola A, Rodes J. Bacterial translocation of enteric organisms in patients with cirrhosis. J Hepatol. 2001;34:32–7.
7. Sola R, Soriano G. Why do bacteria reach ascitic fluid? Eur J Gastroenterol Hepatol. 2002;14(4):351.
8. Marshall JC, Innes M. Intensive care unit management of intra-abdominal infection. Crit Care Med. 2003;31:2228–37.
9. Williams JD, Coles GA. Gram-positive infections related to CAPD. J Antimicrob Chemother. 1991;27(Suppl B):31–5.
10. Ljubicic N, Spajic D, Vrkljan MM, Altabas V, Doko M, Zovak M, Gacina P, Mihatov S. The value of ascitic fluid polymorphonuclear cell count determination during therapy of spontaneous bacterial peritonitis in patients with liver cirrhosis. Hepato-Gastroenterology. 2000;47:1360–3.
11. Chavez-Tapia NC, Soares-Weiser K, Brezis M, Leibovici L. Antibiotics for spontaneous bacterial peritonitis in cirrhotic patients. Cochrane Database Syst Rev. 2009;(1):Cd002232.
12. Thuluvath PJ, Morss S, Thompson R. Spontaneous bacterial peritonitis—in-hospital mortality, predictors of survival, and health care costs from 1988 to 1998. Am J Gastroenterol. 2001;96:1232–6.
13. Laroche M, Harding G. Primary and secondary peritonitis: an update. Eur J Clin Microbiol Infect Dis. 1998;17:542–50.
14. Rotstein OD, Meakins JL. Diagnostic and therapeutic challenges of intraabdominal infections. World J Surg. 1990;14:159–66.

15. Adam EJ, Page JE. Intra-abdominal sepsis: the role of radiology. Baillieres Clin Gastroenterol. 1991;5:587–609.
16. Crandall M, West MA. Evaluation of the abdomen in the critically ill patient: opening the black box. Curr Opin Crit Care. 2006;12:333–9.
17. Calandra T, Cohen J, International Sepsis Forum Definition of Infection in the ICU Consensus Conference. The international sepsis forum consensus conference on definitions of infection in the intensive care unit. Crit Care Med. 2005;33:1538–48.
18. Mishra SP, Tiwary SK, Mishra M, Gupta SK. An introduction of tertiary peritonitis. J Emerg Trauma Shock. 2014;7:121–3.
19. Nathens AB, Rotstein OD, Marshall JC. Tertiary peritonitis: clinical features of a complex nosocomial infection. World J Surg. 1998;22:158–63.
20. Panhofer P, Izay B, Riedl M, Ferenc V, Ploder M, Jakesz R, Gotzinger P. Age, microbiology and prognostic scores help to differentiate between secondary and tertiary peritonitis. Langenbeck's Arch Surg. 2009;394:265–71.
21. Pacelli F, Doglietto GB, Alfieri S, Piccioni E, Sgadari A, Gui D, Crucitti F. Prognosis in intra-abdominal infections. Multivariate analysis on 604 patients. Arch Surg. 1996;131:641–5.
22. Horiuchi A, Watanabe Y, Doi T, Sato K, Yukumi S, Yoshida M, Yamamoto Y, Sugishita H, Kawachi K. Evaluation of prognostic factors and scoring system in colonic perforation. World J Gastroenterol. 2007;13:3228–31.
23. Koperna T, Schulz F. Prognosis and treatment of peritonitis. Do we need new scoring systems? Arch Surg. 1996;131:180–6.
24. Mclauchlan GJ, Anderson ID, Grant IS, Fearon KC. Outcome of patients with abdominal sepsis treated in an intensive care unit. Br J Surg. 1995;82:524–9.
25. Montravers P, Gauzit R, Muller C, Marmuse JP, Fichelle A, Desmonts JM. Emergence of antibiotic-resistant bacteria in cases of peritonitis after intraabdominal surgery affects the efficacy of empirical antimicrobial therapy. Clin Infect Dis. 1996;23:486–94.
26. Ohmann C, Yang Q, Hau T, Wacha H. Prognostic modelling in peritonitis. Peritonitis Study Group of the Surgical Infection Society Europe. Eur J Surg. 1997;163:53–60.
27. Sartelli M, Abu-Zidan FM, Catena F, Griffiths EA, Di Saverio S, Coimbra R, Ordonez CA, Leppaniemi A, Fraga GP, Coccolini F, Agresta F, Abbas A, Abdel Kader S, Agboola J, Amhed A, Ajibade A, Akkucuk S, Alharthi B, Anyfantakis D, Augustin G, Baiocchi G, Bala M, Baraket O, Bayrak S, Bellanova G, Beltran MA, Bini R, Boal M, Borodach AV, Bouliaris K, Branger F, Brunelli D, Catani M, Che Jusoh A, Chichom-Mefire A, Cocorullo G, Colak E, Costa D, Costa S, Cui Y, Curca GL, Curry T, Das K, Delibegovic S, Demetrashvili Z, Di Carlo I, Drozdova N, El Zalabany T, Enani MA, Faro M, Gachabayov M, Gimenez Maurel T, Gkiokas G, Gomes CA, Gonsaga RA, Guercioni G, Guner A, Gupta S, Gutierrez S, Hutan M, Ioannidis O, Isik A, Izawa Y, Jain SA, Jokubauskas M, Karamarkovic A, Kauhanen S, Kaushik R, Kenig J, Khokha V, Kim JI, Kong V, Koshy R, Krasniqi A, Kshirsagar A, Kuliesius Z, Lasithiotakis K, Leao P, Lee JG, Leon M, Lizarazu Perez A, Lohsiriwat V, Lopez-Tomassetti Fernandez E, Lostoridis E, Mn R, Major P, Marinis A, Marrelli D, Martinez-Perez A, Marwah S, Mcfarlane M, Melo RB, Mesina C, Michalopoulos N, Moldovanu R, Mouaqit O, Munyika A, Negoi I, Nikolopoulos I, Nita GE, et al. Global validation of the WSES Sepsis Severity Score for patients with complicated intra-abdominal infections: a prospective multicentre study (WISS Study). World J Emerg Surg. 2015;10:61.
28. Sartelli M. A focus on intra-abdominal infections. World J Emerg Surg. 2010;5:9.
29. Pitcher WD, Musher DM. Critical importance of early diagnosis and treatment of intra-abdominal infection. Arch Surg. 1982;117:328–33.
30. Wacha H, Hau T, Dittmer R, Ohmann C. Risk factors associated with intraabdominal infections: a prospective multicenter study. Peritonitis Study Group. Langenbeck's Arch Surg. 1999;384:24–32.
31. Bufalari A, Giustozzi G, Moggi L. Postoperative intraabdominal abscesses: percutaneous versus surgical treatment. Acta Chir Belg. 1996;96:197–200.
32. Hemming A, Davis NL, Robins RE. Surgical versus percutaneous drainage of intra-abdominal abscesses. Am J Surg. 1991;161(5):593.
33. Malangoni MA, Shumate CR, Thomas HA, Richardson JD. Factors influencing the treatment of intra-abdominal abscesses. Am J Surg. 1990;159:167–71.
34. Coccolini F, Trana C, Sartelli M, Catena F, Di Saverio S, Manfredi R, Montori G, Ceresoli M, Falcone C, Ansaloni L. Laparoscopic management of intra-abdominal infections: systematic review of the literature. World J Gastrointest Surg. 2015;7:160–9.
35. Polk HC Jr, Fry DE. Radical peritoneal debridement for established peritonitis. The results of a prospective randomized clinical trial. Ann Surg. 1980;192:350–5.

36. Whiteside OJ, Tytherleigh MG, Thrush S, Farouk R, Galland RB. Intra-operative peritoneal lavage—who does it and why? Ann R Coll Surg Engl. 2005;87:255–8.

37. Hunt JL. Generalized peritonitis. To irrigate or not to irrigate the abdominal cavity. Arch Surg. 1982;117:209–12.

38. Schein M, Gecelter G, Freinkel W, Gerding H, Becker PJ. Peritoneal lavage in abdominal sepsis. A controlled clinical study. Arch Surg. 1990;125:1132–5.

39. Open Abdomen Advisory Panel, Campbell A, Chang M, Fabian T, Franz M, Kaplan M, Moore F, Reed RL, Scott B, Silverman R. Management of the open abdomen: from initial operation to definitive closure. Am Surg. 2009;75:S1–22.

40. Aydin C, Aytekin FO, Yenisey C, Kabay B, Erdem E, Kocbil G, Tekin K. The effect of different temporary abdominal closure techniques on fascial wound healing and postoperative adhesions in experimental secondary peritonitis. Langenbeck's Arch Surg. 2008;393:67–73.

41. Barker DE, Green JM, Maxwell RA, Smith PW, Mejia VA, Dart BW, Cofer JB, Roe SM, Burns RP. Experience with vacuum-pack temporary abdominal wound closure in 258 trauma and general and vascular surgical patients. J Am Coll Surg. 2007;204:784–92. Discussion 792–3.

42. Godat L, Kobayashi L, Costantini T, Coimbra R. Abdominal damage control surgery and reconstruction: World Society of Emergency Surgery position paper. World J Emerg Surg. 2013;8:53.

43. Van Goor H. Interventional management of abdominal sepsis: when and how. Langenbeck's Arch Surg. 2002;387:191–200.

44. Opmeer BC, Boer KR, Van Ruler O, Reitsma JB, Gooszen HG, De Graaf PW, Lamme B, Gerhards MF, Steller EP, Mahler CM, Obertop H, Gouma DJ, Bossuyt PM, De Borgie CA, Boermeester MA. Costs of relaparotomy on-demand versus planned relaparotomy in patients with severe peritonitis: an economic evaluation within a randomized controlled trial. Crit Care. 2010;14:R97.

45. Van Ruler O, Mahler CW, Boer KR, Reuland EA, Gooszen HG, Opmeer BC, De Graaf PW, Lamme B, Gerhards MF, Steller EP, Van Till JW, De Borgie CJ, Gouma DJ, Reitsma JB, Boermeester MA, Dutch Peritonitis Study Group. Comparison of on-demand vs. planned relaparotomy strategy in patients with severe peritonitis: a randomized trial. JAMA. 2007b;298:865–72.

46. Lamme B, Boermeester MA, Reitsma JB, Mahler CW, Obertop H, Gouma DJ. Meta-analysis of relaparotomy for secondary peritonitis. Br J Surg. 2002;89:1516–24.

47. Van Ruler O, Lamme B, Gouma DJ, Reitsma JB, Boermeester MA. Variables associated with positive findings at relaparotomy in patients with secondary peritonitis. Crit Care Med. 2007a;35:468–76.

48. Schilling MK, Maurer CA, Kollmar O, Buchler MW. Primary vs. secondary anastomosis after sigmoid colon resection for perforated diverticulitis (Hinchey stage III and IV): a prospective outcome and cost analysis. Dis Colon Rectum. 2001;44:699–703. Discussion 703–5.

49. Dellinger RP, Levy MM, Rhodes A, Annane D, Gerlach H, Opal SM, Sevransky JE, Sprung CL, Douglas IS, Jaeschke R, Osborn TM, Nunnally ME, Townsend SR, Reinhart K, Kleinpell RM, Angus DC, Deutschman CS, Machado FR, Rubenfeld GD, Webb SA, Beale RJ, Vincent JL, Moreno R, Surviving Sepsis Campaign Guidelines Committee Including The Pediatric Subgroup. Surviving sepsis campaign: international guidelines for management of severe sepsis and septic shock: 2012. Crit Care Med. 2013;41:580–637.

50. Bunn F, Trivedi D. Colloid solutions for fluid resuscitation. Cochrane Database Syst Rev. 2012;(6):Cd001319.

51. Finfer S, Bellomo R, Boyce N, French J, Myburgh J, Norton R, SAFE Study Investigators. A comparison of albumin and saline for fluid resuscitation in the intensive care unit. N Engl J Med. 2004;350:2247–56.

52. Jacob M, Chappell D, Conzen P, Wilkes MM, Becker BF, Rehm M. Small-volume resuscitation with hyperoncotic albumin: a systematic review of randomized clinical trials. Crit Care. 2008;12:R34.

53. Perel P, Roberts I, Ker K. Colloids versus crystalloids for fluid resuscitation in critically ill patients. Cochrane Database Syst Rev. 2013;(2):Cd000567.

54. Roberts I, Blackhall K, Alderson P, Bunn F, Schierhout G. Human albumin solution for resuscitation and volume expansion in critically ill patients. Cochrane Database Syst Rev. 2011;(11):Cd001208.

55. De Backer D, Biston P, Devriendt J, Madl C, Chochrad D, Aldecoa C, Brasseur A, Defrance P, Gottignies P, Vincent JL, SOAP II Investigators. Comparison of dopamine and norepinephrine in the treatment of shock. N Engl J Med. 2010;362:779–89.

56. Severinghaus JW. Acid-base balance controversy. Case for standard-base excess as the mea-

sure of nonrespiratory acid-base imbalance. J Clin Monit. 1991;7:276–7.

57. Davis JW, Shackford SR, Mackersie RC, Hoyt DB. Base deficit as a guide to volume resuscitation. J Trauma. 1988;28:1464–7.

58. Rutherford EJ, Morris JA Jr, Reed GW, Hall KS. Base deficit stratifies mortality and determines therapy. J Trauma. 1992;33:417–23.

59. James JH, Luchette FA, Mccarter FD, Fischer JE. Lactate is an unreliable indicator of tissue hypoxia in injury or sepsis. Lancet. 1999;354:505–8.

60. Levy B. Lactate and shock state: the metabolic view. Curr Opin Crit Care. 2006;12:315–21.

61. Vincent JL, Gerlach H. Fluid resuscitation in severe sepsis and septic shock: an evidence-based review. Crit Care Med. 2004;32:S451–4.

62. Yu M, Burchell S, Hasaniya NW, Takanishi DM, Myers SA, Takiguchi SA. Relationship of mortality to increasing oxygen delivery in patients > or = 50 years of age: a prospective, randomized trial. Crit Care Med. 1998;26:1011–9.

63. Blot S, De Waele JJ. Critical issues in the clinical management of complicated intra-abdominal infections. Drugs. 2005;65:1611–20.

64. Savage DC. Microbial ecology of the gastrointestinal tract. Annu Rev Microbiol. 1977;31:107–33.

65. Mosdell DM, Morris DM, Voltura A, Pitcher DE, Twiest MW, Milne RL, Miscall BG, Fry DE. Antibiotic treatment for surgical peritonitis. Ann Surg. 1991;214:543–9.

66. Solomkin JS, Mazuski J. Intra-abdominal sepsis: newer interventional and antimicrobial therapies. Infect Dis Clin N Am. 2009;23:593–608.

67. Stone HH, Bourneuf AA, Stinson LD. Reliability of criteria for predicting persistent or recurrent sepsis. Arch Surg. 1985;120:17–20.

68. Rattan R, Namias N, Sawyer RG. Patients with complicated intra-abdominal infection presenting with sepsis do not require longer duration of antimicrobial therapy: in reply to Spartalis and colleagues. J Am Coll Surg. 2016;223:206–7.

69. Sawyer RG, Claridge JA, Nathens AB, Rotstein OD, Duane TM, Evans HL, Cook CH, O'Neill PJ, Mazuski JE, Askari R, Wilson MA, Napolitano LM, Namias N, Miller PR, Dellinger EP, Watson CM, Coimbra R, Dent DL, Lowry SF, Cocanour CS, West MA, Banton KL, Cheadle WG, Lipsett PA, Guidry CA, Popovsky K. Trial of short-course antimicrobial therapy for intraabdominal infection. N Engl J Med. 2015;372:1996–2005.

70. Riccio LM, Popovsky KA, Hranjec T, Politano AD, Rosenberger LH, Tura KC, Sawyer RG. Association of excessive duration of antibiotic therapy for intra-abdominal infection with subsequent extra-abdominal infection and death: a study of 2552 consecutive infections. Surg Infect. 2014;15:417–24.

71. Sartelli M, Weber DG, Ruppe E, Bassetti M, Wright BJ, Ansaloni L, Catena F, Coccolini F, Abu-Zidan FM, Coimbra R, Moore EE, Moore FA, Maier RV, De Waele JJ, Kirkpatrick AW, Griffiths EA, Eckmann C, Brink AJ, Mazuski JE, May AK, Sawyer RG, Mertz D, Montravers P, Kumar A, Roberts JA, Vincent JL, Watkins RR, Lowman W, Spellberg B, Abbott IJ, Adesunkanmi AK, Al-Dahir S, Al-Hasan MN, Agresta F, Althani AA, Ansari S, Ansumana R, Augustin G, Bala M, Balogh ZJ, Baraket O, Bhangu A, Beltran MA, Bernhard M, Biffl WL, Boermeester MA, Brecher SM, Cherry-Bukowiec JR, Buyne OR, Cainzos MA, Cairns KA, Camacho-Ortiz A, Chandy SJ, Che Jusoh A, Chichom-Mefire A, Colijn C, Corcione F, Cui Y, Curcio D, Delibegovic S, Demetrashvili Z, De Simone B, Dhingra S, Diaz JJ, Di Carlo I, Dillip A, Di Saverio S, Doyle MP, Dorj G, Dogjani A, Dupont H, Eachempati SR, Enani MA, Egiev VN, Elmangory MM, Ferrada P, Fitchett JR, Fraga GP, Guessennd N, Giamarellou H, Ghnnam W, Gkiokas G, Goldberg SR, Gomes CA, Gomi H, Guzman-Blanco M, Haque M, Hansen S, Hecker A, Heizmann WR, Herzog T, Hodonou AM, Hong SK, Kafka-Ritsch R, Kaplan LJ, Kapoor G, Karamarkovic A, Kees MG, Kenig J, Kiguba R, et al. Antimicrobials: a global alliance for optimizing their rational use in intra-abdominal infections (AGORA). World J Emerg Surg. 2016;11:33.

腹腔脓毒症中的炎症介质

Andrew W. Kirkpatrick, Jimmy Xiao, Craig N. Jenne, Derek J. Roberts

2

2.1 腹腔脓毒症、炎症介质及可能的治疗策略

目前的脓毒症共识认为脓毒症是"宿主对感染的反应失调而导致的危及生命的器官功能障碍"[3,4]。这一新定义强调了非稳态宿主对感染反应的重要性。但是,目前该综合征的诊断还没有金标准,主要是由于在确定感染的病原微生物方面存在挑战。因此,建议规范化用于符合"疑似感染"临床标准的患者的操作流程,包括对符合临床体征和症状的患者进行抗菌治疗或体液培养。

然而,脓毒症的临床表现与继发于全身炎症反应综合征(systemic inflammatory response syndrome, SIRS)的临床表现相同。SIRS 的病因可以是感染性的,也可以是非感染性的,如外伤、大手术、急性胰腺炎或烧伤等。宿主对这些非感染性损伤的主要反应是释放许多内源性介质或损伤相关分子模式(damage-associated molecular patterns, DAMPs),就像微生物的病原相关分子模式(pathogen-associated molecular patterns, PAMPs)一样,激活免疫系统并引发炎症反应,最终导致多系统器官功能衰竭(multisystem organ failure, MSOF)。MSOF 是脓毒症的主要死因。在临床实践中,器官功能障碍指序贯(脓毒症相关)器官功能衰竭评估(SOFA)分数达到 2 分或 2 分以上,这类患者的住院死亡率大于 10%。脓毒症休克是脓毒症的一个亚型,伴有严重的循环、细胞和代谢异常,比单纯的脓毒症有更高的死亡风险[4]。

DAMPs 和 PAMPs 共享许多保守的模式识别受体(pattern recognition receptors, PRRs)家族,包括典型的 PRR 家族、Toll 样受体(toll-like receptors, TLRs)。免疫细胞和内皮细胞上的 TLRs 的激活导致促炎和抗炎介质的释放。这些介质是触发过度炎症和多器官功能衰竭的效应因子(图 2.1)[5-8]。此外,血小板的激活可导致更多促炎介质的释放,导致血管张力改变,并可导致脓毒症相关的凝血障碍[9,10]。活化的血小板可改变其他免疫细胞的效应功能,包括诱导中性粒细胞释放中性粒细胞胞外诱捕网(neutrophil extracellular trap, NET)[11]。NET 是细胞外 DNA 结构,由核蛋白和颗粒蛋白修饰的染色质[12]和 DAMPs 组成。这些"蜘蛛网"样的设计目的是捕捉和杀死病原体,但它们具有很强的细胞毒性,会对周围组织造成损害,并进一步增强凝血功能。多通道分子介质可能更好地描述脓毒症的特殊亚型。它们可以作为生物标志物来区分脓毒症和非感染性疾病,并为治疗提供新的方法。

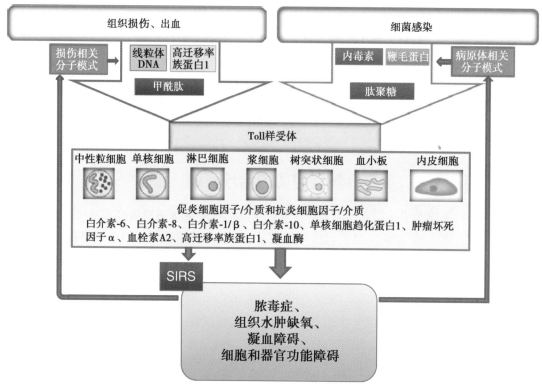

图 2.1   损伤和感染导致全身性炎症反应综合征（SIRS）和脓毒症的信号通路示意图

组织损伤导致细胞外释放损伤相关分子模式（DAMPs）。感染与免疫系统暴露于病原体相关分子模式（PAMPs）有关。DAMPs 和 PAMPs 刺激细胞的固有免疫系统，导致释放促炎介质、抗炎介质和内皮损伤，进一步导致组织缺氧、器官功能障碍和免疫麻痹，从而导致持续性炎症 - 免疫抑制分解代谢综合征（PICS），导致更多的 DAMPs 和 PAMPs 释放。

2.2   腹腔脓毒症

腹腔脓毒症（intra-abdominal sepsis，IAS）发病率高，是脓毒症第二大常见病因，死亡率也高。IAS 很难与"无菌性"SIRS 反应区分，虽然识别"感染源控制失败"非常困难，但是延迟识别往往会导致致命后果[13,14]。尽管复杂的腹腔感染和腹腔脓毒症在诊断、手术和抗菌治疗方面取得了进展，但其相关的死亡率仍然非常高。世界急诊外科学会（World Society of Emergency Surgery，WSES）建议，腹腔来源的脓毒症或脓毒症休克的患者需要进行早期血流动力学监测、感染源控制和抗生素治疗[16]。WSES 提出了许多干预和支持的实际建议，也提到了脓毒症休克的进展以过度炎症反应为特征。

2.3   炎症介质和潜在的腔室分隔

Emr 和同事们认为多器官功能障碍综合征（multi-organ dysfunction syndrome，MODS）发生的原因是级联的系统衰竭，其中炎症的正反馈驱动组织损伤，增强炎症反应，使其超过腔室特异性阈值[17]。腹腔感染方面,相关的腔室是局部腹腔和远隔部位的浆膜腔系统,特别是肺所在的胸腔。这些腔室之间的通路包括肠系膜淋巴循环和体循环(图 2.2)。这种腔室和脓毒症相互关联的概念与 WSES 的临床概念一致,即一个简单的腹腔感染病例只涉及一个器官,而不延伸到腹膜[15,16]。

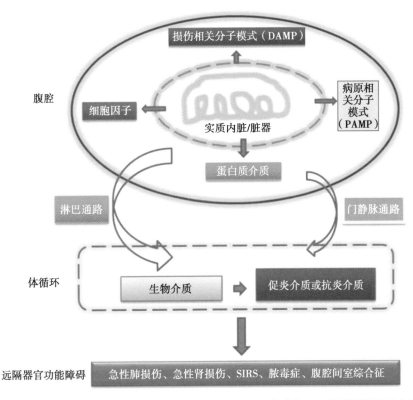

图 2.2   生物介质从感染性腹水进入体循环,导致远隔器官功能障碍的重要通路示意图

2.4   腹腔脓毒症中的血清生物介质

研究炎症介质(inflammatory mediators,IMs)的原因包括:(1)更好地了解脓毒症和损伤相关器官功能障碍的发病机制;(2)提供脓毒症,特别是"感染源控制失败"的早期诊断,预测并发症或结果;(3)确定脓毒症调节药物的随机对照试验(randomized controlled trials,RCTs)治疗靶点[8]。迄今,尽管确定脓毒症治疗靶点和开发脓毒症调节药物耗资巨大,但是进程令人失望。事实上,已经有数百个抗炎症介质试验失败了。随着一种潜在的药物,活化蛋白 C(activated protein C,APC)从市场上消失,治疗脓毒症的新疗法的发展遭到了重创[18]。从这些失败的抗炎症介质试验中可以明显地看出,生物识别因子产生后,试图去中和、阻止或促进单一的生物介质是没有用的[19]。

最近 Xiao 和他的同事完成了 IMs 在腹腔脓毒症和 / 或损伤中作用的综述。这篇综述最重要的信息是 De Waele 在他的当代腹腔脓毒症中单独总结出的结论[14]。

"……尽管临床前数据显示炎症介质在腹腔脓毒症和损伤中发挥重要作用,但最终在临床使用炎症介质进行诊断或处理腹腔脓毒症上仍没有共识,其确切作用仍不完全清楚。"

为了得到相关信息,共筛选了 2 412 项潜在的研究,保留了 182 项对 IMs 与腹腔脓毒症或损伤的关系进行了评估或讨论的研究[8]。另一个高水平总结是,在 1992 年之前,C 反应蛋白仍然是研究最多的 IM。1992 年后,白介素和肿瘤坏死因子(tumor necrosis factor,TNF)成为研究的主要焦点。2000 年后,降钙素原被研究。直到最近,DAMPs 和内皮功能障碍分子一直是英文文献报道的重点。

2.4.1   C 反应蛋白

在撰写本文时,至少有 33 项研究评估了 CRP 与 IAS 的关系。一般情况下,术后(postoperative day,POD)第 1 天 CRP 水平升高,峰值在 POD2 到 POD3,在无并发症或感染的情况下,在 POD5 下降。虽然有 4 项研究表明持续大于 100mg/L 可能提示脓肿 / 脓毒症[20-23],但其他研究反驳了这一结论,临床实践中仍具有不确定性[24-28]。

2.4.2   降钙素原

包括两个 RCT 在内的 12 项试验对降钙素原进行了评估。总的来说,降钙素原在手术损伤后立即升高,在 POD1 达到峰值。简单的腹部手术后,POD2 到 POD3 降至峰值的一半。同样,一些文献报道,持续高水平降钙素原与感染和 / 或脓毒症患者的死亡率增加相关[21,26,29,30],但因结果不一致而未被用于临床实践[31,32]。

2.4.3   IL-6

与脓毒症多数领域一样,IL-6 是最常被研究的标志物之一。IL-6 的血浆水平是动态变化的。从伤口闭合开始,POD1 达到峰值,POD3 回到基线。IL-6 作为诊断脓毒症或预测预后的标志物的作用仍然不确定,建议的参考值范围很广(12~2 760pg/ml)。最近发表的一项研究(回顾性分析前瞻性获取的样本)比较腹部大手术后 CRP、IL-6、TNF 的水平,结果显示 IL-6 第一天独立预测预后的曲线下面积可达 0.67[33],而 CRP 从第三天开始预测预后的曲线下面积可以提高至 0.73。

2.4.4   损伤相关分子模式

DAMPs 是受损宿主细胞裂解或损伤后释放的早期促炎介质,如高迁移率族蛋白 1(high mobility group box protein 1,HMGB1),休克早期升高。DAMPs 是免疫系统的吞噬细胞清除坏死细胞的信号。循环中游离的 DAMPs 可能通过与多种免疫细胞的受体结合而引发炎症反应,其方式与许多致病菌导致的病原体相关分子模式大致相同。一些 DAMPs,如 HMGB-1,已被证明是损伤的标志物及无菌和有菌损伤的炎症介质[34-36]。他们在 IAS 的诊治中是有前景的,但是仍需进一步研究。

2.4.5   干预性的试验

寻找脓毒症的药理学治疗方法已经花费了大量的资源,但是目前仅有 9 项研究针对腹腔脓毒症的临床干预措施,其中 4 项是随机对照试验。其中一项是我们自己的腹膜真空治疗的 RCT[37,38]，将在后面讨论。另外三项是比较开放式和微创技术治疗看起来不那么复杂的脓毒症，包括阑尾炎、胆囊炎和消化性溃疡穿孔[39-41]。总的来说，目前还没有明确的影响腹腔脓毒症结局的测量指标（特别是 IMs）提供给临床医生。

2.4.6 炎性腹水

当代重症医学中，通常认为低密度腹水（peritoneal fluid，PF）是良性的。然而，严密的科学研究发现，危重症患者的游离腹水更像是充满炎症介质和毒素的海洋，可能是导致全身性败血症进而引起多器官衰竭的主要驱动力[17]。已有研究发现，全身和腹腔的细胞因子水平均升高与术后并发症有关，可能是区分幸存者与死亡的因素[42-45]。虽然一些动物模型[44]、炎性肠病[46,47]和替代观察指标[48]的研究数据可能有一定指示作用，但还没有直接证据证明更有效地引出这些积液会对并发症或生存率产生影响。因此，该领域十分具有前景，应被进一步研究。

2.4.7 炎性腹水的意义

在动物模型中，严重的腹腔内高压（intra-abdominal hypertension，IAH）已被证明可直接导致多系统器官功能衰竭[49,50]。三级[腹内压（intra-abdominal pressure，IAP）为 21~25mmHg]和四级（IAP>25mmHg）的 IAH 大大地减少了肠黏膜灌注，最终增加肠道通透性，导致内毒素血症、线粒体不可逆转损伤和肠道黏膜坏死[50]。这种肠黏膜屏障的破坏可能是导致腹腔间室综合征（abdominal compartment syndrome，ACS）发生的重要始动因素之一，也是多器官功能障碍综合征进展的推动因素[49,50]。多年来，受损的肠道诱导产生细胞因子和其他生物识别因子，并导致急性呼吸窘迫综合征（acute respiratory distress syndrome，ARDS），一直被人们认为是炎症和 MODS 的持续来源，被称为"MSOF 的马达"[51-56]。内毒素的释放可诱导细胞因子的产生，包括 IL-6、IL-1β、IL-8、TNF-α 和其他介质。这些炎症介质可能主要是通过肠系膜淋巴通道进入体循环[57]，首先引起肺损伤并进展为 ARDS[17,51,52,54-56,58]，然后进一步导致系统性炎症。

危重的腹部疾病和外科手术中，腹腔局部环境内有一个非常活跃的生物介质反应。一项比较活动性炎性肠病（50 例）、结直肠癌（25 例）和阑尾炎（25 例）需要腹部手术患者的腹腔细胞因子水平的研究发现，炎性肠病患者腹腔细胞因子显著升高[46]。值得注意的是，常用的全身炎症标志物（如白细胞计数）与测量的细胞因子水平没有相关性，术后并发脓毒症患者的腹腔细胞因子也显著高于未并发脓毒症的患者，这些表明测定的细胞因子可能更早地预测出并发脓毒症风险高的患者。因此，作者认为腹腔细胞因子水平可能更适合用于腹腔炎症的程度分层，并指导局部治疗，以预防术后并发脓毒症，而血清 IMs 无法实现[46]。进一步的前瞻性研究监测择期结直肠手术（n=100）术后第 3 天患者腹腔细胞因子，发现术后脓毒症患者（n=8）的关键细胞因子（IL-1β、IL-6 和 TNF）水平明显升高，非脓毒症患者（n=92）的关键细胞因子水平明显降低，提示这些介质可作为腹膜炎潜在的早期标志物[47]。

一项实验室研究评估了缺血/粪便诱导的猪腹腔脓毒症后 12 小时收集的脓毒症腹水的生物活性[48]，该研究使用来自脓毒症动物或对照动物的腹水来培养原始幼稚的人中性粒细胞，然后测量了中性粒细胞超氧化物的产生和表面抗原的表达。还测量了腹水 IL-6 和 TNF-α 水平，发现脓毒症组较对照组明显增加。本研究表明，脓毒症时，腹腔积液可显著增加腹腔源性淋巴循环的促炎特性[48]。作者认为,脓毒症激活的中性粒细胞可能使患者更容易受到二次打击,如肺炎或出血[48]。他们建议未来研究应评估早期清除炎性腹水是否会降低局部和/或全身炎症,或改变肠系膜淋巴结的促炎特性[48]。

另外一项实验室研究发现,腹腔细胞因子的增加与不良预后有关,并且该相关性在一个继发性腹膜炎的大鼠模型中得到了验证[44]。在 24h 和 72h 测量腹腔细胞因子发现腹腔细胞因子水平(IL-6、TNF-α 和 IL-10)可很好地预测存活率[44]。这些实验测量值的预测价值在临床试验中也大体一致。一项纳入 29 例烧伤合并严重 IAH/ACS 的人类研究测量患者腹腔和血浆的细胞因子水平,发现腹水中 γ 干扰素、IL-10、IL-6、IL-4 和 IL-2 的增加与死亡率相关[59]。一项纳入 34 例择期结直肠手术患者的研究,比较了有吻合口瘘(n=4)与无吻合口瘘(n=30)患者的细胞因子水平[60]。发现术后无吻合口瘘者腹水细胞因子水平逐渐降低,有吻合口瘘或腹膜炎者腹水细胞因子水平逐渐升高[60]。

因此,似乎有间接证据表明,在危重疾病/损伤中,腹腔细胞因子可能会产生不良预后,或者至少可能是不良预后的标志物。从机制上讲,疾病进展似乎也存在区域化,这意味着不同腔室环境中介质的局部环境可能不同,它们对整体预后的影响依赖于循环途径等因素[61]。因此,在革兰氏阴性菌脓毒症大鼠模型中,血液吸附似乎可以重新局限炎症并减少器官功能障碍[62]。

2.5   阻止腹腔炎性介质的全身播散

以前可能低估了肠系膜淋巴内部流动性在 IAS 中的重要作用。一项比较狗的剖腹肠系膜淋巴导管结扎和单独的门静脉阻塞在门静脉阻塞再灌注炎性损伤模型中效果的研究,发现胸导管结扎的狗的肺损伤和 TNF-α、IL-1β 和内毒素明显降低,单独门静脉阻塞的狗则没有,表明细胞因子通过淋巴液进入体循环[63]。此外,一项在大鼠缺血再灌注模型中研究肠系膜淋巴转移的实验发现,与那些淋巴管结扎的大鼠相比,淋巴管完整的大鼠肺损伤明显增加[57]。最后,一项在狗身上进行的实验评估原发性(源于腹腔疾病)和继发性(源于腹腔外疾病或腹腔外情况)IAH 对血流动力学、肠道液体平衡和肠系膜淋巴循环的影响,发现继发性 IAH 增加了淋巴流量,促进了肠道水肿的发展。该研究支持腹腔减压可以防止炎症介质释放进入淋巴循环[64]。

考虑到腹膜腔产生、积累并最终扩散的生物介质可能带来的深远影响,研究人员试图从源头上去除或阻断它们。一项经典的实验室研究利用了腹膜腔内的屏障隔离方法。Narita 对肠缺血-再灌注模型进行了研究,实验分为 3 组,分别是对照组(无缺血)、90 分钟缺血后再灌注 180 分钟组、使用安全套进行肠隔离的相同肠缺血-再灌注模型组[65]。值得注意的是,研究发现,与非肠隔离组相比,肠隔离组血浆细胞因子水平(IL-β、TNF、IL-8)降低,肺损伤减少[65]。

2.6   炎性腹水引流的临床实践

基于生物学上的合理性,当能够安全地进行操作时,对严重疾病或损伤合并脓毒症或 SIRS 的患者进行腹水引流似乎是合理且可取的。实际上,在脏器缺血/瘘口周围设置屏障隔离或进行淋巴结扎在临床上并不实用。在临床实践中,可以通过经皮穿刺或开腹负压引流清除积累的腹腔炎症介质。只要可以安全地操作,建议使用经皮穿刺引流术治疗腹腔内高压,因为这样可以避免开腹减压手术[49,66,67]。我们缺乏经皮穿刺引流术清除炎性腹水并改善脓毒症或 SIRS 患者预后的相关数据,因此更应该注重这方面数据的收集。如果经皮穿刺引流不能安全地操作,患者已经腹腔开放,则腹腔负压治疗(negative pressure peritoneal therapy,NPPT)可能是另一个合适的选择。NPPT 通过特殊设计的具有脏器保护的多个吸引通道的临时腹腔关闭系统,对腹腔实施持续吸引作用。

动物实验数据表明,NPPT 可显著改善炎性腹水的系统性影响及其因果关系。在猪败血症模型中,将 NPPT 与被动引流比较发现,NPPT 能更好地清除炎性腹水和细胞因子,从而减少循环细胞因子,大大改善了器官功能[17,68]。虽然关于炎性腹水及其成分的研究还处于起步阶段,但有临床研究表明 NPPT 可能对危重患者有益。Cheatham 等人将效率更高的商用 NPPT 系统与效率可能更低的 Barker 真空包装系统进行了比较[69]。这项非随机研究纳入了 280 名患者,其中 168 名接受了 48 小时的暂时性腹腔关闭(temporary abdominal closure,TAC)治疗。研究发现,商用系统 30 天全因死亡率为 14%,Barker 系统为 30%(P=0.01)。虽然非随机设计不能确定因果关系,但商用系统改进结果的原因可能是改进了腹腔引流,使吸引更均匀[69]。最近,一项针对开放性腹部创伤危重症成人患者负压治疗的系统综述,纳入了 2 项随机对照试验和 9 项队列研究(3 项前瞻性研究和 6 项回顾性研究)[70]。该综述的结论是,有限的前瞻性数据表明,负压治疗与 TAC 技术相比,可能改善了临床预后。临床的异质性和研究的质量很难得出确切的结论。因此,迫切需要进一步的随机对照试验[38]。

之后,一项关于重症和损伤患者的 RCT 研究,其中脓毒症患者的平均 APACHE 评分超过 22 分,损伤患者的平均 ISS 超过 23 分。本研究同样将高效的商用 NPPT 系统与 Barker 真空包装系统进行比较[71]。尽管这项研究发现实际腹水引流效果或高级的炎症介质检测(IL-1β、IL-8、IL-10、IL-12 p70 或 TNFα)方面没有差异,但有一个目前无法解释的结果,即商用系统的生存率更高。在危重症人群的复杂环境中,患者的异质性可能只是解释了这些发现,仍需要进一步的研究。

总 结

脓毒症是一种综合征,发病过程仍不清晰。目前,还没有明确的临床标准或实验室标志物来区分脓毒症和非感染性损伤。总的来说,目前的科学水平对 IMs 在腹腔脓毒症中的作用、反作用、相互作用和影响的认识还很有限,临床上还不能常规推荐。然而,无论是在科学研究还是在潜在的临床指导及干预目标方面,监测腹腔炎症介质似乎是一个有前景的领域。但是到目前为止,证据大多是间接的,可能需要更多的同质人群进行进一步的研究。

(李曼 译 郭丰 校)

参考文献

1. Suarez De La Rica A, Gilsanz F, Maseda E. Epidemiologic trends of sepsis in western countries. Ann Transl Med. 2016;4:325.
2. National Institute of General Medical Sciences Sepsis Fact Sheet, 2014. Available at: http://www.nigms.nih.gov/Education/Pages/factsheet_sepsis.aspx. Accessed July 13 2014.
3. Shankar-Hari M, Phillips GS, Levy ML, et al. Developing a new definition and assessing new clinical criteria for septic shock: for the Third International Consensus Definitions for Sepsis and Septic Shock (Sepsis-3). JAMA. 2016;315:775–87.
4. Singer M, Deutschman CS, Seymour CW, et al. The Third International Consensus Definitions for Sepsis and Septic Shock (Sepsis-3). JAMA. 2016;315:801–10.
5. Zhang Q, Raoof M, Chen Y, et al. Circulating mitochondrial DAMPs cause inflammatory responses to injury. Nature. 2010;464:104–7.
6. Cohen MJ, Brohi K, Calfee CS, et al. Early release of high mobility group box nuclear protein 1 after severe trauma in humans: role of injury severity and tissue hypoperfusion. Crit Care. 2009;13:R174.
7. Tsukamoto T, Chanthaphavong RS, Pape HC. Current theories on the pathophysiology of multiple organ failure after trauma. Injury. 2010;41:21–6.
8. Xiao Z, Wilson C, Robertson HL, et al. Inflammatory mediators in intra-abdominal sepsis or injury—a scoping review. Crit Care. 2015;19:373.
9. Jenne CN, Kubes P. Platelets in inflammation and infection. Platelets. 2015;26:286–92.
10. Jenne CN, Urrutia R, Kubes P. Platelets: bridging hemostasis, inflammation, and immunity. Int J Lab Hematol. 2013;35:254–61.
11. Clark SR, Ma AC, Tavener SA, et al. Platelet TLR4 activates neutrophil extracellular traps to ensnare bacteria in septic blood. Nat Med. 2007;13:463–9.
12. Brinkmann V, Reichard U, Goosmann C, et al. Neutrophil extracellular traps kill bacteria. Science. 2004;303:1532–5.
13. Leppaniemi A, Kimball EJ, De Laet I, Malbrain ML, Balogh ZJ, De Waele JJ. Management of abdominal sepsis—a paradigm shift? Anaesthesiol Intensive Ther. 2015;47:400–8.
14. De Waele JJ. Abdominal sepsis. Curr Infect Dis Rep. 2016;18:23.
15. Sartelli M, Catena F, Ansaloni L, et al. Complicated intra-abdominal infections in a worldwide context: an observational prospective study (CIAOW Study). World J Emerg Surg. 2013;8:1.
16. Sartelli M, Viale P, Catena F, et al. 2013 WSES guidelines for management of intra-abdominal infections. World J Emerg Surg. 2013;8:3.
17. Emr B, Sadowsky D, Azhar N, et al. Removal of inflammatory ascites is associated with dynamic modification of local and systemic inflammation along with prevention of acute lung injury: in vivo and in silico studies. Shock. 2014;41(4):317–23.
18. Opal SM, Dellinger RP, Vincent JL, Masur H, Angus DC. The next generation of sepsis clinical trial designs: what is next after the demise of recombinant human activated protein C?*. Crit Care Med. 2014;42:1714–21.
19. Gentile LF, Moldawer LL. HMGB1 as a therapeutic target for sepsis: it's all in the timing! Expert Opin Ther Targets. 2014;18:243–5.
20. Schentag JJ, O'Keeffe D, Marmion M, Wels PB. C-reactive protein as an indicator of infection relapse in patients with abdominal sepsis. Arch Surg. 1984;119:300–4.
21. Almeida AB, Faria G, Moreira H, Pinto-de-Sousa J, Correia-da-Silva P, Maia JC. Elevated serum C-reactive protein as a predictive factor for anastomotic leakage in colorectal surgery. Int J Surg. 2012;10:87–91.
22. Witczak A, Juralowicz P, Modzelewski B, Gawlik M. C-reactive protein as a marker of postoperative septic complications. Pol Przegl Chir. 2012;84:93–8.
23. Scepanovic MS, Kovacevic B, Cijan V, et al. C-reactive protein as an early predictor for anastomotic leakage in elective abdominal surgery. Tech Coloproctol. 2013;17:541–7.
24. Kaufmann P, Tilz GP, Smolle KH, Demel U, Krejs GJ. Increased plasma concentrations of circulating intercellular adhesion molecule-1 (cICAM-1) in patients with necrotizing pancreatitis. Immunobiology. 1996;195:209–19.
25. Celik IH, Yilmaz Y, Erdeve O, et al. The acute-phase response in differentiating sepsis from inflammation in neonates who require abdominal surgery. Acta Chir Belg. 2012;112:292–6.
26. Tschaikowsky K, Hedwig-Geissing M, Braun GG, Radespiel-Troeger M. Predictive value of procalcitonin, interleukin-6, and C-reactive protein for survival in postoperative patients with severe sepsis. J Crit Care. 2011;26:54–64.
27. Mokart D, Merlin M, Sannini A, et al. Procalcitonin, interleukin 6 and systemic inflammatory response syndrome (SIRS): early markers of postoperative sepsis after major surgery. Br

J Anaesth. 2005;94:767–73.

28. Reith HB, Mittelkotter U, Wagner R, Thiede A. Procalcitonin (PCT) in patients with abdominal sepsis. Intensive Care Med. 2000;26(Suppl 2):S165–9.
29. Novotny AR, Emmanuel K, Hueser N, et al. Procalcitonin ratio indicates successful surgical treatment of abdominal sepsis. Surgery. 2009;145:20–6.
30. Bezmarevic M, Mirkovic D, Soldatovic I, et al. Correlation between procalcitonin and intra-abdominal pressure and their role in prediction of the severity of acute pancreatitis. Pancreatology. 2012;12:337–43.
31. Jung B, Molinari N, Nasri M, et al. Procalcitonin biomarker kinetics fails to predict treatment response in perioperative abdominal infection with septic shock. Crit Care. 2013;17:R255.
32. Barbic J, Ivic D, Alkhamis T, et al. Kinetics of changes in serum concentrations of procalcitonin, interleukin-6, and C- reactive protein after elective abdominal surgery. Can it be used to detect postoperative complications? Coll Antropol. 2013;37:195–201.
33. Rettig TC, Verwijmeren L, Dijkstra IM, Boerma D, van de Garde EM, Noordzij PG. Postoperative interleukin-6 level and early detection of complications after elective major abdominal surgery. Ann Surg. 2016;263:1207–12.
34. Wang H, Ward MF, Fan XG, Sama AE, Li W. Potential role of high mobility group box 1 in viral infectious diseases. Viral Immunol. 2006;19:3–9.
35. Yamada S, Maruyama I. HMGB1, a novel inflammatory cytokine. Clin Chim Acta. 2007;375:36–42.
36. Peltz ED, Moore EE, Eckels PC, et al. HMGB1 is markedly elevated within 6 hours of mechanical trauma in humans. Shock. 2009;32:17–22.
37. Kirkpatrick AW, Roberts DJ, Faris PD, et al. Active negative pressure peritoneal therapy after abbreviated laparotomy: the intraperitoneal vacuum randomized controlled trial. Ann Surg. 2014;262(1):38–46.
38. Roberts DJ, Jenne CN, Ball CG, et al. Efficacy and safety of active negative pressure peritoneal therapy for reducing the systemic inflammatory response after damage control laparotomy (the Intra-peritoneal Vacuum Trial): study protocol for a randomized controlled trial. Trials. 2013;14:141.
39. Schietroma M, Piccione F, Carlei F, et al. Peritonitis from perforated appendicitis: stress response after laparoscopic or open treatment. Am Surg. 2012;78:582–90.
40. Schietroma M, Piccione F, Carlei F, Sista F, Cecilia EM, Amicucci G. Peritonitis from perforated peptic ulcer and immune response. J Invest Surg. 2013;26:294–304.
41. Sista F, Schietroma M, Santis GD, et al. Systemic inflammation and immune response after laparotomy vs. laparoscopy in patients with acute cholecystitis, complicated by peritonitis. World J Gastrointest Surg. 2013;5:73–82.
42. Scheingraber S, Bauerfeind F, Bohme J, Dralle H. Limits of peritoneal cytokine measurements during abdominal lavage treatment for intraabdominal sepsis. Am J Surg. 2001;181:301–8.
43. Jansson K, Redler B, Truedsson L, et al. Intraperitoneal cytokine response after major surgery: higher postoperative intraperitoneal versus systemic cytokine levels suggest the gastrointestinal tract as the major source of the postoperative inflammatory reaction. Am J Surg. 2004;187:372–7.
44. Hendriks T, Bleichrodt RP, Lomme RM, De Man BM, van Goor H, Buyne OR. Peritoneal cytokines predict mortality after surgical treatment of secondary peritonitis in the rat. J Am Coll Surg. 2010;211:263–70.
45. Holzheimer RG, Schein M, Wittmann DH. Inflammatory response in peritoneal exudate and plasma of patients undergoing planned relaparotomy for severe secondary peritonitis. Arch Surg. 1995;130:1314–9. discussion 9–20.
46. Yamamoto T, Umegae S, Kitagawa T, Matsumoto K. Intraperitoneal cytokine productions and their relationship to peritoneal sepsis and systemic inflammatory markers in patients with inflammatory bowel disease. Dis Colon rectum. 2005;48:1005–15.
47. Yamamoto T, Umegae S, Matsumoto K, Saniabadi AR. Peritoneal cytokines as early markers of peritonitis following surgery for colorectal carcinoma: a prospective study. Cytokine. 2011;53:239–42.
48. Shah SK, Jimenez F, Walker PA, et al. Peritoneal fluid: a potential mechanism of systemic neutrophil priming in experimental intra-abdominal sepsis. Am J Surg. 2012;203:211–6.
49. Kirkpatrick AW, Roberts DR, De Waele J, Laupland KB. Is intra-abdominal hypertension a missing factor that drives MODS? Crit Care. 2014;18(2):124.
50. Cheng J, Wei Z, Liu X, et al. The role of intestinal mucosa injury induced by intra-abdominal hypertension in the development of abdominal compartment syndrome and multiple organ dysfunction syndrome. Crit Care. 2013;17(6):R283.

51. Fink MP, Delude RL. Epithelial barrier dysfunction: a unifying theme to explain the pathogenesis of multiple organ dysfunction at the celllular level. Crit Care Clin. 2005;21:177–96.

52. Mayberry JC, Welker KJ, Goldman RK, Mullins RJ. Mechanism of acute ascites formation after trauma resuscitation. Arch Surg. 2003;138:773–6.

53. Marshall JC, Vincent JL, Fink MP, et al. Measures, markers, and mediators: toward a staging system for clinical sepsis. A report of the Fifth Toronto Sepsis Roundtable, Toronto, Ontario, Canada, October 25–26, 2000. Crit Care Med. 2003;31:1560–7.

54. Johnson D, Mayers I. Multiple organ dysfunction syndrome: a narrative review. Can J Anaesth. 2001;48:502–9.

55. Suliburk J, Helmer K, Moore F, Mercer D. The gut in systemic inflammatory response syndrome and sepsis. Enzyme systems fighting multiple organ failure. Eur Surg Res. 2008;40:184–9.

56. Deitch EA. Role of the gut lymphatic system in multiple organ failure. Curr Opin Crit Care. 2001;7:92–8.

57. Cavriani G, Domingos HV, Soares AL, et al. Lymphatic system as a path underlying the spread of lung and gut injury after intestinal ischemia/reperfusion in rats. Shock. 2005;23:330–6.

58. Marshall JC. Inflammation, coagulopathy, and the pathogenesis of multiple organ dysfunction, syndrome. Crit Care Med. 2001;29:S99–S106.

59. Kowal-Vern A, Ortegel J, Bourdon P, et al. Elevated cytokine levels in peritoneal fluid from burned patients with intra-abdominal hypertension and abdominal compartment syndrome. Burns. 2006;32:563–9.

60. Ugras B, Giris M, Erbil Y, et al. Early prediction of anastomotic leakage after colorectal surgery by measuring peritoneal cytokines: prospective study. Int J Surg. 2008;6:28–35.

61. An G, Nieman G, Vodovotz Y. Toward computational identification of multiscale "tipping points" in acute inflammation and multiple organ failure. Ann Biomed Eng. 2012;40:2414–24.

62. Namas RA, Namas R, Lagoa C, et al. Hemoadsorption reprograms inflammation in experimental gram-negative septic peritonitis: insights from in vivo and in silico studies. Mol Med. 2012;18:1366–74.

63. Liu C, Wu Q, Li Q, et al. Mesenteric lymphatic ducts ligation decreases the degree of gut-induced lung injury in a portal vein occlusion and reperfusion canine model. J Surg Res. 2009;154:45–50.

64. Moore-Olufemi SD, Xue H, Allen SJ, et al. Effects of primary and secondary intra-abdominal hypertension on mesenteric lymph flow: implications for the abdominal compartment syndrome. Shock. 2005;23:571–5.

65. Narita K, Kuwabara Y, Fujii Y. Lung injury after intestinal ischemia-reperfusion may be avoided by the reduced absorption of locally produced cytokines. Surg Today. 2004;34:937–42.

66. Kirkpatrick AW, Roberts DJ, De Waele J, et al. Intra-abdominal hypertension and the abdominal compartment syndrome: updated consensus definitions and clinical practice guidelines from the World Society of the Abdominal Compartment Syndrome. Intensive Care Med. 2013;39:1190–206.

67. Latenser BA, Kowal-Vern A, Kimball D, Chakrin A, Dujovny N. A pilot study comparing percutaneous decompression with decompressive laparotomy for acute abdominal compartment syndrome in thermal injury. J Burn Care Rehabil. 2002;23:190–5.

68. Kubiak BD, Albert SP, Gatto LA, et al. Peritoneal negative pressure therapy prevents multiple organ injury in a chronic porcine sepsis and ischemia/reperfusion model. Shock. 2010;34:525–34.

69. Cheatham ML, Demetriades D, Fabian TC, et al. Prospective study examining clinical outcomes associated with a negative pressure wound therapy system and Barker's vacuum packing technique. World J Surg. 2013;37:2018–30.

70. Roberts DJ, Zygun DA, Grendar J, et al. Negative-pressure wound therapy for critically ill adults with open abdominal wounds: a systematic review. J Trauma Acute Care Surg. 2012;73:629–39.

71. Kirkpatrick AW, Roberts DJ, Faris PD, et al. Active negative pressure peritoneal therapy after abbreviated laparotomy: the intraperitoneal vacuum randomized controlled trial. Ann Surg. 2015;262:38–46.

腹腔脓毒症和影像学思考

Asanthi M. Ratnasekera, Paula Ferrada

3

3.1 解剖和生理

　　腹腔(abdominal cavity)从膈以下延伸到盆腔底端,分成腹膜内和腹膜后两部分。男性腹膜腔为一封闭的腔隙,女性腹膜腔则通过输卵管腹腔口与外界相通。腹膜腔有多个易于液体积聚的隐窝,盆腔隐窝在仰卧位时最为明显,且与左右结肠旁沟相连。男性在直肠与膀胱之间有直肠膀胱陷凹,女性在直肠与子宫之间有 Douglas 腔。Morrison 陷凹是右侧结肠旁沟和右肝周间隙在背侧的延伸,位于横结肠背侧,是脊椎右侧最相关的部分。腹膜腔最大的隐窝是小网膜囊,前面为胃后壁,后面为胰腺、肾脏,侧面为肝脏、脾脏,侧面通过 Winslow 孔与腹膜腔相通。膈下间隙由镰状韧带分为左、右膈下间隙。

　　腹腔被间皮细胞构成的腹膜覆盖,其可抵御细菌侵袭。正常情况下,大约有 50~100ml 的腹膜液循环流动以保持内脏的润滑。腹膜具有渗透性,可作为体液、电解质和血液的透析膜。宿主的免疫防御系统主要通过淋巴细胞对细菌进行吞噬、清除或形成脓肿。腹腔感染时可能会发生腹膜炎,此时通过腹肌紧张可对感染器官产生保护作用。在腹腔内,腹膜最多能隔离 1.7L 液体,并影响细胞吞噬作用和淋巴细胞功能,从而清除感染,与此同时需要大量输液以维持血容量。横膈淋巴和膈肌运动可以增强体液的吸收。

3.2 消化性溃疡穿孔

　　胃内菌群可多达 10^3CFU/ml,且种类繁多。常见的微生物有耐酸菌、酵母菌、口咽菌群和革兰氏阳性菌。吸烟、酗酒、幽门螺杆菌感染、服用非甾体抗炎药是引起复杂消化性溃疡并发穿孔的危险因素。溃疡穿孔患者会突发上腹部疼痛。穿孔后溢出的胃内容物会扩散并持续作用,如果胃内容物扩散到膈下间隙,疼痛可向肩部放射。体格检查时,患者会有肌紧张的腹膜炎体征、休克征象、发热和心动过速。实验室检查可能有白细胞增多伴核左移,立位腹部平片显示游离气体。其他诊断方法包括使用水溶性造影剂如泛影葡胺进行上消化道造影时,可发现造影剂外溢,腹盆腔 CT 显示腹腔游离气体、穿孔周围积气以及造影剂外溢(图 3.1)。

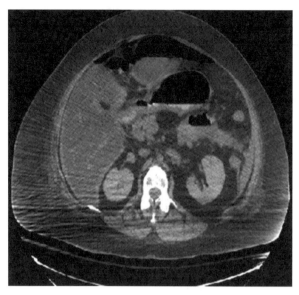

图 3.1　急性腹痛患者

CT 提示腹腔游离气体、十二指肠和幽门前区域增厚,考虑十二指肠穿孔。

3.3　急性胆囊炎

　　急性胆囊炎的程度可从轻度炎症到胆囊坏疽不等[2]。急性结石性胆囊炎见于胆结石患者,通常表现为暴饮暴食后出现"胆绞痛"和右上腹 / 上腹部持续性疼痛,伴恶心、呕吐。上述疼痛为胆囊收缩素诱发胆囊收缩所致,可持续 1 小时以上。由于胆囊结石阻塞了胆囊管,致使胆囊不能排空,进而胆汁淤积、细菌繁殖,最终导致胆囊炎。胆囊炎患者白细胞可能升高,此时若并发胆总管结石或胆管炎,胆红素也可能升高。胆管炎时,可有较典型的 Charcot 三联征:发热、右上腹疼痛、黄疸。如果合并低血压和精神状态改变,表示出现脓毒症休克,称为 Reynolds 五联征。胆红素>2.5mg/dl 可表现为巩膜和舌下黏膜黄染。评估胆管疾病的检查方法应从腹部超声开始。超声具有高灵敏度和经济的优点。超声下观察到胆结石、胆囊壁增厚、胆囊周围积液均提示急性胆囊炎。超声可以测量近端胆总管宽度,如胆总管扩张,则提示胆总管结石。若合并有 Charcot 三联征或 Reynolds 五联征则提示胆管炎。当诊断为急性胆囊炎时,建议行腹腔镜胆囊切除术,根据情况选择是否进行术中胆管造影。术中胆管造影可辅助诊断胆管病理、胆道梗阻原因(结石或肿块)。当诊断为胆管炎时,可用经皮经肝胆管造影(percutaneous transhepatic cholangiography)或经内镜下逆行胰胆管造影(endoscopic retrograde cholangiopancreatography,ERCP)行胆道减压,并针对最常见的胆管微生物,如大肠埃希菌、肠球菌和肺炎克雷伯菌,经验性使用广谱抗生素。当合并胆总管结石时,患者可能需要行括约肌切开及 ERCP 取石术。

　　与胆囊结石引起的急性结石性胆囊炎不同,急性无结石性胆囊炎可由胆囊继发性感染、缺血、胆汁淤积引起,此类患者如在烧伤、创伤、体外循环手术后出现低灌注,则 ICU 住院时间可延长。急性无结石性胆囊炎的诊断具有一定的挑战性。长期危重症患者伴有新发感染性休克、发热、右上腹痛和高胆红素血症时应进行胆管检查,以明确是否存在急性无结石性胆囊炎。无结石性胆囊炎并发穿孔率为 20%。床边右上腹部超声可显示胆囊壁增厚>3.5mm、囊周积液、无结石征象。腹盆腔 CT 也有助于诊断无结石性胆囊炎。此外肝胆显像也可诊断无结石性胆囊炎。但要注意,由于缺乏食物刺激胆囊,此方法存在 40% 的假阳性率。重症患者若伴发无结石性胆囊炎,无法进行胆囊切除,可行超声或 CT 引导下经皮胆囊造瘘术,从而使大约 90% 患者病情得到改善。一旦患者临床情况得到改善,可考虑择期行胆囊切除术,最终拔除引流管(图 3.2)。

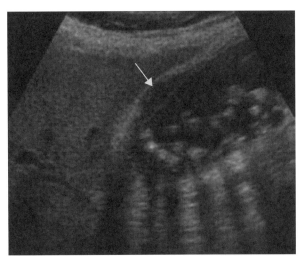

图 3.2 急性胆囊炎时,超声显示多发结石伴后方声影,胆囊壁增厚。
箭头所指处为胆囊周围液体积聚。

3.4 胰腺炎

急性胰腺炎是一种比较常见的疾病,每年约有 24 万患者发病。在美国最常见的病因是胆结石和酒精摄入。大多数急性胰腺炎为自限性疾病,通过肠道休息、静脉液体复苏和支持性治疗可得到改善。然而,20% 的患者为坏死性胰腺炎,表现为内环境紊乱的多器官功能障碍。始动因素为胰腺腺泡细胞内蛋白水解酶激活。激活的蛋白水解酶进一步激活胰蛋白酶,进而引起胰腺细胞内补体凝结和纤维蛋白溶解的级联反应。随着损伤的进展,血管收缩和血栓形成导致胰腺缺血坏死。坏死引起的炎症介质可引发全身炎症反应综合征(SIRS)和多器官衰竭。

急性胰腺炎患者常常表现为急性上腹痛,伴腰背部放射痛、恶心、呕吐。由胆总管结石和胆管炎引起的胰腺炎,则可能存在黄疸。出血坏死性胰腺炎可有 Grey Turner 征、Cullen 征和 Fox 征,表现为两侧肋腹部、脐周和腹股沟区瘀斑。

血清淀粉酶和脂肪酶对急性胰腺炎的诊断有重要意义,脂肪酶比淀粉酶更敏感,血清半衰期更长,并且当疾病后期淀粉酶已恢复正常时,脂肪酶仍可升高。

腹盆腔增强 CT 在胰腺炎及其并发症(如坏死、脓肿和假性囊肿)中最具诊断价值。腹部超声对评估胆结石、胆总管结石 / 胆管炎中胆总管的扩张、胰周积液及胰管异常有诊断价值。磁共振成像(MRI)和磁共振胰胆管成像(MRCP)在评估异常胆管和胰腺方面较有效。但是费用更贵,需要花更多时间掌握。

根据患者的临床表现或 CT 提示胰腺有气泡征,则可怀疑胰腺坏死感染,建议对可疑坏死区域进行细针穿刺。如果细针穿刺证实胰腺坏死感染,建议行胰腺坏死感染引流[9]。

如果发现胰腺脓肿或假性囊肿继发感染,可针对性经皮穿刺引流联合抗感染治疗(图 3.3)。

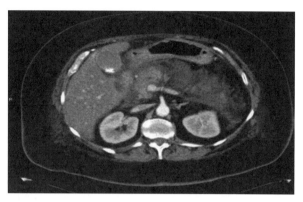

图 3.3   胰腺炎伴胰周液体积聚
低密度区域为胰腺坏死。

3.5   肠系膜缺血症

肠系膜缺血和肠缺血可由多种原因引起。最常见的原因是心脏来源的动脉栓塞,如房颤和心脏血栓,其他原因包括肠系膜上动脉病变导致的动脉血栓、肠系膜血管收缩引起的低流量非闭塞性肠系膜缺血。低流量非闭塞性肠系膜缺血的常见原因包括疾病引起的休克、胃肠道液体丢失引起的低血容量或引起内脏血管收缩的血管活性物质。由高凝状态、创伤或门脉高压引发的肠系膜静脉血栓也可导致肠缺血。

肠系膜缺血症的患者通常表现为严重上腹 / 中腹痛、呕吐和腹泻,在疾病晚期出现血便和腹膜炎体征。此类患者早期的症状和体征常常不符,即腹痛时查体无阳性体征。目前尚无确诊肠系膜缺血的实验室指标,但白细胞增多、持续缺血引起的乳酸性酸中毒和转氨酶升高可以作为参考。最敏感的诊断方式当属选择性肠系膜血管造影。CTA 有助于动脉期和静脉期血管成像。CT 可以观察肠道活力、肠壁厚度、腹水和缺血引起的肠道积气。

3.6   急性憩室炎

结肠憩室病常常由低纤维饮食引起,病变最多见于乙状结肠,罕见于腹膜反折线下方,此处系膜带突出进入直肠。结肠壁上营养血管穿过的部位是形成憩室的薄弱点,而推动干结大便向前运动所需的内在压力增高时会导致此处的肠壁疝和肠壁肌肉肥厚。多达 25% 的憩室病患者会发生憩室炎,憩室炎可并发憩室穿孔和肉眼可见或不可见的粪便 / 肠内容物外露。憩室炎有复杂和单纯之分，复杂性憩室炎可并发脓肿、腹膜炎、梗阻、瘘[3]，单纯性憩室炎只有微小穿孔而无并发症。

穿过憩室的动脉发生病理性改变时，可导致憩室和结肠出血，重者引起消化道大出血。

憩室炎常表现为左下腹及耻骨弓上钝痛、发热及其他不适，上述症状在排便、排尿时加重。如果患者乙状结肠冗长，也可有右腹部疼痛。体检常可触及压痛、肿块。当为复杂憩室炎并发腹膜炎时，还可有腹膜炎体征，甚至出现血流动力学不稳定。实验室检查可见白细胞增多。口服/静脉使用造影剂的腹盆腔增强 CT 可以确诊可疑的憩室炎。如有乙状结肠壁增厚伴盆腔或结肠周围脓肿、结肠周围组织蜂窝织炎、炎性改变、腹腔游离气体，需考虑憩室炎。局限于结肠的病变影像学检查表现轻微，但粪性腹膜炎影像学检查容易识别。根据憩室炎并发穿孔后的严重程度，憩室炎的 Hinchey 分类分为：Ⅰ 型结肠周围脓肿、Ⅱ 型盆腔脓肿、Ⅲ 型化脓性腹膜炎、Ⅳ 型粪性腹膜炎。

3.7　艰难梭菌结肠炎

艰难梭菌存在于土壤、水和卫生保健机构的环境中，是一种产芽孢专性厌氧菌，通过形成芽孢在环境中生存。芽孢很难根除，在医院和患者家庭环境中可存活长达 20 周，使得患者暴露及感染的机会增多。正常肠道菌群的改变是艰难梭菌感染（CDI）的发病基础。抗生素的使用使得正常肠道菌群发生改变，致病菌群得以生长。社区获得性 CDI 同样是一个重要的健康问题。CDI 可以产生 A、B 两种毒素，毒素被黏膜上皮吸收后发生炎症反应，形成假膜。假膜由免疫细胞、上皮细胞和纤维素性渗出物组成。CDI 是美国最常见的院内胃肠道感染性疾病。近期使用抗生素的患者发生 CDI 的风险增加，但取决于使用抗生素的时间和种类。其他危险因素包括胃酸抑制剂（质子泵抑制剂、H_2 受体拮抗剂）、高龄、疾病严重程度和住院时间。CDI 的并发症包括复发、中毒性巨结肠和穿孔[4-8]。

某些 CDI 患者可能无症状，大多数接受抗生素治疗的患者可能在停止治疗当天或数周后出现症状，如腹泻、发热、痉挛性腹痛和里急后重。实验室检查可见明显的白细胞增多和类白血病反应，外周血白细胞计数超过 15×10^9/L。粪便样本行艰难梭菌毒素酶联免疫测定或细胞毒素测定或毒素基因检测可诊断 CDI。结肠镜或乙状结肠镜可以用来观察结肠假膜，但临床上不常用。腹盆腔 CT 也可以提示全结肠炎，伴有结肠周围炎症和明显的结肠壁增厚，结肠穿孔时可见游离气体或腹水（图 3.4）。

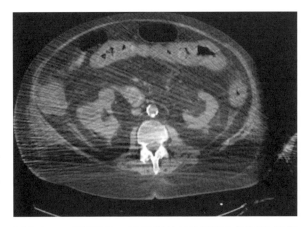

图 3.4　一名暴发性 CDI 患者的 CT 显示全结肠炎，升结肠、横结肠、降结肠肠壁明显增厚伴结肠周围条纹征。部分患者可无腹泻。及早合适的治疗和手术可以改善预后。

（宋淑萍 译　郭丰 校）

参考文献

1. Blot S, De Waele JJ. Critical issues in the clinical management of complicated intra-abdominal infections. Drugs. 2005;65(12):1611–20.
2. Bourikian S, Anand RJ, Aboutanos M, Wolfe LG, Ferrada P. Risk factors for acute gangrenous cholecystitis in emergency general surgery patients. Am J Surg. 2015;210(4):730–3.
3. Ferrada P, Patel MB, Poylin V, Bruns BR, Leichtle SW, Wydo S, et al. Surgery or stenting for colonic obstruction: a practice management guideline from the Eastern Association for the Surgery of Trauma. J Trauma Acute Care Surg. 2016;80(4):659–64.
4. Ferrada P, Velopulos CG, Sultan S, Haut ER, Johnson E, Praba-Egge A, et al. Timing and type of surgical treatment of Clostridium difficile-associated disease: a practice management guideline from the Eastern Association for the Surgery of Trauma. J Trauma Acute Care Surg. 2014;76(6):1484–93.
5. Lee YR, McMahan D, McCall C, Perry GK. Complicated intra-abdominal infections: the old antimicrobials and the new players. Drugs. 2015;75(18):2097–117.
6. Sartelli M, Malangoni MA, Abu-Zidan FM, Griffiths EA, Di Bella S, McFarland LV, et al. WSES guidelines for management of Clostridium difficile infection in surgical patients. World J Emerg Surg. 2015;10:38.
7. Sartelli M, Weber DG, Ruppe E, Bassetti M, Wright BJ, Ansaloni L, et al. Antimicrobials: a global alliance for optimizing their rational use in intra-abdominal infections (AGORA). World J Emerg Surg. 2016;11:33.
8. van der Wilden GM, Subramanian MP, Chang Y, Lottenberg L, Sawyer R, Davies SW, et al. Antibiotic regimen after a total abdominal colectomy with ileostomy for fulminant Clostridium difficile colitis: a multi-institutional study. Surg Infect (Larchmt). 2015;16(4):455–60.
9. Howard TJ. Necrosectomy for acute necrotizing pancreatitis, Chapter 130. In: Fischer J, editor. Fischer's mastery of surgery. 6th ed. Philadelphia: Wolters Kluwer Health/Lippincott Williams & Wilkins; 2012.

高危患者和影响腹腔脓毒症预后的因素

4

Bruno M. Pereira, Gustavo P. Fraga

4.1 引言

在定义腹腔脓毒症的高危患者和预后因素之前,必须强调一些重要的概念。腹腔脓毒症(intra-abdominal sepsis,IAS)是由病原体及其代谢产物引起的腹膜炎症反应。炎症可为局限性的脓肿,也可为严重的弥漫性腹膜炎。腹腔感染(intra-abdominal infection,IAI)分为原发性(血行播散)、继发性(与内脏器官的病理过程相关,如穿孔或创伤相关的损伤)、第三型(在充分初始治疗后感染复发)。继发性腹膜炎是目前临床上最常见的一种腹膜炎,主要由肠内容物直接溢入腹腔引起,肠道常见菌群如革兰氏阴性菌(大肠埃希菌、肺炎克雷伯菌)等随之溢出,污染腹腔[1]。革兰氏阴性菌产生的内毒素释放细胞因子,诱导细胞和体液级联反应,导致细胞损伤、感染性休克和多器官功能障碍综合征(MODS)。需要强调的是,当存在微观肠腔损伤时,继发性腹腔脓毒症(IAS)也可能发生,此时细菌从肠道或空腔脏器内直接跨壁迁移,这种现象被称为细菌移位[1,2]。

每个患者 IAS 生理反应都不一样,主要由几个因素决定,包括污染物的毒性、细菌量的多少、宿主当前的免疫状态及健康状况[可参考急性生理和慢性健康评分Ⅱ(APACHE Ⅱ)或序惯性器官衰竭评分(SOFA)]、相关环境因素(如坏死组织或污染物的来源)[3-6]。纤维蛋白溶解系统的改变(通过增加纤溶酶原激活物抑制剂的活性)和纤维蛋白渗出物的产生在 IAI 和 IAS 中起重要作用。纤维蛋白渗出物的产生是宿主防御的重要组成部分,大量细菌被隔离在纤维蛋白基质中,有助于延缓腹腔感染的全身性传播,降低脓毒症的早期死亡率,但也是形成残余感染和脓肿不可或缺的一部分。随着纤维蛋白基质的成熟,隔离在基质中的细菌幸免于宿主清除。纤维蛋白最终是抑制感染还是继续感染取决于腹膜细菌污染的程度。细胞因子在调节机体免疫反应、系统性炎症反应综合征(SIRS)和多器官功能衰竭(MOF)中的作用是过去十年来研究的重点。关于腹腔内 / 脓肿细胞因子反应的程度和对宿主影响的相关资料较少。现有资料表明,细菌性腹膜炎与剧烈的腹腔内细胞因子反应有关。某些细胞因子(TNF-α、IL-6)的过高表达以及继发性(不可控的)全身炎症级联反应的激活与预后不良相关,而细菌载量和病原体特性也与临床预后相关。一些研究表明,腹腔感染早期,实际细菌数量远远高于最初认定的量(约 2×10^8 CFU/ml,远远高于体外敏感性试验常规接种的 5×10^5 CFU/ml)[7]。这样的细菌载量可能击垮局部宿主防御反应。继发性腹膜炎(secondary peritonitis,SP)常见的病因如表 4.1 所示[8]。SP 涉及的病原菌因消化道解剖部位而异,上消化道以革兰氏阳性菌占主导地位,但如果长期抑酸治疗,可转变为革兰氏阴性菌。最初来自小肠远端或结肠的污染源可能存在数百种细菌(和真菌)。宿主的防御机制能很快清除大部分微生物。由此产生的腹膜炎几乎总是由多种微生物组成,包括以革兰氏阴性菌占主导地位的需氧菌和厌氧菌。细菌毒力因子可干扰细胞吞噬作用以及中性粒细胞介导的杀菌作用,从而使得感染持续存在,脓肿形成[3]。这些毒力因子包括荚膜形成、兼性厌氧生长、黏附能力和琥珀酸的产生。某些细菌和真菌之间的协同作用在削弱宿主的防御中可能发挥重要作用。脆弱拟杆菌和革兰氏阴性菌尤其是大肠埃希菌之间可能存在这样的协同作用,其显著增加了细菌的增殖和脓肿的形成。肠球菌在腹腔感染的严重性和持久性方面可能起重要作用。在大肠埃希菌和脆弱拟杆菌的腹膜炎动物模型中,腹腔感染的全身表现更重、菌血症发生率更高,腹腔液中细菌浓度和脓肿形成率也同样升高。然而肠球菌在非复杂腹腔感染中的作用仍不清楚。对肠球菌缺乏特异性的抗生素在治疗腹膜炎时往往能取得成功,而在 IAS 并发肠球菌血流感染时抗生素效果不佳[9]。真菌在腹腔脓肿形成中的作用尚不完全清楚。一些作者认为,细菌和真菌以非协同、不完全竞争的平行感染形式存在,从而使所有病原体得以生存。在这种情况下,单独治疗细菌感染可能导致真菌过度生长,从而使其发病率增加[10-12]。

表 4.1　不同解剖部位,SP 的常见原因

胃肠道解剖部位	SP 常见原因
食管	创伤、恶性肿瘤、Boerhaave 综合征、医源性因素
胃	创伤、恶性肿瘤、消化性溃疡穿孔、医源性因素
十二指肠	创伤、消化性溃疡穿孔、医源性因素
胆管	创伤、胆囊炎、胆囊穿孔、恶性肿瘤、医源性因素
胰腺	创伤、胰腺炎、医源性因素
小肠	创伤、梗阻、缺血、克罗恩病、Meckel 憩室、恶性肿瘤
大肠和阑尾	创伤、梗阻、缺血、炎症、恶性肿瘤、肠扭转、医源性因素
子宫、输卵管、卵巢	创伤、盆腔炎性疾病、恶性肿瘤

目前 IAI 和脓毒症治疗的目标是早期纠正潜在的疾病发展过程,给予全身抗生素和支持治疗以预防或限制由器官衰竭引起的继发性并发症。早期通过手术 / 非手术治疗控制感染源。非手术措施包括经皮脓肿引流以及经皮、经内镜支架置入。手术处理需要控制感染源和清除细菌、毒素。手术的类型和范围取决于潜在的疾病过程和腹腔感染的严重程度。以下是罕见的不需要手术治疗的腹腔脓毒症病因。

- 衣原体性腹膜炎
- 结核性腹膜炎
- 获得性免疫缺陷综合征(AIDS)相关腹膜炎

继发性腹膜炎中常见的微生物见表 4.2[8,13]。

术后 IAI 最常见的原因是吻合口瘘,一般在术后 5~7 天出现症状[12]。非感染性腹部择期手术,其 SP 的发生率(由吻合口破裂、肠切开术后肠壁缝扎口破裂或意外肠损伤引起)应低于 2%。没有穿孔的炎症性疾病类手术(如阑尾炎、憩室炎、胆囊炎)发生 SP 和腹膜脓肿的风险小于 10%。这种风险在坏疽性肠病和内脏器官穿孔中可能上升到 50%以上[12]。

表 4.2　SP 微生物菌群

类型	微生物
需氧菌	
革兰氏阴性菌	大肠埃希菌、肠杆菌属 / 克雷伯菌属、变形杆菌属、假单胞菌
革兰氏阳性菌	链球菌、肠球菌、葡萄球菌
厌氧菌	拟杆菌、真细菌、艰难梭菌、消化球菌
真菌	念珠菌

　　腹部穿透性创伤手术后,少数患者会出现 SP 及脓肿形成。十二指肠和胰腺的病变、结肠穿孔、腹膜污染、围手术期休克和大量输血可增加感染风险。

4.2　IAS 高风险因素

　　一般而言,高危患者指容易发生 IAS 且治疗失败的患者。治疗失败与许多因素有关,早期尽快经验性使用广谱抗菌药物治疗可有效管理这一特定的患病人群。不适当的经验性抗生素治疗所增加的死亡率,不能通过随后更改的治疗方案来逆转。因此,在早期适当的初始治疗时了解患者的危险因素至关重要。表 4.3 显示了部分高危患者进展为 IAS 且治疗失败的病例。在腹腔感染中,术后腹膜炎可危及生命,并发症和死亡率都很高。

表 4.3　进展为 IAS 且治疗失败的高危患者

IAS 高危因素
延迟的诊断和初始治疗
低龄、高龄(1 岁以下和 75 岁以上)或体弱患者
疾病或药物导致的免疫系统受损、化疗、使用免疫抑制剂
近期接受过外科手术(过去 6 周内)
任何程度的器官功能障碍或存在恶性肿瘤
营养状态差或低白蛋白
疾病严重程度高(APACHE Ⅱ ≥ 15)
腹膜炎严重程度或弥漫性腹膜炎
无法彻底清创或控制感染源
孕妇、分娩后、终止妊娠、流产(过去 6 周)

　　高危成年患者可以通过 NICE 风险分层工具(表 4.4)对可疑脓毒症进行分层,虽然它主要用于脓毒症,但也适用于 IAS[14]。NICE 指导要点如下。

　　1. 根据患者的病史和体检结果来评估脓毒症导致严重疾病或死亡的风险。

2. 疑似脓毒症的成年患者,结合下列任何症状或体征,其发生因脓毒症而导致严重疾病或死亡的风险会很高。

- 具有新发精神状态改变的客观证据
- 呼吸频率 ≥ 25 次 / 分钟;维持氧饱和度 92% 以上(慢性阻塞性肺疾病患者 88% 以上)需要 40% 及以上的吸氧浓度
- 心率 ≥ 130 次 / 分钟
- 收缩压 ≤ 90mmHg 或较平常下降大于 40mmHg
- 18h 内未排尿[导尿管留置患者,尿量小于 0.5ml/(kg·h)]
- 皮肤花斑或苍白
- 皮肤、嘴唇或舌头发绀,皮肤斑丘疹

3. 疑似脓毒症的成年人,结合下列任何症状或体征,其发生因脓毒症而导致严重疾病或死亡的风险为中高度。

- 患者本人主诉或朋友、亲戚代诉存在新发的行为或神志改变
- 急性器官功能衰退病史
- 免疫系统受损(疾病或药物,包括口服类固醇)
- 过去 6 周存在创伤、手术、侵入性操作
- 呼吸频率 ≥ 25 次 / 分钟,心率 ≥ 130 次 / 分钟,或新发的心律失常
- 收缩压 ≤ 90mmHg
- 18h 内未排尿[导尿管留置患者,尿量达到 0.5ml/(kg·h)]
- 体温低于 36℃ 或高于 40℃
- 潜在感染的征象,包括发红、肿胀或手术部位渗液或伤口裂开[14]

表 4.4 成年患者疑似脓毒症的 NICE 危险分层工具

分类	高危因素
病史	急性功能衰退,客观存在的精神状态改变
呼吸	≥25 次 / 分,需要氧支持以维持血氧饱和度大于 92%
收缩压	≤90mmHg
循环	>130 次 / 分,少尿,外周低灌注
体温	高(>40℃)或低(<36℃)
皮肤	花斑、发绀、斑丘疹,腹部存在感染或坏死征象

高危患者的正常菌群可能会发生改变,而腹腔感染可能是由一些意想不到的病原体以及耐药菌所致,其中包括耐甲氧西林金黄色葡萄球菌、肠球菌、铜绿假单胞菌、产超广谱β-内酰胺酶(ESBL)的肠杆菌科细菌、念珠菌。适当的经验性治疗对降低死亡率非常重要,故建议使用广谱抗生素方案来治疗以上耐药菌导致的感染[15,16]。

针对卫生保健机构存在的更多耐药菌群感染,推荐联合给药方案。虽然记录显示多药耐药菌的传播在急诊护理设施中最常见,但是,所有卫生保健设施都有耐药菌的传播。表4.5 给出的抗生素方案可用于高危患者的初始经验性治疗[15-17]。

表 4.5　IAS 高风险患者初始经验性治疗的抗生素方案

方案	社区获得性感染	医院获得性感染
单药治疗方案	亚胺培南、美罗培南、哌拉西林 - 他唑巴坦	目标导向(基于培养结果),建议采用多药联合治疗方案
联合治疗方案	头孢吡肟、头孢他啶、环丙沙星或左氧氟沙星,加用甲硝唑	

4.3　IAS 患者的预后因素

在过去十年中,更好的抗生素治疗、更积极的重症监护、更早的诊断以及结合手术、经皮穿刺技术的治疗,使得与腹腔脓毒症相关的发病率和死亡率显著降低。

非复杂性 SP 和单纯脓肿的死亡率低于 5%,但在严重感染时,这一死亡率可能增加到 30%~50%。与腹腔脓肿相关的整体死亡率低于 10%~20%。高龄、营养不良、恶性肿瘤、高 APACHE Ⅱ 评分、术前器官功能障碍、复杂脓肿的形成以及在恰当治疗后 24~72 小时内临床症状不能改善,这些独立预测因素与更差的临床结局相关。脓毒症、SIRS 和 MOF 同时发生会使死亡率增加到 70% 以上。在这些患者中,80% 以上的死亡患者正处于感染期[5,6]。

Soriano 等人发现,肝硬化伴发 SP 患者,接受手术治疗的死亡率低于仅接受药物治疗(接受手术治疗的死亡率为 53.8%,仅接受药物治疗的死亡率为 81.8%)[18]。在接受手术治疗的 SP 患者中,诊断性穿刺与手术之间耗时最短的患者存活率更高。这些研究人员的结论是,可以通过降低怀疑阈值来改善肝硬化 SP 患者的预后。

4.3.1　其他影响预后的因素

一些评分系统[如 APACHE Ⅱ、SIRS、多器官功能障碍综合征(MODS)、Mannheim 腹膜炎指数]已被用于评估腹膜炎患者的临床预后。这些评分系统大多依赖于特定的宿主标准、脓毒症全身性体征以及器官衰竭相关的并发症。虽然这些评分对于患者分组很有价值,但是对于具体某一位患者来说,在详细的临床日常决策过程中,价值有限。一般来说,APACHE Ⅱ 低于 15 分时,病死率低于 5%,而评分高于 15 分时,病死率则会超过 40%。APACHE Ⅱ 评分在第 3 天和第 7 天上升,预计死亡率高达 90% 以上。而在第 3 天和第 7 天评分下降则可预测死亡率低于 20%[5,6,13]。

无器官衰竭患者的死亡率一般低于 5%,但同时四个脏器衰竭的死亡率可高达 90% 以上。非常明确的是,药物治疗或手术治疗延迟 2~4 天与并发症的发生、第三型腹膜炎的发展、再次手术、多器官功能障碍和死亡明显相关。持续或复发感染需要紧急再手术的患者预后较差(死亡率增加 30%~50%)。然而,早期有计划的二次手术患者并没有表现出这种趋势。

持续感染、肠球菌感染后痊愈、多重耐药革兰氏阴性菌感染、真菌感染与较差的预后和复发有关。65 岁以上高龄患者发生因坏疽性阑尾炎、穿孔性阑尾炎、穿孔性憩室炎所致的弥漫性腹膜炎和脓毒症的风险是年轻患者的三倍,死于这些疾病的可能性也是年轻患者的三倍[19]。因穿孔性憩室炎发生广泛性而非局限性(结肠旁、盆腔)腹膜炎的可能性,也是年轻患者的三倍。这些发现与老年人腹膜炎的生物学特征不同于年轻人的假设是一致的,即发生腹膜炎时老年患者比年轻患者病情更严重。

总的来说,研究表明在腹腔感染的预后方面,宿主相关因素比感染的类型和来源更重要[1,3,6,8]。

结 论

在危急情况下,早期识别 IAS 患者的高危因素有助于更好地管理疾病,得到更好的预后,这对于降低死亡率至关重要。以下独立预测因素会有较差的临床结局,包括高龄、营养不良、恶性肿瘤、高 APACHE II 评分、术前器官功能障碍、复杂脓肿以及在充分治疗后 24~72 小时内临床症状不能改善。脓毒症、SIRS 和 MOF 同时发生会使死亡率增加到 70% 以上,在这些患者中,80% 以上的死亡患者正处于感染期。

(宋淑萍 译   郭丰 校)

参考文献

1. Marshall JC. Intra-abdominal infections. Microbes Infect. 2004;6(11):1015–25.
2. Blot S, De Waele JJ. Critical issues in the clinical management of complicated intra-abdominal infections. Drugs. 2005;65(12):1611–20.
3. Sartelli M. A focus on intra-abdominal infections. World J Emerg Surg. 2010;5:9.
4. Das K, Ozdogan M, Karateke F, Uzun AS, Sozen S, Ozdas S. Comparison of APACHE II, P-POSSUM and SAPS II scoring systems in patients underwent planned laparotomies due to secondary peritonitis. Ann Ital Chir. 2014;85(1):16–21.
5. Koperna T, Semmler D, Marian F. Risk stratification in emergency surgical patients: is the APACHE II score a reliable marker of physiological impairment? Arch Surg. 2001;136(1):55–9.
6. Sartelli M, Abu-Zidan FM, Catena F, Griffiths EA, Di Saverio S, Coimbra R, et al. Global validation of the WSES Sepsis Severity Score for patients with complicated intra-abdominal infections: a prospective multicentre study (WISS study). World J Emerg Surg. 2015;10:61.
7. Deitch EA. Gut-origin sepsis: evolution of a concept. Surgeon. 2012;10(6):350–6.
8. Solomkin JS, Mazuski JE, Bradley JS, Rodvold KA, Goldstein EJC, Baron EJ, et al. Diagnosis and management of complicated intra-abdominal infection in adults and children: guidelines by the Surgical Infection Society and the Infectious Diseases Society of America. Clin Infect Dis. 2010;50(2):133–64.
9. Garcia-Vazquez E, Albendin H, Hernandez-Torres A, Canteras M, Yague G, Ruiz J, et al. Study of a cohort of patients with *Enterococcus* spp. Bacteraemia. Risk factors associated to high-level resistance to aminoglycosides. Revi Esp Quimioter. 2013;26(3):203–13.
10. Peralta G, Lamelo M, Alvarez-Garcia P, Velasco M, Delgado A, Horcajada JP, et al. Impact of empirical treatment in extended-spectrum beta-lactamase-producing *Escherichia coli* and *Klebsiella* spp. bacteremia. A multicentric cohort study. BMC Infect Dis. 2012;12:245.
11. Bassetti M, Righi E, Ansaldi F, Merelli M, Scarparo C, Antonelli M, et al. A multicenter multinational study of abdominal candidiasis: epidemiology, outcomes and predictors of mortality. Intensive Care Med. 2015;41(9):1601–10.
12. Benjamin E, Siboni S, Haltmeier T, Inaba K, Lam L, Demetriades D. Deep organ space infection after emergency bowel resection and anastomosis: the anatomic site does not matter. J Trauma Acute Care Surg. 2015;79(5):805–11.
13. Hernandez-Palazon J, Fuentes-Garcia D, Burguillos-Lopez S, Domenech-Asensi P, Sansano-Sanchez TV, Acosta-Villegas F. Analysis of organ failure and mortality in sepsis due to secondary peritonitis. Med Intensiva. 2013;37(7):461–7.
14. NICE [National Institute for Health and Care Excellence]. Sepsis: recognition, diagnosis and early management. NICE guideline, 13 July 2016. Nice.org.uk/guidance/ng51. Accessed

Sept 2016.

15. Hecker A, Uhle F, Schwandner T, Padberg W, Weigand MA. Diagnostics, therapy and outcome prediction in abdominal sepsis: current standards and future perspectives. Langenbecks Arch Surg. 2014;399(1):11–22.

16. Tellor B, Skrupky LP, Symons W, High E, Micek ST, Mazuski JE. Inadequate source control and inappropriate antibiotics are key determinants of mortality in patients with intra-abdominal sepsis and associated bacteremia. Surg Infect. 2015;16(6):785–93.

17. Boncagni F, Francolini R, Nataloni S, Skrami E, Gesuita R, Donati A, et al. Epidemiology and clinical outcome of healthcare-associated infections: a 4-year experience of an Italian ICU. Minerva Anestesiol. 2015;81(7):765–75.

18. Soriano G, Castellote J, Alvarez C, et al. Secondary bacterial peritonitis in cirrhosis: a retrospective study of clinical and analytical characteristics, diagnosis and management. J Hepatol. 2010;52(1):39–44.

19. Colizza S, Rossi S. Antibiotic prophylaxis and treatment of surgical abdominal sepsis. J Chemother. 2001;13 Spec No 1(1):193–201.

急性阑尾炎:什么才是最佳治疗策略 (包括有并发症与无并发症) 5

Matteo Mandrioli, Massimo Sartelli, Arianna Birindelli, Edoardo Segalini, Fausto Catena, Federico Coccolini, Luca Ansaloni, Salomone Di Saverio

5.1 引言

急性阑尾炎是西方国家最常见的外科急症,在 10~19 岁青年人群中发病率最高[1]。但是,急性阑尾炎在年龄超过 90 岁的老年患者中也并不少见。随着人群寿命的延长和诊断性检查技术的进步(比如在过去几十年内 CT 扫描应用越来越多),早期和快速诊断提高了有效治疗率和治疗成功率[1]。复杂性急性阑尾炎定义为坏疽或阑尾穿孔和 / 或脓性坏死形成、脓肿或弥漫性腹膜炎。这一定义与 Gomes 等人[2]提出的急性阑尾炎腹腔镜分级评分系统 ≥2 分的结果一致。

治疗急性阑尾炎的最佳策略始于准确诊断。当怀疑是急性阑尾炎时,准确诊断是至关重要的。事实上,尽管其在外科急诊中发病率高,但准确的诊断可能是一个挑战,尤其是在育龄妇女中,术中阴性发现的概率仍高达 34%[3]。在这些病例中,妇科疾病,如卵巢黄体出血、盆腔炎等,是右髂窝部位疼痛的主要病因。而在老年人中,需注意先排除两种常见的疾病:右结肠腺癌和乙状结肠憩室病。与 McBurney 开腹术相比,腹腔镜在诊断阑尾炎和鉴别其他疾病中提供了更好的腹腔视角。

1983 年,Semm 医生[4]首次开展了腹腔镜下阑尾切除术(laparoscopic appendectomy, LA),而时至今日 LA 已经成为全世界治疗急性阑尾炎最先进的治疗方法[5,6]。虽然研究显示腹腔镜下阑尾切除术在缩短住院时间、降低并发症发生率、更早地恢复工作 / 正常活动等方面优于开放阑尾切除术(open appendectomy, OA)[7-12],但目前腹腔镜下阑尾切除术的高成本仍然限制了其广泛应用。LA 费用较高的原因主要包括一次性夹子和一次性设备[13,14],甚至包括许多被公认能安全固定阑尾残端的方式,如金属夹和多聚不可吸收夹以及圈套器或腔内结[15,16]。在考虑手术方法时,费用问题并不能被轻视。在这种情况下,近期有一篇文章强调了降低急诊科手术费用的同时提高质量的必要性[17]。尽管如此,治疗费用可能参差不齐,而治疗效果则同时受计数和手术能力等影响。因此,制定一种标准的低成本、安全、有效的腹腔镜阑尾切除术技术可以在降低成本的同时提高疗效[18]。

5.2 手术展望

为了大大提高手术的效果,单孔腹腔镜手术(single-incision laparoscopic surgery, SILS)

在腹腔镜技术上有了进一步发展。SILS 阑尾切除术最早是在 1992 年由 Pelosi 提出的[19]，它常是一个经脐的单一切口，以此建立多个通道，手术需通过可弯曲的手术器械使操作能在非常小的手术空间内进行。由于手术瘢痕可隐藏在脐部，所以经脐的 SILS 有一大优点是腹部无明显瘢痕。尽管 SILS 在减少切口和套管穿刺数量方面，存在的美容效果是无可争议的，但其在术后疼痛和恢复时间方面还未得到广泛认可[20-23]。事实上，尽管 SILS 的皮肤切口较小，但其术后疼痛的发生更可能与阑尾周围的炎症反应密切相关，而并非手术方式[24]。可弯曲器械的使用和器械间的同轴度及器械操作空间的减少，都与增加手术难度、延长手术时间有关，同时也可能增加术后并发症的风险[22]。SILS 的另一个重要缺点是有可能使用引流管。若在 SILS 手术结束时放置引流管，需要在脐部切口以外的地方另外穿刺点放置引流管，避免在脐部切口处放置时增加伤口感染的风险[25,26]。与 LA 类似，主要的不足是治疗费用的增加限制了这种手术方式临床应用[22,27]。因此，一些人最近提出一种新的 SILS 技术，该技术通过引入一个由外科手套（surgical glove）制成的单孔操作孔[21,28]，目的是使其较经典腹腔镜阑尾切除术花费相当甚至更少[22,27]。此外，外科手套操作孔 SILS 术式与传统的 SILS 相比，其优点是操作空间更大，且器械之间的同轴度降低[29]。

结 论

如今，在资源和技术许可的情况下，LA 代表了治疗急性复杂性阑尾炎或非复杂性阑尾炎的标准术式，但其报道转化率为 0~1.3%[30-32]。相比之下，SILS 阑尾切除术应该在有条件实施的医院作为急性阑尾炎选定病例的一种微创治疗方式。

（肖莹 译 陈存荣 校）

参考文献

1. Buckius MT, McGrath B, Monk J, Grim R, Bell T, Ahuja V. Changing epidemiology of acute appendicitis in the United States: study period 1993–2008. J Surg Res. 2012;175(2):185–90. doi:10.1016/j.jss.2011.07.017. S0022-4804(11)00621-4 [pii].
2. Gomes CA, Nunes TA, Fonseca Chebli JM, Junior CS, Gomes CC. Laparoscopy grading system of acute appendicitis: new insight for future trials. Surg Laparosc Endosc Percutan Tech. 2012;22(5):463–6. doi:10.1097/SLE.0b013e318262edf1. 00129689-201210000-00020 [pii].
3. Larsson PG, Henriksson G, Olsson M, Boris J, Stroberg P, Tronstad SE, Skullman S. Laparoscopy reduces unnecessary appendicectomies and improves diagnosis in fertile women. A randomized study. Surg Endosc. 2001;15(2):200–2.
4. Semm K. Endoscopic appendectomy. Endoscopy. 1983;15(2):59–64. doi:10.1055/s-2007-1021466.
5. Heinzelmann M, Simmen HP, Cummins AS, Largiader F. Is laparoscopic appendectomy the new 'gold standard'? Arch Surg. 1995;130(7):782–5.
6. Kehagias I, Karamanakos SN, Panagiotopoulos S, Panagopoulos K, Kalfarentzos F. Laparoscopic versus open appendectomy: which way to go? World J Gastroenterol. 2008;14(31):4909–14.
7. Huang MT, Wei PL, Wu CC, Lai IR, Chen RJ, Lee WJ. Needlescopic, laparoscopic, and open appendectomy: a comparative study. Surg Laparosc Endosc Percutan Tech. 2001;11(5):306–12.
8. Ignacio RC, Burke R, Spencer D, Bissell C, Dorsainvil C, Lucha PA. Laparoscopic versus open appendectomy: what is the real difference? Results of a prospective randomized double-blinded trial. Surg Endosc. 2004;18(2):334–7. doi:10.1007/s00464-003-8927-x.
9. Lintula H, Kokki H, Vanamo K, Valtonen H, Mattila M, Eskelinen M. The costs and effects

of laparoscopic appendectomy in children. Arch Pediatr Adolesc Med. 2004;158(1):34–7. doi:10.1001/archpedi.158.1.34158/1/34 [pii].

10. Long KH, Bannon MP, Zietlow SP, Helgeson ER, Harmsen WS, Smith CD, Ilstrup DM, Baerga-Varela Y, Sarr MG, Laparoscopic Appendectomy Interest G. A prospective randomized comparison of laparoscopic appendectomy with open appendectomy: clinical and economic analyses. Surgery. 2001;129(4):390–400. doi:10.1067/msy.2001.114216. S0039-6060(01)15621-7 [pii].

11. Oka T, Kurkchubasche AG, Bussey JG, Wesselhoeft CW Jr, Tracy TF Jr, Luks FI. Open and laparoscopic appendectomy are equally safe and acceptable in children. Surg Endosc. 2004;18(2):242–5. doi:10.1007/s00464-003-8140-y.

12. Olmi S, Magnone S, Bertolini A, Croce E. Laparoscopic versus open appendectomy in acute appendicitis: a randomized prospective study. Surg Endosc. 2005;19(9):1193–5. doi:10.1007/s00464-004-2165-8.

13. Harrell AG, Lincourt AE, Novitsky YW, Rosen MJ, Kuwada TS, Kercher KW, Sing RF, Heniford BT. Advantages of laparoscopic appendectomy in the elderly. Am Surg. 2006;72(6):474–80.

14. McCahill LE, Pellegrini CA, Wiggins T, Helton WS. A clinical outcome and cost analysis of laparoscopic versus open appendectomy. Am J Surg. 1996;171(5):533–7. doi:S0002961096000220 [pii].

15. Kazemier G, in't Hof KH, Saad S, Bonjer HJ, Sauerland S. Securing the appendiceal stump in laparoscopic appendectomy: evidence for routine stapling? Surg Endosc. 2006;20(9):1473–6. doi:10.1007/s00464-005-0525-7.

16. Sajid MS, Rimple J, Cheek E, Baig MK. Use of endo-GIA versus endo-loop for securing the appendicular stump in laparoscopic appendicectomy: a systematic review. Surg Laparosc Endosc Percutan Tech. 2009;19(1):11–5. doi:10.1097/SLE.0b013e31818a66ab. 00129689-200902000-00003 [pii].

17. Scott JW, Olufajo OA, Brat GA, Rose JA, Zogg CK, Haider AH, Salim A, Havens JM. Use of national burden to define operative emergency general surgery. JAMA Surg. 2016;151(6):e160480. doi:10.1001/jamasurg.2016.04802516780 [pii].

18. Di Saverio S, Mandrioli M, Sibilio A, Smerieri N, Lombardi R, Catena F, Ansaloni L, Tugnoli G, Masetti M, Jovine E. A cost-effective technique for laparoscopic appendectomy: outcomes and costs of a case-control prospective single-operator study of 112 unselected consecutive cases of complicated acute appendicitis. J Am Coll Surg. 2014;218(3):e51–65. doi:10.1016/j.jamcollsurg.2013.12.003. S1072-7515(13)01268-4 [pii].

19. Pelosi MA, Pelosi MA 3rd. Laparoscopic appendectomy using a single umbilical puncture (minilaparoscopy). J Reprod Med. 1992;37(7):588–94.

20. Frutos MD, Abrisqueta J, Lujan J, Abellan I, Parrilla P. Randomized prospective study to compare laparoscopic appendectomy versus umbilical single-incision appendectomy. Ann Surg. 2013;257(3):413–8. doi:10.1097/SLA.0b013e318278d225. 00000658-201303000-00007 [pii].

21. Park YH, Kang MY, Jeong MS, Choi H, Kim HH. Laparoendoscopic single-site nephrectomy using a homemade single-port device for single-system ectopic ureter in a child: initial case report. J Endourol. 2009;23(5):833–5. doi:10.1089/end.2009.0025.

22. St Peter SD, Adibe OO, Juang D, Sharp SW, Garey CL, Laituri CA, Murphy JP, Andrews WS, Sharp RJ, Snyder CL, Holcomb GW 3rd, Ostlie DJ. Single incision versus standard 3-port laparoscopic appendectomy: a prospective randomized trial. Ann Surg. 2011;254(4):586–90. doi:10.1097/SLA.0b013e31823003b5. 00000658-201110000-00006 [pii].

23. Teoh AY, Chiu PW, Wong TC, Poon MC, Wong SK, Leong HT, Lai PB, Ng EK. A double-blinded randomized controlled trial of laparoendoscopic single-site access versus conventional 3-port appendectomy. Ann Surg. 2012;256(6):909–14. doi:10.1097/SLA.0b013e3182765fcf. 00000658-201212000-00008 [pii].

24. Hua J, Gong J, Xu B, Yang T, Song Z. Single-incision versus conventional laparoscopic appendectomy: a meta-analysis of randomized controlled trials. J Gastrointest Surg. 2014;18(2):426–36. doi:10.1007/s11605-013-2328-9.

25. Ahmed I, Paraskeva P. A clinical review of single-incision laparoscopic surgery. Surgeon. 2011;9(6):341–51. doi:10.1016/j.surge.2011.06.003. S1479-666X(11)00092-8 [pii].

26. Rawlings A, Hodgett SE, Matthews BD, Strasberg SM, Quasebarth M, Brunt LM. Single-incision laparoscopic cholecystectomy: initial experience with critical view of safety dissection and routine intraoperative cholangiography. J Am Coll Surg. 2010;211(1):1–7. doi:10.1016/j.jamcollsurg.2010.02.038. S1072-7515(10)00123-7 [pii].

27. Chow A, Purkayastha S, Nehme J, Darzi LA, Paraskeva P. Single incision laparoscopic surgery for appendicectomy: a retrospective comparative analysis. Surg Endosc. 2010;24(10):2567–74. doi:10.1007/s00464-010-1004-3.

28. Hompes R, Lindsey I, Jones OM, Guy R, Cunningham C, Mortensen NJ, Cahill RA. Step-wise integration of single-port laparoscopic surgery into routine colorectal surgical practice by use of a surgical glove port. Tech Coloproctol. 2011;15(2):165–71. doi:10.1007/s10151-011-0686-4.
29. Di Saverio S, Mandrioli M, Birindelli A, Biscardi A, Di Donato L, Gomes CA, Piccinini A, Vettoretto N, Agresta F, Tugnoli G, Jovine E. Single-incision laparoscopic appendectomy with a low-cost technique and surgical-glove port: "How To Do It" with comparison of the outcomes and costs in a consecutive single-operator series of 45 cases. J Am Coll Surg. 2016;222(3):e15–30. doi:10.1016/j.jamcollsurg.2015.11.019. S1072-7515(15)01721-4 [pii].
30. Kum CK, Ngoi SS, Goh PM, Tekant Y, Isaac JR. Randomized controlled trial comparing laparoscopic and open appendicectomy. Br J Surg. 1993;80(12):1599–600.
31. Pier A, Gotz F, Bacher C. Laparoscopic appendectomy in 625 cases: from innovation to routine. Surg Laparosc Endosc. 1991;1(1):8–13.
32. Valla JS, Limonne B, Valla V, Montupet P, Daoud N, Grinda A, Chavrier Y. Laparoscopic appendectomy in children: report of 465 cases. Surg Laparosc Endosc. 1991;1(3):166–72.

急性胆囊炎

6

Paola Fugazzola, Federico Coccolini, Giulia Montori, Cecilia Merli, Michele Pisano,
Luca Ansaloni

6.1 引言

第三次《美国国家健康与营养调查》显示,在美国 20~74 岁的人群中,有 630 万男性和 1 420 万女性患有胆囊疾病[1-5]。

尽管有许多关于急性胆囊炎的研究、meta 分析和指南,但急性胆囊炎的定义、诊断和治疗仍存在争议。2007 年和 2013 年东京指南(TG)试图解决这些问题,并建立诊断急性胆囊炎的客观参数[6,7]。然而,争议依然存在,包括单独超声的诊断价值、手术的时机、对胆囊炎合并潜在胆管结石诊断的必要性、治疗方案的选择、手术类型、高手术风险患者的定义和管理及胆囊造口术的作用。为了解决这些争议,世界急诊外科学会(WSES)制定了 2016 年 WSES 急性结石性胆囊炎(ACC)指南[8]。

6.2 定义

在 2007 年首次发表的急性胆囊炎的东京指南(TG)之前,AC 尚无明确的诊断标准,2007 东京指南将急性胆囊炎定义为:

胆囊急性炎症性疾病,常由胆囊结石引起,但也涉及多种因素,如缺血、蠕动障碍、直接化学性损伤、微生物和寄生虫感染、胶原蛋白病、过敏反应等。

表 6.1 东京指南中急性胆囊炎诊断标准

(A)局部炎症征象
1. 墨菲征
2. 右上腹肿块、右上腹疼痛或压痛

(B)全身系统炎症征象
1. 发热
2. C 反应蛋白升高
3. 白细胞计数升高

(C)影像学表现
急性胆囊炎的影像学特征

最终诊断
A 的其中一条 + B 中的一条 + C

胆结石是引起绝大多数急性胆囊炎的原因。根据东京指南,当表 6.1 中三个标准都满足时,就可以诊断 AC[7,10]。

1. 存在局部炎症,表现为右上腹疼痛和墨菲征。该体征具有较高特异度(79%~96%),但灵敏度较差(50%~65%)。尽管它是胆囊疾病最常见且被认为是病理性的体征,但不能作为诊断的单一项目[7]。

2. 存在全身性炎症,表现为发热、白细胞计数升高或 C 反应蛋白水平升高[7]。

3. 急性胆囊炎的影像学征象[7]。

根据 WSES 指南,没有单一的临床或实验室证据能够足够准确地确诊或排除急性胆囊炎。只有结合详细的病史,以及完整的体格检查、实验室检查和影像学检查,才可能强有力地支持 AC 的诊断,虽然目前尚不清楚什么是最佳组合[8]。

6.3 影像学检查

超声因为其成本低、便捷及无创性等优点,使之成为 AC 诊断的金标准成像技术[8,11]。东京指南也推荐将超声作为诊断的第一步,急性胆囊炎的超声表现包括胆囊增大、胆囊壁增厚大于 5mm、结石、碎片回声,以及超声墨菲征。在 Hwang 等人的研究中[12],联合以超声墨菲征、胆囊壁增厚大于 3mm 及胆囊周围积液为主要标准,以肝胆管扩张和胆囊积液为次要标准的超声诊断方法,其诊断的灵敏度为 54%,特异度为 81%。在研究 Borzellino 等人的研究中[13],胆囊扩张、胆囊壁水肿、胆囊周围积液被用作 AC 的诊断标准。至少存在上述超声三个征象中的一项,其诊断的灵敏度为 83.7%,特异度为 47.7%。因此,我们认为单独应用超声诊断或排除 AC 的价值有限。

CT 诊断准确性较差,MRI 诊断准确性与超声相当,但在紧急情况下实用性差。虽然肝胆亚氨基二乙酸扫描(HIDA 扫描)对 AC 具有最高的灵敏度和特异度,但其不便捷、检测时间长、电离辐射暴露限制了其应用[8]。

6.4 急性结石性胆囊炎

在中、高等收入国家,10%~15% 的成年人口有胆结石的困扰,其中 10%~20% 未经治疗的患者会发生急性胆囊炎。

6.4.1 分型

东京指南建议根据急性炎症过程的特点,将 AC 分为三个严重程度等级[7]。

1. Ⅲ级,重度急性胆囊炎:急性胆囊炎合并器官功能障碍

(a)心血管功能障碍 低血压,需应用多巴胺>5μg/(kg·min)或任何剂量去甲肾上腺素维持血压;

(b)神经系统功能障碍 意识水平降低;

(c)呼吸功能障碍 $PaO_2/FiO_2<300$;

(d)肾脏功能障碍 少尿或肌酐>2mg/dl;

(e)肝功能障碍 PT-INR>1.5;

(f)血液系统功能障碍　血小板计数<100×10⁹/L。

2. Ⅱ级,中度急性胆囊炎,与下列任何一种情况相关:

(a)白细胞计数升高(>18×10⁹/L);

(b)右上腹部可触及压痛肿块;

(c)症状持续时间>72小时;

(d)明显的局部炎症(坏疽性胆囊炎、胆囊周围脓肿、肝脓肿、胆汁性腹膜炎、气肿性胆囊炎)。

3. Ⅰ级,轻度急性胆囊炎,不符合"Ⅲ级"或"Ⅱ级"AC的标准:

Ⅰ级也可以定义为急性胆囊炎未合并器官功能障碍和胆囊轻度炎症改变的健康患者,这使得胆囊切除术成为一种安全、低风险的手术方式。

这一临床分类是创建国际分级系统的首次尝试,目的是使数据和患者特征标准化,并选择最佳治疗方案。然而,这些标准主要基于局部急性炎症过程的特点,很少考虑患者的临床特征和危险因素[14]。

6.4.2　胆总管结石伴急性结石性胆囊炎

文献报道,急性结石性胆囊炎(ACC)合并胆总管结石(CBD)的发病率为8.7%~25%[15-17]。所有急性胆囊炎(AC)患者均应进行肝脏生化检查,包括谷丙转氨酶(ALT)、谷草转氨酶(AST)、胆红素、碱性磷酸酶(ALP)和γ-谷氨酰转移酶(GGT),来评估胆总管结石的风险[8]。胆总管结石的治疗可以在胆囊切除术之前、期间或之后进行:如果在胆囊切除术之前进行,疑似胆总管结石是推迟手术的主要因素之一。ASGE(美国胃肠内镜学会)指南虽然不是专门针对急性结石性胆囊炎而制定的,但它对胆总管结石的治疗很适用,而日本指南没有涉及这方面问题[18]。这些指南根据中、强和非常强的预测因素(见表6.2)对胆总管结石的风险(低,<10%;中等,10%~50%;高,>50%)进行分层。因此,胆总管结石管理建议是基于预测的风险:对低风险的患者,不建议进一步检查;对高风险的患者,建议在手术前进行ERCP;对中等风险的患者,术前行超声内镜还是MRCP还是术中胆管造影还是CBD的腹腔镜超声检查应根据当地的专业技术水平和可行性来选择。如果检查结果是阳性,建议行ERCP治疗(见图6.1)。

表6.2　ASGE胆总管结石预测因素和危险分级

胆总管结石预测因素	
非常强	腹腔超声证实胆总管结石
强	胆总管直径>6mm(伴原位胆囊)
	总胆红素>4mg/dl(68.4μmol/L)
	胆红素水平 1.8~4mg/dl(30.78~68.4μmol/L)
中等	除胆红素以外的其他肝功能指标
	年龄>55岁
	临床胆源性胰腺炎
胆总管结石危险分级	
高	存在非常强的高危预测因素
低	没有预测因素存在
中等	所有其他患者

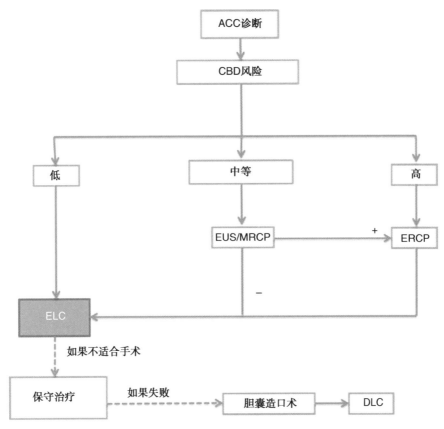

图6.1 WSES指南中急性结石性胆囊炎综合治疗方案

ACC,急性结石性胆囊炎;CBD,胆总管结石;ELC,早期腹腔镜胆囊切除术;ERCP,内镜逆行胰胆管造影;
EUS,内镜超声;MRCP,磁共振胰胆管造影;DLC,延迟腹腔镜胆囊切除术。

6.4.3　治疗

6.4.3.1　外科治疗

在18世纪下半叶,Petit最早给急性胆囊炎患者行胆囊造口术,但并发永久性胆瘘;在19世纪末,也就是1882年,Langenbuch进行了第一次开腹胆囊切除术,在首次住院期间切除胆囊成为症状性胆结石症治疗的金标准[19]。腹腔镜尚未出现时,一些研究发现,在症状出现后7天内进行早期开腹胆囊切除术是更好的治疗方法,也可以减少高复发率患者再次住院的可能[20,21]。随着腹腔镜的出现,腹腔镜胆囊切除术(LC)成为重要技术。近几年来,对于AC行腹腔镜胆囊切除术的时机,是早期(ELC)或延期腹腔镜胆囊切除术(DLC),已经有许多病例报告、病例系列和RCT的相关研究。

日本指南(TG)

日本指南提出了基于急性胆囊炎(AC)临床分类的治疗流程图[22]。

(a)Ⅰ级AC　推荐抗生素治疗加早期腹腔镜胆囊切除术。

(b)Ⅱ级AC　日本指南推荐抗生素治疗后再行保守的延迟腹腔镜胆囊切除术治疗急性炎症。如果抗生素治疗失败,建议进行经皮胆囊引流(经皮胆囊造口,PC);只有在紧急情况下必要时才建议进行手术。只有在具备先进腹腔镜设备以及专业团队带领下,才会考虑给Ⅱ级急性胆囊炎患者进行早期腹腔镜胆囊切除术。

(c)Ⅲ级 AC 经皮胆囊引流加抗生素治疗。在日本指南中,治疗指征更多地基于急性炎症过程而不是患者的临床条件。然而,所提倡的炎症状态和手术难度之间的联系证据级别很弱。

日本指南中的经皮胆囊引流的适应证并不明确[23],因为有时在Ⅲ级 AC 中推荐使用,有时在Ⅱ级 AC 中推荐[22]。但对于症状较轻的,但是手术复杂或解剖复杂的高危患者也是一个安全的选择。最后,日本指南没有给出任何关于胆总管结石的推荐。

WSES 指南

WSES 提出了治疗急性胆囊炎的循证流程图[8](图 6.1)。

根据 WSES 指南,除非有禁忌证,否则所有的胆囊切除术都应从腹腔镜技术开始。对于手术的最佳时机,有证据表明没有严格的限制,因此 ELC 应尽快进行手术。如果患者不适合手术,他应该接受保守的抗生素治疗。在没有手术指征的患者中,如果在药物治疗 48 小时后临床症状仍未得到改善,则采用经皮经肝穿刺技术进行经皮胆囊引流,并且应计划在出院 60 天后进行手术评估,以进行可能的胆囊切除。

关于胆总管结石风险的评估,在评估存在腹膜炎(会导致患者进行紧急手术)后,WSES 指南建议考虑 ASGE 指南。在低风险的情况下,如果患者有条件进行手术,应尽快进行早期腹腔镜胆囊切除术。如果患者不适合手术,且 48 小时药物治疗无效,他应该接受抗生素治疗后行经皮胆囊引流术。胆总管结石的高危患者应直接进行 ERCP,如果 ERCP 无效,则应进行胆总管探查。具有中等风险的患者必须根据由专业医务人员使用 MRCP 或内镜超声进行评估,以选择应进行 ERCP 的患者。高危或中危患者,在诊断评估后,如果适合手术,应该接受早期腹腔镜胆囊切除术。如果不适合,应该用抗生素进行保守治疗[8]。

患者的选择

急性胆囊炎患者临床症状的严重程度及其潜在的生命威胁是由其一般状况决定的。例如,年龄超过 80 岁、合并糖尿病是影响患者临床预后、发病率和死亡率的主要危险因素。目前,没有精准的手术风险评分标准来确定患者是否适合早期腹腔镜胆囊切除术。唯一可用的风险评估评分比较(ASA vs. APACHE Ⅱ vs. POSSUM)仅限于急性胆囊炎穿孔,并且发现这三个评分与发病率和死亡率显著相关。APACHE Ⅱ 似乎是最好的风险预测指标[24],但它是用来预测 ICU 患者的发病率和死亡率的。因此,有必要进行前瞻性和多中心研究,以比较不同的危险因素和得分[8]。

手术时机

几个随机对照试验已经研究了早期腹腔镜胆囊切除术(ELC)与延迟腹腔镜胆囊切除术(DLC)的区别[25-33]。问题是两种腹腔镜胆囊切除术在不同的试验中有不同的定义。一般说来,早期腹腔镜胆囊切除术的定义是不同的,手术实施于患者的症状 72 小时内或诊断 4~6 天内但症状不超过 7 天。这大致相当于症状出现后 10 天。延迟腹腔镜胆囊切除术可定义为在 7~45 天进行,并在初步诊断后至少 6 周进行。根据几个 meta 分析[34-37],ELC 和 DLC 在向开腹胆囊切除术的转换率或胆总管损伤方面没有区别,但在 ELC 组中发现总住院时间明显减少,并且研究表明更具成本效益。

关于 ELC 的最佳时机仍然存在很大的争论,既往已经报道了 72 小时时间限制,然而,还是不清楚它是从症状出现时计算的还是从入院时计算的。尽管有大量研究表明,从入院起 48 小时内可以获得更好的结果[38,39],但其他研究无法确定确切的时间限制[40-43]。然而,值得注意的是,较早的手术与较短的住院时间和较少的并发症有关,而且它是具有成本效益的[8,38,44-47]。

WSES 指南指出,ELC 比 DLC 更可取,ELC 应在症状出现后 10 天内尽快进行[8]。

相反,除非腹膜炎或脓毒症恶化,需要紧急手术干预,否则不应为症状出现超过 10 天的患者提供 ELC。在有超过 10 天症状病史的人中,将胆囊切除术推迟到 45 天后比立即手术要好[8]。

尽管已经有了这些可信的数据,但高达 80% 的急性胆囊炎患者在第一次入院时没有接受手术治疗[48-52],增加了成本和住院时间,而没有临床优势。

手术类型

根据日本和 WSES 的急性胆囊炎指南,除了绝对麻醉禁忌或感染性休克的情况外,最初应尝试腹腔镜入路[8]。腹腔镜胆囊切除术(LC)治疗急性胆囊炎安全、可行、并发症发生率低且住院时间缩短[53-62]。在高危患者中,对于 Child A 级和 B 级肝硬化患者、年龄 >80 岁的患者、孕妇,腹腔镜胆囊切除术是可行和安全的[8]。Child C 级肝硬化患者腹腔镜胆囊切除术的适应证尚不明确[63-66],作为首要建议,除非急性胆囊炎患者对抗生素确实无效[66],否则这些患者应避免胆囊切除术[66]。

根据 WSES 指南,胆囊次全切除术(腹腔镜或剖腹手术)是治疗晚期炎症、坏疽胆囊或复杂解剖且很有可能发生主胆管损伤的有效选择。

另外,在局部严重炎症、粘连、Calot 三角出血或疑似胆管损伤的情况下,应慎重考虑中转开腹手术。

6.4.3.2 抗生素治疗

虽然手术是治疗急性胆囊炎的有效方法,但抗生素是其治疗的重要组成部分,与手术(ELC 或 DLC)相结合,或仅对高危患者使用[67,68]。

与手术相关,对于复杂性胆囊炎和非复杂性胆囊炎的延迟治疗,总是推荐使用抗生素。当胆囊切除术控制了感染病灶时,无并发症的胆囊炎患者可以不使用术后抗生素进行治疗。在复杂性胆囊炎中,抗菌方案取决于所涉及的病原体和耐药危险因素[8]。胆道感染最常涉及的生物体是革兰氏阴性需氧菌、大肠埃希菌和肺炎克雷伯菌,以及厌氧菌,特别是脆弱拟杆菌[69,70]。在免疫抑制患者中,肠球菌感染应始终被考虑和治疗[71]。医院获得性感染通常是由更具耐药性的菌株引起的。对于这些感染,充分的经验性治疗似乎是影响术后并发症和死亡率的关键因素,特别是在危重患者中,因此推荐使用更广谱的复杂治疗方案[71]。表 6.3 中提出了 WSES 建议的急性胆囊炎抗菌方案。

然而,微生物分析有助于为患者设计有针对性的治疗策略,特别对那些存在抗生素耐药的高风险患者[8]。

6.4.3.3 经皮胆囊造口术(PC)

减压胆囊内感染的胆汁或脓液,去除感染的源头而不切除胆囊。除去受感染的物质,还可以缓解炎症,从而改善临床症状[8]。日本指南指出,对于重度 AC 患者,胆囊引流是必要的,如果保守治疗失败,也建议中度患者使用胆囊引流。此外,日本指南指出经皮胆囊造口术是危重患者的有效选择,特别是在老年患者和有并发症的患者中。然而,PC 的作用很难确定,因为 "高危患者" 的定义仍然不清楚。

表 6.3　急性结石性胆囊炎推荐的抗菌方案

社区获得性感染	
β- 内酰胺类 + β- 内酰胺酶抑制剂方案	阿莫西林 - 克拉维酸(稳定患者) 替卡西林 - 克拉维酸(稳定患者) 哌拉西林 - 他唑巴坦(不稳定患者)
头孢类抗生素为基础的方案	头孢曲松 + 甲硝唑(稳定患者) 头孢吡肟 + 甲硝唑(稳定患者) 头孢他啶 + 甲硝唑(稳定患者) 头孢唑仑 + 甲硝唑(稳定患者)
碳青霉烯类抗生素为基础的方案	厄他培南(稳定患者) 亚胺培南 - 西司他丁(仅对不稳定患者) 美罗培南(仅对不稳定患者) 多利培南(仅对不稳定患者)
喹诺酮类抗生素为基础的方案 (对 β- 内酰胺类抗生素过敏的情况下)	环丙沙星 + 甲硝唑(仅对稳定患者) 左氧氟沙星 + 甲硝唑(仅对稳定患者) 莫西沙星(仅对稳定患者)
四环素类抗生素为基础的方案	替加环素(存在产超广谱 β- 内酰胺酶风险的稳定患者)
医院获得性感染	
稳定患者	替加环素 + 哌拉西林 - 他唑巴坦
不稳定患者	亚胺培南 - 西司他丁 ± 替考拉宁 美罗培南 ± 替考拉宁 多利培南 ± 替考拉宁

　　根据 WSES 指南,胆囊引流,特别是经皮经肝胆囊引流(PTGBD)与抗生素联合,可以将化脓性胆囊炎转化为非脓毒症。在保守治疗失败后,在 48 小时后,对于由于严重合并症而不适合急诊手术的一小部分患者,它可以被认为是一种可能的手术替代方案[8]。然而,证据水平很差[8]。目前正在进行一项比较 PC 与 ELC 在危重患者(APACHE 评分 7~14)与 AC(CHOCOLATE 试验)中的随机对照试验[72],这将澄清 PC(1a)的真正作用。

　　手术后的死亡率很高(15%),但通常与潜在疾病过程的严重程度有关[23]。PC 后延迟胆囊切除术的必要性也存在争议,因为大约 40% 的患者将在 PC 后 1 年内复发胆管疾病[73],手术入路可以被认为是一种选择。

6.5　急性钙化性胆囊炎

　　急性无结石性胆囊炎是一种胆囊急性炎症性疾病,没有胆石的证据,占所有急性胆囊炎的 2%~15%。Ducan 等人在 1844 年报道了第一例急性钙化性胆囊炎。该病的死亡率比急性胆囊炎高,为 10%~90%(与急性胆囊炎的 1% 不同),这与诊断延误有关[74]。

6.5.1　发病机制与诊断

　　急性钙化性胆囊炎常发生于住院患者,在所有危重患者中占 0.2%~0.4%。其主要发病机制为缺血和胆汁淤积,可能的病因有很多,包括休克、低血容量、心力衰竭、心肌缺血、脱水、糖尿病、腹部血管炎、恶性疾病、腹部外科手术、脂肪栓塞、败血症合并器官供血灌注不足、脑血管疾病。单纯发热、禁食和脱水(ICU患者的典型状态)也可导致胆管盐浓度升高、胆汁淤积,从而引起急性钙化性胆囊炎[74]。急性钙化性胆囊炎诊断通常比较困难,因为它可能被患者的并发症或首发疾病所掩盖[75]。有些人的主诉症状与心血管疾病相似,因此较难与之进行鉴别诊断。需注意的是超声在急性钙化性胆囊炎的诊断中起着关键作用。急性钙化性胆囊炎的并发症,如脓胸、坏疽、脓肿和穿孔甚至比急性钙化性胆囊炎更常见,发生率为37%~81%[74-76]。

6.5.2 治疗

尽管胆囊切除术是大多数胆囊感染性疾病的重要治疗方法,但是对于急性钙化性胆囊炎的重症患者,是否手术治疗的证据很少[74]。治疗方案主要取决于患者的病情和合并症。在低风险患者中,如果全身麻醉的风险较低,应首选腹腔镜手术方法。但是,在具有多种合并症的重症患者中,腹腔镜和开腹胆囊切除术相比,经皮胆囊造口术可以提供更好的结局,具有更低的成本,更低的发病率和更低的死亡率[76]。胆囊切除术在局部麻醉下床边即可进行。在可以安全、快速、高效进行胆囊切除术之前,这可能是较好的过渡方案[76]。要注意的是坏疽或胆囊穿孔是经皮胆囊造口术的禁忌。这些重症患者往往更容易感染多重耐药菌,因此应适当选择合适的抗生素[75]。

(肖莹 王晶晶 薛志强 译 陈存荣 校)

参考文献

1. Gracie WA, Ransohoff DF. The natural history of silent gallstones: the innocent gallstone is not a myth. N Engl J Med. 1982;307:798–800.
2. Shaffer EA. Epidemiology and risk factors for gallstone disease: has the paradigm changed in the 21st century? Curr Gastroenterol Rep. 2005;7:132–40.
3. Kratzer W, Mason RA, Kächele V. Prevalence of gallstones in sonographic surveys worldwide. J Clin Ultrasound. 1999;27:1–7.
4. Pedersen G, Hoem D, Andrén-Sandberg A. Influence of laparoscopic cholecystectomy on the prevalence of operations for gallstones in Norway. Eur J Surg. 2002;168:464–9.
5. Everhart JE, Khare M, Hill M, et al. Prevalence and ethnic differences in gallbladder disease in the United States. Gastroenterology. 1999;117(3):632.
6. Miura F, Takada T, Kawarada Y, et al. Flowcharts for the diagnosis and treatment of acute cholangitis and cholecystitis: Tokyo guidelines. J Hepato-Biliary-Pancreat Surg. 2007;14:27–34.
7. Yokoe M, Takada T, Strasberg S, et al. TG13 diagnostic criteria and severity grading of acute cholecystitis. J Hepatobiliary Pancreat Sci. 2013;20:35–46.
8. Ansaloni L, Pisano M, Coccolini F, et al. 2016 WSES guidelines on acute calculous cholecystitis. World J Emerg Surg. 2016;11:25.
9. Kimura Y, Takada T, Strasberg SM, et al. TG13 current terminology, etiology, and epidemiology of acute cholangitis and cholecystitis. J Hepatobiliary Pancreat Sci. 2013;20(1):8–23.
10. Campanile FC, Catena F, Coccolini F, et al. The need for new "patient-related" guidelines for the treatment of acute cholecystitis. World J Emerg Surg. 2011;6(1):44.
11. Eskelinen M, Lipponen P. Usefulness of history-taking in non-specific abdominal pain: a prospective study of 1333 patients with acuteabdominal pain in Finland. In Vivo. 2012;26(2):335–9.
12. Hwang H, Marsh I, Doyle J. Does ultrasonography accurately diagnose acute cholecystitis? Improving diagnostic accuracy based on a review at a regional hospital. Can J Surg. 2014;57:162–8.

13. Borzellino G, Motton M, Minniti F, et al. Sonographic diagnosis of acute cholecystitis in patients with symptomatic gallstones. J Clin Ultrasound. 2016;44(3):152–8.

14. Lee SW, Yang SS, Chang CS, et al. Impact of the Tokyo guidelines on the management of patients with acute calculous cholecystitis. J Gastroenterol Hepatol. 2009;24(12):1857–61.

15. Peng WK, Sheikh Z, Paterson-Brown S, et al. Role of liver function tests in predicting common bile duct stones in acute calculous cholecystitis. Br J Surg. 2005;92(10):1241–7.

16. Onken JE, Brazer SR, Eisen GM, et al. Predicting the presence of choledocholithiasis in patients with symptomatic cholelithiasis. Am J Gastroenterol. 1996;91(4):762–7.

17. Williams EJ, Green J, Beckingham I, et al. Guidelines on the management of common bile duct stones (CBDS). Gut. 2008;57(7):1004–21.

18. Maple JT, Ben-Menachem T, Anderson MA, et al. The role of endoscopy in the evaluation of suspected choledocholithiasis. Gastrointest Endosc. 2010;71(1):1–9.

19. De U. Evolution of cholecystectomy: a tribute to Carl August Langenbuch. Indian J Surg. 2004;66(2):97–100.

20. Järvinen HJ, Hästbacka J. Early cholecystectomy for acute cholecystitis: a prospective randomized study. Ann Surg. 1980;191(4):501–5.

21. Papi C, Catarci M, D'Ambrosio L, et al. Timing of cholecystectomy for acute calculous cholecystitis: a meta-analysis. Am J Gastroenterol. 2004;99(1):147–55.

22. Miura F, Takada T, Strasberg SM, et al. TG13 flowchart for the management of acute cholangitis and cholecystitis. J Hepatobiliary Pancreat Sci. 2013;20(1):47–54.

23. Gurusamy KS, Rossi M, Davidson BR. Percutaneous cholecystostomy for high-risk surgical patients with acute calculous cholecystitis. Cochrane Database Syst Rev. 2013;12(8):CD007088.

24. Ausania F, Guzman Suarez S, Alvarez Garcia H, et al. Gallbladder perforation: morbidity, mortality and preoperative risk prediction. Surg Endosc. 2015;29:955–60.

25. Chandler CF, Lane JS, Ferguson P, et al. Prospective evaluation of early versus delayed laparoscopic cholecystectomy for treatment of acute cholecystitis. Am Surg. 2000;66(9):896–900.

26. Davila D, Manzanares C, Picho M, et al. Experience in the treatment (early vs. delayed) of acute cholecystitis via laparoscopy. Cirugia Espanola. 1999;66(Suppl 1):233.

27. Johansson M, Thune A, Blomqvist A, et al. Management of acute cholecystits in the laparoscopic era: results of a prospective, randomized trial. J Gastrointest Surg. 2003;7:642–5.

28. Kolla SB, Aggarwal S, Kumar A, et al. Early versus delayed laparoscopic cholecystectomy for acute cholecystitis: a prospective randomized trial. Surg Endosc. 2004;18:1323–7.

29. Lai PB, Kwong KH, Leung KL, et al. Randomized trial of early versus delayed laparoscopic cholecystectomy for acute cholecystitis. Br J Surg. 1998;85(6):764–7.

30. Lo CM, Liu CL, Fan ST, et al. Prospective randomized study of early versus delayed laparoscopic cholecystectomy for acute cholecystitis. Ann Surg. 1998;227(4):461–7.

31. Macafee DA, Humes DJ, Bouliotis G, et al. Prospective randomized trial using cost-utility analysis of early versus delayed laparoscopic cholecystectomy for acute gallbladder disease. Br J Surg. 2009;96(9):1031–40.

32. Roulin D, Saadi A, Di Mare L, et al. Early versus delayed cholecystectomy for acute cholecystitis, are the 72 hours still the rule?: a randomized trial. Ann Surg. 2016; doi:10.1097/SLA.0000000000001886.

33. Yadav RP, Adhikary S, Agrawal CS, et al. A comparative study of early vs. delayed laparoscopic cholecystectomy in acute cholecystitis. Kathmandu Univ Med J (KUMJ). 2009;7(25):16–20.

34. Siddiqui T, MacDonald A, Chong PS, et al. Early versus delayed laparoscopic cholecystectomy for acute cholecystitis: a meta-analysis of randomized clinical trials. Am J Surg. 2008;195(1):40–7.

35. Lau H, Lo CY, Patil NG, et al. Early versus delayed-interval laparoscopic cholecystectomy for acute cholecystitis. Surg Endosc. 2006;20(1):82–7.

36. Gurusamy K, Samraj K, Gluud C, et al. Meta-analysis of randomized controlled trials on the safety and effectiveness of early versus delayed laparoscopic cholecystectomy for acute cholecystitis. Br J Surg. 2010;97(2):141–50.

37. Gurusamy KS, Davidson C, Gluud C, et al. Early versus delayed laparoscopic cholecystectomy for people with acute cholecystitis. Cochrane Database Syst Rev. 2013;(6):CD005440.

38. Brooks KR, Scarborough JE, Vaslef SN, et al. No need to wait: an analysis of the timing of cholecystectomy during admission for acute cholecystitis using the American College of Surgeons National Surgical Quality Improvement Program database. J Trauma Acute Care Surg. 2013;74(1):167–74.

39. Banz V, Gsponer T, Candinas D, et al. Population-based analysis of 4113 patients with acute cholecystitis: defining the optimal time-point for laparoscopic cholecystectomy. Ann Surg. 2011;254(6):964–70.

40. Lee AY, Carter JJ, Hochberg MS, et al. The timing of surgery for cholecystitis: a review of 202 consecutive patients at a large municipal hospital. Am J Surg. 2008;195(4):467–70.

41. Degrate L, Ciravegna A, Luperto M, et al. Acute cholecystitis: the golden 72-h period is not a strict limit to perform early cholecystectomy. Results from 316 consecutive patients. Langenbeck's Arch Surg. 2013;398(8):1129–36.

42. Zhu B, Zhang Z, Wang Y, et al. Comparison of laparoscopic cholecystectomy for acute cholecystitis within and beyond 72 h of symptom onset during emergency admissions. World J Surg. 2012;36(11):2654–8.

43. Pisano M, Ceresoli M, Campanati L, et al. Should we must push for primary surgery attempt in case of acute cholecystitis? A retrospective analysis and a proposal of an evidence based clinical pathway. Emergency Med. 2014;4:4.

44. Gutt CN, Encke J, Koninger J, et al. Acute cholecystitis: early versus delayed cholecystectomy, a multicenter randomized trial (ACDC study, NCT00447304). Ann Surg. 2013;258(3):385–93.

45. Zafar SN, Obirize A, Adesibikan B, et al. Optimal time for early laparoscopic cholecystectomy for acute cholecystitis. JAMA Surg. 2015;150(2):129–36.

46. Johner A, Raymakers A, Wiseman SM. Cost utility of early versus delayed laparoscopic cholecystectomy for acute cholecystitis. Surg Endosc. 2013;27(1):256–62.

47. Agresta F, Ansaloni L, Baiocchi GL, et al. Laparoscopic approach to acute abdomen from the Consensus Development Conference of the Società Italiana di Chirurgia Endoscopica e nuove tecnologie (SICE), Associazione Chirurghi Ospedalieri Italiani (ACOI), Società Italiana di Chirurgia (SIC), Società Italiana di Chirurgia d'Urgenza e del Trauma (SICUT), Società Italiana di Chirurgia nell'Ospedalità Privata (SICOP), and the European Association for Endoscopic Surgery (EAES). Surg Endosc. 2012;26(8):2134–64.

48. Casillas RA, Yegiyants S, Collins JC. Early laparoscopic cholecystectomy is the preferred management of acute cholecystitis. Arch Surg. 2008;143(6):533–7.

49. Riall TS, Zhang D, Townsend CM Jr, et al. Failure to perform cholecystectomy for acute cholecystitis in elderly patients is associated with increased morbidity, mortality, and cost. J Am Coll Surg. 2010;210(5):668–77.

50. Senapati PSP, Bhattarcharya D, Harinath G, et al. A survey of the timing and approach to the surgical management of cholelithiasis in patients with acute biliary pancreatitis and acute cholecystitis in the UK. Ann R Coll Surg Engl. 2003;85(5):306.

51. Askew J. A survey of the current surgical treatment of gallstones in Queensland. ANZ J Surg. 2005;75(12):1086–9.

52. Campbell EJ, Montgomery DA, MacKay CJ. A national survey of current surgical treatment of acute gallstone disease. Surg Laparosc Endosc Percutan Tech. 2008;18(3):242–7.

53. Kiviluoto T, Siren J, Luukkonen P, et al. Randomized trial of laparoscopic versus open cholecystectomy for acute and gangrenous cholecystitis. Lancet. 1998;351:321–5.

54. Johansson M, Thune A, Nelvin L, et al. Randomized clinical trial of open versus laparoscopic cholecystectomy for acute cholecystitis. Br J Surg. 2005;92:44–9.

55. Boo YJ, Kim WB, Kim J, et al. Systemic immune response after open versus laparoscopic cholecystectomy in acute cholecystitis: a prospective randomized study. Scand J Clin Lab Invest. 2007;67:207–14.

56. Catena F, Ansaloni L, Bianchi E, et al. The ACTIVE (Acute Cholecystitis Trial Invasive Versus Endoscopic) study. Multicenter randomized, double-blind, controlled trial of laparoscopic (LC) versus open (OC) surgery for acyte cholecystitis (AC). Hepato-Gastroenterology. 2013;60(127):1552–6.

57. Pessaux P, Regenet N, Tuech JJ, et al. Laparoscopic versus open cholecystectomy: a prospective comparative study in the elderly with acute cholcystitis. Surg Laparosc Endosc Percutan Tech. 2001;11:252–5.

58. Araujo-Texeira JP, Rocha-Reis J, Costa-Cabral A, et al. Laparoscopie ou laparotomie dans la cholecystite aigue (200 cas). Coparaison des resultants et facteurs predisposant a la conversion. Chirurgie. 1999;124:529–35.

59. Chau CH, Tang CN, Siu WT. Laparoscopic cholecystectomy versus open cholecystectomy in elderly patients with acute cholecystitis: retrospective study. Hong Kong Med J. 2002;8:393–9.

60. Unger SW, Rosenbaum G, Unger HM, et al. A comparison of laparoscopic and open treatment of acute cholecystitis. Surg Endosc. 1993;7:408–11.

61. Eldar S, Sabo E, Nash E, et al. Laparoscopic versus open cholecystectomy in acute cholecystitis. Surg Laparosc Endosc. 1997;7:407–14.

62. Glavic Z, Begic L, Simlesa D, et al. Treatment of cute cholecystitis. A coparison of open vs laparoscopic cholecystectomy. Surg Endosc. 2001;15:398–401.

63. Peker Y, Unalp HR, Durak E, et al. Laparoscopic cholecystectomy in patients aged 80 years and older: an analysis of 111 patients. Surg Laparosc Endosc Percutan Tech. 2014;24(2):173–6.

64. Catani M, De Milito R, Romagnoli F, et al. Laparoscopic approach to the acute cholecystitis in pregnancy. Surg Laparosc Endosc Percutan Tech. 2011;25(Suppl 1):S81.

65. De Goede B, Klitsie PJ, Hagen SM, et al. Meta-analysis of laparoscopic versus open cholecystectomy for patients with liver cirrhosis and symptomatic cholecystolithiasis. Br J Surg. 2013;100(2):209–16.

66. Lucidi V, Buggenhout A, Donckier V. Cholecystectomy in cirrhotic patients: pitfalls and reasonable recommendations. Acta Chir Belg. 2009;109(4):477–80.

67. Gomi H, Solomkin JS, Takada T, et al. Tokyo Guideline Revision Committee. TG13 antimicrobial therapy for acute cholangitis and cholecystitis. J Hepatobiliary Pancreat Sci. 2013;20(1):60–70.

68. Fuks D, Cossé C, Régimbeau JM. Antibiotic therapy in acute calculous cholecystitis. J Visc Surg. 2013;150(1):3–8.

69. Sartelli M, Catena F, Ansaloni L, et al. Complicated intra-abdominal infections worldwide: the definitive data of the CIAOW Study. World J Emerg Surg. 2014;9:37.

70. Sartelli M, Catena F, Ansaloni L, et al. Complicated intra-abdominal infections in Europe: a comprehensive review of the CIAO study. World J Emerg Surg. 2012;7(1):36.

71. Solomkin JS, Mazuski JE, Bradley JS, et al. Diagnosis and management of complicated intra-abdominal infection in adults and children: guidelines by the surgical infection Society and the Infectious Diseases Society of America. Surg Infect. 2010;11(1):79–109.

72. Kortram K, van Ramshorst B, Bollen TL, et al. Acute cholecystitis in high risk surgical patients: percutaneous cholecystostomy versus laparoscopic cholecystectomy (CHOCOLATE trial): study protocol for a randomized controlled trial. Trials. 2012;13:7.

73. De Mestral C, Gomez D, Haas B, et al. Cholecystostomy: a bridge to hospital discharge but not delayed cholecystectomy. J Trauma Acute Care Surg. 2013;74(1):175–80.

74. Tana M, Tana C, Cocco G. Acute acalculous cholecystitis and cardiovascular disease: a land of confusion. J Ultrasound. 2015;18:317–20.

75. Schuld J, Glanemann M. Acute cholecystitis. Viszeralmedizin. 2015;31:163–5.

76. Treinen C, Lomelin D, Krause C, et al. Acute acalculous cholecystitis in the critically ill: risk factors and surgical strategies. Langenbeck's Arch Surg. 2015;400:421–7.

急性胆管炎

7

Zhongkai Wang, Saleem Ahmed, Vishal G. Shelat

7.1　引言

　　急性胆管炎(AC)是一种临床综合征,最早由 Jean-Martin Charcot 于 1877 年提出。急性胆管炎的典型临床症状是右上腹疼痛、发热、黄疸,多由胆汁淤积和胆源性脓毒症所致,它也常被称为反流性胆管炎或急性化脓性胆管炎。急性胆管炎的病情多变,可从轻微到严重,甚至危及生命。因此早期诊断、及时复苏和紧急干预对改善危重患者的临床预后至关重要。

7.2　病理生理学

　　急性胆管炎主要是由胆道阻塞引发的细菌感染所致,病原体通常从十二指肠逆行而来,因此被称为反流性胆管炎。Oddi 括约肌是十二指肠反流的机械屏障,可防止逆行的细菌移位。当括约肌的正常保护机制被破坏时,细菌可从十二指肠逆行进入胆管。另外,细菌通过门静脉血行播散也可导致急性胆管炎[1]。胆汁盐本身具有抑菌作用[2],其持续冲刷胆管即具有一定的保护作用。同时,胆囊分泌的黏液蛋白中的免疫球蛋白 A(IgA)具有保护肠道黏膜不受细菌侵犯的作用。

　　胆道梗阻、胆汁淤积、脓毒症是急性胆管炎发病的主要致病因素。胆道梗阻的常见原因为胆结石(28%~70%)、炎症性狭窄(5%~28%)、恶性肿瘤(10%~57%)[3]。急性胆管炎也是胆道梗阻行胆管支架置入术后的常见并发症[4]。当发生胆道梗阻时,胆管内压升高,使胆血屏障受到破坏,细菌和毒素从胆管进入门脉循环[3]。胆管内压明显增高,感染的胆汁也容易逆流入血,引起脓毒症。此外,胆管压力的增加还会对宿主许多防御机制(包括库普弗细胞功能、IgA 生成、胆汁流动)产生不利的影响[1]。

　　无论是否存在梗阻,胆总管结石的存在增加了细菌感染的风险。胆总管结石患者的胆汁培养阳性率要比胆囊结石患者高[5]。超过 90% 的急性胆管炎患者的胆汁、结石和胆管支架培养结果呈阳性,致病菌多是革兰氏阴性菌和革兰氏阳性菌混合感染,最常见的是肠杆菌[6]。其中革兰氏阴性菌中以大肠埃希菌最常见(25%~50%),其次是克雷伯菌(15%~20%)和肠杆菌(5%~10%),在医院获得性胆管炎患者中,产 ESBL 大肠埃希菌的患病率也较高[7]。最常见的革兰氏阳性细菌是肠球菌(10%~20%)。拟杆菌和梭菌等厌氧菌通常出现在多重感染中,很少单独作为致病菌。厌氧菌的感染多见于胆管的反复感染或手术史,临床的病原体培养技术低估了厌氧感染概率。在有过胆道减压病史的急性胆管炎患者中,既往的支架置入史被认为是增加抗菌药物耐药性的危险因素,尤其是那些在急性胆管炎发病前经历过多次介入治疗的患者[8]。

7.3 临床特点

如 Jean-Martin Charcot 所述,急性胆管炎的典型临床表现包括上腹痛、发热和黄疸。然而只有 50%~70% 的患者同时表现出上述三种症状[9]。Charcot 三联征特异度高但灵敏度较低[10]。因此,在日常的临床中以 Charcot 三联征作为诊断急性胆管炎的标准并不可靠[11]。Benjamin M.Reynolds 增加了另外两个症状:意识障碍和休克。与上腹痛、发热和黄疸一起被称为 Reynolds 五联征。其提示急性胆管炎的病情更危重,且有高死亡率[12]。多脏器功能衰竭是并发症高发的原因。另外,需要注意的是老年人和免疫缺陷患者可能没有明显的炎症反应的表现,检查时并未出现发热、心动过速、呼吸过速、右上腹部压痛和黄疸等症状,因此临床症状多不典型,往往在发现病情危重时,患者已经进入感染性休克的阶段,危及生命。Lee 等人的一项纳入 182 名急性胆管炎患者的研究表明,既往存在的肾功能不全是器官衰竭的危险因素[13]。

7.4 诊断

根据 Charcot 三联征来诊断急性胆管炎的缺点是灵敏度低。因此,东京国际共识会议提出了结合 Charcot 三联征、生化和影像学检查的诊断标准。这个诊断标准称为《东京指南 2007》(TG07)[3]。但是,TG07 的多中心研究表明急性胆管炎的诊断标准灵敏度仅为 82.6%,特异度仅为 79.8%[14]。TG07 随后进行了修订,目前是《东京指南 2013》(TG13)[14]。新标准包括以下三个部分:①以发热或炎症标志物升高为特征的全身性炎症;②胆汁淤积(临床黄疸或肝功能异常);③胆管扩张的影像学证据或影像学的病因学证据。日本的多中心回顾性研究对比了 TG13、TG07 和 Charcot 三联征的诊断标准发现,TG13 诊断急性胆管炎的灵敏度为 91.8%,而 TG07 和 Charcot 三联征的灵敏度分别为 26.4% 和 86.2%[14]。另外,TG13 诊断标准的特异度为 77.7%,而 TG07 和 Charcot 三联征的特异度分别为 95.9% 和 79.8%。我们预计诊断标准可能会根据新的 "Sepsis-3" 定义和在临床实践中广泛采用的快速序贯器官衰竭评估(qSOFA)评分再次修订。该资深作者于 2017 年 6 月 9 日出席了在日本横滨举行的第六届亚太肝胆协会双年会暨第 29 届日本肝胆胰外科学会联合大会举行的 "更新东京指南公开听证会",预计《东京指南 2018》(TG18)的修订版将会有较小的修改。血清降钙素原已被证明可以区分轻度、中度和重度急性胆管炎[15]。Shinya 等人在一项纳入 110 例急性胆管炎患者的研究中表明,较高的降钙素原可能意味着,即使 TG13 诊断标准将其分为轻度,患者也是需要紧急行胆管引流的[16]。最近研究发现可溶性 CD14 亚型是炎症反应的生物标志物。Lin 等人在一项纳入 119 例急性胆管炎患者的研究中发现,可溶性 CD14 亚型在预测急性胆管炎的严重程度方面具有良好的预测性[17]。对于急性胆管炎的治疗首要需明确致病菌,以便进行针对性抗生素治疗。然而需氧菌血培养通常只有 20%~30% 的阳性率[18,19],这么低的培养阳性率不是急性胆管炎所特有的,同样也出现在化脓性肝脓肿(PLA)[20]。一项纳入 528 名 PLA 患者的研究表明,尽管人口统计学和临床上存在差异,感染肺炎克雷伯菌患者的预后与阴性培养患者相似[21]。因此,采取针对常见病原微生物和当地抗菌谱的经验性抗生素的治疗可能是合理的临床治疗方案。相比于血培养,胆汁培养的阳性率更高,大约 70% 的胆汁培养可呈阳性[18]。除了培养物的阳性率不同外,培养的微生物种类也有所不同。血培养通常产生单一的培养结果(大肠埃希菌是最常见的培养结果),而胆汁培养的结果通常是多种微生物[22]。尽管急性胆管炎的细菌学在过去的几十年中保持稳定,但是抗生素的药物敏感情况已经发生了变化[23,24],因此应认真确认致病菌。现在由于多重耐药菌的出现,全球抗菌药物的耐药性已日益引起关注,来自 79 个国家的专家组成的工作组最近发表了一份立场文件,以积极提高医护人员的意识并避免处方滥用[25]。因此,每家医院都应定期向临床医生提供当地的抗菌谱,以指导合理和有针对性地使用抗生素。众所周知,使用质子泵抑制剂可以改变宿主的菌群。质子泵抑制剂因其对溃疡的保护作用而被广泛应用,过度使用或滥用会改变宿主菌群[26]。Schneider 等人的一项纳入 278 例发生 318 次急性胆管炎患者的回顾性研究报道,质子泵抑制剂的使用与胆管菌群数量增加、多微生物感染率、口咽菌群发生率以及对联合抗菌药物的需求的增加相关[27]。在最近发表的一份治疗艰难梭菌感染的循证指南中,当怀疑是艰难梭菌感染时,建议停用不必要的抗菌药物和质子泵抑制剂(1C 级)[28]。肝胆疾病患者常检出糖类抗原 19-9(CA19-9)升高,其升高与胆道梗阻或脓毒症有关。在一项纳入 209 名原发性硬化性胆管炎患者(其中包括 23 名细菌性胆管炎患者)的研究中,Wannhoff 等人发现原发性硬化性胆管炎患者 CA19-9 水平升高与炎症相关而与胆道阻塞无关。因此,CA19-9 检测在急性胆管炎患者的诊断和治疗中意义不大,但它对于诊断胆源性胆管恶性肿瘤具有一定作用[29]。

7.5 病因及严重程度分级

除了对急性胆管炎进行准确诊断之外,确定疾病的严重程度以正确地对病情进行分类并根据严重程度分配足够的资源也非常重要。急性胆管炎的病情多变,可以是需要最少干预的自限性疾病,也可能危及生命,兼具高发病率和高死亡率。据报道,大约 70% 的急性胆管炎患者能够通过单独的药物治疗获得改善[30]。然而,尽管经抗菌药物和胆管引流术治疗,重症急性胆管炎患者的死亡率仍为 10%[31,32]。TG13 重新评估了 TG07 指南的严重程度分级,以改进其对疾病的严重程度的评估,以便对急性胆管炎患者的感染进行有效控制[14]。急性胆管炎的严重程度分为:Ⅰ级(轻度),不存在病情加重的风险;Ⅱ级(中度),如果没有早期胆汁引流,存在严重程度增加的风险;Ⅲ级(重度),存在器官功能障碍。严重程度评估标准对于确定急性胆管炎的治疗策略是非常关键的,特别是对于Ⅱ级病例,如果没有早期干预可能会逐渐进展到Ⅲ级。急性胆管炎的治疗需要"病因治疗",关键是同时使用抗菌药物和胆汁引流[14]。

另一种区分急性胆管炎严重程度的方法是根据复杂腹腔内感染(cIAI)对全身系统影响的评分,对其进行相应的危险分层。合适的评分系统必须能够识别那些需要进入 ICU 的严重患者,且易于计算并具有较高的准确性。WSES 脓毒症严重程度评分是 cIAI 特有的且易于计算,可能也适用于急性胆管炎。当然,它需要前瞻性研究来进一步验证[33]。在最近的一项研究中,Kim 等人评估了 δ 中性粒细胞指数(delta neutrophil index,DNI)作为 AC 患者早期严重程度的预后标志物的有效性,DNI 是通过特定的自动血细胞分析仪计算得出,反映外周循环中的未成熟粒细胞的比例。他们发现入院时、入院第 1 天和入院第 2 天较高的 DNI 是 28 天死亡率的重要危险因素[34]。Schwed 等人报道,白细胞计数大于 20×10^9 个 /L

和总胆红素水平大于 171μmol/L 是急性胆管炎预后不良的独立危险因素[35]。急性胆管炎是可以通过多种致病因素导致胆汁淤积和脓毒症,最终引起局部和全身性并发症的一种外科急症。图 7.1 展示了急性胆管炎的原发性病因和继发性病因的分类模式。原发性病因可进一步细分为更常见的结石性胆道梗阻或较少见的非结石性胆道梗阻。无论是原发于肝胰十二指肠还是继发于淋巴结转移性的恶性肿瘤,均可导致胆道梗阻。对肝细胞癌经动脉化疗栓塞治疗后也可能导致胆管狭窄。

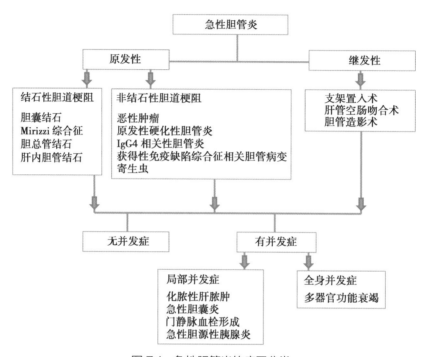

图 7.1 急性胆管炎的病因分类

原发性硬化性胆管炎(primary sclerosing cholangitis,PSC)是胆管系统的特发性炎症过程,可导致胆管纤维化和胆道梗阻。常伴有血清碱性磷酸酶和 IgM 水平的升高[36]。大约10% 的患者存在血清 IgG4 升高,且 IgG4 水平升高与病情快速进展和对皮质类固醇治疗效果差相关[36,37]。同时在血清中可检测到抗平滑肌抗体、抗核抗体及抗中性粒细胞胞浆抗体[37-39]。使用超声(US)、计算机断层扫描(CT)和磁共振胰管成像(MRCP)均可显示典型的胆道梗阻性病变。对于原发性硬化性胆管炎现在临床上也很少做肝脏活检来确诊,目前普遍观点认为没有必要进行肝脏活检[40]。

艾滋病相关胆管病变

艾滋病相关胆管病变在感染人类免疫缺陷病毒的患者中已经有相关报道。艾滋病相关胆管病变在影像学上有四种不同的表现类型[41,42]。大多数(50%)合并硬化性胆管炎和乳头狭窄。其次(20%)是单纯的肝内硬化性胆管炎样表现。后两种类型各占 15%,分别为单纯的乳头狭窄和肝外胆管长节段狭窄伴或不伴有肝内病变。

寄生虫感染引起的胆管炎比较少见,当然如蛔虫和华支睾吸虫病也可导致胆道阻塞和扩张以及出现复发性胆管炎和胰腺炎。这些患者甚至可能在寄生虫感染几十年后才出现急性胆管炎,但这种情况非常少见[43,44]。急性胆管炎的继发性病因是既往有胆管的操作或者手术史,如胆管支架置入、胆管造影或肝管空肠吻合术。

基于急性胆管炎原发或继发性的致病途径,急性胆管炎的病程可以是非复杂的,对有局部或全身并发症的复杂病程需要进行最低限度的支持治疗(图 7.1)。

7.6 治疗

急性胆管炎是一种不宜进行急诊手术的外科急症。这类患者应住院密切监测和治疗。静脉使用抗菌药物和胆管引流是治疗的两大核心。严重的急性胆管炎如果没有进行恰当和早期的治疗可能是致命的。因此,急性胆管炎的严重程度分级可以用来指导医疗资源优化配置[11]。一般情况下,轻度急性胆管炎患者可单独使用抗菌药物治疗。对抗菌药物治疗无效或严重程度分级更高的患者应考虑胆道减压。对于中度急性胆管炎患者,应早期行胆道减压。对重度的急性胆管炎患者,通过内镜逆行胰胆管造影术(ERCP)或经皮经肝胆管造影术和引流术(PTCD)来进行胆道减压是必然选择的方式,这在最初的血流动力学复苏后实施是最理想的。在某些情况下,对急性胆管炎的病因治疗可以同时进行,如胆总管结石患者。图 7.2 显示的是胆总管结石继发急性胆管炎患者行 ERCP 检查的图像。我们的治疗策略是将胆道减压作为脓毒症患者持续复苏的一部分,我们不提倡以恢复正常血流动力学和血清生化指标为目标而选择延迟进行胆道减压。我们的宝贵时间可能会浪费在徒劳地维持血流动力学稳定或恢复紊乱的血清生化指标或纠正凝血功能异常上面。我们需要明白,胆道减压是有助于恢复生理正常状态的根本治疗方法。对急性胆管炎患者的管理需要高度重视,需要积极组织多学科专家团队联合诊疗,并根据当地的医疗资源和专业水平迅速作出决定。多学科诊疗模式已被证明可以改善急性外科手术的预后,急性胆管炎也不例外[20,45-49]。作者主张不应因 ERCP 的高手术风险而拒绝给患者行胆道减压术,因为这种风险只会随着时间的推迟而增加。因此,不要一味强调俯卧位、镇静、凝血障碍等相关风险,我们应该积极邀请重症监护专家来实施气道保护、改善氧合,并在恰当的时机立即进行 ERCP。

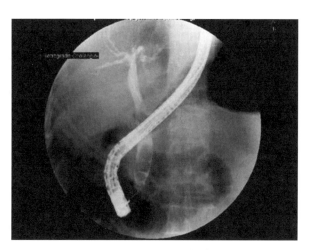

图 7.2 ERCP 显示胆总管多发结石

7.6.1 药物治疗

急性胆管炎患者可能出现脓毒症甚至脓毒症休克。严重脓毒症一般根据拯救脓毒症运动指南进行管理[50]。这包括在目标导向治疗中首先对患者进行气道、呼吸和循环、液体和血管加压剂支持治疗，并在进行血液培养后开始使用经验性抗生素。脓毒症休克和器官功能障碍患者通常需要高度依赖重症监护设备来提供合适的器官支持。

7.6.2 抗生素

经验性抗感染的药物选择取决于抗菌药物对胆管系统中常见微生物的敏感性、药代动力学特性、疾病的严重程度、合并症（如肾衰竭或肝衰竭）以及当地耐药菌谱特点[25,51]。对胆肠吻合术患者，需要充分覆盖厌氧菌。在医院获得性感染的患者中，应覆盖如耐甲氧西林金黄色葡萄球菌和耐万古霉素肠球菌等耐药细菌。一旦获得可靠的血液和胆汁培养结果，就应该选择具有针对性的窄谱抗生素进行治疗。治疗时间的长短取决于临床反应和炎症标志物的变化趋势。70%~80% 的患者对仅用抗菌药物的保守治疗是有效的[52]。对于抗生素的初始选择、逐步降阶梯、维持时间、静脉转换到口服用药的决定，应按照当地医院的抗生素管理机制（ASP）进行管理。现在越来越多的证据表明，遵守抗生素管理机制能够以更经济的方式达到最佳的临床效果，同时能减少药物的副作用，重要的是能减少耐药菌株的出现。最近一项荟萃分析显示，基于指南和降阶梯的经验疗法可显著降低死亡率[53]。对于大多数单纯使用抗生素有反应的患者，仍然需要胆道减压来消除潜在的病因，因此早期多学科联合诊疗至关重要。

7.6.3 侵入性操作

胆道减压可以通过内镜、经皮或外科手术方法来实现。应该根据手术的易操作性、风险性、患者一般情况、解剖结构、当地资源配置、专业技术水平和疾病病理学特点来选择手术的方式。

7.6.3.1 内镜逆行胰胆管造影（ERCP）

ERCP 是侵入性操作首选的方式。与外科手术相比，ERCP 具有较低的发病率和死亡率[31]。然而，ERCP 是一种有创的侵入性操作，有出血、并发胰腺炎和穿孔的风险。此外，ERCP 操作过程需要镇静，因此不能作为诊断方法。早期 ERCP 适用于轻度或中度的急性胆管炎，而急诊 ERCP 适用于重度急性胆管炎。一项研究显示，入院时最大心率>100 次 /min、白蛋白<30g/L、胆红素>50μmol/L、凝血酶原时间>14s 与内科治疗保守失败有关，因此作者建议这些患者行急诊 ERCP 治疗[52]。

ERCP 的手术方式应根据急性胆管炎的病因、当地专业技术水平和患者生理状况进行选择。胆管内支架置入术和鼻胆道引流管置入术可采用或不采用胆管括约肌切开术。重度急性胆管炎的患者也可能合并凝血功能障碍，括约肌切开术是这些患者的相对禁忌证。对于无凝血障碍或无严重脓毒症的患者，广泛的括约肌切开术可以实现胆道减压和结石清除。研究发现，急性胆管炎患者只要不存在血小板<50 × 10^9/L、凝血功能异常或接受持续抗凝治疗的情况，立即行括约肌切开术与选择性行括约肌切开术的安全性是一样的[54]。在一项纳入 94 例患者的前瞻性随机研究中，Zhang 等比较了鼻内镜下鼻胆管引流与内镜下支架置入

术,发现支架置入术组的阻塞发生率增加,鼻内镜下鼻胆管引流组的肝酶水平明显下降[55]。在一项 80 例的单中心病例研究中,Park 等人报道称支架置入术和鼻胆管引流术都是有效的治疗方法。他们研究发现内镜支架置入术和括约肌切开术常伴有血清淀粉酶升高[56]。在一项纳入 150 例重度急性胆管炎患者的大型前瞻性随机对照研究中,Sharma 等使用了同样的导管分别行内镜下支架置入术和鼻胆管引流术,证实两种方法对重度急性胆管炎患者是同样安全有效的[57]。胆管造影显示胆管闭塞患者不推荐行胆总管结石清除,因为注射造影剂可能会加重脓毒症。脓毒症患者行 ERCP 的安全性目前尚不明确,它只是作为胆道减压的临时性治疗的一种方法。应避免长时间 ERCP 检查以及大范围多次拖网取石操作。在对急性胆管炎进行 ERCP 时,首要目的是实现胆管系统的减压,并且应该在最短时间内以最安全的方式完成。第二目标是清理胆管系统,如清除胆管结石。因为这是一个更耗时的过程,应该在更稳定的患者中实施。实施 ERCP 的外科医生和胃肠病学家经常使用各种气囊或篮子形式的辅助物来帮助取出胆总管结石。取石方式的选择取决于结石的数量、结石和胆管的大小以及内镜医师的经验。一般的经验是气囊用在可流动小结石引起的非扩张性胆管中,而网篮则用在阻塞性结石引起的扩张性管道中[58]。在一项纳入 276 例急性胆管炎患者的研究中,Schneider 等报道支架置入治疗是增加抗生素耐药性的危险因素,而多次治疗会增加这种风险[8]。因此,在稳定的患者中应尽量避免再次行 ERCP 治疗。在一项纳入 43 例腹腔镜下胆总管探查的研究报告中,我们发现腹腔镜探查可以作为内镜下胆总管取石失败的挽救性治疗方式[59]。腹腔镜下胆管探查是一个具有挑战性技术,这类技术专家可能无法从非专科医院获得[60]。因此,治疗方式的选择应该根据当地的医疗资源和专业技术水平进行调整。

7.6.3.2 经皮肝穿刺胆管造影术和引流术(PTCD)

PTCD 通常是二线干预手段。因为它是一种更具侵袭性的治疗方法,具有较高的潜在并发症[51]。目前已知的并发症包括出血、胆汁性腹膜炎和水电解质紊乱。PTCD 对于那些因内镜下减压失败、胃肠结构改变而不适合内镜逆行胰胆管造影的患者(例如 Billroth Ⅱ 胃切除术)以及经过积极的药物治疗后仍有明显脓毒症的患者和肝门恶性肿瘤患者是有效的。PTCD 相对于 ERCP 或外科手术的一个主要优势是该手术可以在最小剂量或无镇静的情况下完成。如果患者出现身体不适或明显脓毒症,谨慎的做法是进行快速减压,避免多次尝试穿刺病灶而导致手术时间延长。同时,随着介入放射技术的完善和细针胆管造影技术的引进,手术相关并发症有所减少。与 ERCP 一样,对严重脓毒症患者必须注意避免注射造影剂。因肝门恶性肿瘤引起胆道梗阻的急性胆管炎患者,ERCP 可能无法实现各部分减压,可通过 PTCD 插入多个引流管进行引流。在一项对 134 例胆管癌患者的研究统计中发现,在 ERCP 术后仍有 25% 的患者需要行 PTCD 治疗(未公开的数据)。

7.6.3.3 超声内镜引导下胆管引流术(EUS-BD)

EUS-BD 是一种相对较新的手术方法,最早由 Giovannini 等人在 2001 年提出[61]。该手术包括通过超声内镜评估胆管解剖结构、根据超声成像及导丝引导细管从胃肠道进入胆管系统来扩张胆管并最终放置胆管支架以确保持续引流通畅。这是对 PTCD 治疗失败后可选择的一个安全有效的替代方案。相对于 PTCD,EUS-BD 治疗方法的优点是避免了胆汁因引流而丢失。这种治疗方法解决了体液流失、电解质紊乱、皮肤刺激、感染和疼痛等问题。然而,掌握 EUS-BD 技术的难度较高,并且需要经过漫长和曲折的学习过程。大容量中心的研究报告显示行 EUS-BD 治疗的成功率可达 90%,小容量中心报告的技术成功率也有 60%,但其并发症高达 30%[62]。因此,初学者的前 20 个案例操作应该由学监监督[63]。在包含 25 例不可切除的恶性肿瘤梗阻患者的随机对照试验中,EUS-BD 与 PTCD 在并发症的发生率上无差异(15% vs. 25%,P=0.44)[64]。这项研究纳入的样本量少,所以可能说服力小。其他的研究发现 PTCD 和 EUS-BD 的治疗成功率相似,但 PTCD 组的并发症发生率相对较高。将来,随着技术的进步和操作熟练程度的提高,EUS-BD 的并发症发生率将会降低,并有可能得到更广泛的应用。EUS-BD 可通过避免肠道外部引流来提高生活质量。

7.6.4 外科治疗

急性胆管炎行急诊外科干预治疗有很高的死亡率[65]。因此,当其他治疗方法都用尽或者无法选择时,急诊外科干预是最后的手段。在需要外科手术治疗的情况下,需要以最安全、最快速的方式进行胆道减压。应该避免长时间的手术操作。根据我们的经验,非手术治疗在控制脓毒症方面一般都能成功,在患者病情稳定后选择外科手术是最终治疗方式。相反,对于胆总管结石患者,在不伴有急性胆管炎的情况下,一期腹腔镜下胆总管探查术(laparoscopic common bile duct exploration,LCBDE)和胆囊切除术是可行的。LCBDE 可以提高手术成功率和缩短住院时间,同时可避免 ERCP 相关的风险[60]。高龄本身并不是手术的禁忌证。通过开腹或腹腔镜技术进行胆总管探查可以安全地应用于有公认发病率和死亡率的老年人中[66]。在胆结石引起急性胆管炎的情况下,腹腔镜胆囊切除术是在内镜结石清除后进行的。这是因为多达 25% 的原位胆囊患者可能出现反复的胆管症状[67]。当因胆结石而行腹腔镜胆囊切除术时,执行手术的外科医生需要注意结石可能持续通过[60]。这种风险在以前做过括约肌切开术的患者和手术风险过高的患者中较低。ERCP 和广泛的括约肌切开术可能是合适的最终治疗[68]。图 7.3 中给出了一个急性胆管炎的推荐管理流程。

很明显,ERCP、PTCD 和外科手术不是相互矛盾的治疗方式,而是互补的,各有其独特的作用。多模式和多学科护理对急性胆管炎的成功治疗和管理至关重要。除了对急性胆管炎的管理,还需要关注特殊的患者群体。其中一个特殊群体是老年人。虽然目前的临床指南支持初次胆管事件后的胆囊切除术,但由于合并症、手术风险和患者选择等多种因素,此类建议在老年人中往往难以获得良好的依从性。当患者存在手术禁忌或出院后拒绝手术时,ERCP 应作为一种选择。急性胆管炎的复发在没有任何侵入性治疗的患者中更为常见[69]。

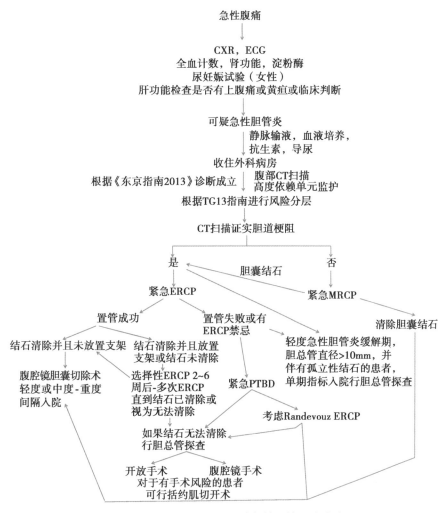

图 7.3　Tan Tock Seng 医院急性胆管炎治疗流程

CXR,胸部 X 线检查；ECG,心电图；TG13,《东京指南 2013》；CT,计算机断层扫描；CBD,胆总管；
ERCP,内镜逆行胰胆管造影；MRCP,磁性逆行胰胆管造影；PTC,经皮肝动脉造影。

7.7　上行性胆管炎的第二选择方式

7.7.1　支架置入

　　1970 年以来,经内镜或经皮胆管支架术有效缓解了胆道梗阻性疾病[70]。如今,内镜下支架置入仍然是最常见的姑息治疗方式,尤其是对于那些因不可切除的恶性肿瘤而出现梗阻性黄疸的患者。这使得许多患者无须进行手术搭桥。图 7.4 显示 PTBD 在不能手术的肝门部胆管癌患者使用姑息性金属胆管支架。复发性胆管炎是胆管支架的主要并发症之一,其主要原因是胆管内微生物生物膜的生长和胆泥的形成。较大直径的支架有较长的通畅率。支架的最大尺寸受十二指肠镜内径的限制。支架侧孔可增强通畅性。然而,比较研究并未发现在开放程度上有任何差异[71]。其他提高通畅性的技术包括新的生物材料和涂层,如亲水聚合物涂层聚氨酯支架、镀银支架和用抗菌剂浸渍聚合物胆管支架[72-74]。金属胆管支架与塑料支架相比具有更高的通畅率,因此在预期寿命较长的恶性梗阻患者中被认为是首选支架[75]。预防性抗生素已被提出作为一种减少支架阻塞和急性胆管炎发生率的手段[76]。环丙沙星具有良好的组织穿透能力,在胆汁中浓度高,能减少细菌粘连。一项多中心、双盲研究表明,在塑料胆管支架置入后接受环丙沙星治疗的患者发生胆管炎的可能性更小[77]。

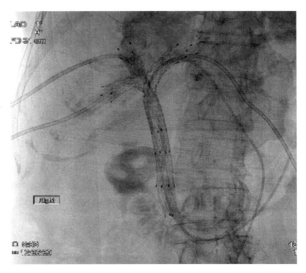

图 7.4　一名 73 岁的女性患者,患有科莱特铋 - Ⅳ型胆管癌和上行胆管炎,
经多次 PTCD 治疗,置入四根金属胆管支架以达到减压的目的。

7.7.2　肝肠吻合术后(HJ)

由于空肠蠕动障碍和肠内容物回流到胆管内而引起的吻合口狭窄或胆汁淤积,在 HJ 患者中可能发生急性胆管炎[78]。肝胆闪烁显像等成像方法有助于区分两者。对于吻合口狭窄,内镜或经皮球囊扩张或支架置入术是首选治疗方法。对于选定的患者保留 HJ 的修补。胆管通路祥有助于内镜干预,可以在 HJ 时预防性完成。采用吻合口内可降解胆管支架进行荷包吻合可降低狭窄发生率[79,80]。如果急性胆管炎在药物治疗后仍然复发,手术方法如扩大空肠输入祥、在空肠输入祥建立反流阀或胆管重建都是有效的手术方法[81-83]。

7.7.3　胆管造影

ERCP、PTBD 或术中胆管造影均存在急性胆管炎风险。ERCP 后胆管炎的危险因素包括胆管系统引流不畅、Klatskin 肿瘤、原发性硬化性胆管炎、黄疸、中心体积过小。内镜及附件消毒、使用小容积造影剂、梗阻减压及预防性使用静脉抗生素可降低急性胆管炎的风险[84]。一项双盲随机对照试验评估了在造影剂中添加庆大霉素预防 ERCP 术后胆管炎的效果,但未显示任何差异[85]。

结　论

急性胆管炎是一种常见的外科急症。Charcot 三联征在确诊中作用很小。早期的腹部影像学是早期诊断的关键。及时的生理恢复、根据当地抗菌谱定制广谱抗生素以及紧急的胆道减压是治疗的重要支柱。ERCP、PTBD、EUS-BD 和手术方式是互补的，而不是相互竞争的。在原发性结石性胆道梗阻患者中，明确的手术对于降低复发性胆管事件的风险至关重要。在没有结石性胆道阻塞的原发性胆管炎和继发性胆管炎中，应根据潜在病因确定治疗方案。根据当地资源和专业知识量身定制的多学科治疗对改善结果非常重要。

（薛志强　余然杰　译　陈存荣　校）

参考文献

1. Sung JY, Costerton JW, Shaffer EA, et al. Defence system in the biliary tract against bacterial infection. Dig Dis Sci. 1992;37(5):689.
2. Sung JY, Shaffer EA, Costerton JW, et al. Antibacterial activity of bile salts against common biliary pathogens. Effects of hydrophobicity of the molecule and in the presence of phospholipids. Dig Dis Sci. 1993;38(11):2104–12.
3. Kimura Y, Takada T, Kawarada Y, et al. Definitions, pathophysiology, and epidemiology of AC and cholecystitis: Tokyo Guidelines. J Hepatobiliary Pancreat Surg. 2007;14(1):15–26. Epub 2007 Jan 30.
4. Huibregtse K, Carr-Locke DL, Cremer M, et al. Biliary stent occlusion—a problem solved with self-expanding metal stents? European Wallstent Study Group. Endoscopy. 1992;24(5):391–4.
5. Csendes A, Becerra M, Burdiles P, et al. Bacteriological studies of bile from the gallbladder in patients with carcinoma of the gallbladder, cholelithiasis, common bile duct stones and no gallstones disease. Eur J Surg. 1994;160(6–7):363.
6. Van den Hazel SJ, Speelman P, Tytgat GN, et al. Role of antibiotics in the treatment and prevention of acute and recurrent cholangitis. Clin Infect Dis. 1994;19(2):279.
7. Kwon JS, Han J, Kim TW, et al. Changes in causative pathogens of acute cholangitis and their antimicrobial susceptibility over a period of 6 years. Korean J Gastroenterol. 2014;63(5):299–307.
8. Schneider J, De Waha P, Hapfelmeier A, et al. Risk factors for increased antimicrobial resistance: a retrospective analysis of 309 acute cholangitis episodes. J Antimicrob Chemother. 2014;69(2):519–25. doi:10.1093/jac/dkt373. Epub 2013 Oct 1.
9. Saik RP, Greenburg AG, Farris JM, et al. Spectrum of cholangitis. Am J Surg. 1975;130(2):143.
10. Csendes A, Diaz JC, Burdiles P, et al. Risk factors and classification of acute suppurative cholangitis. Br J Surg. 1992;79:655–8.
11. Kiriyama S, Takada T, Strasberg SM, et al. TG13 guidelines for diagnosis and severity grading of AC. J Hepatobiliary Pancreat Sci. 2013;20:24–34.
12. Reynolds BM, Dargan EL, et al. Acute obstructive cholangitis: a distinct clinical syndrome. Ann Surg. 1959;150(2):299–303.
13. Lee JM, Lee SH, Chung KH, et al. Risk factors of organ failure in cholangitis with bacteriobilia. World J Gastroenterol. 2015;21(24):7506–13.
14. Kiriyama S, Takada T, Strasberg SM, et al. New diagnostic criteria and severity assessment of AC in revised Tokyo Guidelines. J Hepatobiliary Pancreat Sci. 2012;19:548–56.
15. Hamano K, Noguchi O, Matsumoto Y, et al. Usefulness of procalcitonin for severity assessment in patients with acute cholangitis. Clin Lab. 2013;59(1–2):177–83.
16. Shinya S, Sasaki T, Yamashita Y, et al. Procalcitonin as a useful biomarker for determining the need to perform emergency biliary drainage in cases of acute cholangitis. J Hepatobiliary Pancreat Sci. 2014;21(10):777–85. doi:10.1002/jhbp.132. Epub 2014 Jul 2.
17. Lin J, Sun H, Li J, et al. Role of presepsin for the assessment of acute cholangitis severity. Clin Lab. 2016;62(4):679–87.

18. Bae WK, Moon YS, Kim JH, et al. Microbiologic study of the bile culture and antimicrobial susceptibility in patients with biliary tract infection. Korean J Gastroenterol. 2008;51:248–54.

19. Leung JW, Ling TK, Chan RC, et al. Antibiotics, biliary sepsis, and bile duct stones. Gastrointest Endosc. 1994;40:716–21.

20. Shelat VG, Chia CL, Yeo CS, et al. Pyogenic liver abscess: Does *Escherichia coli* cause more adverse outcomes than *Klebsiella pneumoniae*? World J Surg. 2015;39(10):2535–42.

21. Shelat VG, Wang Q, Chia CL, et al. Patients with culture negative pyogenic liver abscess have the same outcomes compared to those with Klebsiella pneumoniae pyogenic liver abscess. Hepatobiliary Pancreat Dis Int. 2016;15(5):504–511.

22. Kiesslich R, Holfelder M, Will D, et al. Interventional ERCP in patients with cholestasis. Degree of biliary bacterial colonization and antibiotic resistance. Z Gastroenterol. 2001;39:985–92.

23. Shivaprakasha S, Harish R, Dinesh KR, et al. Aerobic bacterial isolates from choledochal bile at a tertiary hospital. Indian J Pathol Microbiol. 2006;49:464–7.

24. Thompson J, Bennion RS, Pitt HA, et al. An analysis of infectious failures in AC. HPB Surg. 1994;8:139–45.

25. Sartelli M, et al. Antimicrobials: a global alliance for optimizing their rational use in intra-abdominal infections (AGORA). World J Emerg Surg. 2016;11:33.

26. Natarajan SK, Chua D, Anbalakan K, Shelat VG. Marginal ulcer perforation: a single center experience. Eur J Trauma Emerg Surg. 2016 Sep 12. [Epub ahead of print].

27. Schneider J, Weidner W, Hapfelmeier A, et al. The use of proton pump inhibitors and the spectrum and number of biliary pathogens in patients with acute cholangitis. Aliment Pharmacol Ther. 2014;39(10):1194–203.

28. Sartelli M, et al. WSES guidelines for management of Clostridium difficile infection in surgical patients. World J Emerg Surg. 2015;10:38.

29. Wannhoff A, Rupp C, Friedrich K, et al. Inflammation but not biliary obstruction is associated with carbohydrate antigen 19-9 levels in patients with primary sclerosing cholangitis. Clin Gastroenterol Hepatol. 2015;13(13):2372–9.

30. Attasaranya S, Fogel EL, Lehman GA, et al. Choledocholithiasis, ascending cholangitis, and gallstone pancreatitis. Med Clin North Am. 2008;92(4):925–60.

31. Lai EC, Mok FP, Tan ES, et al. Endoscopic biliary drainage for severe AC. N Engl J Med. 1992;326(24):1582–6.

32. Leung JW, Chung SC, Sung JJ, et al. Urgent endoscopic drainage for acute suppurative cholangitis. Lancet. 1989;1(8650):1307–9.

33. Massimo S, Fikri MAZ, Fausto C, Sartelli, et al. Global validation of the WSES Sepsis Severity Score for patients with complicated intra-abdominal infections: a prospective multi-centre study (WISS Study). World J Emerg Surg. 2015;10:61.

34. Kim H, Kong T, Chung SP, et al. Usefulness of the delta neutrophil index as a promising prognostic marker of acute cholangitis in emergency departments. Shock. 2017;47(3):303–12.

35. Schwed AC, Boggs MM, Pham XD, et al. Association of admission laboratory values and the timing of endoscopic retrograde cholangiopancreatography with clinical outcomes in acute cholangitis. JAMA Surg. 2016;151(11):1039–45.

36. Mendes FD, Jorgensen R, Keach J, et al. Elevated serum IgG4 concentration in patients with primary sclerosing cholangitis. Am J Gastroenterol. 2006;101:2070–5.

37. Bjornsson E, Chari ST, Smyrk TC, et al. Immunoglobulin G4 associated cholangitis: description of an emerging clinical entity based on review of the literature. Hepatology. 2007;45:1547–54.

38. Wiesner RH, Grambsch PM, Dickson ER, et al. Primary sclerosing cholangitis: natural history, prognostic factors and survival analysis. Hepatology. 1989;10:430–6.

39. Angulo P, Peter JB, Gershwin ME, et al. Serum autoantibodies in patients with primary sclerosing cholangitis. J Hepatol. 2000;32:182–7.

40. Lindor KD, Kowdley KV, Harrison ME, et al. ACG guideline: primary sclerosing cholangitis. Am J Gastroenterol. 2015;110(5):646–59.

41. Dolmatch BL, Laing FC, Ferderle MP, et al. AIDS-related cholangitis: radiographic findings in nine patients. Radiology. 1987;163(2):313–6.

42. Menias CO, Surabhi VR, Prasad SR, et al. Mimics of cholangiocarcinoma: spectrum of disease. Radiographics. 28(4):1115–29.

43. Tan WB, Shelat VG, Diddapur RK, et al. Oriental liver fluke infestation presenting more than 50 years after immigration. Ann Acad Med Singap. 2009;38(8):735–6.

44. Lee KH, Shelat VG, Low HC, et al. Recurrent pancreatitis secondary to pancreatic ascariasis. Singapore Med J. 2009;50(6):e218–9.

45. Shelat VG, Khoon TE, Tserng TL, et al. Outcomes of nonoperative management of blunt splenic injury—Asian experience. Int Surg Int College Surg. 2015;100(9–10):1281–6.

46. Natarajan SK, Chua D, Anbalakan K, et al. Marginal ulcer perforation: a single center experience. Eur J Trauma Emerg Surg. 2016;1–6 [Epub ahead of print].

47. Yeo CSW, Tay VWY, Low JK, et al. Outcomes of percutaneous cholecystostomy and predictors of eventual cholecystectomy. J Hepatobiliary Pancreat Sci. 2016;23(1):65–73.

48. Sartelli M, Abu-Zidan FM, Ansaloni L, et al. The role of the open abdomen procedure in managing severe abdominal sepsis: WSES position paper. World J Emerg Surg. 2015;10(1):35.

49. Shelat VG, Diddapur RK. Minimally invasive retroperitoneal pancreatic necrosectomy in necrotising pancreatitis. Singapore Med J. 2007;48(8):e220–3.

50. Dellinger RP, Levy MM, Rhodes A, et al. Surviving sepsis campaign. Crit Care Med. 2013;41(2):580–637.

51. Mosler P. Management of acute cholangitis. Gastroenterol Hepatol. 2011;7(2):121–3.

52. Hui CK, Lai KC, Yuen MF, et al. Acute cholangitis—predictive factors for emergency ERCP. Aliment Pharmacol Ther. 2001;15(10):1633–7.

53. Schuts EC, Hulscher MEJL, Mouton JW, et al. Current evidence on hospital antimicrobial stewardship objectives: a systematic review and meta-analysis. Lancet Infect Dis. 2016;16(7):847–56.

54. Ito T, Sai JK, Okubo H, et al. Safety of immediate endoscopic sphincterotomy in acute suppurative cholangitis caused by choledocholithiasis. World J Gastrointest Endosc. 2016;8(3):180–5.

55. Zhang R, Cheng L, Cai X, et al. Comparison of the safety and effectiveness of endoscopic biliary decompression by nasobiliary catheter and plastic stent placement in acute obstructive cholangitis. Swiss Med Wkly. 2013;143:w13823.

56. Park S-Y, Park C-H, Cho S-B, et al. The safety and effectiveness of endoscopic biliary decompression by plastic stent placement in acute suppurative cholangitis compared with nasobiliary drainage. Gastrointest Endosc. 2008;68(6):1076–80.

57. Sharma BC, Kumar R, Agarwal N, Sarin SK. Endoscopic biliary drainage by nasobiliary drain or by stent placement in patients with acute cholangitis. Endoscopy. 2005;37(5):439–43.

58. Trikudanathan G, Navaneethan U, Parsi MA. Endoscopic management of difficult common bile duct stones. World J Gastroenterol. 2013;19(2):165–73.

59. Shelat VG, Chan CY, Liau KH, et al. Laparoscopic exploration can salvage failed endoscopic bile duct stone extraction. Singap Med J. 2012;53(5):313–7.

60. Tan K-K, Shelat VG, Liau K-H, et al. Laparoscopic common bile duct exploration: our first 50 cases. Ann Acad Med Singap. 2010;39(2):136–42.

61. Giovannini M, Moutardier V, Pesenti C, et al. Endoscopic ultrasound-guided bilioduodenal anastomosis: a new technique for biliary drainage. Endoscopy. 2001;33(10):898–900.

62. Mukai S, Itoi T. How should we use endoscopic ultrasonography-guided biliary drainage techniques separately? Endosc Ultrasound. 2016;5(2):65–8.

63. Hara K, Yamao K, Mizuno N, et al. Endoscopic ultrasonography-guided biliary drainage: who, when, which, and how? World J Gastroenterol. 2016;22(3):1297–303. doi:10.3748/wjg.v22.i3.1297.

64. Artifon EL, Aparicio D, Paione JB, et al. Biliary drainage in patients with unresectable, malignant obstruction where ERCP fails. J Clin Gastroenterol. 2012;46(9):768–74.

65. Liu CL, Fan ST. Acute cholangitis. In: Holzheimer RG, Mannick JA, editors. Surgical treatment: evidence-based and problem-oriented. Munich: Zuckschwerdt; 2001.

66. Shelat VG, Chia VJM, Low J. Common bile duct exploration in an elderly Asian population. Int Surg. 2015;100(2):261–7.

67. Poon RT, Liu CL, Lo CM, et al. Management of gallstone cholangitis in the era of laparoscopic cholecystectomy. Arch Surg. 2001;136(1):11–6.

68. Kwon SK, Lee BS, Kim NJ, et al. Is cholecystectomy necessary after ERCP for bile duct stones in patients with gallbladder in situ? Korean J Intern Med. 2001;16(4):254–9.

69. García-Alonso FJ, de Lucas GM, Bonillo Cambrodón D, et al. Gallstone-related disease in the elderly: is there room for improvement? Dig Dis Sci. 2015;60(6):1770–7.

70. Soehendra N, Reynders-Frederix V. Palliative bile duct drainage – a new endoscopic method of introducing a transpapillary drain. Endoscopy. 1980;12(1):8–11.

71. England RE, Martin DF, Morris J, et al. A prospective randomised multicentre trial comparing 10 Fr Teflon Tannenbaum stents with 10 Fr polyethylene Cotton-Leung stents in patients with malignant common duct strictures. Gut. 2000;46(3):395–400.

72. Jansen B, Goodman LP, Ruiten D. Bacterial adherence to hydrophilic polymer-coated polyurethane stents. Gastrointest Endosc. 1993;39(5):670–3.

73. Leung JW, Lau GT, Sung JJ, et al. Decreased bacterial adherence to silver-coated stent material: an in vitro study. Gastrointest Endosc. 1992;38(3):338–40.

74. Rees EN, Tebbs SE, Elliott TS. Role of antimicrobial-impregnated polymer and Teflon in the

prevention of biliary stent blockage. J Hosp Infect. 1998;39(4):323–9.

75. Moss AC, Morris E, MacMathuna P. Palliative biliary stents for obstructing pancreatic carcinoma. Cochrane Database Syst Rev. 2006;1:CD004200.

76. Donelli G, Guaglianone E, Di Rosa R, Fiocca F, Basoli A. Plastic biliary stent occlusion: factors involved and possible preventive approaches. Clin Med Res. 2007;5(1):53–60.

77. Chan G, Barkun J, Barkun AN, et al. The role of ciprofloxacin in prolonging polyethylene biliary stent patency: a multicenter, double-blinded effectiveness study. J Gastrointest Surg. 2005;9(4):481–8.

78. Tsalis K, Antoniou N, Koukouritaki Z, et al. Successful treatment of recurrent cholangitis by constructing a hepaticojejunostomy with long Roux-en-Y limb in a long-term surviving patient after a Whipple procedure for pancreatic adenocarcinoma. Am J Case Rep. 2014;15:348–51.

79. Laukkarinen J, Sand J, Leppiniemi J, et al. A novel technique for hepaticojejunostomy for non-dilated bile ducts: a purse-string anastomosis with an intra-anastomotic biodegradable biliary stent. Am J Surg. 2010;200(1):124–30.

80. Elbir OH, Karaman K, Surmelioglu A, et al. The heineke-mikulicz principle for hepaticojejunostomy stricture. Case Rep Surg. 2012;2012:454975.

81. Sanada Y, Yamada N, Taguchi M, et al. Recurrent cholangitis by biliary stasis due to non-obstructive afferent loop syndrome after pylorus-preserving pancreatoduodenectomy: report of a case. Int Surg. 2014;99(4):426–31.

82. Vrochides D, Fischer SA, Soares G, et al. Successful treatment of recurrent cholangitis complicating liver transplantation by Roux-en-Y limb lengthening. Transpl Infect Dis. 2007;9(4):327–31.

83. Orlando G, Blairvacq J-S, Otte J-B, Goffette P, Ciccarelli O, Sempoux C, et al. Successful treatment of recurrent cholangitis after adult liver transplantation with a Tsuchida antireflux valve. Transplantation. 2004;77(8):1307–8.

84. Winick AB, Waybill PN, Venbrux AC. Complications of percutaneous transhepatic biliary interventions. Tech Vasc Interv Radiol. 2001;4(3):200–6.

85. Norouzi A, Khatibian M, Afroogh R, et al. The effect of adding gentamicin to contrast media for prevention of cholangitis after biliary stenting for non-calculous biliary obstruction, a randomized controlled trial. Indian J Gastroenterol. 2013;32(1):18–21.

化脓性肝脓肿

Yeo Danson, Tan Ming Yuan, Vishal G.Shelat

8

8.1 引言

肝脓肿是指由于多种微生物侵入肝实质并繁殖形成脓腔的病变[1],分为细菌性肝脓肿(化脓性肝脓肿)、寄生虫性肝脓肿(阿米巴肝脓肿)、混合性肝脓肿(细菌性合并寄生虫性肝脓肿)、罕见的真菌性肝脓肿。成人化脓性肝脓肿(pyogenic liver abscess,PLA)主要为胆源性感染所致。1938年,Ochsner进行了关于PLA的第一次重要研究,指出青年人患门静脉脓毒血症的死亡率为77%[5]。近年来由于介入放射学和重症监护技术不断发展,以及对脓毒症认识不断提高,患者的死亡率有所改善,但仍然高达46%[2-4]。PLA的基础治疗仍然是抗生素治疗结合经皮穿刺引流术。

8.2 流行病学

PLA在全球范围内的发病率呈上升趋势[2]。亚洲的患病率比西方更高。与西方4/10万的患病率相比,我国台湾省的患病率高达18/10万[6-8]。PLA在亚洲和西方人群中的特征也不同[9]。大部分西方患者存在潜在的恶性肿瘤或肝胆胰的疾病,而亚洲患者存在隐源性PLA或胆管疾病。在西方,葡萄球菌或链球菌是最常见的致病微生物。而在亚洲,肺炎克雷伯菌是最常见的致病微生物。令人担忧的是,产超广谱β-内酰胺酶(ESBL)的肺炎克雷伯菌的患病率越来越高,从2001年血培养阳性率1.6%上升到2011年的14.3%[2]。这种耐药性的增加可能源于广谱第三代头孢菌素的广泛使用。PLA患者更可能合并有2型糖尿病(DM)。具有恶性肿瘤的患者PLA患病率显著增加[2]。最近一项来自我国台湾省的病例对照研究结果显示,质子泵抑制剂的使用与增加PLA的风险相关[10]。

8.3 病因

肝脓肿的产生是由微生物通过血流、胆管或周围的组织结构(尤其是通过胆囊床)侵入肝实质所致[11]。血行播散可通过门静脉系统感染发生,如阑尾炎、小肠炎或结肠炎。PLA也可能来源于腹部外感染或已有的肝脏病变(胆管囊肿、包虫囊肿或坏死性的恶性转移肿瘤)。胆管扩张可导致腹腔内胆管感染,污染胆管。PLA可能使胆肠吻合术(胰十二指肠切除术)和免疫抑制(肝移植)的手术操作复杂化。广泛采用介入放射治疗,如射频消融(RFA)或经动脉化疗栓塞(TACE)治疗肝细胞癌(HCC)也与PLA有关。在一项103例经皮胆囊穿刺引流术治疗急性胆囊炎的研究中,12.6%的患者在影像学上有邻近部位的PLA[12]。众所周知,PLA 可使复发性化脓性胆管炎(RPC)复杂化[13]。在 319 例 RPC 患者的研究中,Law ST 等报道了 RPC 患者的 PLA 具有独特的临床、微生物学和放射学模式。然而,抗生素和经皮穿刺引流术的效果是相当的[14]。

8.4　病原学

抗生素是 PLA 的主要治疗方法。理想情况下,所有患者应接受靶向抗生素治疗[15]。在 PLA 患者中,病原微生物鉴定的主要来源是血培养。经皮穿刺或引流的脓液也可用于微生物分离鉴定。

8.4.1　肺炎克雷伯菌化脓性肝脓肿(KPPLA)

近些年,肺炎克雷伯菌作为主要病原体的流行率越来越高,尤其是在亚洲国家[16]。据报道,KPPLA 与大病灶的 PLA 相关[17,18]。在一项涉及 288 例患者的研究中,我们报告显示 KPPLA 的例数是大肠埃希菌 PLA 的十倍。而且,KPPLA 的体积往往更大(6cm vs. 4cm,$P=0.006$)。由于体积较大,KPPLA 更有可能经皮穿刺引流[16]。

8.4.2　大肠埃希菌化脓性肝脓肿(ECPLA)

ECPLA 在老年缺血性心脏病患者中更常见,更可能与潜在的胆管疾病相关[16,17]。因此,ECPLA 的管理面临着明显的挑战。我们已经进行过 ECPLA 与 KPPLA 的对比研究并得出结论,尽管在人口统计学和临床方面存在差异,但在多学科联合诊疗模式的时代,ECPLA 的预后与 KPPLA 相当[16]。由于 ECPLA 与胆结石和胆管病理学有明显的相关性,我们主张对 ECPLA 患者进行常规的腹部超声扫描。

8.4.3　培养阴性的化脓性肝脓肿(CNPLA)

虽然血液培养是微生物鉴定的主要来源,但分离致病微生物的敏感性不足 40%[2,19,20]。在进行 PLA 吸引或引流的患者中,只有 60% 的患者脓液培养为阳性[2]。这可能是由于在引流之前开始使用抗生素的缘故。其他方法如聚合酶链反应(PCR)可用于提高诊断率或早期获得结果。

CNPLA 通常较少被报道,但它并不罕见。关于 CNPLA 预后的数据有限。当患者对治疗反应不佳时,我们对 CNPLA 的管理面临着更高的挑战。我们研究显示从 2003 年 1 月到 2011 年 12 月 CNPLA 的患病率与 KPPLA 相同[20]。CNPLA 患者使用与肺炎克雷伯菌相同的经验抗生素治疗,CNPLA 患者的总体预后(住院时间和 30 天死亡率)与 KPPLA 患者相似。与单纯应用抗生素相比,经皮穿刺引流的 CNPLA 患者预后较好。CNPLA 患者的经验性抗生素选择应根据当地最常见的微生物和医疗机构抗菌谱进行调整。

8.5　临床表现

PLA 的诊断需要很高的临床怀疑指数,因为症状通常是非特异性的和高度可变的。PLA 的常见症状是寒战发热、腹痛和不适。常见体征为体温升高和右上腹压痛(PLA 三分之二位于右半肝）。在 Chen 等人的一项研究中，KPPLA 的表现与其他微生物感染的 PLA 没有差异[21]。PLA 可在腹腔脓毒症的背景下发生，患者可表现为主要潜在疾病的临床症状和体征。对于接受 RFA 或 TACE 治疗的 HCC 患者，存在持续性发热和腹痛应进行相应的检查排除存在 PLA 可能。在 TACE 患者中，高度怀疑是必要的，因为发热可以被视为栓塞后综合征。PLA 可能的并发症包括脓肿破裂、眼内炎和多器官衰竭[21]。

脓肿破裂

PLA 破裂并不常见，发生率达 6%[22,23]。其破裂危险因素包括糖尿病、肝硬化、肺炎克雷伯菌感染、气体形成、脓肿>6cm 且肝左叶受累[24,25]。糖尿病和肝硬化患者吞噬和杀菌功能受损，局部炎症严重且易发生破裂。PLA 破裂是外科急症。自发性 PLA 破裂伴腹膜炎需要手术干预。而不伴有腹膜炎的破裂局限的患者可采用经皮穿刺引流及抗生素治疗[26]。PLA 破裂患者的住院时间和抗生素使用时间会更长，需外科干预（经皮或手术引流）及转移感染概率也更高。Jun CH 等人在一项研究中报道了 23 例 PLA 破裂患者，死亡率为 4.3%[24]。

8.6 辅助检查

8.6.1 生化检查

无特异性血清生化检查用于诊断 PLA，常规的血清生化有助于脓毒血症的诊断，如出现相关临床表现，应警惕 PLA。白细胞总数升高、尿素升高、凝血功能障碍和肝酶异常有助于临床判断。血清生化检查有助于监测治疗反应，并指导治疗时间。在脓肿形成过程中，肝细胞坏死并分泌细胞因子刺激邻近纤维组织生长，形成脓肿壁[27]。C 反应蛋白（CRP）是一种在肝脏内合成的急性期蛋白，由细胞因子（尤其是白细胞介素 -6）释放刺激。Law 等人计算的 CRP 比值是基于第 1 周时的 CRP 浓度。研究表明，在第 3 周 CRP 比值 ≤ 0.278 是治疗有效的标志，脓肿可能通过 5 周抗感染方案根除。如果第 3 周的 CRP 比值>0.570，提示可能治疗失败，甚至进展为脓肿，且死亡率更高[27]。该结果需要进一步验证。

8.6.2 影像学检查

超声（US）、计算机断层扫描（CT）和磁共振成像（MRI）扫描对 PLA 的诊断高度敏感。但是，影像检查结果通常是非特异性的，可能与肝囊肿或坏死性肿瘤相似。超声检查简便可行，除了诊断 PLA 外，还有助于检测胆结石。在感染性休克和急性肾损伤患者中，超声可帮助降低造影剂肾病的风险。CT 增强扫描有助于详细鉴别，以及是否存在积气或钙化。MRI 扫描可多维成像，能较明显区分包虫囊肿[4,28]。MRI 扫描显示，T_2 加权图像上，PLA 可出现病灶周围水肿和病灶信号增强。T_1 和 T_2 加权图像上显示出的不同信号强度变化取决于其蛋白质的含量。影像学特点可以帮助识别潜在微生物。广泛分散的小脓肿见于葡萄球菌感染，通常累及肝脾。PLA 也可表现为小脓肿簇聚集合。该集群模式与大肠菌群和肠道微生物有关，可能会进展为大的肝脏肿腔。气体形成提示产气杆菌（艰难梭菌）感染。然而，即使在脓肿中有气体形成，肺炎克雷伯菌仍然是主要的病原体。Alsaif 等人开展的研究显示，CT 扫描仅在 17% 的 PLA 中观察到气体影[29]。与其他细菌所致的 PLA 相比，KPPLA 更可能是单发的、实性的、多房的。影像学检查通常为治疗终点的评估方法,同时也是一种诊断和治疗监测的重要手段。

8.6.3 脓肿大小

抗生素是 PLA 治疗的主要治疗措施。然而,由于细菌拷贝数高、抗生素渗透性不足,以及对细菌清除的无效,单用静脉抗生素可能不足以治疗大脓肿[30,31]。通过脓液引流,可能缩短静脉使用抗生素的疗程。需要引流的脓肿大小和引流方式仍存在很多争议。Liao 等[32]发现大于 7.3cm 的脓肿经皮穿刺引流容易失败。对于更大的 PLA,其他作者提倡手术切开引流[30,33]。目前对于“巨大脓肿”的定义尚无共识。他们将脓肿直径 ≥ 10cm 的诊断为“巨大 PLA”[34]。在该回顾性研究中,仅 7% 为巨大 PLA,仅 2.6% 的巨大 PLA 经皮穿刺引流失败。本研究表明对于巨大脓肿,静脉使用抗生素和经皮穿刺引流是一种安全、有效的治疗方法,仅有少数患者需手术引流。脓肿大小并不影响总体死亡率[34]。脓肿大小也不是决定经皮穿刺引流能否成功的唯一因素。对于多房性脓肿,由于脓肿分隔,经皮穿刺引流失败率较高。多房性 PLA 会导致发病率和住院时间增加[35,36]。Ahmed 等人[34]在研究中发现仅有 55% 的巨大 PLA 是多房性的。该研究中多房性 PLA 的发生率相对较低,这可能是其穿刺引流成功率较高的原因。

8.6.3.1 气体形成

伴气体形成 PLA 组感染性休克的发生率较高,发生率为 32.5%,而非气体形成 PLA 组为 11.7%[37]。气体形成也是脓肿自发性破裂的一个独立危险因素[24]。影像上存在积气提示高死亡率[22,32]。对于有气体形成的患者,升级治疗的条件应当适当降低,而且不适合经皮穿刺引流。虽然脓肿伴气体形成不是经皮穿刺引流的禁忌证,但 Liao 等[32]的研究显示,气体的存在是经皮穿刺引流失败的重要影像学预测因素。肺炎克雷伯菌是 PLA 伴气体形成的最常见致病菌,其均来自肝脏脓肿抽吸液和血液培养[29]。肺炎克雷伯菌在形成气体的脓肿中的培养阳性率为 81%~100%,而无气体形成的脓肿培养阳性率为 28%~86%[38-41]。使用彩超或 CT 扫描诊断气体形成是可靠的,检出率高达 100%[40]。在超声中,气体形成可能表现为伴有声影的弥漫性高回声斑点[38]或伴反射的高回声病灶[37]。CT 扫描显示,气体形成可能被识别为低衰减区,CT 值类似于肺[38]。越来越多的报道显示气体形成的 PLA 与肝动脉化疗栓塞(TACE)相关[42,43]。

8.7 治疗

8.7.1 药理学

PLA 治疗的主要手段是抗生素治疗,联合或不联合经皮穿刺吸引 / 置管引流。抗生素治疗必须根据当地常见的病原微生物、样本培养和敏感性。由于细菌负荷和抗生素渗透性差,抗生素治疗可能并不总是有效的。单用抗生素治疗失败的预测因素包括:年龄 ≥ 55 岁、多发性脓肿、恶性病因和既往接受过内镜治疗。抗生素治疗时间和脓肿大小不能预测治疗失败[2]。在最近一项研究中得出结论,如果根据当地抗菌谱制定治疗方案,CNPLA 经验性治疗是安全的[20]。化脓性肝脓肿治疗流程如图 8.1。

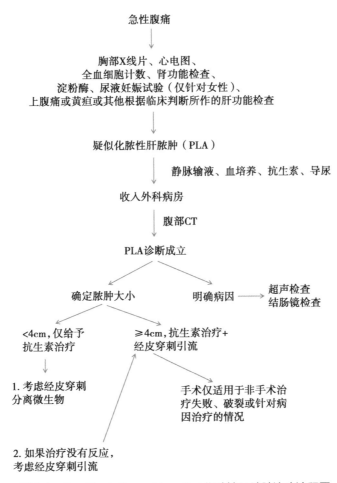

图 8.1　Tan Tock Seng Hospital 化脓性肝脓肿治疗流程图

8.7.2　经皮穿刺 / 引流

　　虽然一些作者认为经皮穿刺引流可能不适用于巨大 PLA[30]，近期更多的证据表明，巨大脓肿并不是经皮穿刺引流的禁忌证。在 Ahmed 等人开展的研究中，经皮穿刺引流>10cm 的 PLA 病例，有 97.4% 成功[34]。图 8.2 展示了一位老年男性患者伴气体形成的化脓性肝脓肿的 CT 扫描图像。图 8.3 为经过抗生素和经皮穿刺引流术治疗后同一患者的 CT 扫描图像。经皮穿刺引流需要局部麻醉、浅镇静，可在放射科指导下进行。与经皮穿刺抽吸相比，经皮穿刺引流成功率较高，可控制大脓肿引流，对血流动力学和生理应激影响小[30,44]。使用抗生素及经皮穿刺引流术治疗失败的预测因素包括：ECOG（美国东部肿瘤协作组）体力状况评分 ≥2、高血压和血清胆红素升高[2]。多发性脓肿和脓肿大小不能预测经皮穿刺治疗失败[2]。经皮穿刺引流失败可导致无法控制的败血症，最终导致死亡。在巨大或多房性 PLA 中，有时需要多根置管引流。置管部位不适伴疼痛、浅表感染和导管脱位是置管常见的并发症。对于引流量极少的患者，冲洗导管确保通畅对患者更安全，而不是过早拔除。作者的实践经验是只有当临床和生化改善且连续 2 天的引流量<10ml/24h 时才考虑拔除引流管。

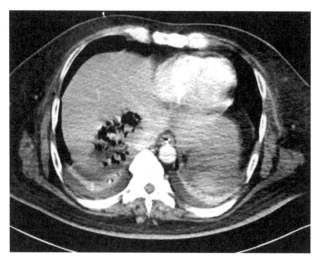

图 8.2　伴气体形成的化脓性肝脓肿的 CT 扫描图像

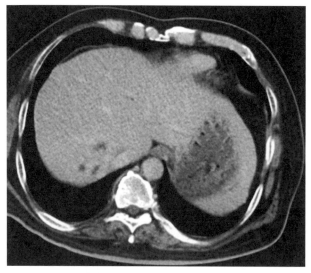

图 8.3　经过抗生素和经皮穿刺引流术治疗后
同一患者的 CT 扫描图像

8.7.3　手术引流

　　PLA 破裂患者适用于手术治疗。手术引流可通过开腹或腹腔镜进行。在大多数研究中,经皮穿刺引流与手术引流比较,发病率较低,两者死亡率相当[45,46]。虽然腹腔镜引流的治疗成功率较高,但手术和麻醉相关并发症仍然很高,因此仅适用于经皮穿刺引流失败的患者[47]。开腹引流法允许外科医生使用手指有效地分解脓肿间隔的小腔室,随后将大口径引流管放入腔室引流。开腹引流可能更适合治疗困难部位的脓肿,例如肝穹窿,因为可对重度凝血障碍患者进行更有效的止血[30]。但是,随着腹腔镜技术和仪器设备的改善,腹腔镜引流可能与开腹引流一样有效。最近,也有报道,视频辅助 PLA 引流用于经皮穿刺引流失败的患者[48]。肝切除术仅限于 PLA 合并复发性化脓性胆管炎患者。

结　论

　　PLA 是一种发病率和死亡率很高的严重肝胆感染性疾病。介入治疗广泛应用于 HCC 患者在一定程度上导致了 PLA 流行的地理分布趋势改变。影像学检查仍然是诊断和治疗监测的基础。对脓肿体积较大的患者,经皮穿刺引流术是必要的治疗方法,对于多房性或巨大的 PLA 患者,经皮穿刺引流术也是有效的治疗方式。手术治疗适用于脓肿破裂、经皮穿刺引流失败或原发疾病的病因治疗。为保证好的治疗效果,多学科联合诊疗模式是必不可少的。

(罗浩滕　陈钧年 译　陈存荣 校)

参考文献

1. Chiche L, Dargere S, Le Pennec V, et al. Pyogenic-liver abscess: diagnosis and management. Gastroenterol Clin Biol. 2008;32:1077–91.
2. Lo JZ, Leow JJ, Ng PL, et al. Predictors of therapy failure in a series of 741 adult pyogenic liver abscesses. J Hepatobiliary Pancreat Sci. 2015;22:156–65.
3. Mezhir JJ, Fong Y, Jacks LM, et al. Current management of pyogenic liver abscess: surgery is now second-line treatment. J Am Coll Surg. 2010;210:975–83.
4. Pang TC, Fung T, Samra J, et al. Pyogenic liver abscess: an audit of 10 years' experience. World J Gastroenterol. 2011;17:1622–30.
5. Ochsner A, DeBakey M, Denison MS. Pyogenic abscess of the liver. Am J Surg. 1938:292–353.
6. Tsai FC, Huang YT, Chang LY, et al. Pyogenic liver abscess as endemic disease. Taiwan Emerg Infect Dis. 2008;14:1592–600.
7. Jepsen P, Vilstrup H, Schonheyder HC, et al. A nationwide study of the incidence and 30-day mortality rate of pyogenic liver abscess in Denmark, 1977-2002. Aliment Pharmacol Ther. 2005;21:1185–8.
8. Meddings L, Myers RP, Hubbard J, et al. A population-based study of pyogenic liver abscesses in the United States: incidence, mortality, and temporal trends. Am J Gastroenterol. 2010;105:117–24.
9. Cerwenka H. Pyogenic liver abscess: differences in etiology and treatment in Southeast Asia and Central Europe. World J Gastroenterol. 2010;16:2458–62.
10. Lin HF, Liao KF, Chang CM, et al. Correlation between proton pump inhibitors and risk of pyogenic liver abscess. Eur J Clin Pharmacol. 2017 Apr 22. doi:10.1007/s00228-017-2256-9. [Epub ahead of print].
11. Lardiere-Deguelte S, Ragot E, Amroun K, et al. Hepatic abscess: Diagnosis and management. J Visc Surg. 2015;152:231–43.
12. Yeo CS, Tay VW, Low JK, et al. Outcomes of percutaneous cholecystostomy and predictors of eventual cholecystectomy. J Hepatobiliary Pancreat Sci. 2016;23:65–73.
13. Kwan KE, Shelat VG, Tan CH. Recurrent pyogenic cholangitis: a review of imaging findings and clinical management. Abdom Radiol (NY). 2016;42(1):46–56.
14. Law ST, Li KK. Is pyogenic liver abscess associated with recurrent pyogenic cholangitis a distinct clinical entity? A retrospective analysis over a 10-year period in a regional hospital. Eur J Gastroenterol Hepatol. 2011;23(9):770–7.

15. Sartelli M, Weber DG, Ruppé E, et al. Antimicrobials: a global alliance for optimizing their rational use in intra-abdominal infections (AGORA). World J Emerg Surg. 2016;11:33. doi:10.1186/s13017-016-0089-y.

16. Shelat VG, Chia CL, Yeo CS, et al. Pyogenic liver abscess: does *Escherichia coli* cause more adverse outcomes than *Klebsiella pneumoniae*? World J Surg. 2015;39:2535–42.

17. Chen SC, Wu WY, Yeh CH, et al. Comparison of *Escherichia coli* and *Klebsiella pneumoniae* liver abscesses. Am J Med Sci. 2007;334(2):97–105.

18. Kim SB, Je BK, Lee KY, et al. Computed tomographic differences of pyogenic liver abscesses caused by *Klebsiella pneumoniae* and non-*Klebsiella pneumoniae*. J Comput Assist Tomogr. 2007;31:59–65.

19. Chemaly RF, Hall GS, Keys TF, et al. Microbiology of liver abscesses and the predictive value of abscess gram stain and associated blood cultures. Diagn Microbiol Infect Dis. 2003;46:245–8.

20. Shelat VG, Wang Q, Chia CL, et al. Patients with culture negative pyogenic liver abscess have the same outcomes compared to those with *Klebsiella pneumoniae* pyogenic liver abscess. Hepatobiliary Pancreat Dis Int. 2016;15:504–11.

21. Chen CH, Wu SS, Chang HC, et al. Initial presentations and final outcomes of primary pyogenic liver abscess: a cross-sectional study. BMC Gastroenterol. 2014;14:133.

22. Chen SC, Tsai SJ, Chen CH, et al. Predictors of mortality in patients with pyogenic liver abscess. Neth J Med. 2008;66:196–203.

23. Lee CH, Leu HS, Wu TS, et al. Risk factors for spontaneous rupture of liver abscess caused by *Klebsiella pneumoniae*. Diagn Microbiol Infect Dis. 2005;52:79–84.

24. Jun CH, Yoon JH, Wi JW, et al. Risk factors and clinical outcomes for spontaneous rupture of pyogenic liver abscess. J Dig Dis. 2015;16:31–6.

25. Chou FF, Sheen-Chen SM, Lee TY. Rupture of pyogenic liver abscess. Am J Gastroenterol. 1995;90:767–70.

26. Motoyama T, Ogasawara S, Chiba T, et al. Successful non-surgical treatment of ruptured pyogenic liver abscess. Intern Med. 2013;52:2619–22.

27. Law ST, Li KK. Role of C-reactive protein in response-guided therapy of pyogenic liver abscess. Eur J Gastroenterol Hepatol. 2014;26:179–86.

28. Mortele KJ, Segatto E, Ros PR. The infected liver: radiologic-pathologic correlation. Radiographics. 2004;24:937–55.

29. Alsaif HS, Venkatesh SK, Chan DS, et al. CT appearance of pyogenic liver abscesses caused by *Klebsiella pneumoniae*. Radiology. 2011;260:129–38.

30. Chung YF, Tan YM, Lui HF, et al. Management of pyogenic liver abscesses – percutaneous or open drainage? Singap Med J. 2007;48:1158–65. quiz 1165.

31. Bamberger DM. Outcome of medical treatment of bacterial abscesses without therapeutic drainage: review of cases reported in the literature. Clin Infect Dis. 1996;23:592–603.

32. Liao WI, Tsai SH, Yu CY, et al. Pyogenic liver abscess treated by percutaneous catheter drainage: MDCT measurement for treatment outcome. Eur J Radiol. 2012;81:609–15.

33. Tan YM, Chung AY, Chow PK, et al. An appraisal of surgical and percutaneous drainage for pyogenic liver abscesses larger than 5 cm. Ann Surg. 2005;241:485–90.

34. Ahmed S, Chia CL, Junnarkar SP, et al. Percutaneous drainage for giant pyogenic liver abscess--is it safe and sufficient? Am J Surg. 2016;211:95–101.

35. Barakate MS, Stephen MS, Waugh RC, et al. Pyogenic liver abscess: a review of 10 years' experience in management. Aust N Z J Surg. 1999;69:205–9.

36. Liew KV, Lau TC, Ho CH, et al. Pyogenic liver abscess—a tropical centre's experience in management with review of current literature. Singap Med J. 2000;41:489–92.

37. Chou FF, Sheen-Chen SM, Chen YS, et al. The comparison of clinical course and results of treatment between gas-forming and non-gas-forming pyogenic liver abscess. Arch Surg. 1995;130:401–5. discussion 406.

38. Yang CC, Chen CY, Lin XZ, et al. Pyogenic liver abscess in Taiwan: emphasis on gas-forming liver abscess in diabetics. Am J Gastroenterol. 1993;88:1911–5.

39. Lee TY, Wan YL, Tsai CC. Gas-containing liver abscess: radiological findings and clinical significance. Abdom Imaging. 1994;19:47–52.

40. Lee HL, Lee HC, Guo HR, et al. Clinical significance and mechanism of gas formation of pyogenic liver abscess due to *Klebsiella pneumoniae*. J Clin Microbiol. 2004;42:2783–5.

41. Foo NP, Chen KT, Lin HJ, et al. Characteristics of pyogenic liver abscess patients with and without diabetes mellitus. Am J Gastroenterol. 2010;105:328–35.

42. Chen C, Chen P, Yang P, et al. Clinical and microbiological features of liver abscess after transarterial embolization for hepatocellular carcinoma. Am J Gastroentrol. 1997;92:2257–9.

43. Huang SF, Ko CW, Chang CS, Chen GH. Liver abscess formation after transarterial chemoem-bolization for malignant hepatic tumor. Hepato-Gastroenterology. 2003;50:1115–8.
44. Rajak CL, Gupta S, Jain S, et al. Percutaneous treatment of liver abscesses: needle aspiration versus catheter drainage. AJR Am J Roentgenol. 1998;170:1035–9.
45. Huang CJ, Pitt HA, Lipsett PA, et al. Pyogenic hepatic abscess. Changing trends over 42 years. Ann Surg. 1996;223:600–7. discussion 607–9.
46. Wang W, Lee WJ, Wei PL, et al. Laparoscopic drainage of pyogenic liver abscesses. Surg Today. 2004;34:323–5.
47. Tan L, Zhou HJ, Hartman M, et al. Laparoscopic drainage of cryptogenic liver abscess. Surg Endosc. 2013;27:3308–14.
48. Klink C, Binnebösel M, Schmeding M, et al. Video-assisted hepatic abscess debridement. HPB. 2015;17(8):732–5.

胃十二指肠穿孔

Kjetil Søreide

9.1 引言

胃十二指肠溃疡穿孔是一种外科急症,在世界范围内仍具有高死亡率和发病率[1]。几十年前该疾病被频繁地讨论和研究,基于更明确的病因学研究和针对性治疗(幽门螺杆菌的根治),消化性溃疡在西方国家呈减少趋势,吸烟人群的发病率稍低,有效使用抑酸药(如质子泵抑制剂)可以降低消化道溃疡(peptic ulcer disease,PUD)的总体发病率。值得注意的是,PUD 的穿孔率并没有下降到相同的程度,死亡率仍然很高(15%~30%)。因此,需要对这种情况进行及时和适当处理,以减少死亡风险和复杂的结果。改善预后的策略包括术前、术中和术后的措施(图 9.1),以适应一系列可能适合或不适合改变的因素[2]。早期发现和治疗脓毒症对此类患者至关重要。同时,应考虑采取专门的治疗措施以降低死亡率[3]。

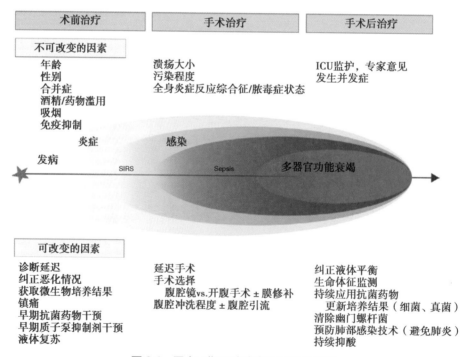

图9.1 胃十二指肠溃疡穿孔的治疗策略

提出了穿孔性溃疡可改变和不可改变的危险因素;SIRS,全身炎症反应综合征;ICU,重症监护病房;PPI,质子泵抑制剂[本图转载于 *Br.J.Surg.2014*;*101(1)*: *e51–64* © 2013 BJS Society Ltd.,John Wiley and Sons,已得到作者允许]。

9.2 胃十二指肠溃疡：特征和人口统计资料

虽然对 PUD 已进行了大量的研究,但对穿孔背后的病理机制(图 9.2)了解和研究甚少。此外,人口统计学的改变也导致了胃十二指肠溃疡穿孔患者年龄和性别分布的改变。例如,几十年前西方国家报道的以年轻男性为主的十二指肠溃疡模式在大多数发展中国家仍有报道[6-8]。相比之下,在许多西方国家,年龄和性别等分布发生了变化,出现了更高的年龄、更多女性、更多的胃溃疡穿孔[9,10]。在不久的将来,老龄化浪潮将会增加急诊手术的工作量,这需要在地区和国家之间死亡率和发病率比较时加以考虑。随着时间推移,人群特征的变化也可能解释了现有的胃十二指肠穿孔评分系统缺乏精确性和准确性的原因[12,13]。

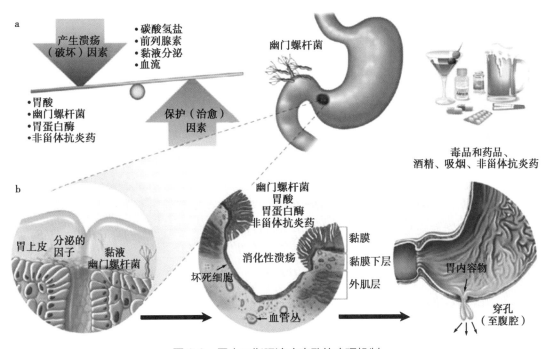

图 9.2 胃十二指肠溃疡穿孔的病理机制

a. 溃疡过程开始于保护性因素和破坏性因素之间的不平衡,最常见的是由幽门螺杆菌感染(十二指肠溃疡)或过度使用非甾体抗炎药的胃溃疡。其他因素包括吸烟、喝酒和使用其他药物。b. 当黏膜保护屏障被破坏时,黏膜的酸性暴露会导致黏膜组织的破坏。穿孔的确切机制仍然是一个谜,因为大多数溃疡是小的,局限在胃或十二指肠的前部[转载自 *J Trauma Acute Care Surg* 2016; 80(6): 1045-8]。

9.3 诊断

经典的"教科书式"的描述是上腹部迅速起病的剧烈、急性腹痛,伴有板状腹,提示腹膜炎,这在以年轻人为主的人群中很典型。白细胞增多可能是早期急性期反应,而 C 反应蛋白(C-reactive protein, CRP)可能只有在症状持续一段时间才会升高。值得注意的是,老年人的临床表现和腹部体征更加细微,明显的临床体征(如腹膜炎)更少[14],白细胞减少或无白细胞增多,诊断延迟或误诊的风险更高。过去,立位腹平片是标准的成像方法[15],但其特异度低,误诊的风险高(灵敏度约为 75%),而且提供鉴别诊断的信息很少。因此,如果存在替代方法,则不应选择这种方法。具有较高灵敏度(>98%)的腹部 CT 改变了诊断性检查的方式[16],现在大多数患者是通过 CT 诊断的[17]。避免诊断延迟和手术治疗延迟是至关重要的[18,19],因为每延迟一个小时,存活率就会降低 2.4%。

9.4　早期复苏和术前管理

对于重症患者,一旦临床考虑急腹症,就应当立即给予恰当的药物镇痛、液体复苏以及早期经验性静脉广谱抗生素。而对于衰弱的患者而言,这些复苏措施不应等待影像学结果出来后再开始,因为即便是在急诊,影像学的解读也是需要耗费时间的。一旦明确诊断,则应立即通知患者需要行手术治疗并积极术前准备。术前告知患者以及患者近亲,此类手术的风险非常重要,尤其是严重合并症的老年患者(年龄超过 80 岁),不管手术成功与否,其死亡率依然高达 30% 以上[14,19]。对于独居、严重合并症以及存在认知功能障碍甚至痴呆的高龄危重患者,为减少无效的医疗资源浪费,应当考虑放弃手术治疗或者只采取保守治疗的方式[20,21]。

9.5　处置

原则上,穿孔可以通过手术缝合、切除或非手术治疗(nonoperative management,NOM)来处理。此外,有报道可选择一些新的方式,如使用夹子、支架的腹腔镜技术或经自然腔道技术(natural orifice technologies,NOTES)。然而,标准的方法应该是手术缝合来控制病灶,偶尔才考虑切除。NOM 和其他技术应被视为试验性的,或仅在其他方法均不适用的罕见的情况下才使用。

9.5.1　手术修复

胃十二指肠溃疡穿孔的手术可以采用开放或腹腔镜的方法。当存在"游离气体"患者的诊断不确定,没有明确的病灶或确定的来源时,腹腔镜检查方法可能提供额外的诊断信息。选择进行腹腔镜手术还是开腹手术,应该取决于能够完成这项工作的技术和熟练程度,因为腹腔镜手术与开腹手术相比并没有明显的获益[22-24]。从腹腔镜手术转为开腹手术的情况通常发生在复杂的晚期疾病患者身上,因此腹腔镜手术与开腹手术相比存在一定的偏差。腹腔镜手术的支持者认为腹腔性手术可使患者得到更快的恢复、更少的疼痛、更少的住院时间,但是当考虑到疾病因素(受污染的腹部、脓毒症患者)和年龄以及合并症时,腹腔镜手术在死亡率或发病率方面并没有优势。值得注意的是,患者年龄越大,住院的时间越长[14]。相反,年轻和健康人群可能很容易恢复而提前出院[6]。

除外科手术外(开腹手术或腹腔镜手术),修复方式还有安全闭合缺损,通常使用网膜固定术覆盖穿孔。通常将大网膜蒂缝合在穿孔部位,但其他研究表明,即使不缝合,大网膜补片也能保持原位[26],这可能是由于炎症将组织黏附在该区域。有些人主张在穿孔时将大网膜补片置于穿孔部位而不直接缝合,但没有证据支持这种选择。穿孔较大,质脆的发炎组织边缘不容易接近时,大网膜补片可能难以缝合。

对于一期缝合修复和大网膜补片覆盖,有许多改良术式(图9.3)被提出,但没有证据支持其中一种。然而,应该避免使用游离的(无蒂的)网膜瓣(所谓的格雷厄姆补片),因为这块无血管蒂的网膜片必然坏死,从而导致新的渗漏。大多数研究报告中选择所谓的Cellan-Jones修复方法。局部应用的胶水产品,含有间充质干细胞[27]溶液的喷雾用来促进愈合,或使用"生物样本"来关闭穿孔,都是实验性质的[28],目前还没有常规的临床应用。

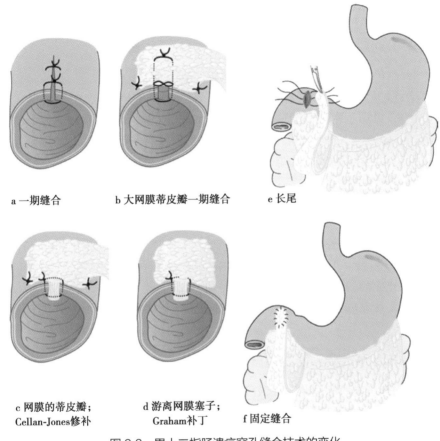

a 一期缝合　　　　b 大网膜蒂皮瓣一期缝合　　　　e 长尾

c 网膜的蒂皮瓣;
Cellan-Jones修补　　　d 游离网膜塞子;
Graham补丁　　　f 固定缝合

图9.3　胃十二指肠溃疡穿孔缝合技术的变化

a. 一期缝合;b. 带蒂大网膜瓣一期缝合;c. 带蒂大网膜瓣缝合穿孔(Cellan-Jones修复);d. 缝合孔眼的游离大网膜塞(Graham patch;不再推荐);e. 用3条长尾缝线以带蒂大网膜瓣缝合穿孔和扶壁;f. 在穿孔周围使用缝合线(例如,当边缘质脆或较大的穿孔不能直接缝合时)[转载于 *Br J Surg.2014*; *101*(*1*): *e51–64* © 2013 BJS Society Ltd.,John Wiley and Sons,已经得到原作者许可]。

11%~17%的患者在一期修复后需要二期干预(无论是经皮引流还是再次手术)[10,29]。持续的瘘和伤口裂开是再次手术最常见的指征[29]。腹腔镜手术和开腹手术在风险上没有区别,尽管表面上开腹手术与伤口裂开风险相关(但这偏向于选择开腹手术中病情最严重的患者)。合并疾病且疾病严重程度高的肥胖男性患者(如手术中休克或延误手术修复时间过长)再次手术的风险增加[10]。

9.5.2　复杂性溃疡

胃十二指肠溃疡穿孔的切除手术与高死亡率相关[30],但在某些情况下也可考虑。在日本等亚洲国家,由于传统的原因,也可能由于胃癌的发病率较高,所以切除手术使用更为频繁。西方国家则不同,只是偶尔切除穿孔的胃十二指肠溃疡。该手术与较高的死亡率相关。然而,在某些情况下,例如在一个非常大的溃疡或一期修复失败的二期手术中,组织可能非常脆,以至于无法对缺口进行一期闭合,也不太可能缝合。在这种情况下,使用 T 管创造一个可控的胃十二指肠皮肤瘘已被成功报道[32,33]。

9.5.3　非手术处置

非手术治疗(nonoperative management,NOM)包括适当的液体复苏、留置鼻胃管进行胃肠减压和引流、根据影像学资料经皮腹腔内引流、质子泵抑制剂静脉给药、静脉抗生素以及密切监测。NOM 可用于两种极端情况。第一种情况,NOM 可能用在其他方面健康的患者中,这些患者表现为急性症状,但很少出现疾病严重程度高的临床体征,并且影像学结果显示胃十二指肠穿孔。另一种情况,对于因为其他原因不太可能耐受手术的重症患者(如严重的主动脉狭窄、4 级肺部疾病或类似疾病),NOM 可能是合适和最佳治疗之间的折中方案。在这两种情况下,患者都需要充分了解风险和预后。这种方法几乎没有确凿的证据,只有一个随机对照试验,它是在前 PPI 时代完成的,可以追溯到 20 世纪 80 年代末[34]。在大于 70 岁的老年患者中失败率特别高,因此老年患者似乎不是很好的候选者。一项研究通过结合临床信息(年龄<70 岁)、放射学参数(超声检测到的液体积聚;口服造影剂外溢)、APACHE Ⅱ 评分(<8)的临床评分可早期鉴别 PPU 患者是否可受益于非手术治疗[35]。得分较低(1 分或更少)的患者,NOM 的成功率较高(>80%)。然而,这不是随机的试验,需要外部验证。

9.5.4　实验性治疗方案和处置措施

内镜技术和微创选择已经被用来处理穿孔的胃十二指肠溃疡,但大多数是实验性的和细节回顾[1]。内视镜修复是通过内镜吻合夹完成[36],它代表了专业知识和资源允许的 NOM 的选择或辅助手段。自然腔道内镜手术(natural orifice transluminal endoscopic surgery,NOTES)技术已经在小规模的预试验中获得了一些成功,但这要求患者生命征平稳并能耐受手术过程,同时需要有穿孔,以便通过腹腔镜/内镜联合技术闭合。它仍处于试验阶段,不应在试验之外进行。

结　论

胃十二指肠溃疡穿孔的患者有很高的死亡风险,这种情况与高发病率有关。预测患者的死亡或复杂病程的风险已被证明是徒劳的[12,13,39,40],因为没有一个单独的指标能反映出人群的风险。年龄是预后不良的主要决定因素[14],诊断和治疗延迟也是[19]。不同年龄组之间的住院时间差异很大,一般情况下,年龄>55 岁的患者中有三分之二可能在手术后一周内出院,而年龄>80 岁的患者中只有三分之一能在一周内出院[14]。需要调整对这些患者的术前、围手术期和术后的处理策略。

（蒋渊 译 刘志勇 校）

参考文献

1. Soreide K, Thorsen K, Harrison EM, Bingener J, Moller MH, Ohene-Yeboah M, et al. Perforated peptic ulcer. Lancet (London). 2015;386(10000):1288–98. doi:10.1016/s0140-6736(15)00276-7.
2. Soreide K, Thorsen K, Soreide JA. Strategies to improve the outcome of emergency surgery for perforated peptic ulcer. Br J Surg. 2014;101(1):e51–64. doi:10.1002/bjs.9368.
3. Moller MH, Larsson HJ, Rosenstock S, Jorgensen H, Johnsen SP, Madsen AH, et al. Quality-of-care initiative in patients treated surgically for perforated peptic ulcer. Br J Surg. 2013;100(4):543–52. doi:10.1002/bjs.9028.
4. Soreide K. Current insight into pathophysiology of gastroduodenal ulcers: why do only some ulcers perforate? J Trauma Acute Care Surg. 2016;80(6):1045–8. doi:10.1097/ta.0000000000001035.
5. Feliciano DV, Bitondo CG, Burch JM, Mattox KL, Jordan GL Jr, DeBakey ME. Emergency management of perforated peptic ulcers in the elderly patient. Am J Surg. 1984;148(6):764–7.
6. Gonenc M, Dural AC, Celik F, Akarsu C, Kocatas A, Kalayci MU, et al. Enhanced postoperative recovery pathways in emergency surgery: a randomised controlled clinical trial. Am J Surg. 2014;207(6):807–14. doi:10.1016/j.amjsurg.2013.07.025.
7. Rickard J. Surgery for peptic ulcer disease in sub-Saharan Africa: systematic review of published data. J Gastrointest Surg. 2016;20(4):840–50. doi:10.1007/s11605-015-3025-7.
8. Gona SK, Alassan MK, Marcellin KG, Henriette KY, Adama C, Toussaint A, et al. Postoperative morbidity and mortality of perforated peptic ulcer: retrospective cohort study of risk factors among Black Africans in Cote d'Ivoire. Gastroenterol Res Pract. 2016;2016:2640730. doi:10.1155/2016/2640730.
9. Thorsen K, Soreide JA, Kvaloy JT, Glomsaker T, Soreide K. Epidemiology of perforated peptic ulcer: age- and gender-adjusted analysis of incidence and mortality. World J Gastroenterol. 2013;19(3):347–54. doi:10.3748/wjg.v19.i3.347.
10. Hasselager RB, Lohse N, Duch P, Moller MH. Risk factors for reintervention after surgery for perforated gastroduodenal ulcer. Br J Surg. 2016;103(12):1676–82. doi:10.1002/bjs.10273.
11. Soreide K, Wijnhoven BP. Surgery for an ageing population. Br J Surg. 2016;103(2):e7–9. doi:10.1002/bjs.10071.
12. Thorsen K, Soreide JA, Soreide K. What is the best predictor of mortality in perforated peptic ulcer disease? A population-based, multivariable regression analysis including three clinical scoring systems. J Gastrointest Surg. 2014;18(7):1261–8. doi:10.1007/s11605-014-2485-5.
13. Thorsen K, Soreide JA, Soreide K. Scoring systems for outcome prediction in patients with perforated peptic ulcer. Scand J Trauma Resusc Emerg Med. 2013;21:25. doi:10.1186/1757-7241-21-25.
14. Soreide K, Thorsen K, Soreide JA. Clinical patterns of presentation and attenuated inflammatory response in octo- and nonagenarians with perforated gastroduodenal ulcers. Surgery. 2016;160(2):341–9. doi:10.1016/j.surg.2016.02.027.
15. Di Saverio S, Bassi M, Smerieri N, Masetti M, Ferrara F, Fabbri C, et al. Diagnosis and treatment of perforated or bleeding peptic ulcers: 2013 WSES position paper. World J Emerg Surg. 2014;9:45. doi:10.1186/1749-7922-9-45.
16. Thorsen K, Glomsaker TB, von Meer A, Soreide K, Soreide JA. Trends in diagnosis and surgical management of patients with perforated peptic ulcer. J Gastrointest Surg. 2011;15(8):1329–35. doi:10.1007/s11605-011-1482-1.
17. Wang SY, Cheng CT, Liao CH, CY F, Wong YC, Chen HW, et al. The relationship between computed tomography findings and the locations of perforated peptic ulcers: it may provide better information for gastrointestinal surgeons. Am J Surg. 2016;212(4):755–61. doi:10.1016/j.amjsurg.2015.05.022.
18. Surapaneni S, Rajkumar S, Reddy AV. The perforation-operation time interval: an important mortality indicator in peptic ulcer perforation. J Clin Diagn Res. 2013;7(5):880–2. doi:10.7860/jcdr/2013/4925.2965.
19. Buck DL, Vester-Andersen M, Moller MH. Surgical delay is a critical determinant of survival

in perforated peptic ulcer. Br J Surg. 2013;100(8):1045–9. doi:10.1002/bjs.9175.

20. Desserud KF, Veen T, Soreide K. Emergency general surgery in the geriatric patient. Br J Surg. 2016;103(2):e52–61. doi:10.1002/bjs.10044.

21. Soreide K, Desserud KF. Emergency surgery in the elderly: the balance between function, frailty, fatality and futility. Scand J Trauma Resusc Emerg Med. 2015;23:10. doi:10.1186/s13049-015-0099-x.

22. Ge B, Wu M, Chen Q, Chen Q, Lin R, Liu L, et al. A prospective randomized controlled trial of laparoscopic repair versus open repair for perforated peptic ulcers. Surgery. 2016;159(2):451–8. doi:10.1016/j.surg.2015.07.021.

23. Sanabria A, Villegas MI, Morales Uribe CH. Laparoscopic repair for perforated peptic ulcer disease. Cochrane Database Syst Rev. 2013;2:CD004778. doi:10.1002/14651858.CD004778.pub3.

24. Tan S, Wu G, Zhuang Q, Xi Q, Meng Q, Jiang Y, et al. Laparoscopic versus open repair for perforated peptic ulcer: A meta analysis of randomized controlled trials. Int J Surg (Lond). 2016;33(Pt A):124–32. doi:10.1016/j.ijsu.2016.07.077.

25. Muller MK, Wrann S, Widmer J, Klasen J, Weber M, Hahnloser D. Perforated peptic ulcer repair: factors predicting conversion in laparoscopy and postoperative septic complications. World J Surg. 2016;40(9):2186–93. doi:10.1007/s00268-016-3516-z.

26. Wang YC, Hsieh CH, Lo HC, Su LT. Sutureless onlay omental patch for the laparoscopic repair of perforated peptic ulcers. World J Surg. 2014;38(8):1917–21. doi:10.1007/s00268-014-2503-5.

27. Liu L, Chiu PW, Lam PK, Poon CC, Lam CC, Ng EK, et al. Effect of local injection of mesenchymal stem cells on healing of sutured gastric perforation in an experimental model. Br J Surg. 2015;102(2):e158–68. doi:10.1002/bjs.9724.

28. Bertleff MJ, Liem RS, Bartels HL, Robinson PH, Van der Werff JF, Bonjer HJ, et al. The "stamp method": a new treatment for perforated peptic ulcer? Surg Endosc. 2006;20(5):791–3. doi:10.1007/s00464-004-2157-8.

29. Wilhelmsen M, Moller MH, Rosenstock S. Surgical complications after open and laparoscopic surgery for perforated peptic ulcer in a nationwide cohort. Br J Surg. 2015;102(4):382–7. doi:10.1002/bjs.9753.

30. Seow JG, Lim YR, Shelat VG. Low serum albumin may predict the need for gastric resection in patients with perforated peptic ulcer. Eur J Trauma Emerg Surg. 2016; doi:10.1007/s00068-016-0669-2.

31. Tanaka R, Kosugi S, Sakamoto K, Yajima K, Ishikawa T, Kanda T, et al. Treatment for perforated gastric ulcer: a multi-institutional retrospective review. J Gastrointest Surg. 2013;17(12):2074–81. doi:10.1007/s11605-013-2362-7.

32. Bowling K, Balcombe A, Rait J, Andrews S. Technique to manage persistent leak from a prepyloric ulcer where a distal gastrectomy is not appropriate. J Surg Case Rep. 2015;2015(8):rjv103. doi:10.1093/jscr/rjv103.

33. Gupta V, Singh SP, Pandey A, Verma R. Study on the use of T-tube for patients with persistent duodenal fistula: is it useful? World J Surg. 2013;37(11):2542–5. doi:10.1007/s00268-013-2196-1.

34. Crofts TJ, Park KG, Steele RJ, Chung SS, Li AK. A randomized trial of nonoperative treatment for perforated peptic ulcer. N Engl J Med. 1989;320(15):970–3. doi:10.1056/nejm198904133201504.

35. Cao F, Li J, Li A, Fang Y, Wang YJ, Li F. Nonoperative management for perforated peptic ulcer: who can benefit? Asian J Surg. 2014;37(3):148–53. doi:10.1016/j.asjsur.2013.10.002.

36. Parsi MA, Vannoy S, Vargo JJ. Closure of a perforated duodenal ulcer by over-the-scope clip. Gastrointest Endosc. 2015;81(4):1020–1. doi:10.1016/j.gie.2014.05.330.

37. Bingener J, Ibrahim-zada I. Natural orifice transluminal endoscopic surgery for intra-abdominal emergency conditions. Br J Surg. 2014;101(1):e80–9. doi:10.1002/bjs.9352.

38. Bingener J, Loomis EA, Gostout CJ, Zielinski MD, Buttar NS, Song LM, et al. Feasibility of NOTES omental plug repair of perforated peptic ulcers: results from a clinical pilot trial. Surg Endosc. 2013;27(6):2201–8. doi:10.1007/s00464-012-2740-3.

39. Soreide K, Thorsen K, Soreide JA. Predicting outcomes in patients with perforated gastroduodenal ulcers: artificial neural network modelling indicates a highly complex disease. Eur J Trauma Emerg Surg. 2015;41(1):91–8. doi:10.1007/s00068-014-0417-4.

40. Menekse E, Kocer B, Topcu R, Olmez A, Tez M, Kayaalp C. A practical scoring system to predict mortality in patients with perforated peptic ulcer. World J Emerg Surg. 2015;10:7. doi:10.1186/s13017-015-0008-7.

小肠穿孔

10

Sanjy Marwah

10.1 引言

　　小肠穿孔是多种全身性疾病和小肠疾病的严重并发症。小肠穿孔通常会导致弥漫性腹膜炎和复杂的腹腔内感染,需要快速诊断和早期处理。然而,许多患者由于处于脓毒症以及多器官功能衰竭状态而导致症状出现延迟,以至于漏诊或延误诊断。尽管采取了外科干预、最好的重症监护以及抗生素治疗,这些患者的发病率和死亡率仍然很高[1,2]。最近美国的一项针对 200 多万接受急诊手术患者的观察性研究显示,在 7 种急诊手术中小肠切除占80.0%,小肠切除术后死亡患者占总死亡患者的 80.3%,并发症发生占比 78.9%,小肠切除患者的住院费用占总住院费用的 80.2%[3]。因此,小肠穿孔是最常见的危及生命的外科急诊之一,也是外科医生的主要收入来源[4]。从解剖学上讲,小肠起于胃十二指肠交界处,止于回盲部交界处,包括十二指肠、空肠和回肠。本章仅介绍空肠和回肠穿孔,十二指肠穿孔已经在其他章节涉及。

10.2 小肠穿孔:一般共识(专栏 10.1)

10.2.1 小肠穿孔疾病谱

　　小肠穿孔伴弥漫性腹膜炎在发展中国家更为常见,西方国家较少见。对来自亚洲和远东的 15 项大型系列报告进行分析发现,小肠穿孔是继胃十二指肠穿孔后继发性腹膜炎的第二大最常见病因(占 6%~42%)[2]。在发展中国家,伤寒是小肠穿孔最常见的原因,其次是结核病、非特异性穿孔、肠梗阻、腹部钝性损伤和蛔虫感染[2,5]。在发达国家报道的小肠穿孔的原因是克罗恩病、创伤、缺血性肠炎、异物、放疗、药物、恶性肿瘤和先天性畸形[6-9]。

　　在东方国家,除了伤寒和"非特异性"溃疡外,其他报道的小肠穿孔的原因还包括克罗恩病、白塞病、放射性肠炎、肠粘连、缺血性肠炎、系统性红斑狼疮(systemic lupus erythematosus,SLE),以及极少数的肠结核[10-14]。游离性穿孔是克罗恩病的一种罕见并发症,据报道日本的发病率最高(3%~10%)[12]。同时在日本,白塞病的发病率也相当高,并且多达 56% 的病例可发生肠溃疡穿孔[13]。

专栏 10.1　要点：小肠穿孔

- 发展中国家更常见，而在西方却很少见。
- 在发展中国家，伤寒是肠穿孔最常见的病因，其次是肠结核。
- 腹膜炎患者潜在疾病的典型特征足以进行术前诊断。
- 在 50%~80% 的病例中，胸部 X 线检查显示气腹。
- 对于稳定的患者，三重增强 CT 扫描是首选的成像方式。
- 对于脓毒症和不稳定的患者，床旁诊断性内镜检查有助于诊断和决策。
- 急诊剖腹手术探查前先进行复苏。
- 根据患者病情，手术方式可选择肠切除吻合术或回肠造口术。
- 出现迟发性穿孔和严重腹膜炎的患者最好行剖腹手术。
- 如果探查过程中腹腔灌洗不充分，患者可能需要行二次开腹手术和二次腹腔灌洗。
- 穿孔性腹膜炎的死亡率为 6%~27%。

　　表 10.1 描述了小肠穿孔的原因（病因），表 10.2 给出了文献中报道的小肠穿孔的不同病因占比。

表 10.1　小肠穿孔——病因

感染

　　伤寒

　　非特异性感染

　　结核病

　　变形虫

　　梭菌感染

　　组织胞浆菌病

　　巨细胞病毒

创伤

　　钝器伤

　　穿透伤

肿瘤

　　原发性肿瘤：淋巴瘤、胃肠道间质瘤（gastrointestinal stromal tumor，GIST）、腺癌、类癌、纤维瘤、血管肉瘤

　　转移性肿瘤：肺癌、淋巴瘤、乳腺癌、间皮瘤、黑色素瘤

肠系膜缺血

　　栓塞

　　动脉血栓形成

　　静脉栓塞形成

　　非阻塞性肠系膜缺血

续表

克罗恩病

憩室病

　梅克尔憩室

　空肠憩室

药物

　类固醇

　非甾体抗炎药（nonsteroidal anti-inflammatory drug，NSAID）

　氯化钾

　可卡因

　口服避孕药

　细胞毒性化学药物

放射性肠炎

异物

　假牙

　牙签

　鱼骨

蠕虫类

　蛔虫

　绦虫

　蛲虫

医源因素

　腹腔镜检查（气腹针、套管针、透热法）

　肠镜检查

　腹膜透析

　胆管支架易位

　体外冲击波碎石术后

　不安全流产

　腹部引流

　纱布瘤

表 10.2 文献中报道的小肠穿孔不同病因占比

作者	总病例数	伤寒 n(%)	非特异性穿孔 n(%)	结核性穿孔 n(%)	创伤 n(%)	恶性肿瘤 n(%)	肠绞窄 n(%)	异物 n(%)	克罗恩病 n(%)	其他 n(%)
Bhansali[15]	46	29 (63)	–	7 (15.2)	–	–	–	–	–	–
Mehendale 等[16]	32	9 (28.1)	2 (6.2)	13 (40.6)	–	–	–	–	–	–
Nadkarni 等[17]	32	8 (25)	18 (56.2)	3 (9.3)	–	–	–	–	–	–
Rajagopalan 和 Pickleman[8]	16	–	–	–	–	3 (18.75)	–	2 (12.5)	4 (25)	7 (43.75)
Khanna 和 Mishra[5]	125	100 (80)	–	4 (3.2)	–	–	–	–	–	–
Bose 等[18]	75	46 (61.33)	1 (1.3)	8 (10.6)	–	–	–	–	–	–
Sharma 等[19]	62	42 (67.7)	5 (8.1)	12 (19.3)	–	–	–	–	–	–
Dorairajan 等[20]	103	69 (66.9)	7 (6.8)	13 (12.6)	–	–	–	–	–	–
Chulakamontri 和 Hutachoke[10]	8	2 (25)	1 (12.5)							
Ray 等[21]	30	8 (26.7)	5 (16.7)	4 (13.3)	–	–	–	–	–	–
Chitkara 等[22]	216	92 (42.6)	36 (16.7)	36 (16.7)	–	–	–	–	–	–
Chaterjee 等[6,23]	460	248 (53.9)	111 (24.1)	16 (3.5)	–	–	–	–	–	–
Khan 等[24]	18	7 (38.9)	5 (27.8)	2 (11.1)	–	–	–	–	–	–
Jhobta 等[25]	92	41 (44.5)	–	20 (21.7)	14 (15.2)	5 (5.4)	5 (5.4)	–	–	6 (6.5)
Wani 等[26]	94	49 (52.1)	21 (22.3)	3 (3.2)	15 (16.0)	–	–	–	–	6 (9.3)
Afridi 等[27]	120	51 (42.5)	–	63 (52.5)	–	–	–	–	–	6 (5.0)
Patil 等[28]	60	38 (63.3)	11 (18.3)	10 (16.6)	1 (1.6)	–	–	–	–	–

续表

作者	总病例数	伤寒 n(%)	非特异性穿孔 n(%)	结核性穿孔 n(%)	创伤 n(%)	恶性肿瘤 n(%)	肠绞窄 n(%)	异物 n(%)	克罗恩病 n(%)	其他 n(%)
Yadav 和 Garg[29]	40	23 (57.5)	–	9 (22.5)	–					8 (20.0)
Doklestic 等[30]	25	–	–	–	5 (20.0)		15 (60)	2 (8.0)	3 (12)	–
Nekarakanti 等[31]	105	5 (4.8)	30 (28.6)	4 (3.8)	36 (34.3)					14 (13.3)
Türkoğlu 等[32]	30	2 (6.6)	14 (46.6)	2 (6.6)	–	8 (26.4)	2 (6.6)	1 (3.3)	1 (3.3)	–
Malhotra 等[33]	36	27 (75)	–	3 (8.3)	6 (16.6)					–
Verma 等[34]	41	10 (24.4)	23 (56)	8 (19.5)	–					
Garg 等[35]	98	84 (85.7)	7 (7.14)	7 (7.14)	–					
Seth 和 Agrawal[36]	10	5 (50)	1 (10)	2 (10)	1 (10)	1 (10)				

其他包括特发性病因、空肠憩室、淀粉样变性、梗阻、放射性肠炎和疝。

10.2.2 病理生理

小肠穿孔可能由于某些潜在的病理因素而自发,也可能在创伤后发生。最近的研究支持小肠穿孔可能是遗传学上的不同突变导致结缔组织结构、合成和修复发生变化[37]的假设。在任何情况下,小肠瘘会在最初的6~8小时内发生化学炎症,然后继发性细菌入侵导致感染(继发性腹膜炎)。

空肠瘘引起的原发性化学性腹膜炎,与回肠瘘引起的腹膜炎之间存在差异。空肠液富含胰酶,可以导致类似于急性胰腺炎的强烈的腹腔化学反应。由于胰酶在到达回肠时会被灭活,因此回肠穿孔产生的局部腹膜反应的严重程度较轻。由于这个原因,回肠穿孔的包裹比空肠穿孔要快很多。同样,小肠远端穿孔的腹膜炎临床体征出现更晚。然而,当穿孔由脓毒症引起时,这些细微的差异就消失了[38]。

小肠为腹膜内结构,其穿孔几乎都能导致复杂的腹腔感染(intra-abdominal infection,IAI),从而引起局限性或弥漫性腹膜炎[39]。如果不及时治疗,复杂的IAI可能导致脓毒症、多器官衰竭,甚至死亡[2,40]。

10.2.3 临床特点

小肠穿孔导致的腹膜炎主要影响热带国家的年轻男性[25-27,41]。大多数患者有腹痛、腹胀、恶心、呕吐、排便习惯改变（通常为便秘）和发热病史。腹痛可能是急性的或隐性的。最初，疼痛可能由于脏层腹膜受累而变得迟钝且难以定位，一旦累及腹膜壁层，会发展为持续、严重且局限性的疼痛。其他临床特征取决于潜在的病因，将根据病因在下文进行单独描述。

局限性腹膜炎或弥漫性腹膜炎的临床诊断主要视阶段而定。然而，第三世界国家的大多数患者在临床诊断时已经出现迟发性症状，处于脱水和休克状态，出现心动过速、低血压、少尿和呼吸急促等症状[25]。患者神志改变预示着疾病向严重脓毒症进展。腹部查体会出现腹胀、腹部压痛、腹肌强直、肝浊音界缩小和肠鸣音消失。

10.2.4 诊断

在流行地区，小肠穿孔性腹膜炎主要依靠临床诊断。检查有助于疾病诊断，但没有一项单独检查可以确诊。血液学检查显示多形核白细胞增多、电解质失衡（低钾血症、低钠血症）、血尿素和肌酐升高以及代谢性酸中毒。不同报道显示[20,42-44,50]，直立位胸部 X 线检查可辨别 50%~80% 的气腹病例。在 30% 的病例中，直立位腹部 X 线检查可以显示多个气液平面[27]。

腹部超声具有携带方便的优点，有助于对疑似小肠穿孔的患者进行评估。在大多数患者中，从十二指肠到回肠末端的大部分小肠都可以用常规超声来成像，无须任何特殊准备[45]。然而，由于患者的不适、腹胀和肠道气体干扰，检查有时受到限制[46]。通常小肠穿孔的超声特征包括腔外气体、腹腔积液以及邻近增厚小肠段的炎症改变[47]。

在血流动力学稳定的患者中，三重增强 CT 扫描（口腔、直肠和静脉）是怀疑小肠穿孔的首选影像学检查方法。当发生穿孔时，水溶性造影剂漏入腹腔内，由于吸收迅速，不会引起炎症反应。CT 扫描可提供良好的肠壁解剖学细节，可检测周围肠系膜内潜在的肠道病变的继发征象，甚至可以检查出少量腔外气体或口服造影剂渗入腹腔[48,49]。因此，腹部 CT 在小肠穿孔早期诊断中起重要作用，其总体灵敏度为 64%，特异度为 97%，准确度为 82%[50]。但是，从安全的角度出发，检查时应始终牢记与 CT 相关的辐射问题，尤其是儿童患者。

近年来，腹腔镜作为诊断和治疗手段在急诊手术中得到了越来越广泛的认可[51]。对于术前诊断不明的脓毒症和生命体征不稳定的 ICU 患者，床旁诊断性腹腔镜检查有助于诊断和决策，从而缩短观察时间[52,53]。诊断性腹腔镜检查的准确性非常高，据报道在未筛选患者中准确率为 86%~100%[54-56]。

10.2.5 治疗原则

小肠穿孔继发腹膜炎的标准林格液治疗方法是先复苏，随后进行紧急剖腹探查。所有患者术前均予静脉补液（2~3L 乳酸）进行复苏，同时胃肠减压以及留置导尿管监测尿量。选择广谱抗生素以覆盖革兰氏阳性菌、革兰氏阴性菌和厌氧菌，纠正电解质/酸碱失衡。进行正中切口开腹手术，确定穿孔的部位和原因，并进行相应的治疗。腹水送检进行细菌培养和药敏试验。处理完小肠穿孔后，用温生理盐水冲洗腹腔，直到流出液澄清，最后在腹腔内放置单根或多根引流管。根据术者的选择，开腹手术的切口可以全层缝合或逐层缝合。术后监测患者的恢复情况，及时处理并发症。术后继续使用广谱抗生素。

10.2.6 感染源控制：切除吻合术与回肠造口术比较

手术的目的是"控制感染源"，术式选择包括穿孔的一期修复、部分切除和吻合、一期回肠造口术和/或不和病变肠段的切除。此外还有一些术者采用腹腔镜作为治疗继发性腹膜炎的首选手术方法[57]。

对于小肠管切除后的一期吻合术，应保证肠吻合端健康，患者血管及一般情况良好。但是手术的理想状态并不总是存在，尤其是在出现迟发性血流动力学不稳定和弥漫性腹膜炎的情况下，此时发生吻合口瘘的风险及其病死率将大大升高。因此，在此情况下改行回肠造口术是一种更安全的选择，危急时可以挽救患者生命。在出现迟发性症状、严重的粪性腹膜炎、严重肠道炎症并多处穿孔、多器官功能衰竭、肠系膜血运不良或依赖大剂量血管加压药的情况下，应考虑进行回肠造口术。患者康复后，在6~8周后选择性进行回肠造口闭合术，不需要进一步的开腹手术。印度一项研究认为，在这种情况下采用回肠造口术，瘘发生率从13%降低到4%[44]。

大多数研究者建议在小肠穿孔的情况下行回肠袢式造口术进行粪便转流[58,59]。最近的一项前瞻性研究比较了回肠袢式造口术和回肠末端造口术，观察到在水肿的肠道行回肠末端造口术更容易操作，术后也更易护理[34]。

然而，回肠造口术除了需要进行二次手术还纳外，还存在固有的并发症，如造口周围皮肤剥脱、水电解质失衡以及营养缺乏[60]。其他并发症包括出血、缺血、梗阻、脱垂、回缩、狭窄、造口旁疝、瘘、残余脓肿、伤口感染和切口疝(图10.1)。此外，回肠造口术不仅会增加患者的经济负担，而且会导致患者活动限制和心理问题，影响患者的生活质量[61]。

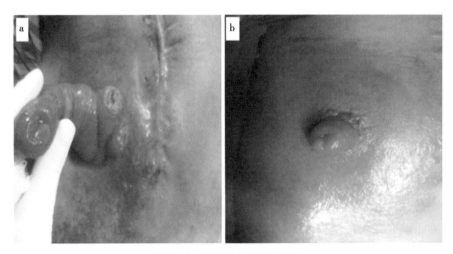

图 10.1　回肠造口术的并发症
a. 造口脱垂；b. 造口周围皮肤脱落。

10.2.7 腹腔开放、计划/按需再次开腹手术

迟发性穿孔的患者会进展为严重的腹膜炎，具有纤维粘连较厚、肠系膜脓肿和肠壁水肿的临床特点。此外，感染性休克时液体复苏会加重肠道水肿。开腹手术结束时，强行关

腹可能会引起腹腔高压(IAH),从而改变肺、心血管、肾、内脏和中枢神经系统的生理,导致并发症发生和患者死亡。这些因素促使开腹手术后切口开放的理念的变化,称为"腹腔开放"[62-67]。

如果出现严重化脓性腹膜炎的迟发性表现,则建议每天或隔天重复进行腹腔灌洗,以清除脓液和渗出液。腹腔灌洗在"计划"或"按需"再次开腹术时进行。计划再次开腹手术是在初次开腹手术后的36~48小时内进行,按需再次开腹手术仅在病情恶化时才进行。大多数患者在不同时期都需要术后呼吸支持。

因此,使腹部保持开放的手术方法既有助于再次开腹手术实施,又可以防止腹腔间室综合征(ACS)带来的有害影响[68]。然而,研究者们在开腹手术后观察到患者出现严重的并发症,如内脏脱出、瘘形成和巨大切口疝。因此,腹腔开放理念得到改进,形成了"临时关腹"的概念[63,69,70]。临时关腹可以使用简单的纱布填塞、非渗透性的自黏性无菌敷料、可吸收或不可吸收的补片、塑料袋、腹部拉链和负压辅助的伤口闭合(VAC)装置来实现。VAC最近已成为治疗腹腔开放的一种主流选择[71-74]。

10.2.8　抗生素治疗

回肠穿孔,尤其是从远端开始的穿孔,会导致革兰氏阴性兼性厌氧菌和需氧菌的腹腔感染。初时,根据感染的严重程度、病原菌耐药性和地方细菌耐药流行病学,经验性选择广谱抗生素治疗。抗生素治疗的详细信息在第16~21章中有介绍。

10.2.9　临床预后

据报道,小肠穿孔引起的穿孔性腹膜炎的死亡率在6%~27%[2,75,76],导致高死亡率和高发病率的因素有迟发性表现、高龄、治疗延迟、脓毒症和相关并发症[27]。

10.3　小肠伤寒穿孔(专栏10.2)

10.3.1　介绍

伤寒是第三世界国家的主要健康问题,大多数发生在亚洲和非洲。在食物和供水受到污染以及卫生设施不足的地方,伤寒容易发生。然而,越来越多的人前往伤寒流行地区,特别是南亚次大陆,从而导致发达国家中此类病例数量的增加[77]。该病通常会导致伤寒性肠炎,具有严重的并发症,例如小肠穿孔,可能导致弥漫性腹膜炎、腹腔脓肿、脓毒症、水电解质紊乱以及严重的营养不良,从而导致高死亡率。

据报道,伤寒病例中小肠穿孔的发生率因地而异,在0.8%至40%之间[78-83]。在非洲西部地区,报道的小肠穿孔发生率最高(15%~33%)[84]。Butler等人回顾了发展中国家的57 864例伤寒病例,发现前抗生素时代小肠穿孔的发生率为2.8%,与后抗生素时代2.5%的发生率非常相似,表明尽管使用了抗生素,穿孔的发生率几乎不变[85]。

10.3.2　病理生理

伤寒是由伤寒沙门菌引起的,我们尚不清楚伤寒患者发生肠穿孔的机制。Everest等人提出了一种模型来解释感染组织中细菌和宿主免疫介质如何导致回肠穿孔的发生[86]。也有人猜想回肠穿孔发生在伤寒沙门菌第二次或第三次感染时[87]。为了证明这一猜想，Nguyen 在一项对 27 例伤寒回肠穿孔患者的研究中观察到，只有 4 例肠穿孔活检样本为伤寒沙门菌培养阳性，这表明宿主对派尔集合淋巴结中数量有限的细菌反应过度，导致了穿孔的发生。这种不恰当的或过度的宿主反应可能是由于首次暴露于伤寒沙门菌，引起了派尔集合淋巴结免疫反应的启动[88]。因此，有人提出派尔集合淋巴结的坏死是由类似施瓦兹曼现象和郭霍现象的机制引起的[86]。施瓦兹曼现象涉及反应性巨噬细胞和淋巴细胞在血管周围聚集，导致血管内血栓和小静脉坏死。细菌产物使感染组织发生这样的反应。当再次暴露于细胞因子触发的刺激下，它们对细胞因子介导的组织损伤变得极为敏感[89]。

　　肠伤寒穿孔通常发生在病程的第二周至第三周，但在发展中国家，第一周内即发生穿孔的病例也有报道[82]。这是派尔集合淋巴结的超敏反应、宿主免疫力低下、伤寒沙门菌的高毒力和回肠内细菌所致[90-92]。

专栏 10.2　要点：肠伤寒穿孔

- 伤寒回肠穿孔是由伤寒沙门菌感染引起的，主要见于 20~30 岁的年轻男性。
- 季节流行性特点明确，在季风季节发病率高。
- 肠穿孔通常发生在病程的第二周晚期或第三周初期。在发展中国家，发病的第一周内就有穿孔病例报道。
- 穿孔通常为单个（可能是多个），呈向外穿孔的椭圆形，有红斑性黏膜，多位于末端回肠，易发炎，组织较脆。
- 由于腹膜反应迟发，大网膜不能包裹穿孔部位导致粪性腹膜炎。
- 疾病流行地区的术前诊断主要是临床诊断，有长期发热史和腹膜炎表现。
- 25%~75% 病例中肥达试验阳性。
- 33%~83% 的病例直立位胸部 X 线片可见膈下游离气体。
- CT 可用于评估延迟表现的包裹性穿孔或特异性表现较少的患者。
- 在流行地区，术中发现几乎均证实了临床诊断。
- 所有病例均在充分的术前复苏后进行手术治疗。
- 对于仅存在单个穿孔的健康肠管可以进行一期缝合。
- 对于多发穿孔伴不健康坏疽形成的小肠段进行肠管切除吻合。
- 对于症状出现延迟，合并有严重炎症反应和肠道水肿的垂死患者，应进行回肠造口术。
- 术后死亡率为 9.9%~62%。

10.3.3　形态学

　　术前可以发现消化道炎症主要累及末端回肠及盲肠。肠壁脆，肠袢在穿孔部位附近的浆膜表面与脓性渗出物粘连。远端回肠可见单个或多个直径不等（平均 5mm）的向外的孔洞，多数发生在对系膜缘的回盲部交界处 30cm 内（图 10.2）。穿孔部位的黏膜红肿脆弱，穿孔周围偶有"纸"状薄壁，肠系膜淋巴结肿大并发炎[88,90]。

　　与其他肠穿孔不同的是，由于迟发的腹膜反应，网膜不会迁移到穿孔部位对伤寒回肠穿孔包裹使之局限。此后,大量的小肠内容物涌入腹腔,导致弥漫性粪性腹膜炎,从而导致脓毒症的发生和死亡[81,83]。

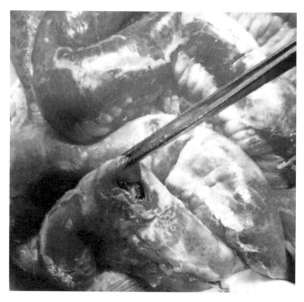

图 10.2 肠炎时末端回肠纵向伤寒穿孔的手术照片

在组织病理学检查中,显微镜下伤寒穿孔显示的是穿孔部位周围的一种慢性但不连续的炎症,伴有轻度至中度的黏膜改变。局部和全身的淋巴滤泡的可见网状内皮细胞增殖以及组织细胞和单核吞噬细胞的聚集。巨噬细胞形成特征性的小结节,内部充满红细胞(吞噬红细胞作用)[93](图 10.3)。

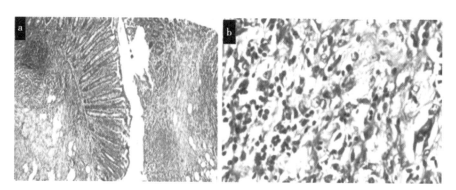

图 10.3 回肠伤寒穿孔的镜下观
a. 肠壁黏膜溃疡和炎症(HE 染色 40 倍); b. 炎症部位主要为
淋巴细胞和组织细胞(HE 染色 400 倍)。

10.3.4 临床特点

伤寒穿孔主要见于 20~30 岁的年轻男性。这些人群是第三世界国家经济的重要贡献者[94-96],而小于 5 岁或大于 50 岁的人群中伤寒很少见[92,97,98]。伤寒穿孔有明确的季节流行性,大多伤寒数病例发生在夏季或秋季。

正在接受治疗的伤寒患者小肠穿孔仍可发生[81],通常急症出现在有 2 到 3 周持续高烧病史的患者中,继之以突发的强烈腹部正中疼痛随之遍及全腹,并伴随腹胀、胆汁性呕吐、便秘,检查时能发现穿孔性腹膜炎的特征。

在许多情况下,由于症状出现较晚和滥用抗生素,典型的临床特征可能会被掩盖。另一个问题是,在伤寒流行地区大多数持续高热的病例最初可能被误诊为抗药性疟疾,两者需要进行鉴别[99]。在这种情况下,必须高度怀疑伤寒可能,因为对伤寒的延迟干预会导致并发症发生率和死亡率增高。

10.3.5　诊断

流行地区伤寒穿孔的术前诊断主要是依据持续发热病史和腹膜炎的临床征象。

全血细胞计数　伤寒时可出现贫血和白细胞减少伴中性粒细胞减少。但是,一旦出现回肠穿孔,白细胞计数增多。

肥达试验　疾病的早期肥达试验可能是阴性的,在第 7~10 天可以出现阳性。各项研究中,肥达试验报告的伤寒穿孔病例阳性率在 25% 至 75% 之间[100,101]。因此,肥达试验阳性对诊断很有帮助,但是阴性结果并不能排除伤寒穿孔。

血液和粪便培养　血液和粪培养可以检出微生物,但是由于大多数患者因持续发热已经服用了抗生素,培养结果通常是阴性的[81]。

直立位胸部 X 线片　大多数病例在两边膈顶处均可有膈下的游离气体。各项研究报道在 33%~83% 的伤寒穿孔病例中可见到右膈下的游离气体[82,85,95,99,101,102]。

腹部超声检查　在大多数病例中,腹腔内出现游离的积液和积气提示腹膜炎。不同报道中分别有 85.7% 和 97% 的病例出现游离的腹腔积液[82,99]。

腹部 CT　肠穿孔是伤寒流行地区常见的急症。但是很少有文献中描述其 CT 表现。CT 可用于评估延迟表现的包裹性穿孔或特异性表现较少的患者。肠穿孔的 CT 征象包括脾肿大、肠系膜淋巴结病、末端回肠的全周肠壁增厚、游离液体和气腹[103]。

术中探查　在疾病流行地区,术中探查发现肠道对系膜缘处远端回肠的炎症水肿,伴有单个或多个卵圆形穿孔以及粪性腹膜炎,几乎可以确诊肠穿孔[81]。

10.3.6　治疗

肠穿孔最佳治疗方式为手术治疗。术前需要进行充分的液体复苏。目前,已经证明积极术前复苏 4~6 小时可以显著降低病死率和病残率[42,80]。通常血清学和细菌学结果在 1~3 天内可获得,因此它们对术后管理起"事后"帮助作用。开腹手术通常为中下腹部切口,多数情况下打开腹部即有恶臭气味和粪便溢出。引流腹腔内容物后,确定穿孔部位。穿孔的处理有几种选择,应根据患者的一般情况、穿孔部位和数量、肠道炎症程度以及腹膜累及程度合理地选择最合适的手术方法。手术选择有以下几种。

一期关腹　切除穿孔的坏死边缘,并进行一层或两层简单的横向缝合关腹[104,105]。很多情况下可见邻近原发穿孔部位发生再穿孔。Uba 等建议在周围的肠浆肌层进行伦伯特缝合,预防此类穿孔的发生[90]。

大多数外科医生建议单个穿孔应进行一期关腹[106-109]。但是,对于多个穿孔的患者,在肠切除术后可能会出现短肠综合征的情况下,也建议进行一期关腹[110,111]。支持一期关腹的理由是,这是一种适用于重症患者的快速手术,经济有效。然而,一期关腹也存在显著再次穿孔和腹膜炎的风险,从而导致较高的发病率和死亡率[88]。

再穿孔或另一溃疡的穿孔通常都表现为腹膜炎和粪瘘,导致患者死亡[112,113]。如果不进行再次探查很难区分这两种情况,但往往因患者一般情况太差而无法进行探查[81,106]。在这种情况下,首先进行腹腔引流去除粪性脓性内容物,一旦患者情况稳定,就可以进行回肠造口术并腹腔灌洗。

近年来,腹腔镜加一期关腹治疗伤寒穿孔也有成功报道,但没有研究进行比较[114,115]。Sinha 等观察到在腹腔镜治疗的病例中切口感染率为 8%[115]。

楔形切除和关腹　围绕穿孔进行回肠组织的楔形切除,分两层进行切口横向缝合[43,98,113]。然而,Ameh 等报道楔形切除与高死亡率相关[116]。因此,楔形切除不再是主流的选择。

切除吻合术　在探查中,如果有多处穿孔、大穿孔出血、末端回肠坏疽或严重病变,则最好切除病变肠段并进行端端吻合[82,96]。Athié 等推荐穿孔两端各切除 10cm 进行吻合[117]。

回肠横断吻合术　对于垂死的患者,有时采用近端回肠横断吻合术切除穿孔部位并进行一期关腹,作为旁路手术来减少瘘的机会[81,99]。

右半结肠切除术　当末端回肠和盲肠发生坏疽性改变并伴有多发性穿孔时可进行该手术[82,83,113]。一些研究者建议进行限制性半结肠切除术[99]。

回肠造口术　在病程中表现延迟的垂死患者中,肠道会发生严重的炎症和水肿,组织变脆,肠道的处理和缝合难度增加。在这种情况下,一期回肠造口术可促进肠道减压,改善其愈合能力,早期解决肠梗阻问题,并有助于尽早开始肠内喂养[83,101,105,118,119]。

腹腔引流　对于濒死状态的患者,在局麻下进行引流是挽救生命的一项操作[95,102,120-125]。

抗生素应用　伤寒穿孔时多重耐药(multidrug-resistant,MDR)微生物的出现是在伤寒流行地区的主要健康威胁。过去,氯霉素(chloramphenicol)、氨苄西林(ampicillin)或甲氧苄啶 - 磺胺甲噁唑(trimethoprim-sulfamethoxazole)联合甲硝唑(metronidazole)是首选治疗方法,但从 20 世纪 90 年代开始出现对这些抗生素耐药的多重耐药菌[126],导致抗生素选择向氟喹诺酮类(fluoroquinolones)或第三代头孢菌素(third-generation cephalosporins)联用甲硝唑和庆大霉素(gentamicin)的转变,其中甲硝唑针对厌氧菌,庆大霉素针对革兰氏阴性菌。

Singhal 等报道了 12 年间(2001—2012 年)印度北部的伤寒沙门菌的抗生素药敏变化。在 852 株伤寒沙门菌中,观察到对氯霉素、氨苄西林和复方磺胺甲噁唑的耐药率显著降低($P<0.001$)。在所有抗生素中,对萘啶酸(nalidixic acid)的耐药性最高,自 2005 年以来一直在上升,目前为 100%。在研究期间,环丙沙星(ciprofloxacin)耐药性从 2008 年的 5.8% 上升至 2009 年的 10%;在 2011—2012 年增加到 18.2%[127]。最近的研究表明,伤寒沙门菌对亚胺培南(imipenem)和美罗培南(meropenem)有很高的敏感性[128]。

10.3.7　临床预后

尽管进行手术干预,伤寒穿孔的并发症发病率和死亡率仍然很高。

最常见的并发症是伤口感染,最严重的是粪瘘形成。据报道,伤口感染发生率为40%~60%[83,129-131],而瘘修补引发的粪瘘发生率为3.8%~16.5%[83,105,132,133]。腹胀、腹腔脓肿、脓胸、出血及精神疾病是其他曾报道的并发症[129]。

术后死亡率的报道差异很大,为9.9%~62%[80-82,99,105,112,119,121,129,134,135],且死亡率在发展中国家较高[83]。而在发达国家的一些社会经济基础设施完善地区,死亡率可低至1.5%~2%[136]。

10.4 小肠结核穿孔(专栏10.3)

10.4.1 介绍

结核病主要累及肺部,在发展中国家很常见。但是,由于多重耐药细菌的出现、人口老龄化和HIV感染大流行,其发病率在全世界范围内都在增加。由于来自第三世界国家的移民,西方国家的发病率也在上升[137]。

腹腔结核感染通常累及肠、腹膜和肠系膜淋巴结,最常见的部位是回盲部。它有不同的表现形式,可以契合各种腹部疾病。由于生化和放射影像学检查的准确性有限,结核诊断比较困难。诊断延误会导致肠梗阻和肠穿孔等并发症。治疗的主要手段是抗结核药物,而手术适用于并发症的处理。

专栏10.3　要点:结核穿孔

- 腹腔结核感染在发展中国家很常见,但由于HIV感染高发、人口老龄化和免疫抑制药物应用,其发病率在全世界范围内都在增加。
- 腹腔结核感染通常涉及回盲部,表现为亚急性肠梗阻的全身症状和特征。
- 腹腔结核感染患者中有1%~15%发生肠穿孔。
- 穿孔通常单发,发生在回肠狭窄处或近端,3/4病例出现弥漫性腹膜炎。
- 抗结核治疗开始后2天到4个月内也能出现穿孔。
- 诊断通常基于临床和影像学发现,需要紧急开腹手术。
- 由于存在较高的肠瘘风险,应优先选择肠切除吻合术而不是一期缝合手术。
- 在远离穿孔部位的多个狭窄处进行狭窄成形术。
- 对于回盲部结核,切除回盲部的保守性手术优于右半结肠切除术。
- 伴有穿孔的濒死病例,无论是否切除穿孔肠段,最好能采用回肠造口术。
- 所有病例均需进行6个月的抗结核化疗。类固醇在其中的作用是有争议的。
- HIV合并回肠结核穿孔的病例需要紧急手术治疗,以及抗结核和抗逆转录病毒治疗。
- 结核性肠穿孔的死亡率为25%~100%。

10.4.2 发病率

在15%~20%的病例中,肺结核会累及肺外器官,而腹腔是第六位最常见的发病部位[138,139]。在特异性抗结核药物出现之前,活动性肺结核患者的腹腔结核感染发病率高达55%~90%,在抗结核药物出现后降低至25%[140]。

然而,近年来其发病率有所增加,肠穿孔是最令人担忧的并发症之一,出现在 1%~15% 的病例中[141-144]。在印度,腹腔结核感染是小肠穿孔的第二大常见病因,仅次于原发性肠穿孔,占所有肠穿孔病例的 5%~12%[20,145,146]。

10.4.3　病理生理

胃肠结核通常由于直接误食感染物导致。最常见的受累部位是回盲部,因为肠内容物暂时生理性淤积在此处,此时水电解质快速吸收、消化活动减少以及该区域富含淋巴组织。结核进一步扩散至区域淋巴结和腹膜。随着时间推移,肠道内出现肉芽肿形成、纤维化和狭窄。穿孔通常为回盲部结核性狭窄的并发症,发生部位主要在狭窄或靠近狭窄处。可能是单个或多个,但 90% 的情况下是单个[146,147](图 10.4)。除狭窄外,肠道浆膜表面可散布多个淡黄色小结节(图 10.5)。

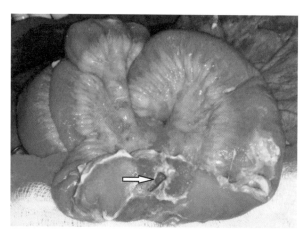

图 10.4　回肠远端横向的结核穿孔(箭头)以及浆膜表面脓性物

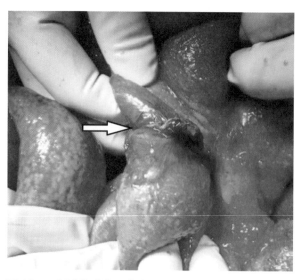

图 10.5　肠道浆膜表面多个小结节,回肠远端狭窄(箭头)

小肠穿孔可在开始抗结核治疗后的 2 天到 4 个月内出现[137,148-150]。早期穿孔被认为是由于疾病的自然进程或归因于抗结核治疗的作用,导致炎症反应减轻、溃疡愈合受损和肠系膜固定不佳[143]。迟发病例经抗结核治疗后病情得到改善并发生穿孔的原因可能是增强的宿主迟发型超敏反应以及由于药物有效杀死细菌后释放了高水平的分枝杆菌抗原从而导致穿孔。这种现象被称为"矛盾反应",在同时接受抗结核和抗逆转录病毒治疗的 HIV 阳性患者中更常见[151]。迟发性穿孔的另一种可能机制是潜在的原发性免疫缺陷[152]。然而,正如 Leung 等人指出的,在确定各种迟发性穿孔原因之前,必须排除由于耐药性或药物依从性差而导致抗结核治疗反应不充分的情况[153]。

10.4.4 临床特点

腹腔结核感染常见于 20~40 岁的年轻人,因为这个年龄段派尔集合淋巴结丰富。结核病常累及回盲部,呈急性、亚急性或慢性发作。慢性发作最为常见。大多数患者的症状持续数周至数月,甚至数年。腹腔结核感染的典型表现为亚急性肠梗阻,主要症状为腹部绞痛、饭后胀气、呕吐、气过水声、腹泻和便秘。约 1/3 的患者出现全身症状,表现为夜间体温升高、不适、盗汗、体重减轻和食欲下降[154]。

有时腹腔结核感染会出现急腹症表现,其原因可能是急性肠梗阻、穿孔性腹膜炎、急性肠系膜淋巴结炎或急性结核性阑尾炎[139]。小肠结核穿孔通常伴有局限性或弥漫性腹膜炎,这取决于梗阻的严重程度、穿孔的大小和粘连程度。

在这些病例中,既往亚急性肠梗阻病史以及胸部 X 线片气腹征象是诊断腹腔结核病的重要线索(案例摘要 10.1)。

案例摘要 10.1 一名 30 岁女性,有 3 个月亚急性肠梗阻病史,突发急腹症。胸部 X 线片(胸片)示膈下气体(箭头),右肺尖部有纤维性空洞性病变(箭头)。探查发现回肠末端穿孔(横向箭头),远端有狭窄(垂直箭头),行肠切除吻合术。结核穿孔的诊断仅依据组织病理学,患者对抗结核化疗药物有反应。

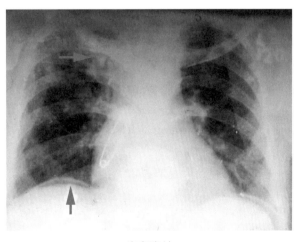

患者胸片

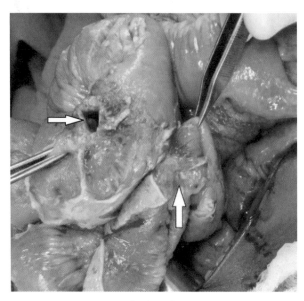

探查图片

10.4.5 诊断

大多数小肠结核穿孔的病例急诊就诊时表现为急腹症,而肠道穿孔的诊断主要依据影像学检查。

胸部 X 线片   仅 15% 的腹腔结核感染患者可见肺纤维化空洞性病变[155]。

腹部直立平片   在 30%~50% 的病例中,膈下有游离气体[146,156,157]。也可能显示肠管扩张、气液平面和淋巴结钙化。

腹部超声检查   可以显示游离液体中的气体积聚或有回声碎片漂浮在液体中(由于颗粒物)、小肠袢粘连肠壁增厚、网膜蜷缩。超声所见的局部肠壁内液体被称为"双轨"征。可见散在或团块性淋巴结病伴异质回声,淋巴结中央无回声区为干酪样坏死。回盲部增厚并向上牵拉向肝下区域,被称为"假肾征"[138,158]。

腹部增强 CT(contrast-enhanced CT,CECT)   是检查腹部结核及并发症(如肠穿孔)的首选方式。除了能显示穿孔逸出的少量气体外,还可见高密度或低密度腹水影、不对称肠壁增厚、管腔狭窄伴近端扩张、肠袢粘连、网膜增厚。结核流行地区肠系膜淋巴结肿大伴中央干酪样改变(中央低密度,周围高密度)提示腹腔结核感染[138,159]。

磁共振成像(magnetic resonance imaging,MRI)   与 CT 相比,在腹腔结核感染的诊断中没有其他优势,因此其应用受到限制。

腹腔镜检查   诊断结核性腹膜炎的有效方法。但是,对小肠结核穿孔的诊断作用尚不明确。

微生物学 / 组织病理学诊断   开腹手术中对小肠穿孔活检标本(小肠、淋巴结、网膜)进行组织病理学检查,可发现干酪样肉芽肿(图 10.6)。活检组织的 ZN 染色极少检出抗酸杆菌。

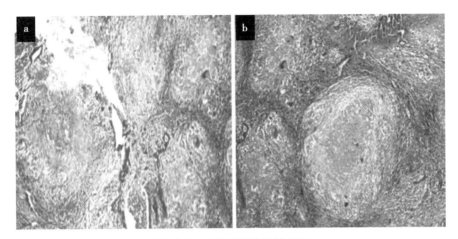

图 10.6 小肠结核穿孔镜下观

a. 黏膜溃疡和肠壁肉芽肿性炎症（HE 染色 40 倍）; b. 包含朗汉斯巨细胞和
中央干酪样坏死的上皮样细胞肉芽肿（HE 染色 100 倍）。

10.4.6 治疗

小肠结核穿孔的治疗主要是急诊开腹手术。有时候外科医生很难在术中对如何治疗穿孔做出适当决定以达到最佳治疗效果。一般根据患者的疾病严重程度和一般状况来决定手术方式。在探查中，由于一期关腹有较高的渗漏风险，因此肠切除吻合术应优于一期缝合[137,146]。

结核性穿孔通常为回肠穿孔并伴有远端狭窄。如果两者距离较近，应切除该节段，然后进行端端吻合[160]。如果远离穿孔部位有多个狭窄，则可以单独切除吻合对其进行处理，或通过狭窄成形术进行治疗[161]。术中在小肠狭窄区域对系膜侧进行 5~6cm 肠段切除，两层横向缝合。

按照以往的治疗理念，对回肠远端穿孔合并回盲部结核的病例会进行更彻底的手术，如右半结肠切除术（图 10.7）。但营养不良的患者常常不能耐受手术，导致高病死率。多年来，人们认识到结核是一种全身性疾病，不能仅通过手术根除。因此，首选保守性回盲部切除，两侧留 5cm 的边缘并端端吻合，最大限度地减少术后并发症发生[162]。

残留病变可能导致梗阻、瘘、盲祥综合征等并发症，导致吸收不良[139]，类似于回肠横断吻合术等旁路手术已不再是首选的方式。

很多时候，结核性穿孔患者一般情况较差，在急诊手术时不适宜切除和端端吻合。此类病例最适合通过穿孔部位造口或切除病变肠管近端造口转流粪便。

有时回肠结核穿孔与"腹茧征"形成有关。在这种情况下，整个肠道被网膜紧密包裹，互相粘连。在手术中很难从远端肠祥中辨认出近端肠祥，几乎不可能在不损伤肠道的情况下将它们分开（图 10.8）。这些粘连被称为"Jalebi 粘连"，因为它们与名叫"Jalebi"的印度甜点相似[163]。手术治疗包括广泛的粘连松解，操作时应非常轻柔，以避免术后形成瘘。回肠穿孔应以回肠造口术处理，因为在这类病例中，回肠切除和一期关腹有很高的瘘风险。

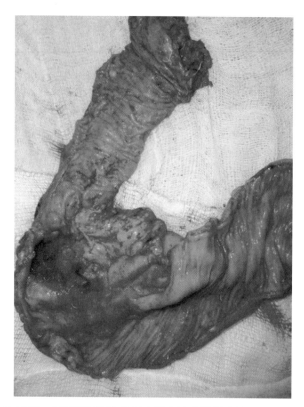

图 10.7　右半结肠切除术标本显示溃疡性增生性回盲部结核

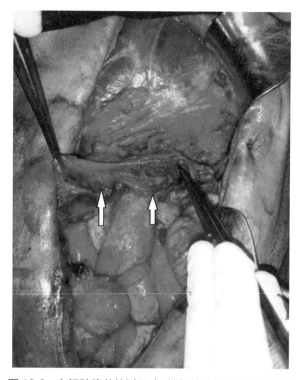

图 10.8　在切除腹茧的过程中,拉长的小肠和穿孔(箭头)

　　抗结核药物　除手术治疗外,患者应接受常规抗结核治疗至少 6 个月。治疗包括最初 2 个月的利福平(rifampicin)、异烟肼(isoniazid)、吡嗪酰胺(pyrazinamide)和乙胺丁醇 / 链霉素(ethambutol/streptomycin),后 4 个月的利福平和异烟肼。为防止异烟肼中毒引起周围神经病变,应添加吡哆醇(pyridoxine)使用。一些学者还建议使用 2 个月类固醇,以减少愈合过程中的瘢痕程度[147,164],但另一些学者认为使用类固醇的患者死亡率更高[152]。

　　如果由于患者不耐受或耐药致使一线药物中的一种或多种不能使用,则需要疗程长的二线化疗药物[165]。二线药物包括氟喹诺酮类药物、阿米卡星(amikacin)、卡那霉素(kanamycin)、阿奇霉素(azithromycin)和克林霉素(clindamycin)。

　　一些研究建议在这种情况下进行 12~18 个月的抗结核治疗[146,147,166]。然而,Balasubramanian 等[167]对 193 例成人腹腔结核感染患者进行了 6 个月疗程(短期治疗组)与 12 个月疗程(12 个月治疗组)的随机比较。短期治疗组和 12 个月治疗组的治愈率分别为 99% 和 94%[167]。

　　正确充分的抗结核治疗是最重要的,因为不恰当的药物、剂量或疗程是疾病复发和耐多药结核病出现的最重要原因[139]。

10.4.7　人类免疫缺陷病毒(human immunodeficiency virus,HIV)和结核穿孔

　　肺结核是 HIV 感染者最常见的机会性感染病。回肠结核穿孔合并 HIV 感染患者常出现腹膜炎症状,需急诊手术治疗。然而,此类病例的急诊手术死亡率很高[168]。HIV 患者结核病的药物治疗与非 HIV 患者相同,但多重耐药的结核病在前者中更为常见[169,170]。对于 HIV 感染,一线治疗推荐两种核苷逆转录酶抑制剂(nucleoside reverse transcriptase inhibitor,NRTI)和一种非核苷逆转录酶抑制剂(non-nucleoside reverse transcriptase inhibitor,NNRTI)联合应用[171]。

10.4.8　临床预后

　　小肠结核穿孔的术后并发症包括吻合口瘘引起的粪瘘、腹膜炎、腹腔脓肿、麻痹性肠梗阻、切口感染、腹胀等[172,173]。短肠综合征可作为晚期并发症发生。随访期间也有患者因狭窄或粘连发生复发性肠梗阻可能需要再次开腹治疗[174,175]。

　　文献报道的肠结核穿孔的死亡率非常高,从 25% 到 100% 不等[137,142,143,157,176]。与高死亡率相关的因素包括高龄、恶病质、延迟手术(36 小时)、多发穿孔、多发狭窄、穿孔的一期缝合、吻合口瘘和类固醇治疗[146,152,157]。

10.5　非特异性穿孔

　　当任何特定疾病如伤寒、肺结核或恶性肿瘤的临床特征、血清学检查、细菌培养、术中所见和组织病理学检查都不能对小肠穿孔进行病因分类时,即为"非特异性"小肠穿孔[10,17,23,26]。在这种情况下溃疡通常是单发的,常累及末端回肠[23]。Wani 等发现这些患者术中所见与伤寒相似,但没有进一步的实验室证据[26]。

可能的发病机制为黏膜下血管栓塞[177]、动脉粥样硬化或动脉炎引起的慢性肠系膜缺血[178]或由肠溶钾片（enteric-coated potassium tablet）等药物引起[179]。

"非特异性"小肠穿孔的系列文献报道大多来自亚洲国家，其发生率紧追伤寒穿孔，其后是小肠结核穿孔[2]。治疗方法与伤寒穿孔类似。

10.6　其他肠道感染

巨细胞病毒（cytomegalovirus, CMV）　在免疫功能低下的患者中，CMV可能会影响胃肠道，通常累及结肠（47%），很少累及小肠（4.3%）。穿孔是其最致命的并发症，常见于回肠和脾曲之间[180-184]，表现为急腹症，合并长期疼痛、消瘦、慢性腹泻和发热等症状[185]。手术探查时，穿孔小肠表现为浆膜表面出现多个棕色样变，与潜在的溃疡相对应，这些溃疡具有一个或多个穿过溃疡基底部的全层穿孔[184,186]。巨细胞病毒感染的诊断通常基于病理结果，特别是在病变可能看起来非常正常的情况下[187]。CMV感染具有多灶性，治疗时应采用瘘的节段性切除加末端造口[188]，术后可以给予更昔洛韦[189]。据报道，急诊剖腹手术后死亡率为54%~87%[184,188]。

此外，还有一些少见的肠道感染也可导致小肠穿孔，主要包括溶组织内阿米巴[190]、艰难梭菌[191]和组织胞浆菌感染[192]，后者常见于潜在的HIV感染病例。

10.7　创伤性小肠穿孔（专栏10.4）

钝器或穿透性腹部损伤后可能会出现小肠穿孔。据报道，小肠是钝器腹部创伤中最常见的中空脏器和第三大常见的脏器[193,194]。

专栏10.4　要点：创伤性小肠穿孔

- 可能发生在钝器或穿透性腹部损伤后。
- 由于道路交通事故，大多出现在较年轻的人群中。
- 腹部钝器受伤的机制是压迫和减速性损伤。
- 腹部体征仅在30%的钝性创伤病例中是可靠的。
- 对于血流动力学不稳定患者，创伤重点超声评估法（focused assessment with sonography in trauma, FAST）是评估的第一步，对急诊剖腹探查手术的决策起重要作用。
- 诊断性腹腔灌洗（diagnostic peritoneal lavage, DPL）可以识别小肠穿孔，灵敏度高达100%，但特异度相对较低。
- 对于血流动力学稳定的患者，腹部CT扫描是首选的诊断方式，并且可以显示造影剂外渗和/或腔外气体。
- 腹腔镜检查对血流动力学稳定的患者很有用，并且在40%的病例中可以避免进行剖腹手术。
- 手术干预的绝对指征包括血流动力学不稳定、弥漫性腹膜炎或胃肠道穿孔的影像学征象。
- 小肠穿孔的治疗优先级应低于威胁肢体存活的损伤。
- 单个穿孔仅需简单缝合，更广泛的损伤则需要进行切除吻合术。
- 由于临床症状表现延迟，钝性腹部外伤需要持续临床监测和连续影像学检查，一旦发现手术指征，应立即急诊剖腹探查。

10.7.1 损伤机制

在穿透性腹部损伤中,小肠损伤的机制较为简单,通常会出现多个穿孔(图10.9)。但是,在腹部钝器伤中,损伤的两个主要机制是压缩力和减速力。减速性损伤通常发生在高速机动车事故之后。在该事故中,相对固定的物体和自由物体之间发生了拉伸和线性剪切。当肠袢从肠系膜附着处移出时,可能会发生肠系膜撕裂,导致内脏血管损伤和血栓形成。在压迫伤中,小肠被压迫在固定点上,例如脊柱或安全带。它会引起管腔内压力迅速增加,导致肠系膜边界肠壁薄弱的地方发生穿孔[195-197]。

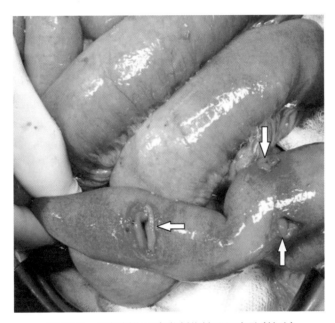

图10.9 腹部刺伤后多发创伤性回肠穿孔(箭头)

10.7.2 临床特点

该类损伤常常发生在较年轻的人群中,常由道路交通事故引起[193,197,198]。外伤后患者常主诉有持续性腹痛。检查穿透性创伤时,可以先评估伤口的进口和出口。在钝器伤中,可能会看到"安全带征象"(安全带在腹部引起的瘀斑)。还有其他临床症状,比如腹胀、腹部压痛[199-201],只有30%的钝性外伤有可靠的体征[202]。

10.7.3 诊断

小肠损伤诊断缺乏特异实验室检查。结合病史和体格检查结果,白细胞计数升高和血清淀粉酶水平升高可能提示小肠损伤。然而,在小肠穿孔与未穿孔的患者中,白细胞和红细胞计数均无显著差异[195,200]。

腹部 X 线片(腹部平片) 肝下游离气体提示中空脏器受损,但早期诊断仅在 7%~8%

的肠穿孔病例中可以实现[195,203,204]。此外,平片还可以显示子弹的轨迹(枪伤)或异物的存在(子弹、弹片)。

创伤重点超声评估法(FAST) 这是血流动力学不稳定的腹部钝性损伤患者的初始评估方式。它以快速、无创且可重复的方式检测腹膜内游离液体,灵敏度达 91%~100%。对紧急剖腹探查手术的决策非常有用。在大多数情况下,超声可以检测到游离液体,但仅靠超声检查只能识别出 8% 小肠穿孔病例[201]。

诊断性腹腔灌洗(DPL) 该方法识别小肠穿孔灵敏度高(高达 100%),但特异度相对较低[205]。其诊断的依据是细胞计数比 ≥1,灌洗液淀粉酶活性增加,灌洗液中存在颗粒物质和/或细菌[195]。由于 CT 平扫容易实施,因此 FAST 和 DPL 主要用于无法转运到放射科的血流动力学不稳定的患者[196]。

腹部 CT 对于血流动力学稳定的患者来说,腹部 CT 是识别特定的腹部内损伤的主要诊断方法,在区分患者需要剖腹探查还是手术治疗方面起关键作用。

穿透性腹部创伤中造影剂外漏是最主要的表现,尤其是当外部伤口延伸至受伤的肠管时。单纯性气腹并不能诊断,因为气体可以沿着穿透性伤口进入腹腔[206]。

在腹部钝性创伤中,诊断肠穿孔的 CT 表现为造影剂外漏和/或腔外气体,不能诊断但具有提示性的表现是出现游离液体但没有实体器官损伤、小肠增厚、肠系膜条纹和肠袢扩张[207],仅凭 CT 不能排除小肠穿孔。但是,腹部钝性损伤后,任何无法解释的 CT 影像异常都可能预示肠穿孔的存在,需要进行密切临床观察和进一步诊断检验。腹部症状持续的患者应进行诊断性腹腔灌洗或腹腔镜检查。

腹腔镜检查 近年来,腹腔镜检查逐渐被用于血流动力学稳定患者小肠穿孔的诊断和治疗。急诊腹腔镜检查可以避免 40% 的病例进行开腹手术[204],当没有腹膜炎表现时,腹腔镜检查相关的并发症发病率<1%[208]。

10.7.4 治疗

诊断为小肠损伤的患者应行急诊剖腹探查,手术干预的绝对指征包括持续的血流动力学不稳定、弥漫性腹膜炎及出现消化道穿孔的影像学证据,如气腹、腔内造影剂溢出和肠梗阻。然而,对于情况相对稳定、还未进行详细检查的腹部创伤患者"盲目行急诊手术"是不合理的。回顾性分析 111 例因腹部钝性创伤引起的小肠穿孔患者,发现延迟手术超过 24 小时并没有显著增加死亡率,但并发症急剧增加[195]。因此,小肠穿孔的治疗优先级应低于威胁肢体存活的损伤。

在行剖腹探查时,可行脓性腹膜液体引流及温生理盐水冲洗。小肠的单个穿孔,仅需简单缝合,但出现广泛性损伤时(如肠系膜损伤引起的多个穿孔和坏疽)则需要切除和吻合[209]。

10.7.5 腹部钝器伤:迟发性

发生腹部钝性损伤时,小肠穿孔出现较迟、发生率较低、诊断也较困难[210]。腹部钝性损伤后,肠系膜撕裂或血肿形成,逐渐影响小肠血管,导致相邻肠段缺血(部分或全层)、黏膜溃疡和黏膜下炎症。局部缺血和溃疡持续进展可能导致肠穿孔延迟至 2 周至 3 个月后发生[211]。

肠系膜血肿最初可以通过腹部 CECT 诊断。一般情况下,血流动力学稳定和无症状的患者可以保守治疗,有症状时则需要进行持续的临床监测、X 射线、超声检查以及复查 CT。如果出现迟发性小肠穿孔或病情恶化,则需要进行紧急探查[210]。

10.8 小肠肿瘤

小肠肿瘤可出现自发性穿孔,大多为恶性肿瘤,主要有以下机制[212-217]。
1. 肿瘤浸润肠壁,肿瘤迅速生长、坏死和穿孔。
2. 肿瘤细胞浸润导致血管闭塞,使得肠壁缺血性坏死和穿孔。
3. 肿瘤阻塞导致肠腔内压力增加,使得梗阻近端穿孔。

10.8.1 淋巴瘤

穿孔和腹膜炎是胃肠道淋巴瘤已知的并发症,绝大多数发生在小肠[214,216,218-221]。穿孔可以发生在诊断或治疗过程中,患者出现急腹症表现。然而,穿孔发生在第一个月末或超过最初治疗的时间窗时,很可能被遗漏。因此,临床治疗过程中的警惕性和早期评估有助于及时诊断。腹部平片显示为气腹。腹部 CECT 可以发现肠壁淋巴瘤表现,存在多灶性肠道受累、腹膜脂肪浸润、腹水、淋巴结肿大、肝脾肿大,以及表明胃肠道淋巴瘤穿孔的游离气体[222]。治疗方法是早期手术干预。

10.8.2 胃肠道间质瘤(gastrointestinal stromal tumor,GIST)

肿瘤破裂伴腹腔出血是 GIST 的一个罕见但重要的并发症,大多数是自发性的,位于胃和小肠[212,214,215]。当大尺寸、外生型的 GIST 出现内部坏死或囊性变性时,自发性破裂的风险增加[212,215],临床主要表现为穿孔性腹膜炎,但诊断往往是在探查后做出的(图 10.10)。

在后续成像过程中,肿块的快速增长是自发性穿孔风险增加的一个重要原因[215]。超声和 CT 扫描显示层状或漩涡状异质性肿瘤,伴有回声或浓稠腹水,提示 GIST 破裂。然而组织学标准的肿瘤恶性程度通常与破裂无关[212]。治疗方法是早期手术干预,但长期存活率较低。

10.8.3 胃肠道转移

小肠转移性疾病(包括淋巴瘤)通常是从腹部以外的部位通过血行途径转移而来的,可以引发肠穿孔[223,224]。引起小肠穿孔最常见的原发性恶性肿瘤是肺癌[217,225]。和回肠相比,空肠更易发生穿孔[214]。其他罕见的肠外原因包括横纹肌肉瘤[226]、乳腺癌[227]、胸膜间皮瘤[228]、舌鳞状细胞癌[224]、皮肤恶性黑色素瘤[229]和头皮血管肉瘤[230]。胃肠道转移穿孔需要紧急手术治疗,但手术死亡率高,预后差[214,217]。

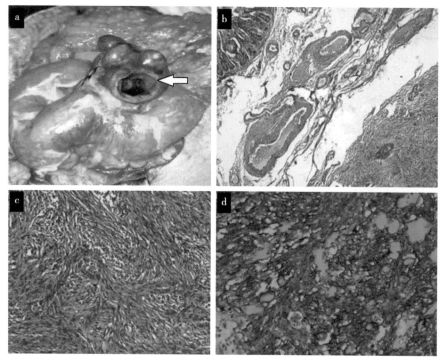

图 10.10　胃肠道间质瘤穿孔

a. 手术照片显示系膜小肠游离部边缘外生性 GIST 穿孔（箭头）; b. 显微照片显示肿瘤以肌层为中心，通过保存的黏膜肌层和黏膜下层将其与正常黏膜隔开（HE 染色 40 倍）; c. 显示肿瘤细胞束和交叉束的显微照片（HE 染色 100 倍）; d. 显微照片显示 GIST 内 CD117 强阳性（IHC 染色 200 倍）。

10.9　急性肠系膜缺血（专栏 10.5）

急性肠系膜缺血是一种较为凶险的疾病，进展较快，常常影响到合并严重并发症的老年患者，其缺乏特异性特征，因此诊断常被延误。急性肠系膜缺血引起肠坏死时，小肠穿孔常常发生。

专栏 10.5　急性肠系膜缺血要点

- 急性肠系膜血栓形成、急性栓塞、非阻塞性肠系膜缺血和肠系膜静脉血栓形成时，常常发生小肠穿孔。
- 急性发作，缺乏特异性症状，临床快速恶化，腹部体征不明显，因此诊断常延误。
- 腹部 CECT 是诊断的首选方法，可以显示局部肠壁增厚、肠壁增强、黏膜下出血、门静脉系统气体、肠壁内气体和气腹。
- 液体复苏是治疗的第一步，也是最重要的一步。
- 腹部阳性体征是手术探查的指征。

- 梗死部位切除联合手术取栓治疗肠系膜血管栓塞。
- 动脉血栓的血运重建是通过旁路移植或血栓内膜切除术完成的。
- 非阻塞性肠系膜缺血的主要诊断手段是剖腹探查,罂粟碱可以促进局部血管扩张,挽救受损的肠道。
- 抗凝药治疗肠系膜静脉血栓的疗程为 3~6 个月。
- 对于广泛性肠道损伤,24h 后再次剖腹探查可以挽救有潜在生存力的肠道。
- 急性肠系膜缺血的死亡率为 60%,其中非梗阻性肠系膜缺血的死亡率最高。

10.9.1 病因

急性肠系膜缺血主要有以下病因。

1. 急性动脉栓塞 急性肠系膜缺血最常见的病因,占发病患者的一半以上[231]。大多数栓子来源于心脏的左心室(心肌梗死后)或是左心房(房颤后),发病前通常没有腹部症状。

2. 急性血栓形成 占所有病因的 25%,通常发生在肠系膜动脉已有的动脉粥样硬化斑块上。该类患者大多有一过性慢性肠系膜缺血病史。

3. 非阻塞性肠系膜缺血 占所有病因的 20%~30%,该类患者肠系膜血管没有出现阻塞,其血液供应减少是由心排量减少和肾或肝脏疾病导致的血管收缩引起的[232],大多数为危重患者,难以进行临床评估。

4. 肠系膜静脉血栓 占所有病因的 5%~15%,原发性血栓主要源于高凝状态(缺乏蛋白 C、蛋白 S、抗凝血酶Ⅲ或莱顿第五因子),继发性血栓主要源于口服避孕药、炎性肠病、胰腺炎、创伤、恶性肿瘤、门脉高压或肝硬化[233,234]。急性肠系膜静脉血栓所致的腹痛多为腹部绞痛,程度相对较轻,多位于中腹部,提示血栓来源于小肠。

10.9.2 临床特点

急性肠系膜缺血往往起病急,症状不特异,病情恶化快。常常出现严重腹痛持续 2~3 小时以上,而腹部体征却不明显,导致诊断延误患者还可能出现恶心、呕吐、厌食、腹泻、发热等症状。据报道,便血出现在 15% 的患者中[235]。在诊断延误的患者中,坏疽性改变可引起小肠穿孔、腹膜炎,患者可出现心动过速、低血压、腹胀、腹部压痛、肠鸣音消失等症状。

10.9.3 诊断

实验室检查主要用来排除急腹症,对诊断帮助不大。腹部 X 线片通常无特异性表现,当出现游离气体时提示肠穿孔。在未得到及时诊断的患者中,可以看到拇指压征、壁内气肿、门静脉内气体[236]。

双功能超声可以显示肠系膜循环的血流,但由于受到肠管积气、专业技术缺乏以及对低流量血管疾病的灵敏度低,其作用往往很受限[237]。

腹部 CECT 扫描是首选检查,提示诊断的主要征象包括局灶性肠壁增厚、肠壁无强化、黏膜下出血以及门静脉系统中气体、壁内气体和腹腔中的游离气体[238]。CT 血管造影可以清楚地描述肠系膜血管的病理。

磁共振血管造影与 CT 血管造影相比,灵敏度和特异度相同,并且还能避免辐射暴露。该检查对慢性肠系膜缺血诊断非常有用,但由于远端栓塞和非阻塞性低血流状态的显影不足,其在急性肠系膜缺血中的作用还未得到验证[239,240]。

10.9.4　治疗

急性肠系膜缺血的首要治疗是容量复苏,并以尿量和中心静脉压(CVP)监测为导向。多巴胺通常可作为血管加压药,但低剂量时可以用作肠系膜血管舒张药。

存在腹膜炎体征是手术探查的指征,此时提示肠梗死已经发生,可行梗死部位切除或栓塞切除术。动脉血栓的血运重建术较为复杂,可行搭桥术或血栓内膜切除术。

非阻塞性肠系膜缺血诊断大多靠剖腹探查,使用罂粟碱可以促进局部血管扩张,治疗受损肠管[241]。

对于肠系膜静脉血栓,应在诊断明确或术中确诊后立即开始抗凝治疗,并持续3~6个月。术中探查时,切除的目的是尽可能多地保留肠管,对于广泛性肠损伤的患者,应在24h后再次行探查术以保留有潜在活力的肠管[242,243](图10.11)。

尽管当前的诊断和治疗方式有所改善,但急性肠系膜缺血患者的死亡率仍在60%左右,其中非阻塞性肠系膜缺血的死亡率最高。

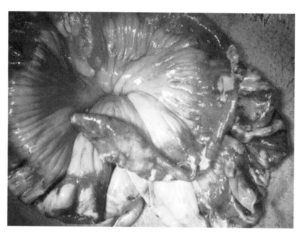

图 10.11　术中图片

显示急性肠系膜缺血引起的广泛小肠坏疽。

10.10　克罗恩病

游离性穿孔是克罗恩病的一个罕见并发症[244],大多数患者病变发生在回肠,少数发生在结肠或空肠[245]。其中有很多穿孔包含继发性脓肿穿孔,不算真正的游离性穿孔。在西方国家,克罗恩病的游离性穿孔发生率是1%~3%[245-249]。欧洲和北美犹太人对克罗恩病的易感性是非犹太人的3~4倍。一项来自以色列的研究称克罗恩病的游离性穿孔发生率是15.6%[246]。

然而,关于克罗恩病中游离性穿孔的确切机制目前还不清楚,但存在一些假说。Greenstein等[245]发现发生游离性穿孔时疾病持续时间是3.3年,明显少于其他并发症,如脓肿破裂或内瘘[245]。这种相对较短的持续时间表明游离性穿孔可能发生在保护性肉芽肿性纤维化和瘢痕化反应之前[250]。另外一个可能的原因是肠道梗阻引起肠道扩张及梗阻近端的腔内压力增高[245,247-249]。其次,缺血或中毒性结肠炎也可以引起肠穿孔[251-254]。关于治疗,类固醇的使用并没有增加游离性穿孔发生率[12,245,247-249]。

23%~30% 克罗恩病患者以游离性穿孔为首要发病表现[245,246],多表现为病程中疾病突然加重,进而出现弥漫性腹膜炎,因此出现此类症状时需高度怀疑。

腹部 X 线片(直立位)很少能看到膈肌下游离气体[255]。腹部 CECT 可见腔外气体或造影剂外漏,同时伴有小肠壁增厚或血管增生,并且以肠系膜侧为主的克罗恩病的典型表现[206]。

游离性穿孔是克罗恩病急诊手术的指征,其发病率和死亡率很高,应该避免清创术和穿孔部位的简单缝合[245,247-249]。对于回肠穿孔,限制性切除感染最严重的肠管联合原发性吻合是治疗首选。对于濒死的弥漫性腹膜炎患者,应行近端回肠造口术[12]。对于空肠穿孔,Menguy 建议病变肠管切除 + 端端吻合,而不是暂时性空肠造口[244],因为空肠造口会带来严重的代谢并发症且一般情况下空肠吻合术更加安全。自从肠管切除取代了简单缝合后,克罗恩病游离性穿孔的死亡率从 41% 降为 4%[245]。

10.11 憩室病

10.11.1 Meckel 憩室穿孔

穿孔是 Meckel 憩室一种罕见的并发症,在有症状的憩室中仅占 0.5%[256]。目前文献中报道的引起 Meckel 憩室穿孔的主要因素和机制如下:

1. 憩室炎持续进展引起自发性穿孔;
2. 憩室中的异物引起压力性坏死和穿孔[257-262];
3. 异位胃黏膜分泌的胃酸引起消化性溃疡或穿孔;
4. Meckel 憩室中的肿瘤样平滑肌出现穿孔[263];
5. 腹部钝性伤[264-267]。

Meckel 憩室穿孔通常表现为急腹症,类似于急性阑尾炎[268]。其诊断通常在术中完成,治疗主要是憩室切除术或节段性切除术联合腹膜冲洗[269],也有文献报道使用腹腔镜成功处理 Meckel 憩室穿孔[270-272]。

10.11.2 空肠憩室

仅有 0.25%~1% 人群会出现空肠憩室,穿孔罕见。因为憩室常常位于肠系膜的边缘,容易被包裹,造成局部腹膜炎。治疗方法主要是肠管分段切除联合一期吻合术[273-275]。

10.12 药物性小肠穿孔

药物性小肠和大肠穿孔占所有药物相关副作用的 20%~40%。常见的胃肠道药物引起的副作用包括消化不良、恶心、呕吐、腹泻和便秘。然而,更值得关注的副作用是药物引起的黏膜溃疡,表现为胃肠道出血、狭窄和穿孔。

10.12.1　类固醇

长期使用糖皮质激素可导致胃和小肠穿孔[277-281],死亡率较高(27%~100%)。穿孔通常发生在类固醇治疗的前3周,但由于类固醇的掩盖作用,临床表现并不明显,腹部不适是唯一的症状。持续腹痛是诊断肠道穿孔的征象,如果明确诊断,就需要早期剖腹探查[282]。

10.12.2　非甾体抗炎药(NSAID)

在长期服用NSAID的患者中,使用胶囊内镜(video capsule endoscopy,VCE)和气囊小肠镜(balloon enteroscopy,BE)诊断NSAID引起的小肠损伤占50%以上。它主要发生在远端小肠和结肠,最常见于回盲部[283-285]。长期的NSAID治疗通常会导致临床上无症状的肠病,其特征是肠道通透性和炎症反应增加。慢性隐匿性出血和蛋白质丢失可导致缺铁性贫血和低白蛋白血症。NSAID还会导致小肠溃疡,但较少导致急性出血、穿孔或引起隔膜样狭窄的慢性瘢痕[286]。隔膜样狭窄的临床表现是非特异性的,并且可能引起阻塞症状、胃肠道出血或腹痛[287-290],穿孔患者主要表现为腹膜炎。内镜球囊扩张可用于肠管明显狭窄的患者,但大多数大出血、梗阻或穿孔的患者需要手术治疗[291]。

10.12.3　氯化钾片

肠溶片在小肠内崩解而引起的局部高浓度氯化钾会导致肠壁水肿、出血、糜烂和瘢痕性狭窄,肠穿孔可伴或不伴有肠壁狭窄[292-294]。据报道相关的死亡率高达27%[292]。

10.12.4　可卡因

可卡因滥用可导致肠系膜缺血和坏疽,进而引起小肠和大肠穿孔及腹腔出血[295-297]。回肠远端是最常见的累及部位,但也有报道称坏疽几乎累及小肠的任何部位[298]。

10.12.5　口服避孕药

口服避孕药可引起小肠穿孔、肠系膜血管血栓,进而引起小肠结肠炎、腹膜炎[299-302]。口服避孕药成分中雌激素与动脉和静脉阻塞相关,而孕激素只与动脉阻塞相关[302]。

10.12.6　化疗

胃肠道淋巴瘤化疗期间会发生小肠穿孔,其他原发性肿瘤,如头颈癌、乳腺癌和急性单核细胞白血病,化疗期间也被报道出现小肠穿孔[303-310]。化疗期间出现肠穿孔的可能机制是在中性粒细胞减少、转移性肿瘤浸润和在化疗药物溶解肿瘤的情况下出现的坏死性肠炎[305,311,312]。贝伐珠单抗被证明会在1%~4%的病例中引起肠穿孔[313]。肠穿孔通常发生在第一个化疗周期后的2~3周[305,309,314],由于化疗药物毒性可导致恶心、呕吐,和类似于急腹症的腹痛,此时诊断肠道穿孔较困难。为避免诊断延误,应时刻对肠穿孔保持警惕[304]。

10.12.7　放疗

有报道称,骨盆放射治疗偶尔会导致小肠穿孔[315,316],其发生可能是由既往手术引起肠道粘连、肠动力下降,以及放疗期间肠道位置不合适[317]引起的。治疗主要是手术探查、肠管切除联合吻合术或造口,一期吻合术后吻合口瘘发生率较高[316]。

10.13 蠕虫

肠腔内的蠕虫可以引起肠梗阻和小肠穿孔,主要是蛔虫[318],当然其他蠕虫,如绦虫、蛲虫和鞭虫也能引起类似结果[319],但是发生率较低。

小肠穿孔主要是由于蠕虫负荷过重引起的压力性坏死,或是蠕虫侵蚀了潜在的小肠溃疡,而这些溃疡常常可在热带国家见到,主要由伤寒、结核病和阿米巴病引起[320,321]。

蠕虫引起的小肠穿孔主要表现为急腹症,通常通过腹部 X 线片出现气腹进行诊断,治疗主要是急诊剖腹行受累肠段切除和吻合术。在吻合术前,从肠切开处轻轻地挤出一束蠕虫(图 10.12)。

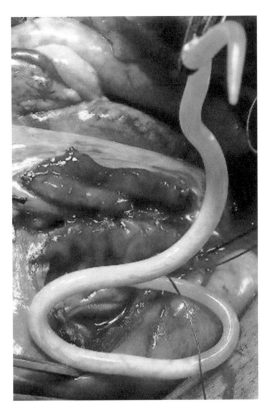

图 10.12 通过肠切开术将蛔虫从穿孔处取出

对于蛔虫感染,口服阿苯达唑咀嚼片 400mg/d 是首选的药物。肠梗阻患者应避免使用麻痹性抗蠕虫药物(如噻吩嘧啶、哌嗪、伊维菌素),因为麻痹的蠕虫可能使手术更加复杂。对于绦虫,首选口服吡喹酮 10~20mg/(kg·d) 或氯硝柳胺咀嚼片 2g/d[322]。在蠕虫流行地区,患者应在 3~6 个月内再次评估,如果大便虫卵持续存在,应再次治疗。

10.14 异物

小肠异物导致阻塞与穿孔比较罕见。

引起小肠异物的原因包括饮食不注意(儿童及老年人群)、精神障碍以及药物依赖[323,324]。尖锐的异物较容易导致穿孔,并不是因为其会直接穿破肠壁,而是因为其穿过肠道时容易停滞,导致肠壁坏死[325]。常见的受累部位是肠道狭窄区域或解剖学狭窄区域(回肠远端和回盲肠交界处)[326,327]。

小肠穿孔临床主要表现为局部脓肿形成,严重时可出现弥漫性腹膜炎等[328,329]。腹部X线片较少出现游离气腹,主要是由于异物影响,或是穿孔部位被纤维蛋白覆盖。腹部CT扫描可见节段性肠壁增厚,局部气腹处可见肠腔外气泡,CT发现异物可明确诊断[206]。治疗方法是急诊手术干预。

10.15   医源性穿孔

10.15.1   腹腔镜手术

小肠损伤是腹腔镜手术罕见但严重的并发症,使用气腹针或者盲穿第一个腔镜穿刺器制造人工气腹时可能会导致小肠穿孔。经脐穿刺制造人工气腹是导致小肠穿孔的特殊危险因素,此处肠管常与腹前壁相连[330]。由于无意中直接或间接接触到邻近的肠壁,有时肠损伤可能发生在烧灼剥离过程中。如果操作医生较谨慎,在手术过程中一般会注意到小肠损伤,初次修复治疗效果良好。然而,如果在手术过程中未注意到损伤,术后诊断可能比较困难,因为肠损伤引起的特征性腹膜炎导致的疼痛会被术后疼痛所掩盖。肠吻合术后,腹部CECT在吻合处发现腔外口服造影剂,表明存在医源性肠损伤[206]。迟发性肠损伤也可以通过腹腔引流管中的肠内容物进行诊断[331]。治疗方法是根据患者病情和腹膜炎严重程度来决定行肠管穿孔边缘清创后一期吻合或穿孔肠管外置术。据报道,腹腔镜检查引起肠穿孔的死亡率为3.6%[332]。

10.15.2   小肠镜检查

目前双气囊肠镜被用于诊断隐匿性肠出血。为了使肠镜通过小肠,两个气囊交替充气,有导致穿孔的风险。使用胶囊内镜检查时,胶囊卡在小肠狭窄处也会导致穿孔[333]。

10.15.3   不安全的人工流产

肠穿孔是不安全人工流产罕见但严重的并发症[334]。尽管在发达国家罕见,但是在第三世界国家,其是导致产妇发病以及死亡的重要和主要原因[335]。在发展中国家,人工流产相关肠损伤的发病率在逐年上升[336]。据报道,在所有人工流产相关并发症中,肠损伤的比例大约是5%~18%[337-339]。但是由于很多病例因法医学原因未被报道,实际上不安全人工流产导致的肠穿孔的发病率可能更高[340,341]。

在不安全人工流产过程中,手术器械(刮匙、排卵钳、子宫探针、塑料套管)可导致阴道后壁破损,进而损伤邻近的盆腔脏器[342]。由于回肠和乙状结肠的位置相对固定,因而最常受损[335,340,342-346]。临床发现的腹膜炎体征、腹部X线片显示气腹、超声以及腹部CECT显示游离腹腔液体积聚可以诊断肠穿孔。复苏后应行早期外科手术干预,切除或修复受损器官[347]。早期识别和诊断这一现象,对于避免高病死率至关重要。

10.15.4 腹腔引流

腹部术后引流引起的小肠穿孔是一种罕见并发症,报道很少[348-354]。由于引流负压较高,引流管可以把肠壁吸引到手术切口处[349,350],而长期引流可能会因导管尖端的高压导致肠壁坏死,进而导致穿孔[348,353]。

腹部术后引流的患者常有发热及腹部疼痛的主诉。查体可发现特征性的局部或者弥漫性腹膜炎表现,引流管内引出肠道内容物能明确诊断。腹部超声检查可能会发现混合回声液体,瘘管造影显示导管尖端进入肠道[353,355](图 10.13)。

在没有腹膜炎征象的患者中,当引流中断,从穿孔部位取出引流管后,穿孔部位可自行愈合[350,353],而弥漫性腹膜炎患者需再次剖腹手术治疗肠穿孔。为避免这种情况发生,建议小心放置导管并且在引流量减少后尽早移除导管[353]。

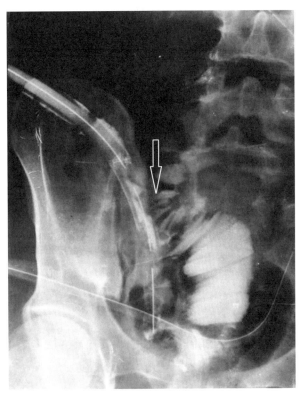

图 10.13 瘘管造影
显示引流管压迫引起肠管糜烂,坏死后造影剂进入空肠(箭头)。

10.15.5 纱布瘤

在手术过程中意外残留在体内的手术纱布称为纱布瘤。进行剖腹手术时,残留纱布有时会侵蚀小肠导致穿孔。Gawande 等人在一项纳入 60 例患者、横跨 7 年的回顾性研究中分析了影响术后残留纱布的风险因素。研究发现,腹部手术术后纱布残留的发生率在 1/15 000~1/1 000 之间。急诊手术($p<0.001$)、术中意外变动($p<0.01$)、多个手术团队以及术

中进行助手交换是导致纱布残留的风险因素[356]。

　　剖腹术后,如果患者出现持续性腹部疼痛、发热以及切口感染,应怀疑纱布残留的可能性。诊断需要医生的高度警惕性。如果纱布含有不透射线的成分,可以在腹部平片中显示。腹部超声可以显示手术部位有高回声的杂乱团块。腹部 CECT 是首选的检查方法。手术是治疗的首选方法,手术部位常与前一次手术一致,移除纱布后进行受损肠管的切除、吻合以及腹腔灌洗(图 10.14)。此外,也有案例报道可经腹腔镜进行纱布移除[357]。

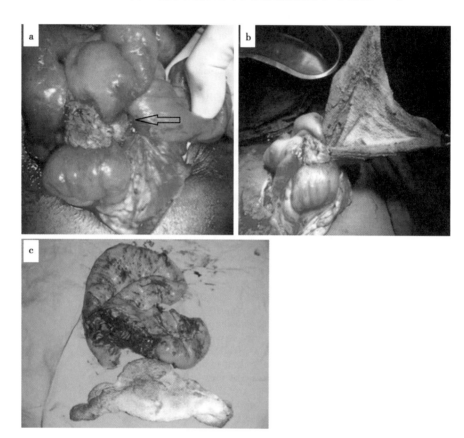

图 10.14　纱布瘤导致小肠穿孔
a. 手术照片显示侵蚀肠壁的纱布导致缝合处穿孔(箭头); b. 从小肠移除的纱布;
c. 切除的回肠末端以及纱布。

10.15.6　其他原因

　　治疗输尿管结石的体外冲击波碎石术(extracorporeal shock wave lithotripsy,ESWL)、移位的胆管支架和腹膜透析的导管都是导致小肠穿孔发生的其他医源性因素[358-360]。

　　致谢　笔者非常感谢 Sham Singla 医生、Nisha Marwah 医生和 Rajesh Godara 医生在起草文本时提供的帮助。感谢 Priyanka Singla 医生和 Himanshu Sharma 医生协助收集编写本章所需的数据。

（陆菶菶　魏梅　译　童智慧　校）

参考文献

1. Solomkin JS, Wittman DW, West MA, Barie PS. Intra abdominal infections. In: Schwartz SI, Shires GT, Spencer FC, et al., editors. Principles of surgery, vol. 2. 7th ed. New York, NY: McGraw Hill; 1999. p. 1515–51.
2. Gupta S, Kaushik R. Peritonitis – the Eastern experience. World J Emerg Surg. 2006;1:13.
3. Scott JW, Olufajo OA, Brat GA, Rose JA, Zogg CK, Haider AH, et al. Use of national burden to define operative emergency general surgery. JAMA Surg. 2016;15:e160480.
4. Wittmann DH, Schein M, Condon RE. Management of secondary peritonitis. Ann Surg. 1996;224:10–8.
5. Khanna AK, Mishra MK. Typhoid perforation of the gut. Postgrad Med J. 1984;60:523–5.
6. Chaterjee H, Jagdish S, Pai D, Satish N, Jyadev D, Reddy PS. Changing trends in outcome of typhoid ileal perforations over three decades in Pondicherry. Trop Gastroenterol. 2001;22:155–8.
7. Noon GP, Beall AC, Jorden GL. Clinical evaluation of peritoneal irrigation with antibiotic solution. Surgery. 1967;67:73.
8. Rajagopalan AE, Pickleman J. Free perforation of the small intestine. Ann Surg. 1982;196:576–9.
9. Meissner K. Late radiogenic small bowel damage: guidelines for the general surgeon. Dig Surg. 1999;16:169–74.
10. Chulakamontri T, Hutachoke T. Nontraumatic perforations of the small intestine. J Med Assoc Thai. 1996;79:762–6.
11. Hoshino Y, Masuda G, Negishi M, Ajisawa A, Imamura A, Hachimori K, et al. Clinical and bacteriological profiles of patients with typhoid fever treated during 1975–1998 in the Tokyo Metropolitan Komagome Hospital. Microbiol Immunol. 2000;44:577–83.
12. Ikeuchi H, Yamamura T. Free perforation in Crohn's disease: review of the Japanese literature. J Gastroenterol. 2002;37:1020–7.
13. Kasahara Y, Tanaka S, Nishino M, Umemura H, Shiraha S, Kuyama T. Intestinal involvement in Behcet's disease: review of 136 surgical cases in the Japanese literature. Dis Colon Rectum. 1981;24:103–6.
14. Chen YM, Lee PY, Perng RP. Abdominal tuberculosis in Taiwan: a report from Veterans' General Hospital, Taipei. Tuber Lung Dis. 1995;76:35–8.
15. Bhansali SK. Gastro-intestinal perforations-a clinical study of 96 cases. J Postgrad Med. 1967;13:1–12.
16. Mehendale VG, Samsi AB. Jejuno-ileal perforations. J Postgrad Med. 1979;25:41–7.
17. Nadkarni KM, Shetty SD, Kagzi RS, Pinto AC, Bhalerao RA. Small bowel perforations. A study of 32 cases. Arch Surg. 1981;116:53–7.
18. Bose SM, Kumar A, Chaudhary A, Dhara I, Gupta NM, Khanna SK. Factors affecting mortality in small intestinal perforation. Indian J Gastroenterol. 1986;5:261–3.
19. Sharma L, Gupta S, Soin AS, Sikora S, Kapoor V. Generalized peritonitisin India-the tropical spectrum. Jpn J Surg. 1991;21:272–7.
20. Dorairajan LN, Gupta S, Suryanarayana Deo SV, Chumber S, Sharma LK. Peritonitis in India - a decade's experience. Trop Gastroenterol. 1995;16:33–8.
21. Ray D, Sen T, Mukherjee AL, Gupta A. Small bowel perforation. Trop Doct. 2001;31:119–20.
22. Chitkara N, Gupta R, Singla SL, Bansal V. Small bowel perforation. Trop Doct. 2002;32:186.
23. Chaterjee H, Jagdish S, Pai D, Satish N, Jyadev D, Reddy PS. Pattern of nontyphoidileal perforation over three decades in Pondicherry. Trop Gastroenterol. 2003;24:144–7.
24. Khan S, Khan IU, Aslam S, Haque A. Reterospective analysis of abdominal surgeries at Nepalgunj Medical College, Nepalgunj, Nepal: 2 year's experience. Kathmandu Univ Med J. 2004;2:336–43.
25. Jhobta RS, Attri AK, Kaushik R, Sharma R, Jhobta A. Spectrum of perforation peritonitis in India-review of 504 consecutive cases. World J Emerg Surg. 2006;1:26.
26. Wani MY, Chechak BA, Reshi F, Pandita S, Rather MH, Sheikh TA, et al. Our experience of biliary ascariasis in children. J Indian Assoc Pediatr Surg. 2006;11:129–32.
27. Afridi SP, Malik F, Ur-Rahman S, Shamim S, Samo KA. Spectrum of perforation peritonitis in Pakistan: 300 cases Eastern Experience. World J Emerg Surg. 2008;3:31.
28. Patil V, Vijayakumar A, Ajitha MB, Sharath Kumar L. Comparison between tube ileostomy and loop ileostomy as a diversion procedure. ISRN Surg. 2012, 2012 547523, 5 pages. doi:10.5402/2012/547523.
29. Yadav D, Garg PK. Spectrum of perforation peritonitis in Delhi: 77 cases experience. Indian J Surg. 2013;75:133–7.

30. Doklestić SK, Bajec DD, Djukić RV, Bumbaširević V, Detanac AD, Detanac SD, et al. Secondary peritonitis - evaluation of 204 cases and literature review. J Med Life. 2014;7:132–8.
31. Nekarakanti P, Elamurugan TP, Kate V. Spectrum of small bowel perforation in a tertiary care hospital of south India: predictors of morbidity and mortality. Indian J Gastroenterol. 2014;33:575–7.
32. Türkoğlu A, Ülger BV, Uslukaya O, Oğuz A, Zengin Y, Tas I. Patient management and clinical outcomes in non-traumatic small bowel perforations. J Clin Exp Investig. 2015;6: 130–4.
33. Malhotra MK, Singal R, Chowdhary K, Sharma RG, Sharma S, Dhankar A. Spectrum of perforation peritonitis in a Rural Medical College. Bangladesh J Med Sci. 2016;15:70–3.
34. Verma H, Dev K, Pandey S, Gurawalia J, Marwah S. Temporary loop versus end ileostomy for faecal diversion in ileal perforation: a case matched study. Sri Lanka J Surg. 2016;34:1–6.
35. Garg RK, Gupta R, Kailasia Y, Chhari AS, Jain M, Dubey C. Spectrum of nontraumatic perforation peritonitis: a prospective study of 277 cases with special reference to morbidity and mortality. Int Surg J. 2016;3:1223–8.
36. Seth S, Agrawal KK. Small bowel perforations: review of 33 cases. Med J DY Patil Univ. 2016;9:186–9.
37. Freeman HA. Spontaneous free perforation of the small intestine in adults. World J Gastroenterol. 2014;20:9990–7.
38. Schumer W, Burman S. The perforated viscus diagnosis and treatment in surgical emergencies. Surg Clin North Am. 1972;52:231–8.
39. Sartelli M. A focus on intra-abdominal infections. World J Emerg Surg. 2010;5:9. doi:10.1186/1749-7922-5-9.
40. Eid HO, Hefny AF, Joshi S, Abu-Zidan FM. Non-traumatic perforation of the small bowel. Afr Health Sci. 2008;8:36–9.
41. Memon AA, Siddiqui FG, Abro AH, Agha AH, Lubna S, Memon AS. An audit of secondary peritonitis at a tertiary care university hospital of Sindh, Pakistan. World J Emerg Surg. 2012;7:6.
42. Kayabali I, Gökçora IH, Kayabali M. A contemporary evaluation of enteric perforation in typhoid fever. Int Surg. 1990;75:96–100.
43. Keenan JP, Hadley GP. The surgical management of typhoid perforation in children. Br J Surg. 1984;71:928–9.
44. Agarwal N, Saha S, Srivastava A, Chumber S, Dhar A, Garg S. Peritonitis: 10 years' experience in a single surgical unit. Trop Gastroenterol. 2007;28:117–20.
45. Peck R. The small bowel. In: Meire H, Cosgrove D, Dewbury K, Farrant P, editors. Abdominal and general ultrasound. 2nd ed. London: Churchill Livingstone; 2001. p. 823–39.
46. Puylaert JB, van der Zant FM, Rijke AM. Sonography and the acute abdomen: practical considerations. Am J Roentgenol. 1997;168:179–86.
47. Kuzmich S, Burke CJ, Harvey CJ, Kuzmich T, Fascia DMT. Sonography of Small Bowel Perforation. Am J Roentgenol. 2013;201:283–91.
48. Rubesin SE, Levine MS. Radiologic diagnosis of gastrointestinal perforation. Radiol Clin North Am. 2003;41:1095–115.
49. Hainaux B, Agneessens E, Bertinotti R, De Maertelaer V, Rubesova E, Capelluto E, et al. Accuracy of MDCT in predicting site of gastrointestinal tract perforation. Am J Roentgenol. 2006;187:1179–83.
50. Butela ST, Federle MP, Chang PJ, Thaete FL, Peterson MS, Dorvault CJ, et al. Performance of CT in detection of bowel injury. AJR Am J Roentgenol. 2001;176:129–35.
51. Stefanidis D, Richardson WS, Chang L, Earle DB, Fanelli RD. The role of diagnostic laparoscopy for acute abdominal conditions: an evidence-based review. Surg Endosc. 2009;23:16–23.
52. Agresta F, Ciardo LF, Mazzarolo G, Michelet I, Orsi G, Trentin G, et al. Peritonitis: laparoscopic approach. World J Emerg Surg. 2006;24:1–9.
53. Warren O, Kinross J, Paraskeva P, Darzi A. Emergency laparoscopy - current best practice. World J Emerg Surg. 2006;31:1–24.
54. Golash V, Willson PD. Early laparoscopy as a routine procedure in the management of acute abdominal pain: a review of 1,320 patients. Surg Endosc. 2005;19:882–5.
55. Reiertsen O, Rosseland AR, Hoivik B, Solheim K. Laparoscopy in patients admitted for acute abdominal pain. Acta Chir Scand. 1985;151:521–4.
56. Majewski WD. Long-term outcome, adhesions, and quality of life after laparoscopic and open surgical therapies for acute abdomen: follow-up of a prospective trial. Surg Endosc. 2005;19:81–90.

57. Ramachandran CS, Agarwal S, Dip DG, Arora V. Laparoscopic surgical management of perforative peritonitis in enteric fever: a preliminary study. Surg Laparosc Endosc Percutan Tech. 2004;14:122–4.
58. Singh KP, Singh K, Kohli JS. Choice of surgical procedure in typhoid perforation: experience in 42 cases. J Indian Med Assoc. 1991;89:255–6.
59. Ahmed HN, Niaz MP, Amin MA, Khan MH, Parhar AB. Typhoid perforation still a common problem: situation in Pakistan in comparison to other countries of low human development. J Pak Med Assoc. 2006;56:230–2.
60. Ajao OG. Typhoid perforation: factor affecting mortality and morbidity. J Int Surg. 1982;67:317–9.
61. Malik AM, Laghari AA, Mallah Q, Qureshi GA, Talpur AH, Effendi S, et al. Different surgical options and ileostomy in typhoid perforation. World J Med Sci. 2006;1:112–6.
62. Steinberg D. On leaving the peritoneal cavity open in acute generalized suppurative peritonitis. Am J Surg. 1979;137:216–20.
63. Schein M, Saadia R, Decker GG. The open management of the septic abdomen. Surg Gynecol Obstet. 1986;163:587–91.
64. Schein M. Planned reoperations and open management in critical intra-abdominal infections: prospective experience in 52 cases. World J Surg. 1991;15:537–45.
65. Adkins AL, Robbins J, Villalba M, Bendick P, Shanley CJ. Open abdomen management of intra-abdominal sepsis. Am Surg. 2004;70:137–40.
66. Jansen JO, Loudon MA. Damage control surgery in a non-trauma setting. Br J Surg. 2007;94:789–90.
67. Wild T, Stortecky S, Stremitzer S, Lechner P, Humpel G, Glaser K, et al. Abdominal dressing - a new standard in therapy of the open abdomen following secondary peritonitis. Zentralbl Chir. 2006;131:111–4.
68. Dietmar H, Wittmann MD, Gaby A, Iskander MD. The compartment syndrome of the abdominal cavity: a state of the art review. J Intensive Care Med. 2000;15:201–20.
69. Wittmann DH, Aprahamian C, Bergstein JM. Etappenlavage: advanced diffuse peritonitis managed by planned multiple laparotomies utilizing zippers, slide fastener, and Velcro analogue for temporary abdominal closure. World J Surg. 1990;14:218–26.
70. Schein M, Assalia A. The role of planned reoperations and laparostomy in severe intra-abdominal infection: is a prospective randomized trial possible. Theor Surg. 1994;9:38–42.
71. Barker DE, Kaufman HJ, Smith LA, Ciraulo DL, Richart CL, Burns RP. Vacuum pack technique of temporary abdominal closure: a 7-year experience with 112 patients. J Trauma. 2000;48:201–6.
72. Miller PR, Meredith JW, Johnson JC, Chang MC. Prospective evaluation of vacuum-assisted fascial closure after open abdomen: planned ventral hernia rate is substantially reduced. Ann Surg. 2004;239:608–14.
73. Perez D, Wildi S, Demartines N, Bramkamp M, Koehler C, Clavien PA. Prospective evaluation of vacuum-assisted closure in abdominal compartment syndrome and severe abdominal sepsis. J Am Coll Surg. 2007;205:586–92.
74. Barker DE, Green JM, Maxwell RA, Smith PW, Mejia VA, Dart BW, et al. Experience with vacuum-pack temporary abdominal wound closure in 258 trauma and general and vascular surgical patients. J Am Coll Surg. 2007;204:784–92.
75. Dandapat MC, Mukherjee LM, Mishra SB, Howlader PC. Gastrointestinal perforations. Indian J Surg. 1991;53:189–93.
76. Oheneh-Yeboah M. Postoperative complications after surgery for typhoid ileal perforation in Adults in Kumasi. West Afr J Med. 2007;26:32–6.
77. Caumes E, Ehya N, Nguyen J, Bricaire F. Typhoid and paratyphoid fever: a 10-year retrospective study of 41 cases in a Parisian hospital. J Travel Med. 2001;8:293–7.
78. Hosogolu S, Aldemir M, Akalin S, Geyik MF, Tacyildiz IH, Loeb M. Risk factors for enteric perforation in patients with typhoid fever. Am J Epidemiol. 2004;160:46–50.
79. Caronna R, Boukari AK, Zaongo D, Hessou T, Gayito RC, Ahononga C, Adeniran S, Priuli G. Comparative analysis of primary repair vs resection and anastomosis, with laparostomy, in management of typhoid intestinal perforation: results of a rural hospital in northwestern Benin. BMC Gastroenterol. 2013;13:102. doi:10.1186/1471-230X-13-102.
80. Mock CN, Amaral J, Visser LE. Improvement in survival from typhoid ilea perforation. Results of 221 operative cases. Ann Surg. 1992;215:244–9.
81. Eggleston FC, Santoshi B, Singh CM. Typhoid perforation of the bowel. Experiences in 78 cases. Ann Surg. 1979;190:31–5.

82. Chalya PL, Mabula JB, Koy M, Kataraihya JB, Jaka H, Mshana SE, et al. Typhoid intestinal perforations at a University teaching hospital in Northwestern Tanzania: a surgical experience of 104 cases in a resource-limited setting. World J Emerg Surg. 2012;7:4.

83. Edino ST, Yakubu AA, Mohammed AZ, Abubakar IS. Prognostic factors in typhoid ileal perforation: a prospective study of 53 cases. J Natl Med Assoc. 2007;99:1042–5.

84. Ali S, Amin MA, Sattar A. Typhoid perforation; primary closure vs ileostomy. Professional Med J. 2006;13:269–73.

85. Butler T, Knight J, Nath SK, Speelman P, Roy SK, Azad MA. Typhoid fever complicated by intestinal perforation: a persisting fatal disease requiring surgical management. Rev Infect Dis. 1985;7:244–56.

86. Everest P, Wain J, Roberts M, Rook G, Dougan G. The molecular mechanisms of severe typhoid fever. Trends Microbiol. 2001;9:316–20.

87. Pang T, Bhutta ZA, Finlay BB, Altwegg Z. Typhoid fever and other salmonellosis: a continuing challenge. Trends Microbiol. 1995;3:253–5.

88. Nguyen VS. Typhoid perforation in the tropics. A prospective study of 83 cases. J Chir (Paris). 1994;13:92–5.

89. GAW R. Mechanisms of immunologically mediated tissue damage during infection. In: Champion R, Pye R, editors. Recent advances in dermatology. London: Churchill Livingstone; 1990. p. 193–210.

90. Uba AF, Chirdan LB, Ituen AM, Mohammed AM. Typhoid intestinal perforation in children: a continuing scourge in a developing country. Pediatr Surg Int. 2007;23:33–9.

91. Nuhu A, Dahwa S, Hamza A. Operative management of typhoid ilea perforation in children. Afr J Paediatr Surg. 2010;7:9–13.

92. Archampong EQ. Typhoid ileal perforation: why such mortality? Br J Surg. 1976;63:317–20.

93. Gillesppie S. Salmonella infections. In: Cook G, Zumla AI, editors. Manson's tropical diseases. 21st ed. Philadelphia, PA: Saunders; 2003. p. 937–40.

94. Otegbayo JA, Daramola OO, Onyegbatulem HC, Balogun WF, Oguntoye OO. Retrospective analysis of typhoid fever in a tropical tertiary health facility. Trop Gastroenterol. 2002;23:9–12.

95. Ugwu BT, Yiltok SJ, Kidmas AT, Opalawa AS. Typhoid intestinal perforation in North Central Nigeria. West Afr J Med. 2005;24:1–6.

96. Saxe JM, Crospey R. Is operative management effective in the treatment of perforated typhoid? Am J Surg. 2005;189:342–4.

97. Huckstep RL. Typhoid fever and other salmonella infections. Edinburgh: E. & S. Livingstone, Ltd.; 1962. p. 190.

98. Mulligan TO. The treatment of typhoid perforation of the ileum. J R Coll Surg Edinb. 1972;17:364–8.

99. Ugochukwu AI, Amu OC, Nzegwu MA. Ileal perforation due to typhoid fever - review of operative management and outcome in an urban centre in Nigeria. Int J Surg. 2013;11:218–22.

100. van Basten JP, Stockenbrügger R. Typhoid perforation. A review of the literature since 1960. Trop Geogr Med. 1994;46(6):336–9.

101. Gedik E, Girgin S, Taçyıldız IH, Akgün Y. Risk factors affecting morbidity in typhoid enteric perforation. Langenbecks Arch Surg. 2008;393:973–7.

102. Sitaram V, Oses BV, Fenn AS, Khanduri P. Typhoid ileal perforations: a retrospective study. Ann R Coll Surg Engl. 1990;72:347–9.

103. Hennedige T, Bindl DS, Bhasin A, Venkatesh SK. Computed tomography features in enteric fever. Ann Acad Med Singapore. 2012;41:281–6.

104. Shukla VK, Sahoo SP, Chauhan VS, Pandey M, Gautam A. Enteric perforation-single-layer closure. Dig Dis Sci. 2004;49:161–4.

105. Adesunkanmi AR, Ajao OG. The prognostic factors in typhoid ileal perforation: a prospective study of 50 patients. J R Coll Surg Edinb. 1997;42:395–9.

106. Olurin EO, Ajayi OO, Bohrer SP. Typhoid perforations. J R Coll Surg Edinb. 1972;17:353–63.

107. Abdel-Meneim RI. Surgical management of perforated typhoid ulcer. Int Surg. 1969;52:405–7.

108. Gibney EJ. Typhoid perforation. Br J Surg. 1989;76:887–9.

109. Ekenze SO, Okoro PE, Amah CC, Ezike HA, Ikefuna AN. Typhoid ileal perforation: analysis of morbidity and mortality in 89 children. Niger J Clin Pract. 2008;11:58–62.

110. Kotan C, Kosem M, Tuncer I, Kisli E, Sönmez R, Çıkman Ö, et al. Typhoid intestinal perforation: review of 11 cases. Kolon Rektum Hast Derg. 2000;11:6–10.

111. Eustache JM, Kreis DJ Jr. Typhoid perforation of the intestine. Arch Surg. 1983;118:1269–71.

112. Dickson JAS, Cole GJ. Perforation of the terminal ileum. Br J Surg. 1964;51:893.

113. Welch TP, Martin NC. Surgical treatment of typhoid perforation. Lancet. 1975;1:1078.

114. Pegues DA, Miller SI. Salmonella species, including Salmonella Typhi. In: Mandell GL, Bennett JE, Dolin R, editors. Mandell, Douglas, and Bennett's principles and practice of infectious diseases. 7th ed. Philadelphia, PA: Elsevier Churchill Livingstone; 2009. p. 2287–903.

115. Sinha R, Sharma N, Joshi M. Laparoscopic repair of small bowel perforation. JSLS. 2005;9:399–402.

116. Ameh EA, Dogo PM, Attah MM, Nmadu PT. Comparison of three operations for typhoid perforation. Br J Surg. 1997;84:558–9.

117. Athié CG, Guízar CB, Alcántara AV, Alcaraz GH, Montalvo EJ. Twenty-five years of experience in the surgical treatment of perforation of the ileum caused by Salmonella typhi at the General Hospital of Mexico City, Mexico. Surgery. 1998;123:632–6.

118. Koume J, Kouadio L, Turquin HT. Typhoid ileal perforation: surgical experience of 64 cases. Acta Chir Belg. 2004;104:445–7.

119. Meier DE, Tarpley JL. Typhoid intestinal perforations in Nigerian children. World J Surg. 1998;22:319–23.

120. Rathore AH. Prognostic indices of typhoid perforation. Ann Trop Med Parasitol. 1987;81:283–9.

121. Kim JP, Oh SK, Jarrett F. Management of ileal perforations due to typhoid fever. Ann Surg. 1975;181:88–91.

122. Meier DE, Imediegwu OO, Tarpley JL. Perforated typhoid enteritis: operative experience with 108 cases. Am J Surg. 1989;157:423–7.

123. Maurya SD, Gupta HC, Tiwari A, Sharma BD. Typhoid bowel perforation: a review of 264 cases. Int Surg. 1984;69:155–8.

124. Bitar R, Tarpley J. Intestinal perforation in typhoid fever: a state of the art review. Rev Infect Dis. 1985;7:257–71.

125. Kuruvilla MJ. Role of resection in typhoid perforation. Ann R Coll Surg Engl. 1978;60:408–11.

126. Hammad OM, Abdel Wahab MF, Zaky S, Abdel Baki AM, Afify A, El Tantawi MA. Multidrug resistant typhoid fever in Egypt. J Med Lab Sci. 2007;16:57–63.

127. Singhal L, Gupta PK, Kale P, Gautam V, Ray P. Trends in antimicrobial susceptibility of Salmonella typhi from North India (2001-2012). Indian J Med Microbiol. 2014;32:149–52.

128. Mawalla B, Mshana SE, Chalya PL, Imirzalioglu C, Mahalu W. Predictors of surgical site infections among patients undergoing major surgery at Bugando Medical Centre in Northwestern Tanzania. BMC Surg. 2011;11:21.

129. Atamanalp SS, Aydinli B, Ozturk G, Oren D, Basoglu M, Yildirgan MI. Typhoid intestinal perforations: twenty-six year experience. World J Surg. 2007;31:1883–8.

130. Kumar S, Gupta A, Chaudhary S, Agrawal N. Validation of the use of POSSUM score in enteric perforation peritonitis - results of a prospective study. Pan Afr Med J. 2011;9:22.

131. Archampong EQ. Operative treatment of typhoid perforation of the bowel. Br Med J. 1969;3:273–6.

132. Karmacharya B, Sharma VK. Results of typhoid perforation management: our experience in Bir Hospital. Nepal Kathmandu University Med J. 2006;4:22–4.

133. Beniwal US, Jindal D, Sharma J, et al. Comparative study of operative procedures in typhoid perforation. Indian J Surg. 2003;65:172–7.

134. Edino ST, Mohammed AZ, Uba AF, Sheshe AA, Anumah M, Ochicha O, et al. Typhoid enteric perforation in North Western Nigeria. Niger J Med. 2004;13:345–9.

135. Atoyebi OA, Adesanya AA, Atimomo CE. Prognostic factors in typhoid perforation in Lagos. Nig Qt J Hosp Med. 1999;9:78–83.

136. Carmeli Y, Raz R, Scharpiro JAC. Typhoid fever in Ethiopian immigrants to Israel and native - born Israelis: a comparative study. Clin Infect Dis. 1993;16:213–5.

137. Ara C, Sogutlu G, Yildiz R, et al. Spontaneous small bowel perforations due to intestinal tuberculosis should not be repaired by simple closure. J Gastrointest Surg. 2005;9:514–7.

138. Sharma MP, Bhatia V. Abdominal tuberculosis. Indian J Med Res. 2004;120:305–15.

139. Kapoor VK. Abdominal tuberculosis. Postgrad Med J. 1998;74:459–67.

140. Bayramicli OU, Dabak G, Dabak R. A clinical dilemma: abdominal tuberculosis. World J Gastroenterol. 2003;9:1098–101.

141. Horvath KD, Whelan RL. Intestinal tuberculosis: return of an old disease. Am J Gastroenterol. 1998;93:692–6.

142. Bhansali SK, Desai AN, Dhaboowala CB. Tuberculous perforation of the small intestine. A clinical analysis of 19 cases. J Assoc Physicians India. 1968;16:351–5.

143. Gilinsky NH, Voigt MD, Bass DH, Marks IN. Tuberculous perforation of the bowel. A report

of 8 cases. S Afr Med J. 1986;70:44–6.

144. Nagi B, Lal A, Kochhar R, Bhasin DK, Thapa BR, Singh K. Perforations and fistulae in gastrointestinal tuberculosis. Acta Radiol. 2002;43:501–6.

145. Bhansali SK. Abdominal tuberculosis. Experiences with 300 cases. Am J Gastroenterol. 1977;67:324–37.

146. Kakar A, Aranya RC, Nair SK. Acute perforation of small intestine due to tuberculosis. Aust N Z J Surg. 1983;53:381–3.

147. Aston NO, de Costa AM. Tuberculous perforation of the small bowel. Postgrad Med J. 1985;61:251–2.

148. Doré P, Meurice JC, Rouffineau J, Carretier M, Babin P, Barbier J, et al. Intestinal perforation occurring at the beginning of treatment: a severe complication of bacillary tuberculosis. Rev Pneumol Clin. 1990;46:49–54.

149. Seabra J, Coelho H, Barros H, Alves JO, Goncalves V, Rocha-Marques A. Acute tuberculous perforation of the small bowel during antituberculosis therapy. J Clin Gastroenterol. 1993;16:320–2.

150. Scriven JM, Berry D. Multiple small bowel perforations in a patient on treatment of tuberculosis. J R Coll Surg Edinb. 1996;41:353.

151. Aaron L, Saadoun D, Calatroni I, Launay O, Mémain N, Vincent V, et al. Tuberculosis in HIV-infected patients: a comprehensive review. Clin Microbiol Infect. 2004;10:388–98.

152. Law ST, Chiu SC, Li KK. Intestinal tuberculosis complicated with perforation during antituberculous treatment in a 13-year-old girl with defective mitogen-induced IL-12 production. J Microbiol Immunol Infect. 2014;47:441–6.

153. Leung VK, Chu W, Lee VH, Chau TN, Law ST, Lam SH. Tuberculosis intestinal perforation during anti-tuberculosis treatment. Hong Kong Med J. 2006;12:313–5.

154. Tandon RK, Sarin SK, Bose SL, Berry M, Tandon BN. A clinico-radiological reappraisal of intestinal tuberculosis - changing profile. Gastroenterol Jpn. 1986;21:17–22.

155. Akhan O, Pringot J. Imaging of abdominal tuberculosis. Eur Radiol. 2002;12:312–23.

156. Ranjan P, Ghoshal UC, Aggarwal R, Pandey R, Misra A, Naik S, et al. Etiological spectrum of soradic malabsorption syndrome in Northern Indian adults at a tertiary hospital. Indian J Gastreoenterol. 2004;23:94–8.

157. Talwar S, Talwar R, Prasad P. Tuberculous perforations of the small intestine. Int J Clin Pract. 1999;53:514–8.

158. Kedar RP, Shah PP, Shirde RS, Malde HM. Sonographic findings in gastrointestinal and peritoneal tuberculosis. Clin Radiol. 1994;49:24–9.

159. Bankier AA, Fleischmann D, Wiesmayr MN, et al. Update: abdominal tuberculosis – unusual findings on CT. Clin Radiol. 1995;50:223–8.

160. Hibbs RG, Kamal M, Farid Z. Abdominal tuberculosis in Cairo, Egypt. Trans R Soc Trop Med Hyg. 1994;88:317–8.

161. Kapoor VK, Kriplani AK, Chattopadhyay TK, Sharma LK. Tuberculous perforations of the small intestine. Indian J Tuberc. 1986;33:188–9.

162. Prakash A. Ulcero-constrictive tuberculosis of the bowel. Int Surg. 1978;63:23–9.

163. Kapoor VK. Culinary medicine-Jalebi adhesions. Indian J Surg. 2016;78:68–9.

164. Findlay JM. Medical management of gastrointestinal tuberculosis. J R Soc Med. 1982;75:583–4.

165. Blumberg HM, Burman WJ, Chaisson RE, Daley CL, Etkind SC, Friedman LN, et al. American Thoracic Society/Centers for Disease Control and Prevention/Infectious Diseases Society of America: treatment of tuberculosis. Am J Respir Crit Care Med. 2003;167:603–62.

166. Cooke NJ. Treatment of tuberculosis. BMJ. 1985;291:497–8.

167. Balasubramanian R, Nagarajan M, Balambal R, Tripathy SP, Sundararaman R, Venkatesan P. Randomised controlled clinical trial of short course chemotherapy in abdominal tuberculosis: a five-year report. Int J Tuberc Lung Dis. 1997;1:44–51.

168. Dasgupta S. A single surgical unit's experience with abdominal tuberculosis in the HIV/AIDS era. World J Surg. 2007;31:1097–8.

169. Watters DAK. Surgery for tuberculosis before and after HIV infection: a tropical perspective. Br J Surg. 1997;84:8–14.

170. Iseman MD. Treatment of multidrug resistant tuberculosis. N Engl J Med. 1993;329:784–9.

171. WHO. Antiretroviral therapy for HIV infection in adults and adolescents. Geneva: World Health Organization; 2010.

172. Liu KW, Chan YL, Tseng R. Childhood abdominal tuberculosis. The role of echoguided fine needle aspiration in its management. Surg Endosc. 1994;8:326–8.

173. Ha HK, Jung JI, Lee MS, Choi BG, Lee MG, Kim YH, et al. CT differentiation of tuberculous peritonitis and peritoneal carcinomatosis. AJR Am J Roentgenol. 1996;167:743–8.

174. Klimach OE, Ormerod LP. Gastrointestinal tuberculosis: a retrospective review of 109 cases in a district general hospital. Q J Med. 1985;56:569–78.

175. Sharma AK, Aggarwal LD, Sharma CS, Sarin YK. Abdominal tuberculosis in children: experience over a decade. Indian Pediatr. 1993;30:1149–53.

176. Prout WG. Multiple tuberculous perforations of ileum. Gut. 1968;9:381–2.

177. Evert JA, Black BM. Primary non-specific ulcers of the small intestine. Surgery. 1948;23:185–200.

178. Finkbiner RB. Ulceration and perforation of the intestine due to necrotizing arteriolitis. N Engl J Med. 1963;268:14–7.

179. Baker DR, Schrader WH, Hitchcock CR. Small bowel ulceration apparently associated with thiazide and potassium therapy. JAMA. 1964;190:586–90.

180. Galiatsatos P, Shrier I, Lamoureux E, Szilagyi A. Meta-analysis of outcome of cytomegalovirus colitis in immunocompetent hosts. Dig Dis Sci. 2005;50:609–16.

181. Bang S, Park YB, Kang BS, Park MC, Hwang MH, Kim HK, et al. CMV enteritis causing ileal perforation in underlying lupus enteritis. Clin Rheumatol. 2004;23:69–72.

182. Osawa R, Singh N. Cytomegalovirus infection in critically ill patients: a systematic review. Crit Care. 2009;13:R68.

183. Kawate S, Ohwada S, Sano T, Kawashima Y, Kishikawa I, Tomizawa N, et al. Ileal perforation caused by cytomegalovirus infection in a patient with recurrent gastric cancer: report of a case. Surg Today. 2002;32:1088–90.

184. Kram HB, Shoemaker WC. Intestinal perforation due to cytomegalovirus infection in patients with AIDS. Dis Colon Rectum. 1990;33:1037–40.

185. Meza AD, Bin-Sagheer S, Zuckerman MJ, Morales CA, Verghese A. Ileal perforation due to cytomegalovirus infection. J Natl Med Assoc. 1994;86:145–8.

186. Marques O, Averbach M, Zanoni EC, Corrêa PA, Paccos JL, Cutait R. Cytomegaloviral colitis in HIV positive patients: endoscopic findings. Arq Gastroenterol. 2007;44:315–9.

187. Cha JM, Lee JI, Choe JW, Joo KR, Jung SW, Shin HP, Choi SI. Cytomegalovirus enteritis causing ileal perforation in an elderly immunocompetent individual. Yonsei Med J. 2010;51(2):279–83. doi:10.3349/ymj.2010.51.2.279.

188. Wexner SD, Smithy WB, Trillo C, Hopkins BS, Dailey TH. Emergency colectomy for cytomegalovirus ileocolitis in patients with the acquired immune deficiency syndrome. Dis Colon Rectum. 1988;31:755–61.

189. Yasunaga M, Hodohara K, Uda K, Miyagawa A, Kitoh K, Andoh A, et al. Small intestinal perforation due to cytomegalovirus infection in patients with non-Hodgkin's lymphoma. Acta Haematol. 1995;93:98–100.

190. Ozer M, Ergul E, Donmez C, Sisman IC, Ulger BV, Kusdemir A. Amebic perforation of small bowel: an unexpected localization of a fatal complication. Bratisl Lek Listy. 2009;110:59–60.

191. Hayetian FD, Read TE, Brozovich M, Garvin RP, Caushaj PF. Ileal perforation secondary to Clostridium difficile enteritis: report of 2 cases. Arch Surg. 2006;141:97–9.

192. Flannery MT, Chapman V, Cruz-Gonzales I, Rivera M, Messina JL. Ilea perforation secondary to histoplasmosis in AIDS. Am J Med Sci. 2000;320:406–7.

193. Dauterive AH, Flancbaum L, Cox EF. Blunt intestinal injury: a modern day review. Ann Surg. 1985;201:198–203.

194. Watts DD, Fakhry SM. Incidence of hollow viscus injury in blunt trauma: an analysis from trauma admissions from the East multi-institutional trial. J Trauma. 2003;54:289–94.

195. Fang JF, Chen RJ, Lin BC, Hsu YB, Kao JL, Kao YC, Chen MF. Small bowel perforation: is urgent surgery necessary? J Trauma. 1999;47:515–20.

196. Symeonidis N, Ballas K, Psarras K, Lalountas M, Rafailidis S, Pavlidis T, et al. Isolated small bowel perforation after blunt abdominal trauma: report of 2 cases. Internet J Surg. 2010;27:1.

197. Sule AZ, Kidmas AT, Awani K, Uba F, Misauno M. Gastrointestinal perforation following blunt abdominal trauma. East Afr Med J. 2007;84:429–33.

198. Ameh EA, Nmadu PT. Gastrointestinal injuries from blunt abdominal trauma in children. East Afr Med J. 2004;81:194–7.

199. Robbs JV, Moore SW, Pillay SP. Blunt abdominal trauma with jejunal injury: a review. J Trauma. 1980;20:308–11.

200. Fakhry SM, Brownstein M, Watts DD, Baker CC, Oller D. Relatively short diagnostic delays (<8 hours) produce morbidity and mortality in blunt small bowel injury: an analysis

of time to operative intervention in 198 patients from a multicenter experience. J Trauma. 2000;48:408–15.

201. Neugebauer H, Wallenboeck E, Hungerford M. Seventy cases of injuries of the small intestine caused by blunt abdominal trauma. A retrospective study from 1970 to 1994. J Trauma. 1999;46:116–21.

202. Allen GS, Moore FA, Cox CS Jr, Wilson JT, Cohn JM, Duke JH. Hollow visceral injury and blunt trauma. J Trauma. 1998;45:69–78.

203. Vertruyen M, Nardini J, Bruyns J. Isolated perforations of the small bowel from blunt abdominal trauma. Report of two cases and review of the literature. Acta Chir Belg. 1995;95:76–80.

204. Mathonnet M, Peyrou P, Gainant A, Bouvier S, Cubertafond P. Role of laparoscopy in blunt perforations of the small bowel. Surg Endosc. 2003;17:641–5.

205. Fabian TC, Mangiante EC, White TJ, Patterson CR, Boldreghini S, Britt LG. A prospective study of 91 patients undergoing both computed tomography and peritoneal lavage following blunt abdominal trauma. J Trauma. 1986;26:602–8.

206. Zissin R, Osadchy A, Gayer G. Abdominal CT findings in small bowel perforation. Br J Radiol. 2009;82:162–71.

207. Sherck J, Shatney C, Sensaki K, Selivanov V. The accuracy of computed tomography in the diagnosis of blunt small-bowel perforation. Am J Surg. 1994;168:670–5.

208. Villavicencio RT, Aucar JA. Analysis of laparoscopy in trauma. J Am Coll Surg. 1999;189:11–20.

209. Mukhopadhyay M. Intestinal injury from blunt abdominal trauma: a study of 47 cases. Oman Med J. 2009;24:256–9.

210. Jahromi AH, Johnson L, Youssef AM. Delayed small bowel perforation following blunt abdominal trauma: a case report and review of the literature. Asian J Surg. 2016;39:109–12.

211. Northcutt A, Hamidian Jahromi A, Johnson L, Youssef AM. Unusual late occurrence of bowel obstruction following blunt abdominal trauma. J La State Med Soc. 2011;163:305–7.

212. Cegarra-Navarro MF, de la Calle MA, Girela-Baena E, García-Santos JM, Lloret-Estañ F, de Andrés EP. Ruptured gastrointestinal stromal tumors: radiologic findings in six cases. Abdom Imaging. 2005;30:535–42.

213. Roviello F, Rossi S, Marrelli D, De Manzoni G, Pedrazzani C, Morgagni P, et al. Perforated gastric carcinoma: a report of 10 cases and review of the literature. World J Surg Oncol. 2006;4:19.

214. Chao TC, Chao HH, Jan YY, Chen MF. Perforation through small bowel malignant tumors. J Gastrointest Surg. 2005;9:430–5.

215. Hohenberger P, Ronellenfitsch U, Oladeji O, Pink D, Ströbel P, Wardelmann E, et al. Pattern of recurrence in patients with ruptured primary gastrointestinal stromal tumour. Br J Surg. 2010;97:1854–9.

216. Byun JH, Ha HK, Kim AY, Kim TK, Ko EY, Lee JK, et al. CT findings in peripheral T-cell lymphoma involving the gastrointestinal tract. Radiology. 2003;227:59–67.

217. Yang CJ, Hwang JJ, Kang WY, Chong IW, Wang TH, Sheu CC, et al. Gastro-intestinal metastasis of primary lung carcinoma: clinical presentations and outcome. Lung Cancer. 2006;54:319–23.

218. Kako S, Oshima K, Sato M, Terasako K, Okuda S, Nakasone H, et al. Clinical outcome in patients with small-intestinal non-Hodgkin lymphoma. Leuk Lymphoma. 2009;50:1618–24.

219. Ara C, Coban S, Kayaalp C, Yilmaz S, Kirimlioglu V. Spontaneous intestinal perforation due to non-Hodgkin's lymphoma: evaluation of eight cases. Dig Dis Sci. 2007;52:1752–6.

220. Vaidya R, Habermann TM, Donohue JH, Ristow KM, Maurer MJ, Macon WR, et al. Bowel perforation in intestinal lymphoma: incidence and clinical features. Ann Oncol. 2013;24:2439–43.

221. Shih LY, Liaw SJ, Dunn P, Kuo TT. Primary small-intestinal lymphomas in Taiwan: immunoproliferative small-intestinal disease and nonimmunoproliferative small-intestinal disease. J Clin Oncol. 1994;12:1375–82.

222. Kim SW, Kim HC, Yang DM. Perforated tumours in the gastrointestinal tract: CT findings and clinical implications. Br J Radiol. 2012;85:1307–13.

223. Shiraishi M, Hiroyasu S, Nosato E, Shimoji H, Kusano T, Muto Y. Perforation due to metastatic tumors of the ileocecal region. World J Surg. 1998;22:1065–8.

224. Aoyagi Y, Matsuda K, Shimada R, Horiuchi A, Shibuya H, Nakamura K, et al. Perforation of the small bowel due to metastasis from tongue cancer. Int Surg. 2011;96:90–3.

225. Kim SY, Ha HK, Park SW, Kang J, Kim KW, Lee SS, et al. Gastrointestinal metastasis from primary lung cancer: CT findings and clinicopathologic features. AJR Am J Roentgenol. 2009;193:197–201.

226. Ise N, Kotanagi H, Morii M, Yasui O, Ito M, Koyama K, et al. Small bowel perforation caused by metastasis from an extra-abdominal malignancy: report of three cases. Surg Today. 2001;31:358–62.

227. Kawasaki A, Mimatsu K, Oida T, Kanou H, Kuboi Y, Fukino N, et al. Small intestinal perforation due to metastasis of breast carcinoma: report of a case. Surg Today. 2011;41:698–700.

228. Gocho K, Isobe K, Kaburaki K, Honda Y, Mitsuda A, Akasaka Y, et al. Malignant pleural mesothelioma presenting as an acute surgical abdomen due to metastatic jejunal perforation. Intern Med. 2010;49:597–601.

229. Alwhouhayb M, Mathur P, Al BM. Metastatic melanoma presenting as a perforated small bowel. Turk J Gastroenterol. 2006;17:223–5.

230. Uchihara T, Imamura Y, Iwagami S, Kajihara I, Kanemaru H, Karashima R. Small bowel perforation due to indistinguishable metastasis of angiosarcoma: case report and brief literature review. Surg Case Rep. 2016;2:42.

231. Brandt LJ, Boley SJ. AGA technical review on intestinal ischemia. Gastroenterology. 2000;118:954–68.

232. Trompeter M, Brazda T, Remy CT, Vestring T, Reimer P. Non-occlusive mesenteric ischemia: etiology, diagnosis, and interventional therapy. Eur Radiol. 2002;12:1179–87.

233. Kumar S, Sarr MG, Kamath PS. Current concepts: mesenteric venous thrombosis. N Engl J Med. 2001;345:1683–8.

234. Abdu RA, Zakour BJ, Dallis DJ. Mesenteric venous thrombosis—1911 to 1984. Surgery. 1987;101:383–8.

235. Boley SJ, Sprayregan S, Vieth FJ, Siegelman SS. An aggressive roentgenologic and surgical approach to acute mesenteric ischemia. Surg Annu. 1973;5:355–78.

236. Greenwald DA, Brandt LJ, Reinus JF. Ischemic bowel disease in the elderly. Gastroenterol Clin North Am. 2001;30:445–73.

237. Roobottom CA, Dubbins PA. Significant disease of the celiac and mesenteric arteries in asymptomatic patients: predictive value of Doppler sonography. AJR Am J Roentgenol. 1993;161:985–8.

238. Sheehan SR. Acute mesenteric ischemia: recent advances in diagnosis and endovascular therapy. Emerg Radiol. 2000;7:231–6.

239. Laissy JP, Trillaud H, Douek P. MR angiography: noninvasive vascular imaging of the abdomen. Abdom Imaging. 2002;27:488–506.

240. Gilfeather M, Holland GA, Siegelman ES. Gadolinium-enhanced ultrafast three-dimensional spoiled gradient-echo MR imaging of the abdominal aorta and visceral and iliac vessels. Radiographics. 1997;17:423–32.

241. Boley SJ, Sprayregan S, Siegelman SS, Veith FJ. Initial results from an aggressive roentgenological and surgical approach to acute mesenteric ischaemia. Surgery. 1977;82:848–55.

242. Khodadadi J, Rozencwajg J, Nacasch N, Schmidt B, Feuchtwanger MM. Mesenteric vein thrombosis: the importance of a second-look operation. Arch Surg. 1980;115:315–7.

243. Levy PJ, Krausz MM, Manny J. The role of second-look procedure in improving survival time for patients with mesenteric venous thrombosis. Surg Gynecol Obstet. 1990;170:287–91.

244. Menguy R. Surgical management of free perforation of the small intestine complicating regional enteritis. Ann Surg. 1972;175:178–89.

245. Greenstein AJ, Mann D, Heimann T, Sachar DB, Lachman P, Aufses AH. Spontaneous free perforation and perforated abscess in 30 patients with Crohn's disease. Ann Surg. 1987;205:72–6.

246. Werbin N, Haddad R, Greenberg R, Karin E, Skornick Y. Free perforation in Crohn's disease. Isr Med Assoc J. 2003;5:175–7.

247. Greenstein AJ, Mann D, Sachar DB, Aufses AH. Free perforation in Crohn's disease: I. A survey of 99 cases. Am J Gastroenterol. 1985;80:682–9.

248. Katz S, Schulman N, Levin L. Free perforation in Crohn's disease: a report of 33 cases and review of literature. Am J Gastroenterol. 1986;81:38–43.

249. Abascal J, Diaz-Rojas F, Jorge J, Sanchez-Vegazo I, Escartin P, Abreu L, et al. Free perforation of the small bowel in Crohn's disease. World J Surg. 1982;6:216–20.

250. Greenstein AJ, Sachar D, Pucillo A, et al. Cancer in Crohn's disease after diversionary surgery. A report of seven carcinomas occurring in excluded bowel. Am J Surg. 1978;135:86–90.

251. Harjola PT, Appelgrist R, Lilius HG. Small bowel perforation in Crohn's disease. Acta Chir Scand. 1965;130:143–7.

252. Kyle J. Crohn's disease. New York, NY: Appleton-Century-Crofts; 1972. p. 141–2.

253. Kyle J, Caridis T, Duncan T, Ewen JW. Perforation in regional enteritis. Am J Dig Dis. 1968;13:275–83.

254. Greenstein AJ, Barth JA, Aufses AH Jr. Free colonic perforation without dilatation in ulcerative colitis. Am J Surg. 1986;152:272–5.

255. Schussheim A. Regional enteritis with pneumoperitoneum. Am J Dig Dis. 1972;17:856–9.

256. Hyun-Dong C. Perforation of Meckel's diverticulum by a chicken bone; preoperatively presenting as bowel perforation. J Korean Surg Soc. 2011;7:234–7.

257. Chan KW. Perforation of Meckel's diverticulum caused by a chicken bone. J Med Case Reports. 2009;7:48.

258. Yagsi G, Cetiner S, Tufan T. Perforation of Meckel's diverticulum by a chicken bone, a rare complication: report of a case. Surg Today. 2004;7:606–8.

259. Roosswick RP. Perforation of Meckel's diverticulum by foreign bodies. Postgrad Med J. 1965;7:105–6.

260. Willis GA, Ho WC. Perforation of Meckel's diverticulum by an alkaline hearing aid battery. Can Med Assoc J. 1982;7:497–8.

261. Roessel CW. Perforation of Meckel's diverticulum by foreign body: case report and review of the literature. Ann Surg. 1962;7:972–5.

262. Bhattacharjee PK, Biswas PC, Ray D. Perforation of Meckel's diverticulum by roundworm. Indian J Gastroenterol. 2005;24:25–6.

263. De Mulder RM, Verschave JG. Perforated leiomyosarcoma of Meckel's diverticulum – case report. Eur J Surg. 1991;157:69–70.

264. Park H, Lucas CE. Perforated Meckel's diverticulum following blunt abdominal trauma. J Trauma. 1970;10:706–7.

265. Ekwunife CN, Mbadugham TN, Ogbue UN. Isolated Meckel's diverticulum perforation as a sequel to blunt abdominal trauma: a case report. J Med Case Reports. 2014;8:111.

266. Farah RH, Avala P, Khaiz D, Bensardi F, Elhattabi K, Lefriyekh R, et al. Spontaneous perforation of Meckel's diverticulum: a case report and review of literature. Pan Afr Med J. 2015;20:319.

267. Kazemia K, Jalaeianc H, Fattahib MR, Hosseinia SV, Shafieea M, Roshana N. Ruptured Meckel's mesodiverticulum and Meckel's diverticulum following blunt abdominal trauma. Med Princ Pract. 2008;17:161–3.

268. Bani-Hani KE, Shatnawi NJ. Meckel's diverticulum: comparison of incidental and symptomatic cases. World J Surg. 2004;28:917–20.

269. Sharma RK, Jain VK. Emergency surgery for Meckel's diverticulum. World J Emerg Surg. 2008;3:27.

270. Ruh J, Paul A, Dirsch O, Kaun M, Broelsch CE. Laparoscopic resection of perforated Meckel's diverticulum in a patient with clinical symptoms of acute appendicitis. Surg Endosc. 2002;16:1638–9.

271. Rangarajan M, Palanivelu C, Senthilkumar R, Madankumar MV. Laparoscopic surgery for perforation of Meckel's diverticulum. Singapore Med J. 2007;48:102–5.

272. Ding Y, Zhou Y, Ji Z, Zhang J, Wang Q. Laparoscopic management of perforated Meckel's diverticulum in adults. Int J Med Sci. 2012;9:243–7.

273. Herrington JL Jr. Perforation of acquired diverticula of the jejunum and ileum: analysis of reported cases. Surgery. 1962;51:426–33.

274. Singh S, Sandhu HPS, Aggarwal V. Perforated jejunal diverticulum: a rare complication. Saudi J Gastroenterol. 2011;17:367.

275. Roses DF, Gouge TH, Scher KS, Ranson JH. Perforated diverticula of the jejunum and ileum. Am J Surg. 1976;132:649–52.

276. Zeino Z, Sisson G, Bjarnason I. Adverse effects of drugs on small intestine and colon. Best Pract Res Clin Gastroenterol. 2010;24:133–41.

277. Markowitz AM. The less common perforations of the small bowel. Ann Surg. 1960;152:240–7.

278. Sautter RD, Ziffren SE. Adrenocortical steroid therapy resulting in unusual gastrointestinal complications. Arch Surg. 1959;79:346–51.

279. Canter JW, Shorb PE Jr. Acute perforation of colonic diverticula associated with prolonged adreno corticosteroid therapy. Am J Surg. 1971;121:46–50.

280. Sterioff S, Orringer MB, Cameron JL. Colon perforations associated with steroid therapy. Surgery. 1974;75:56–8.

281. Warshaw AL, Welch JP, Ottinger LW. Acute perforation of the colon associated with chronic corticosteroid therapy. Am J Surg. 1976;131:442–6.

282. Re Mine SG, McIlrath DC. Bowel perforation in steroid-treated patients. Ann Surg. 1980;192:581–6.

283. Graham DY, Opekun AR, Willingham FF, Qureshi WA. Visible small-intestinal mucosal injury in chronic NSAID users. Clin Gastroenterol Hepatol. 2005;3:55–9.

284. Sugimori S, Watanabe T, Tabuchi M, Kameda N, Machida H, Okazaki H, et al. Evaluation of small bowel injury in patients with rheumatoid arthritis by capsule endoscopy: effects of antirheumatoid arthritis drugs. Digestion. 2008;78:208–13.

285. Gay G, Delvaux M, Frederic M. Capsule endoscopy in non-steroidal anti-inflammatory drugs-enteropathy and miscellaneous, rare intestinal diseases. World J Gastroenterol. 2008;14:5237–44.

286. Thiéfin G, Beaugerie L. Toxic effects of nonsteroidal antiinflammatory drugs on the small bowel, colon, and rectum. Joint Bone Spine. 2005;72:286–94.

287. Bjarnason I, Price AB, Zanelli G, Smethurst P, Burke M, Gumpel M, et al. Clinicopathological features of nonsteroidal anti-inflammatory drug-induced small intestinal strictures. Gastroenterology. 1988;94:1070–4.

288. Lang J, Price AB, Levi AJ, Burke M, Gumpel JM, Bjarnason I. Diaphragm disease: pathology of disease of the small intestine induced by non-steroidal anti-inflammatory drugs. J Clin Pathol. 1988;41:516–26.

289. Matsuhashi N, Yamada A, Hiraishi M, Konishi T, Minota S, Saito T, et al. Multiple strictures of the small intestine after long-term non-steroidal anti-inflammatory drug therapy. Am J Gastroenterol. 1992;87:1183–6.

290. Fellows IW, Clarke JM, Roberts PF. Non-steroidal anti-inflammatory drug-induced jejuna and colonic diaphragm disease. A report of two cases. Gut. 1992;33:1424–6.

291. Adebayo D, Bjarnason I. Is non-steroidal anti-inflammatory drug (NSAID) enteropathy clinically more important than NSAID gastropathy. Postgrad Med J. 2006;82:186–91.

292. Leijonmarck CE, Räf L. Ulceration of the small intestine due to slow-release potassium chloride tablets. Acta Chir Scand. 1985;151:273–8.

293. Farquharson-Roberts MA, Giddings AE, Nunn AJ. Perforation of small bowel due to slow release potassium chloride (slow-K). Br Med J. 1975;3:206.

294. Tréchot P, Moore N, Bresler L, Castot A, Gay G, Netter P, Royer R. Potassium chloride tablets and small bowel stenoses and perforations: two studies in the French Pharmacovigilance system. Am J Gastroenterol. 1994;89:1268.

295. Sudhakar CB, Al-Hakeem M, Macarthur JD, Sumpio BE. Mesenteric ischemia secondary to cocaine abuse: case reports and literature review. Am J Gastroenterol. 1997;92:1053–4.

296. Endress C, Kling GA. Cocaine-induced small-bowel perforation. AJR Am J Roentgenol. 1990;154:1346–7.

297. Bellows CF, Raafat AM. The surgical abdomen associated with cocaine abuse. J Emerg Med. 2002;23:383–6.

298. Hoang MP, Lee EL, Anand A. Histologic spectrum of arterial and arteriolar lesions in acute and chronic cocaine-induced mesenteric ischemia: report of three cases and literature review. Am J Surg Pathol. 1998;22:1404–10.

299. Efremidou EI, Kouklakis G, Tsirogianni O, Courcoutsakis N, Manolas KJ, Liratzopoulos N. Massive intestinal ischemia, a rare complication of oral contraceptive-induced mesenteric venous thrombosis: a case report and review of literature. Cases J. 2009;2:7416.

300. Schneiderman JD, Cello PJ. Intestinal ischemia and infraction associated with oral contraceptives. West J Med. 1986;145:350–5.

301. Koh KS, Danzinger RG. Massive intestinal infraction in young women: complication of use of oral contraceptives. Can Med Assoc J. 1977;116:513–5.

302. Hassan HA. Oral contraceptive-included mesenteric venous thrombosis with resultant intestinal ischemia. J Clin Gastroenterol. 1999;29:90–5.

303. Sidramesh M, Chaturvedi P. Spontaneous small bowel perforations in patients receiving radiotherapy or chemotherapy for advanced head and neck cancer - case reports. Int J Head Neck Surg. 2011;2:67–8.

304. Marwah S, Pandey S, Marwah N, Batra A, Prakash S. Spontaneous small bowel perforation following adjuvant chemotherapy for carcinoma breast. J Gastrointest Cancer Stromal Tumor. 2016;1:1–2.

305. Hata K, Kitayama J, Shinozaki M, Komuro Y, Watanabe T, Takano T, et al. Intestinal perforation due to metastasis of breast carcinoma, with special reference to chemotherapy: a case report. Jpn J Clin Oncol. 2001;31:162–4.

306. Borst MJ, Ingold JA. Metastatic patterns of invasive lobular versus invasive ductal carcinoma of the breast. Surgery. 1993;114:637–42.

307. Fondrinier E, Guerin O, Lorimier G. A comparative study of metastatic patterns of ductal

and lobular carcinoma of the breast from two matched series (376 patients). Bull Cancer. 1997;84:1101–7.

308. Cifuentes N, Pickren JW. Metastases from carcinoma of mammary gland an autopsy study. J Surg Oncol. 1979;11:193–205.

309. Seewaldt V, Cain JM, Greer BE, Tammimi H, Figge DC. Bowel complications with taxol therapy. J Clin Oncol. 1993;11:1198.

310. Cazzo E, da Silva TR. Decitabine-induced small bowel perforation: case report. OA Case Reports. 2014;3:52.

311. Govindan R, Read W, Faust J, Trinkaus K, Ma MK, Baker SD, et al. Phase II study of docetaxel and irinotecan in metastatic or recurrent esophageal cancer: a preliminary report. Oncology (Williston Park). 2003;17:27–31.

312. Hruban RH, Yardley JH, Donehower RC, Boitnott JK. Taxol toxicity. Epithelial necrosis in the gastrointestinal tract associated with polymerized microtubule accumulation and mitotic arrest. Cancer. 1989;63:1944–50.

313. Abu-Hejleh T, Mezhir JJ, Goodheart MJ, Halfdanarson TR. Incidence and management of gastrointestinal perforation from bevacizumab in advanced cancers. Curr Oncol Rep. 2012;14:277–84.

314. Wada M, Onda M, Tokunaga A, Kiyama T, Yoshiyuki T, Matsukura N, et al. Spontaneous gastrointestinal perforation in patients with lymphoma receiving chemotherapy and steroids. J Nippon Med Sch. 1999;66:37–40.

315. Cheung CP, Chiu HS, Chung CH. Small bowel perforation after radiotherapy for cervical carcinoma. Hong Kong Med J. 2003;9:461–3.

316. Hatcher PA, Thomson HJ, Ludgate SN, Small WP, Smith AN. Surgical aspects of intestinal injury due to pelvic radiotherapy. Ann Surg. 1985;20:470–5.

317. Maruyama Y, Van Nagell JR Jr, Utley J, Vider ML, Parker JC. Radiation and small bowel complications in cervical carcinoma therapy. Radiology. 1974;112:699–703.

318. Curbelo Alfonso L, Galan CR. Intestinal perforation by Ascaris lumbricoides. Rev Cubana Med Trop. 1980;32:165–7.

319. Khan Z. Small intestinal perforation which is caused by tape worm. Pak J Surg. 2007;23:73–5.

320. Surendran N, Paulose MO. Intestinal complications of round worms in children. J Pediatr Surg. 1988;23:931–5.

321. Efem SE. Ascaris lumbricoides and intestinal perforation. Br J Surg. 1987;74:643–4.

322. Shrihari N, Mariraj J, Kumudini TS, Krishna S. Intestinal perforation due to tapeworm: taenia solium. J Clin Diagn Res. 2011;5:1101–3.

323. Perelman H. Toothpick perforation of the gastrointestinal tract. J Abdom Surg. 1962;4:51–3.

324. Eldridge WW. Foreign bodies in the gastrointestinal tract. JAMA. 1961;178:665–7.

325. McCanse DE, Kurchin A, Hinshaw JR. Gastrointestinal foreign bodies. Am J Surg. 1981;142:335–7.

326. Hunter TB, Taljanovic MS. Foreign bodies. Radiographics. 2003;23:731–57.

327. Chiu NC, Chiang JH, Chiou YY, Chau GY, Chou YH, Chang CY. Small-intestine perforation with an aluminum-foil foreign body. Chin J Radiol. 2007;32:45–9.

328. Maleki M, Evans WE. Foreign body perforation of the intestinal tract. Arch Surg. 1970;101:475–7.

329. Schwartz JT, Graham DY. Toothpick perforation of the intestines. Ann Surg. 1977;185:64–6.

330. Park MH, Mehran A. Intestinal injury secondary to an umbilical piercing. JSLS. 2012;16:485–7.

331. Bida B, Manger T. The iatrogenic small bowel perforation as a complication of laparoscopic cholecystectomy. Zentralbl Chir. 2002;127:554–8.

332. van der Voort M, Heijnsdijk EA, Gouma DJ. Bowel injury as a complication of laparoscopy. Br J Surg. 2004;91:1253–8.

333. Schiessel R. The research progress of acute small bowel perforation. J Acute Dis. 2015;4:173–7.

334. Jhobta RS, Attri AK, Jhobta A. Bowel injury following induced abortion. Int J Gynaecol Obstet. 2007;96:24–7.

335. Mabula JB, Chalya PL, McHembe MD, Kihunrwa A, Massinde A, Chandika AB, et al. Bowel perforation secondary to illegally induced abortion: a tertiary hospital experience in Tanzania. World J Emerg Surg. 2012;7:29.

336. Sedgh G, Henshaw S, Singh S, Ahman E, Shah IH. Induced abortion: estimated rates and trends worldwide. Lancet. 2007;370:1338–45.

337. Jain V. Unsafe abortion: a neglected tragedy. Review from a tertiary care hospital in India. J Obstet Gynaecol. 2004;30:197–201.

338. Naib JM, Siddiqui MI, Afridi B. A review of septic induced abortion cases in one year at Khyber teaching hospital, Peshwar. J Ayub Med Coll Abbottabad. 2004;16:59–62.

339. Rana A, Pradhan N, Gurung G, Singh M. Induced septic abortion. A major factor in maternal mortality and morbidity. J Obstet Gynaecol Res. 2004;30:3–8.

340. Oludiran OO, Okonofua FE. Morbidity and mortality from bowel injury secondary to induced abortion. Afr J Reprod Health. 2003;7:65–8.

341. Ogundiran OO, Aziken ME. Transmural migration of an intraperitoneal textiloma. Niger J Surg Sci. 2001;11:81–3.

342. Coffman S. Bowel injury as a complication of induced abortion. Am Surg. 2001;67:924–6.

343. Ntia IO, Ekele BA. Bowel prolapse through perforated uterus following induced abortion. West Afr J Med. 2000;19(3):209–11.

344. Okobia MN, Osime U, Ehigiegba AE. Intestinal injuries from complicated abortion – a report of five cases. Niger J Clin Pract. 1999;2(2):61–4.

345. Imoedemhe DA, Ezimokhai M, Okpere EE, Aboh IF. Intestinal injury following induced abortion. Int J Gynaecol Obstet. 1984;22(4):303–6.

346. Osime U. Intestinal injury following induced abortion. "A report of 4 cases". Niger Med J. 1978;8(4):378–80.

347. Alam IP, Pervin Z, Haque MA. Intestinal perforation as a complication of induced abortion - a case report and review of literature. Faridpur Med Coll J. 2012;7:46–9.

348. Hee RV. Complication of drainage. Acta Chir Belg. 1983;83:340–4.

349. Benjamin PJ. Faeculent peritonitis: a complication of vacuum drainage. Br J Surg. 1980;67:453–4.

350. Gray AJ, Copeland GP. Small bowel perforation following vacuum suction drainage. J R Coll Surg Edinb. 1985;30:324–5.

351. Reed MW, Wyaman A, Thomas WE, Zeiderman MR. Perforation of the bowel by suction drains. Br J Surg. 1992;79:679.

352. Grunewald B, Kato G. Intestinal perforation by suction drains. N Z Med J. 1997;110:19.

353. Nomura T, Shirai Y, Okamoto H, Hatakeyama K. Bowel perforation caused by silicone drains: a report of two cases. Surg Today. 1998;28:940–2.

354. Wang JY, Hsieh JS, Chen FM, Lee LW, Hou MF, Huang YS, Huang TJ. Rectal perforation secondary to surgical drains after low anterior resection: a report of two cases and review of the literature. Kaohsiung J Med Sci. 2002;18:146–8.

355. Srivastava P, Srivastava S, Sahu M. Iatrogenic bowel perforation secondary to surgical drain after cholecystectomy: a case report with review of literature. Internet J Surg. 2006;13:1–3.

356. Gawande AA, Studdert DM, Orav EJ, Brennan TA, Zinner MJ. Risk factors for retained instruments and sponges after surgery. N Engl J Med. 2003;348:229–35.

357. Karahasanoglu T, Unal E, Memisoglu K, Sahinler I, Atkovar G. Laparoscopic removal of a retained surgical instrument. J Laparoendosc Adv Surg Tech A. 2004;14:241–3.

358. Klug R, Kurz F, Dunzinger M, Aufschnaiter M. Small bowel perforation after extracorporeal shockwave lithotripsy of an ureter stone. Dig Surg. 2001;18:241–2.

359. Esterl RM Jr, St Laurent M, Bay MK, Speeg KV, Halff GA. Endoscopic biliary stent migration with small bowel perforation in a liver transplant recipient. J Clin Gastroenterol. 1997;24:106–10.

360. Rambausek M, Zeier M, Weinreich TH, Ritz E, Ran J, Pomer S. Bowel perforation with unused Tenckhoff catheters. Peril Dial Int. 1989;9:82.

急性结肠憩室炎

11

Jan Ulrych

11.1 引言

　　急性结肠憩室炎(acute colonic diverticulitis)是指位于大肠的一个或多个憩室的炎症。憩室可发生在大肠的任何部位,表现为单独的憩室或憩室病(diverticulosis)。憩室病以结肠出现多个憩室为特征,有临床意义的症状性憩室病称之为憩室疾病,主要症状是疼痛。憩室以结肠黏膜和黏膜下层通过结肠壁囊状突出为特征,按照累及的肠壁层次分为真性憩室和假性憩室。真性憩室(true diverticula)是指结肠肠壁全层受累,包括肌层以及浆膜层。假性憩室(false diverticula 或 pseudodiverticula)则不累及肌层及浆膜层。左侧结肠憩室和右侧结肠憩室通常被视为病因和病理学不同的两个部分。同样,急性左半结肠憩室炎和急性右半结肠憩室炎是本病的两种不同形式,将分别阐述。

11.2 急性左半结肠憩室炎

11.2.1 流行病学

　　在过去的一段时间里,全世界憩室病的发病率急剧上升。最新数据显示,在美国,有50% 年龄超过 60 岁的人和大约 70% 年龄在 80 岁以上的人有结肠憩室[1]。在欧洲观察到同样的趋势,包括憩室病发生率的增加。以前人们认为憩室疾病好发于老年人,然而,最近数据显示,西方国家年轻人中左侧结肠憩室病的发生率显著增加[2]。西方人群的憩室多见于乙状结肠和远端降结肠(90%~99%)。Golder 等[3] 报道了 447 名钡剂灌肠证实的憩室病患者,其中 72% 的患者为单纯左侧结肠憩室,约 22% 的患者为泛憩室或两侧憩室。另一方面,左侧结肠憩室在亚洲和非洲并不常见,在中国所有憩室病中仅占 10.9%[4]。然而,据报道,亚洲老年人口中左半结肠憩室在逐渐增多[5]。

　　急性左半结肠憩室炎(acute left colonic diverticulitis,ALCD)是降结肠或乙状结肠憩室疾病的炎性并发症。以前认为,有憩室病的患者终生发展为急性左半结肠憩室炎的风险为10%~25%,而最近的证据表明,实际风险仅为 4%。在年轻时被诊断为憩室病的患者出现急性憩室炎的风险可能会更高[6]。随着憩室病发病率的增加,ALCD 的发病率以及急性憩室炎的急诊就诊率显著增加。在美国,急诊初诊为急性憩室炎的患者中,有超过一半接受了住院治疗[7]。尽管急诊就诊人数有所增加,但目前 ALCD 的住院率和手术率较前下降,这得益于门诊对单纯性急性憩室炎的有效管理和外科指南的改变。当前 ALCD 的急诊就诊患者手术率从 4.7% 到 6.0% 不等[7,8]。

11.2.2 分类

急性左半结肠憩室炎表现多样,从无结肠壁穿孔的局部憩室炎症到因憩室穿孔、广泛结肠炎症引起的严重弥漫性粪性腹膜炎均包含在内。在过去一段时期,Hinchey 分类最为常用,尤其是在外科医生中[9]。如今,许多患者仅接受抗微生物治疗或经皮引流,而无须手术。非手术治疗作为常规使得新的 ALCD 分类十分必要。过去的二十几年间有一些改良的分类被提出来,主要是基于计算机断层扫描(CT)的发现[10-13]或综合临床、影像学检查以及生理学的参数[14]。世界急诊外科学会(WSES)工作组于 2015 年发表了一项 CT 引导下急性左半结肠憩室炎分类的提议[15]。这是一个简单的基于 CT 扫描结果的 ALCD 分类方法。WSES 分类将 ALCD 分为两类:单纯性急性憩室炎和复杂性急性憩室炎。如果是单纯性急性憩室炎,炎症不会扩展到腹膜。如果是复杂性急性憩室炎,炎症可播散至结肠甚至整个腹腔。根据炎症演变过程,复杂性急性憩室炎可分为四个阶段(表 11.1)。该分类可以指导临床医师管理急性憩室炎,并可普遍用于日常实践。

表 11.1 急性憩室炎的 WSES 分类

分类	CT 所见
单纯性急性憩室炎	
0 级	憩室,结肠壁增厚或者结肠周围脂肪密度增加
复杂性急性憩室炎	
1A 级	结肠周围气泡或少量积液不伴脓肿(炎症肠段周围 5cm 内)
1B 级	脓肿 ≤4cm
2A 级	脓肿>4cm
2B 级	远处气体(距离炎症肠段>5cm)
3 级	广泛积液不伴远处游离气体(无结肠穿孔)
4 级	广泛积液伴远处游离气体(反复出现的结肠穿孔)

11.2.3 病因

有人认为憩室炎症的发生可能是由于憩室中的粪性物所致。粪性物磨损憩室黏膜,使得粪便细菌进入黏膜深层和黏膜下层,进而引起炎症。这可能与肠系膜的急性炎症有关,而急性炎症表现为结肠周围脂肪的脓肿。急性憩室炎发生的另一个假定机制是憩室底部的微穿孔导致炎症。然而,无症状性憩室发炎穿孔的机制仍不清楚,可能与肠道动力改变、肠腔压力增加以及结肠微环境紊乱有关[17]。结肠中的微生物负荷很高,每克粪便中有 10^{10}~10^{11} 个细菌。ALCD 的主要病原体可能来源于患者自身的菌群,因此,它们是可预测的,包括肠杆菌(主要是大肠埃希菌和克雷伯菌)、草绿色链球菌、肠球菌和厌氧菌(特别是脆弱双歧杆菌)。产超广谱 β- 内酰胺酶(ESBL)肠杆菌是 ALCD 的主要耐药威胁,在世界范围内的社区获得性腹腔感染中越来越普遍。产 ESBL 肠杆菌感染最重要的危险因素包括抗生素暴露史以及需要抗生素治疗的合并症。

11.2.4　临床表现

病史和体格检查是诊断 ALCD 的基础。急性憩室炎的临床表现取决于炎症的严重程度和部位。患者常因乙状结肠受累而出现急性持续性左下腹痛。有时患者可能会抱怨耻骨上疼痛,这是由冗长的乙状结肠发炎所致。ALCD 也可能出现恶心、呕吐或大便习惯改变(便秘和腹泻)。患者可能有局限性腹膜征象,如局限性压痛、肌紧张和反跳痛,也可能有弥漫性腹膜炎征象。穿孔合并弥漫性腹膜炎可导致血流动力学不稳定,甚至脓毒症休克。然而,大多数患者仅凭临床判断容易被误诊。ALCD 的临床诊断不够准确,误诊率在 32%~57% 之间[18]。此外,对临床症状的理解和诊断的准确性取决于外科医生的经验。为了提高诊断 ALCD 的可靠性,有研究者使用 logistic 回归方法发表了一个临床决策规则和一个临床评分系统[18,19]。例如,Lameris 等[19]制定的诊断急性憩室炎的临床标准,包括如下三项:(1)左下腹直接压痛;(2)CRP>50mg/L;(3)无呕吐。如果这三个标准都符合,97% 的患者可诊断为 ALCD。

11.2.5　实验室检查

血清炎症标志物用于支持急性憩室炎的临床诊断。怀疑急性憩室炎时,测定白细胞(WBC)计数和 C 反应蛋白(CRP)。炎症标志物的主要作用是证实憩室病的炎症并发症。有研究者试图明确血清炎症标志物在鉴别复杂性和单纯性急性憩室炎中的诊断价值。白细胞计数可能显示白细胞增多和核左移,然而,在免疫功能低下的人群或老年患者中也可能正常。因此,白细胞计数对于鉴别复杂性和单纯性急性憩室炎没有价值。CRP 已被认为是炎症的一个有用的生物标志物,它可能有助于预测急性憩室炎的临床严重程度。CRP 临界值为 150~175mg/L,可明确地区分复杂性和单纯性急性憩室炎[20-22]。CRP 可作为判断复杂性急性憩室炎高风险的诊断工具,往往提示需要进行 CT 检查。

11.2.6　影像学

急诊科用于诊断 ALCD 的放射学成像技术有 CT 和超声(US)。CT 是诊断 ALCD 的重要方法。腹部 CT 诊断 ALCD 的灵敏度为 94%,特异度为 99%。CT 扫描也可用于确定疾病严重程度,并可以此制定患者的治疗计划。根据 WSES 指南,腹部 CT 扫描适用于所有疑似 ALCD 的患者[16]。超声可以作为评估可疑 ALCD 患者的初始选择,因其更广泛也更容易实施。此外,超声可以避免放射性暴露。然而,超声检查有其局限性,包括依赖于操作者的经验、肥胖患者难以评估、难以检测到游离空气或深部脓肿。对于怀疑有 ALCD 的患者,在超声未确诊或阴性的情况下进行 CT 检查可能是一种安全的做法。

11.2.7　诊断和鉴别诊断

对主诉左下腹疼痛、查体腹部压痛、炎症标志物增高的患者,应疑诊为 ALCD,然后借助影像学检查,最好是 CT 扫描,以确诊 ALCD。ALCD 的鉴别诊断包括左下腹痛的其他病因,如结直肠癌、炎性肠病、感染性结肠炎、缺血性结肠炎、泌尿系统疾病、妇科疾病等。

11.2.8 治疗

11.2.8.1 急性左侧结肠憩室炎的治疗原则

ALCD 的治疗取决于急性憩室炎的严重程度和患者的临床状况,患者可以在门诊治疗或住院治疗。门诊治疗适用于无明显合并症、无免疫抑制以及脓毒症表现的单纯性 ALCD。门诊治疗的患者必须对治疗方案有良好的依从性并能够回访。如果必须进行抗菌治疗,则可以选择口服抗生素。在开始抗生素治疗后两三天,应该再次对患者进行临床评估。通常建议使用清流饮食。然而,没有研究评估过饮食限制或卧床休息的作用[21,22]。除非患者临床症状未能改善,否则无须重复影像学检查。对于持续性腹痛和发热的患者以及初始治疗改善后复发的患者,应接受住院治疗。对于单纯性 ALCD 存在风险(合并症、免疫抑制、高龄、不依从)的患者或复杂性 ALCD 患者需要住院管理。有复杂憩室炎的患者必须接受针对其并发症的治疗。但是,在住院环境中,所有患者均接受静脉抗生素、输液和止痛药治疗。抗菌治疗在复杂 ALCD 的治疗中起着重要作用,抗生素应尽快给予。ALCD 患者的初始抗菌治疗本质上是经验性的,因为这些患者需要立即治疗,但是微生物检查(培养和药敏结果)通常需要 ≥48h 才能鉴定病原体和抗生素药敏模式。大多数复杂 ALCD 是社区获得性感染,细菌病原体基本上可预测的,来源于肠道细菌,抗菌药物主要选择覆盖革兰氏阳性和革兰氏阴性细菌以及厌氧菌。了解当地致病微生物流行病学数据和耐药性对于选择抗生素至关重要。对于稳定的(非危重症)ALCD 患者,首选抗菌谱较窄的抗生素。对于先前曾接触过抗生素以及合并症需要同时进行抗生素治疗的患者,抗生素选择应考虑覆盖产 ESBL 的细菌。相比之下,对于 ALCD 的重症患者,建议使用具有广覆盖的抗菌方案(表 11.2)。尽管应根据临床和实验室标准终止抗生素治疗,但在复杂 ALCD 患者感染源已得到控制的前提下,仍建议使用 4~6 天术后抗生素治疗[16]。对于临床恶化的患者以及静脉抗生素治疗 2~3 天后仍无法改善的患者,应考虑疾病进展。在这类患者中需要复查影像学检查。复查影像的目的是寻找可能需要进一步干预(经皮引流或手术)的新并发症。ALCD 的手术适应证是有脓毒症和弥漫性腹膜炎的患者,以及药物治疗和 / 或经皮引流均不能改善病情的患者。术式选择包括简单的结肠造瘘术、传统的乙状结肠切除 + 结肠造瘘术(Hartmann 术式)、乙状结肠切除 + 一期结肠吻合术或者结肠直肠吻合术,同时视情况实施回肠造口术。传统上,急性憩室炎的手术包括一阶段术式和两阶段术式。结肠切除术可以选择开放或在腹腔镜下进行。

表 11.2 ALCD 抗生素治疗的推荐

患者	抗生素
稳定的(不危重)患者	
无 ESBL 风险	阿莫西林 - 克拉维酸或者环丙沙星 + 甲硝唑
有 ESBL 风险	厄他培南或替加环素
危重患者	
无 ESBL 风险	哌拉西林 - 他唑巴坦
有 ESBL 风险	美罗培南或亚胺培南 + 棘球白素类

11.2.8.2 单纯性 ALCD 的治疗

目前的共识是,单纯性憩室炎是一种自限性疾病,对于抵抗力正常的患者,其局部宿主防御可以控制细菌炎症,无须抗生素治疗。"没有全身炎症表现、抵抗力正常的单纯性憩室炎患者可以不使用抗生素。"这项建议得到多中心随机试验结果的支持。该试验招募了 623 例急性单纯性左半憩室炎患者,结果发现在使用抗生素(314 例)和没有使用抗生素(309 例)的两组患者之间,其临床恢复、并发症和疾病复发都没有统计学差异[25]。但是,对于伴有全身感染表现的单纯性急性憩室炎患者,建议使用抗菌药物治疗。口服抗生素可能和静脉给药同样有效[26]。口服抗生素疗程为 7~10 天。对于没有并发症的单纯性急性憩室炎患者,建议门诊治疗,而有严重合并症且不能口服液体的患者应在医院接受静脉输液和静脉抗生素治疗。经 CT 证实的单纯性憩室炎患者可以保守治疗,而不需要常规的结肠镜检查,因为恶性肿瘤的风险确实很低。2014 年发表的一篇系统综述,调查了单纯性憩室炎发作后通过结肠镜检查发现的结直肠癌发生率。在接受结肠镜检查的 1 468 例单纯性憩室炎患者中,有 17 例被诊断为结肠直肠癌,经结肠镜检查确诊的大肠癌的患病率为 1.16%[27]。但是,50 岁及以上的患者应进行大肠癌筛查,包括大便潜血试验或结肠镜检查。

11.2.8.3 复杂性 ALCD 的治疗

局部复杂性 ALCD 包括 CT 发现有结肠周围小气泡或者少量积液以及憩室脓肿的急性憩室炎。CT 发现结肠周围存在气体或少量积液而无脓肿(WSES 分级 1A 级)可能与憩室穿孔相关,此时应抗菌治疗,而不需要手术治疗。憩室脓肿的治疗取决于脓肿的大小和患者的临床情况。小憩室脓肿(1B 级)只用抗生素治疗即可,而大脓肿(2A 级)则需经皮引流结合抗生素治疗[16]。如果大脓肿患者难以经皮引流,初始仅采用抗生素治疗是合理的,但是必须对患者临床状况进行监测。当无明显引流物时,可以移除引流导管。不建议通过经皮引流管进行常规瘘管造影。应仅在可疑情况下执行此操作。对于保守治疗的憩室脓肿患者,应计划早期结肠镜检查。在一项对 633 名急性憩室炎患者(包括 145 名憩室脓肿患者)的回顾性研究中,脓肿患者中有 11.4% 患有大肠癌[28,29]。结肠镜检查一般在急性憩室炎发作后 4~6 周进行。

广义的复杂性 ALCD 包括急性憩室炎,其 CT 发现单个远处游离气体(2B 级),或者广泛积液不伴有远处游离气体(3 级),或者广泛积液伴有远处游离气体(4 级)。弥漫性腹膜炎患者通常病情危重,需要立即进行液体复苏,立即给予静脉抗生素(表 11.2)并且尽早手术。尽管急性憩室炎穿孔后并发弥漫性腹膜炎的绝对患病率较低,并且大多数因急性憩室炎住院的患者可以通过非手术治疗这一方案,但所有入院患者中有 10%~25% 可能需要紧急手术干预[30,31]。远处气腹是弥漫性腹膜炎患者伴发乙状结肠穿孔的特有表现,但是,也有在出现气腹的 ALCD 患者中实施非手术治疗成功的报道[32]。Sallinen 等报道了在有远处游离气体但并没有广泛腹腔积液的患者中进行保守治疗的结果。对于血流动力学稳定的、有结肠周围子宫外气体或者少量的远处腹腔积气但是没有弥漫性腹膜炎表现或者 Douglas 窝积液的患者,非手术治疗是可行的治疗方法。即使没有弥漫性腹膜炎的临床表现,如果有大量远处腹腔内气体或远处腹膜后气体,那么非手术治疗的失败率也会非常高(57%~60%)[28,29]。有人提出,只有远处腹腔游离气体同时无腹腔积液的患者可以考虑保守治疗[16]。但是,针对这一类患者通常建议进行手术切除。对于 ALCD 引起的弥漫性腹膜炎患者,剖腹行结肠切除术是公认的治疗方法。ALCD 伴发弥漫性腹膜炎的外科治疗原则是手术控制感染源以及治疗弥漫性腹膜炎。手术控制感染源包括通过结肠切除术消除感染源、纠正解剖结构紊乱以及恢复正常的生理功能。弥漫性腹膜炎外科治疗的目的是消除细菌污染和炎性物质。对于因 ALCD 引起的弥漫性化脓性或粪性腹膜炎患者,Hartmann 切除术(乙状结肠切除术 + 一期结肠造瘘术)已被认为是首选的治疗方法,并且是安全的紧急手术技术。Hartmann 是最常用的急诊术式,占 ALCD 手术的 64%~72%[31,33]。但是,在 Hartmann 术后重建肠道连续性可能明显增加并发症。许多患者(31%~46%)由于合并症而无法进行造瘘口还纳手术。因此,他们会带有永久的造瘘口[34,35]。近年来,一些作者报道了在急性憩室炎伴发弥漫性腹膜炎患者中使用结肠切除术 + 一期肠吻合,伴或不伴有转流性肠造口这一术式。在弥漫性腹膜炎患者中实施一期肠吻合 + 结肠切除术的并发症的发病率以及死亡率更低[36]。而且,与 Hartmann 手术相比,实施一期吻合 + 转流性造瘘的患者的造瘘口还纳率更高[37]。但是,将来仍需要随机对照试验来评估不同的手术治疗方法(Hartmann 手术与一期吻合的结肠切除术)。对于危重患者以及有多种合并症的患者,仍建议进行 Hartmann 手术治疗弥漫性腹膜炎。但是,在没有合并症的临床稳定患者中,可以实施有或没有转流性造口的一期肠切除吻合[16]。急诊腹腔镜下乙状结肠切除术治疗 ALCD 伴发弥漫性腹膜炎,在部分患者中是可行的,并且只能由专门的腹腔镜团队进行。此外,近年来,有学者讨论后认为,腹腔镜下腹膜腔灌洗 + 引流术可作为弥漫性腹膜炎患者结肠切除术的替代方案。腹腔镜下腹腔灌洗 + 引流术包括:腹腔镜下脓液的抽吸、腹腔灌洗和腹腔引流管放置,术后引流管保留几天持续引流。然而,基于 SCANDIV,Ladies 和 DILALA 等最新前瞻性试验的令人失望的结果[38-40],腹腔镜下腹腔灌洗和引流术不应作为治疗弥漫性腹膜炎患者的首选方法。

对于有弥漫性腹膜炎以及感染性休克的不稳定的重症患者实施损伤控制手术(如灌洗、局限小肠切除、剖腹探查以及计划的二期手术)是可行的。

11.2.9 预后以及择期手术

ALCD 的复发比之前认为的要低,最近报道单纯性 ALCD 的复发率低于 5%[41]。年龄小于 50 岁以及急性憩室炎反复发作 3 次以上的患者作为择期结肠切除术的适应证已不被采用。ALCD 急性发作经过保守治疗后,高危患者,如免疫缺陷者,需考虑行择期乙状结肠切除术。对于患者从 ALCD 恢复后是否进行择期乙状结肠切除应视具体情况而定。针对采用经皮引流治疗的大脓肿患者,建议进行择期手术。

11.3 急性右半结肠憩室炎

11.3.1 流行病学

在西方国家,右侧憩室病的发病率约为结肠憩室病的 1%~2%。然而,最近的研究结果表明,西方人群中右侧结肠憩室病比以前报道得更为常见,并且密度评分(检查发现的憩室数量的评分)更高[3,42]。在亚洲人群中,盲肠和升结肠的憩室病比左侧的憩室病更为常见[43]。在整个亚洲国家中,憩室病的发病分布范围很大。在中国观察到的憩室性疾病发生率为 1.97%[4],在韩国为 12.1%[44],在日本为 23.9%[45]。这种差异可能归因于不同的种族、遗传易感性、饮食习惯和生活方式。整个亚洲的憩室病流行的变化趋势也有报道。在日本,憩室病的患病率已上升至约 24%[45],相反,随着时间的推移,中国的总体患病率并没有显著变化[4]。在亚洲人群中,憩室主要位于右半结肠(78%~85%)[4,45]。在亚洲,有右侧憩室疾病的患者比左侧憩室病的患者更为年轻。在亚洲人群中,右侧憩室病的患病率在年龄 51~60 岁的患者中达到峰值[4,45],并且右侧憩室病在男性中更为常见。

急性右半结肠憩室炎的发病率正在增加,尤其是在亚洲和非洲人群中应考虑这种诊断。急性右半结肠憩室炎(acute right colonic diverticulitis,ARCD)通常发生在年轻人中。Jun-Ho 等报道指出,84.8% 的 ARCD 患者年龄在 20~40 岁之间。发现对于那些年龄在 20~40 岁之间的患者,表现为阑尾炎的 ARCD 的发生率为 8.9%[46]。

11.3.2 病因

右侧憩室可以是单发的或者多发的,可以发生在阑尾、盲肠或升结肠等部位。当右侧憩室单发时,它们通常是先天性的真性憩室。大多数先天性憩室位于回盲肠交界处近端 1cm 和远端 2cm 之间。当憩室为多个时,通常是后天获得性的假性憩室。对于后天获得性憩室,肠腔内压升高和升结肠蠕动异常在疾病发病机制中起重要作用。单发的盲肠憩室很少。在泰国成年人中,右侧憩室的发生率据报道为 22.3%,而单发的盲肠憩室的发生率仅为 1.5%[47]。无症状性憩室发炎和穿孔的机制可能与急性左半结肠憩室炎相同。

11.3.3 临床特点

从症状和体征上很难区分急性阑尾炎和急性右半结肠憩室炎。但是,ARCD 的临床表现与急性阑尾炎还是略有不同。据报道,ARCD 比较特异的临床表现为疼痛从右下腹开始、定位于右侧腹偏外侧、右下腹疼痛相对较持久、恶心和呕吐较少[48]。相对于 ARCD 而言,急性阑尾炎更明显的表现为从上腹部向右下腹的转移性疼痛。可以使用临床诊断标准和评分模型来更好地术前诊断 ARCD,根据患者的临床表现按照主要标准(每个症状 2 分)和次要标准(每个症状 1 分)来进行评分。主要诊断标准包括非转移性右下腹疼痛、白细胞计数 <10 000 个 /mm³、外侧腹部疼痛和右结肠憩室病史;次要诊断标准包括有右下腹疼痛史、无恶心或呕吐症状、便秘或腹泻症状以及至少七天的腹痛。得分 ≥3 分时诊断的灵敏度 (85%) 很高,但阳性预测值(28%)较低[49]。这些临床标准和评分模型有助于区分有右下腹痛和高度怀疑 ARCD 的患者。如果高度怀疑憩室炎,应考虑进行 CT 扫描。

11.3.4 实验室检查

WBC 计数和 CRP 水平通常用于诊断憩室的炎性并发症。如果发生右下腹疼痛,WBC 计数已被认为是区分 ARCD 和急性阑尾炎的有用生物标志物。据报道,与 ARCD 相比,急性阑尾炎出现核左移的白细胞增多症可能性更大[46]。上面提到,白细胞计数 <10 000/mm³ 被当成主要的诊断标准。

11.3.5 影像学

计算机断层扫描、超声和磁共振成像已成为区分急性右半结肠憩室炎与其他腹腔内疾病的有效方式。CT 的诊断准确率高达 90%~95%[50]。然而,对所有右下腹疼痛的患者进行常规 CT 检查并不划算,仅对于临床拟诊 ARCD 的患者推荐 CT 扫描。ARCD 的 CT 表现与急性左侧憩室炎的 CT 表现相似,包括筋膜层增厚、结肠周围脂肪索条、结肠壁增厚、出现管腔外肿物、管腔外游离气体和腹腔积液。超声是另一种广泛使用的评估右下腹疼痛的方法。超声对诊断 ARCD 的灵敏度为 91.3%,特异度为 99.8%,但是超声检查必须由经验丰富的操作人员进行。同样,可以考虑采用升阶梯的诊断方法,在有超声表现或临床表现疑似急性憩室炎的患者中进行 CT 检查[50]。

11.3.6 诊断和鉴别诊断

在过去,ARCD 的术前诊断率极低,约为 4%~16%[50],这是因为没有特征性的临床症状可以诊断急性憩室炎。此外,急性憩室炎的鉴别诊断还包括右下腹痛的其他病因,如急性阑尾炎、克罗恩病、异物穿孔、阑尾肿瘤、肠胃炎、泌尿系统疾病和妇科疾病等。影像学检查(如 CT)有助于诊断 ARCD,并将其与大多数其他下腹痛原因区分开。

11.3.7 治疗

在治疗前明确地诊断为 ARCD 可以使临床医生根据憩室炎的严重程度确定最佳治疗方案。患者有可能避免不必要的手术,因为无并发症的 ARCD 可以进行内科治疗。但是,在大多数情况下都是在术中明确诊断。

如果在术前诊断为单纯性 ARCD,则患者管理应包括肠道休息和静脉使用抗生素。据报道,单纯性急性憩室炎初次发作后的复发率为 9.9%~12.6%[51,52]。大多数 ARCD 复发表现为慢性病程,并可以通过药物治疗成功治愈。但如果频繁复发影响日常生活,则应考虑进行择期手术。存在脓肿但血流动力学稳定的患者应接受经皮引流、肠道休息和静脉抗生素治疗。穿孔和弥漫性腹膜炎或临床不稳定的患者应立即进行手术干预。

如果在术中能够明确诊断,那么采取哪种术式治疗该疾病目前仍存有争议。除了孤立的盲肠憩室炎,目前尚无关于手术时偶然发现的 ARCD 患者最佳治疗的共识。对于术中诊断为单纯性 ARCD,可以考虑非扩大化的治疗,包括预防性阑尾切除术和术后抗生素。实施预防性阑尾切除可以在将来发生急性憩室炎时避免误诊。另外,一些外科医生主张可以根据炎症的程度选择术式,包括憩室切除术、回盲肠切除术以及右半结肠切除术。通常建议切除所有憩室,因为手术可预防急性憩室炎的复发。然而,在手术过程中没有办法确定所有无炎症憩室的位置。如果出现广泛的炎症、多发憩室和盲肠炎,应考虑立即进行右半结肠切除术。当怀疑是恶性疾病时,也建议进行右半结肠切除术。即使在没有肠道准备的情况下,也可以安全地进行手术切除,术后并发症很少。如果是孤立的盲肠憩室炎,强烈建议切除。

11.3.8 预后

首次发作后,ARCD 病情进展缓慢,并发憩室炎的发生率较低。在大多数患者中,保守治疗和手术治疗都是安全有效的。因此,与 ALCD 相比,ARCD 治疗效果要好得多。

(刘薇 译 刘志勇 校)

参考文献

1. Tursi A. Diverticulosis today: unfashionable and still under-researched. Ther Adv Gastroenterol. 2016;9(2):213–28. doi:10.1177/1756283X15621228.
2. Strate LL, Modi R, Cohen E, Spiegel BM. Diverticular disease as a chronic illness: evolving epidemiologic and clinical insights. Am J Gastroenterol. 2012;107(10):1486–93. doi:10.1038/ajg.2012.194.
3. Golder M, Ster IC, Babu P, Sharma A, Bayat M, Farah A. Demographic determinants of risk, colon distribution and density scores of diverticular disease. World J Gastroenterol. 2011;17(8):1009–17. doi:10.3748/wjg.v17.i8.1009.
4. Hong W, Geng W, Wang C, Dong L, Pan S, Yang X, Zippi M, Xu C, Zhou M, Pan J. Prevalence of colonic diverticulosis in mainland China from 2004 to 2014. Sci Rep. 2016;6:26237. doi:10.1038/srep26237.
5. Fong SS, Tan EY, Foo A, Sim R, Cheong DM. The changing trend of diverticular disease in a developing nation. Color Dis. 2011;13(3):312–6. doi:10.1111/j.1463-1318.2009.02121.x.
6. Shahedi K, Fuller G, Bolus R, Cohen E, Vu M, Shah R, Agarwal N, Kaneshiro M, et al. Long-term risk of acute diverticulitis among patients with incidental diverticulosis found during colonoscopy. Clin Gastroenterol Hepatol. 2016;11(12):1609–13. doi:10.1016/j.cgh.2013.06.020.
7. Schneider EB, Singh A, Sung J, Hassid B, Selvarajah S, Fang SH, Efron JE, Lidor AO. Emergency department presentation, admission, and surgical intervention for colonic diverticulitis in the United States. Am J Surg. 2015;210(2):404–7. doi:10.1016/j.amjsurg.2014.12.050.
8. Greenwood-Ericksen MB, Havens JM, Ma J, Weissman JS, Schuur JD. Trends in hospital admission and surgical procedures following ED visits for diverticulitis. West J Emerg Med. 2016;17(4):409–17. doi:10.5811/westjem.2016.4.29757.
9. Hinchey EJ, Schaal PG, Richards GK. Treatment of perforated diverticular disease of the colon. Adv Surg. 1978;12:85–109.
10. Ambrosetti P, Becker C, Terrier F. Colonic diverticulitis: impact of imaging on surgical management – a prospective study of 542 patients. Eur Radiol. 2002;12:1145–9.
11. Kaiser AM, Jiang JK, Lake JP, Ault G, Artinyan A, Gonzalez-Ruiz C, et al. The management of complicated diverticulitis and the role of computed tomography. Am J Gastroenterol. 2005;100:910–7.
12. Mora LL, Serra PS, Serra-Aracil X, Ballesteros E, Navarro S. Application of a modified Neff classification to patients with uncomplicated diverticulitis. Color Dis. 2013;15(11):1442–7. doi:10.1111/codi.12449.
13. Neff CC, van Sonnenberg E. CT of diverticulitis. Diagnosis and treatment. Radiol Clin N Am. 1989;27:743–52.
14. Sallinen VJ, Leppäniemi AK, Mentula PJ. Staging of acute diverticulitis based on clinical, radiologic, and physiologic parameters. J Trauma Acute Care Surg. 2015;78:543–51. doi:10.1097/TA.0000000000000540.
15. Sartelli M, Moore FA, Ansaloni L, Di Saverio S, Coccolini F, Griffiths EA, et al. A proposal for a CT driven classification of left colon acute diverticulitis. World J Emerg Surg. 2015;10:3. doi:10.1186/1749-7922-10-3.
16. Sartelli M, Catena F, Ansaloni L, Coccolini F, Griffiths EA, Abu-Zidan FM, Di Saverio S, Ulrych J, et al. WSES guidelines for the management of acute left sided colonic diverticulitis in the emergency setting. World J Emerg Surg. 2016;11:37. doi:10.1186/s13017-016-0095-0.
17. Morris AM, Regenbogen SE, Hardiman KM, Hendren S. Sigmoid diverticulitis: a systematic review. JAMA. 2014;311(3):287–97. doi:10.1001/jama.2013.282025.
18. Andeweg CS, Knobben L, Hendriks JC, Bleichrodt RP, van Goor H. How to diagnose acute left-sided colonic diverticulitis: proposal for a clinical scoring system. Ann Surg. 2011;253(5):940–6. doi:10.1097/SLA.0b013e3182113614.
19. Laméris W, van Randen A, van Gulik TM, Busch OR, Winkelhagen J, Bossuyt PM, Stoker J, Boermeester MA. A clinical decision rule to establish the diagnosis of acute diverticulitis at the emergency department. Dis Colon Rectum. 2010;53(6):896–904. doi:10.1007/DCR.0b013e3181d98d86.
20. Kechagias A, Rautio T, Kechagias G, Mäkelä J. The role of C-reactive protein in the prediction of the clinical severity of acute diverticulitis. Am Surg. 2014;80(4):391–5.
21. van de Wall BJ, Draaisma WA, van Iersel JJ, van der Kaaij R, Consten EC, Broeders IA. Dietary restrictions for acute diverticulitis: evidence-based or expert opinion? Int J Color

Dis. 2013;28(9):1287–93. doi:10.1007/s00384-013-1694-9.

22. van de Wall BJ, Draaisma WA, van der Kaaij RT, Consten EC, Wiezer MJ, Broeders IA. The value of inflammation markers and body temperature in acute diverticulitis. Color Dis. 2013;15(5):621–6. doi:10.1111/codi.12072.

23. Laméris W, van Randen A, Bipat S, Bossuyt PM, Boermeester MA, Stoker J. Graded compression ultrasonography and computed tomography in acute colonic diverticulitis: meta-analysis of test accuracy. Eur Radiol. 2008;18(11):2498–511. doi:10.1007/s00330-008-1018-6.

24. Gürlich R, Adámková V, Ulrych J, Balík M, Ferko A, Havel E, et al. Basic principles of diagnosis and treatment of secondary peritonitis – recommendations of experts with the support of SIS. Rozhl Chir. 2014;93(6):334–52.

25. Chabok A, Påhlman L, Hjern F, Haapaniemi S, Smedh K, AVOD Study Group. Randomized clinical trial of antibiotics in acute uncomplicated diverticulitis. Br J Surg. 2012;99(4):532–9. doi:10.1002/bjs.8688.

26. Ridgway PF, Latif A, Shabbir J, Ofriokuma F, Hurley MJ, Evoy D, et al. Randomized controlled trial of oral vs intravenous therapy for the clinically diagnosed acute uncomplicated diverticulitis. Color Dis. 2009;11(9):941–6. doi:10.1111/j.1463-1318.2008.01737.x.

27. de Vries HS, Boerma D, Timmer R, van Ramshorst B, Dieleman LA, van Westreenen HL. Routine colonoscopy is not required in uncomplicated diverticulitis: a systematic review. Surg Endosc. 2014;28(7):2039–47. doi:10.1007/s00464-014-3447-4.

28. Sallinen VJ, Mentula PJ, Leppäniemi AK. Risk of colon cancer after computed tomography-diagnosed acute diverticulitis: is routine colonoscopy necessary? Surg Endosc. 2014a;28(3):961–6. doi:10.1007/s00464-013-3257-0.

29. Sallinen VJ, Mentula PJ, Leppäniemi AK. Nonoperative management of perforated diverticulitis with extraluminal air is safe and effective in selected patients. Dis Colon Rectum. 2014b;57(7):875–81. doi:10.1097/DCR.0000000000000083.

30. Feingold D, Steele SR, Lee S, Kaiser A, Boushey R, Buie WD, Rafferty JF. Practice parameters for the treatment of sigmoid diverticulitis. Dis Colon Rectum. 2014;57(3):284–94. doi:10.1097/DCR.0000000000000075.

31. Hong MK, Tomlin AM, Hayes IP, Skandarajah AR. Operative intervention rates for acute diverticulitis: a multicentre state-wide study. ANZ J Surg. 2015;85(10):734–8. doi:10.1111/ans.13126.

32. Dharmarajan S, Hunt SR, Birnbaum EH, Fleshman JW, Mutch MG. The efficacy of nonoperative management of acute complicated diverticulitis. Dis Colon Rectum. 2011;54(6):663–71. doi:10.1007/DCR.0b013e31820ef759.

33. Li D, Baxter NN, McLeod RS, Moineddin R, Wilton AS, Nathens AB. Evolving practice patterns in the management of acute colonic diverticulitis: a population-based analysis. Dis Colon Rectum. 2014;57(12):1397–405. doi:10.1097/DCR.0000000000000224.

34. Fleming FJ, Gillen P. Reversal of Hartmann's procedure following acute diverticulitis: is timing everything? Int J Color Dis. 2009;24(10):1219–25. doi:10.1007/s00384-009-0747-6.

35. Toro A, Mannino M, Reale G, Cappello G, Di Carlo I. Primary anastomosis vs Hartmann procedure in acute complicated diverticulitis. Evolution over the last twenty years. Chirurgia (Bucur). 2012;107(5):598–604.

36. Cirocchi R, Trastulli S, Desiderio J, Listorti C, Boselli C, Parisi A, Noya G, Liu L. Treatment of Hinchey stage III–IV diverticulitis: a systematic review and meta-analysis. Int J Color Dis. 2013;28(4):447–57. doi:10.1007/s00384-012-1622-4.

37. Oberkofler CE, Rickenbacher A, Raptis DA, Lehmann K, Villiger P, Buchli C, et al. A multicenter randomized clinical trial of primary anastomosis or Hartmann's procedure for perforated left colonic diverticulitis with purulent or fecal peritonitis. Ann Surg. 2012;256(5):819–26. doi:10.1097/SLA.0b013e31827324ba.

38. Angenete E, Thornell A, Burcharth J, Pommergaard HC, Skullman S, Bisgaard T, et al. Laparoscopic lavage is feasible and safe for the treatment of perforated diverticulitis with purulent peritonitis: the first results from the randomized controlled trial DILALA. Ann Surg. 2016;263(1):117–22. doi:10.1097/SLA.0000000000001061.

39. Schultz JK, Yaqub S, Wallon C, Blecic L, Forsmo HM, Folkesson J, et al. Laparoscopic lavage vs primary resection for acute perforated diverticulitis: the SCANDIV randomized clinical trial. JAMA. 2015;314(13):1364–75. doi:10.1001/jama.2015.12076.

40. Vennix S, Musters GD, Mulder IM, Swank HA, Consten EC, Belgers EH, et al. Laparoscopic peritoneal lavage or sigmoidectomy for perforated diverticulitis with purulent peritonitis: a multicentre, parallel-group, randomised, open-label trial. Lancet. 2015;386(10000):1269–77. doi:10.1016/S0140-6736(15)61168-0.

41. Regenbogen SE, Hardiman KM, Hendren S, Morris AM. Surgery for diverticulitis in the 21st cen-

tury: a systematic review. JAMA Surg. 2014;149(3):292–303. doi:10.1001/jamasurg.2013.5477.

42. De Cecco CN, Ciolina M, Annibale B, Rengo M, Bellini D, Muscogiuri G, Maruotti A, Saba L, Iafrate F, Laghi A. Prevalence and distribution of colonic diverticula assessed with CT colonography (CTC). Eur Radiol. 2016;26(3):639–45. doi:10.1007/s00330-015-3866-1.

43. Radhi JM, Ramsay JA, Boutross-Tadross O. Diverticular disease of the right colon. BMC Res Notes. 2011;4:383. doi:10.1186/1756-0500-4-383.

44. Song J, Kim Y, Lee J, Ok K, Ryu S, Lee J, et al. Clinical characteristics of colonic diverticulosis in Korea: a prospective study. Korean J Intern Med. 2010;25(2):140–6. doi:10.3904/kjim.2010.25.2.140.

45. Yamamichi N, Shimamoto T, Takahashi Y, Sakaguchi Y, Kakimoto H, Matsuda R, Kataoka Y, Saito I, et al. Trend and risk factors of diverticulosis in Japan: age, gender, and lifestyle/metabolic-related factors may cooperatively affect on the colorectal diverticula formation. PLoS One. 2015;10(4):e0123688. doi:10.1371/journal.pone.0123688.

46. Shin JH, Son BH, Kim H. Clinically distinguishing between appendicitis and right-sided colonic diverticulitis at initial presentation. Yonsei Med J. 2007;48(3):511–6.

47. Lohsiriwat V, Suthikeeree W. Pattern and distribution of colonic diverticulosis: analysis of 2877 barium enemas in Thailand. World J Gastroenterol. 2016;19(46):8709–13. doi:10.3748/wjg.v19.i46.8709.

48. Lee IK. Right colonic diverticulitis. J Korean Soc Coloproctol. 2010;26(4):241–5. doi:10.3393/jksc.2010.26.4.241.

49. Lee IK, Jung SE, Gorden DL, Lee YS, Jung DY, ST O, Kim JG, Jeon HM, Chang SK. The diagnostic criteria for right colonic diverticulitis: prospective evaluation of 100 patients. Int J Color Dis. 2008;23(12):1151–7. doi:10.1007/s00384-008-0512-2.

50. Telem DA, Buch KE, Nguyen SQ, Chin EH, Weber KJ, Divino CM. Current recommendations on diagnosis and management of right-sided diverticulitis. Gastroenterol Res Pract. 2009;2009:359485. doi:10.1155/2009/359485.

51. Ha GW, Lee MR, Kim JH. Efficacy of conservative management in patients with right colonic diverticulitis. ANZ J Surg. 2015; doi:10.1111/ans.13028.

52. Yang HR, Huang HH, Wang YC, Hsieh CH, Chung PK, Jeng LB, Chen RJ. Management of right colon diverticulitis: a 10-year experience. World J Surg. 2006;30(10):1929–34.

术后腹膜炎：病因、诊断和治疗

12

Torsten Herzog, Waldemar Uhl

12.1 引言

即使在发达国家,术后腹膜炎的死亡率仍为20%~60%,多死于全身炎症反应综合征(systemic inflammatory response syndrome,SIRS)和脓毒症休克引起的器官衰竭。全球严重脓毒症发病率约为1 900万例/年[1,2]。在所有重症监护病房患者中,肺炎是脓毒症最常见的病因,而腹腔脓毒症则位居第二[3]。术后腹膜炎是重症外科患者脓毒症和严重脓毒症最常见的原因[4,5]。

严重腹腔感染、腹膜炎和腹腔脓毒症这几个术语经常同时使用。重要的是,这些术语提示涉及复杂腹腔感染。单纯腹腔感染通常仅需手术治疗,抗生素仅用来预防术后手术部位感染。然而,在不同形式的复杂腹腔感染中,疾病的严重程度区别很大,具体取决于感染方式、感染源、并发症和腹膜炎的病原学[6,7]。阑尾切除术后腹膜炎的死亡率小于10%,而胃溃疡穿孔后的死亡率则超过20%,某些结肠穿孔或胆汁性腹膜炎患者的死亡率高达50%[8,9]。

腹膜炎这一术语描述的是腹膜这一"器官"的局部反应以及患者对消化液、微生物及其毒素的反应。不同患者术后腹膜炎的病情严重程度可能会存在显著不同。若腹腔镜手术患者术中出现小肠意外损伤,未被发现,会引发严重的宿主反应。而由于负责治疗的医师没有预料到手术后腹膜炎的发生,治疗通常会延迟。另一方面,大多数因急性胆囊炎或阑尾炎导致的局部感染性液体积聚的患者不会发展为脓毒症[4,10,11]。

腹膜炎的定义是腹膜对腹腔感染的反应。腹膜炎可分为三种不同的形式:原发性腹膜炎、继发性腹膜炎和第三型腹膜炎。原发性或自发性细菌性腹膜炎在术后患者中很少见,其肠道完整性没有破坏,主要发生在肝硬化患者中[12]。

继发性腹膜炎(secondary peritonitis,SP)是术后患者最常见的腹膜炎类型[13]。SP继发于穿孔、吻合口瘘、缺血性坏死或其他形式胃肠道完整性损伤所导致的肠壁屏障破坏。SP可以是社区获得性的、院内获得性的或医疗保健相关性的[14]。社区获得性SP患者死亡率较低。社区获得性SP的特征是致病微生物对窄谱抗生素敏感。住院患者通常患有严重合并症,因此院内获得性SP或医疗保健相关性SP患者死亡率较高[4,5,11]。最重要的是,院内获得性或医疗保健相关性SP患者发生多重耐药微生物的风险更高[6,15]。

第三型腹膜炎(tertiary peritonitis,TP)很少见。TP的定义是SP经过充分手术治疗后,出现严重的复发性或持续性腹膜感染。TP与高死亡率相关,且通常由多重耐药微生物引起。TP一般仅发生在重症监护患者中[16,17]。

12.2　术后腹膜炎的定义

术后腹膜炎(postoperative peritonitis,PP)被归为继发性腹膜炎的一种类型。PP 发生在腹部手术吻合口瘘出现后,但也继发于腹部手术患者未被发现的小肠或大肠壁的损伤之后。尽管 SP 可以是社区获得性、医疗保健相关性或院内获得性的,但 PP 却始终是院内获得性腹膜炎,具有感染多重耐药微生物的高风险[13,15,18]。PP 也可能发展成 TP,尽管与其他类型 SP 相比相对少见[16]。

12.3　术后腹膜炎的诊断

患者出现腹痛、新发或突发的临床损害以及 SIRS 需要怀疑术后腹膜炎。体格检查中,腹胀伴压痛、腹肌紧张、反跳压痛为可疑腹膜炎体征。局部及弥漫性腹膜炎可能导致麻痹性肠梗阻并伴有呕吐。许多临床表现会发生变化甚至缺失,尤其是重症患者或免疫抑制或化疗患者。低血压、少尿、器官功能障碍和意识状态改变是脓毒症休克的指标,需要进一步检查和及时干预[5,11]。

实验室结果常提示 C 反应蛋白(CRP)升高,而白细胞升高仅发生在 61% 的术后吻合口瘘患者中[19,20]。根据炎症的严重程度,实验室参数可发生变化,因为持续的器官功能障碍会影响所有实验室参数。降钙素原是术后腹膜炎严重程度和死亡率的良好指标,尽管它不适合预测术后并发症或指导抗生素治疗[21,22]。术后并发症患者会出现 TNF-α、白介素(IL)-1、IL-6 和 IL-10 等细胞因子升高[23]。尤其是 IL-6,已被证明是术后并发症的早期预测因子,但尚未进行细胞因子的常规监测[24]。

腹部术后的早期,腹腔引流液的内容物、数量和性状的变化可能是提示 PP 的另一个指标,尽管引流液正常也不能排除 PP。腹腔引流液中胆汁或淀粉酶和脂肪酶的量有助于诊断,尤其是在淀粉酶、脂肪酶和胆红素明显升高时。如果引流管未拔除,可通过口服亚甲蓝显示有无吻合口瘘,但无法评估局部灌注情况。内镜检查非常适合评估吻合口的局部灌注,特别是食管切除术或胃切除术后。此外,内镜检查可以局部放置支架或进行腔内真空吸引治疗[25,26]。然而,内镜检查也存在风险,尤其是对下消化道。直肠切除并腹膜外吻合后,如果转移性回肠造口术在位,则可以选择内镜下真空吸引治疗,而结肠切除术后腹膜内吻合口瘘的治疗常需要手术修复[27-30]。因此,在内镜检查之前,需要严格评估治疗风险。

腹部超声可以确定腹腔积液的部位。经皮诊断性穿刺明确积液的性状和微生物的培养能够指导抗生素治疗。经皮引流甚至足以排出感染性液体。然而,并非所有腹膜炎患者都有大量腹水,而且腹部超声在肥胖患者或腹胀患者中面临着挑战[31,32]。口服水溶性造影剂或灌肠剂也能显示吻合口瘘,但最快、最有用的诊断方法是口服、直肠和静脉使用造影剂后行腹部 CT[33]。

CT 可以提供解剖和可能跟术后损伤相关的其他器官系统的详细情况,尤其是对于 PP 的鉴别诊断,如在存在艰难梭菌结肠炎时[34]。腹部 CT 的另一个优势是经皮引流,及时的经皮腹腔内脓肿引流常可避免手术引流,特别是胰腺和肝胆外科手术[32,35]。

12.4 术后腹膜炎危险因素评估

吻合口愈合需具备三个基本要求——吻合灌注正常、紧密且无张力。因此,为避免肠吻合口破裂,必须进行细致缝合或吻合、充分游离及仔细准备,特别注意血供。术后吻合口瘘还取决于其他危险因素,尤其是外科医生无法控制的与患者相关的特征。因此,总会出现吻合口瘘。

吻合口瘘引起术后腹膜炎的风险取决于所进行的手术方式,但是,如前所述,一些分析还评估了不同腹部手术后发生吻合口瘘的风险。这些危险因素包括吻合口张力、缺氧、术中或术后输注红细胞、铁缺乏、局部缺血、营养不良、术前放疗、手术时间长、肾衰竭、休克、类固醇治疗、吸烟、锌缺乏、应用升压药、既往腹部手术史和男性[11,36-39]。

12.5 术后腹膜炎的处理

从理论上讲,术后腹膜炎治疗简单基于三个原则:病灶清除、抗生素治疗和重症监护治疗(图 12.1)[40]。

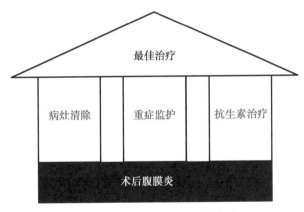

图 12.1 术后腹膜炎的最佳治疗

病灶清除

首要目标是立即清除病灶,但是有多种方法可以实现局部控制。切除导致 PP 的感染性病灶或腹腔内器官并恢复肠道完整性是病灶清除最安全的方法[11]。外科手术翻修常与不良结局相关,然而患者的发病率主要是由于持续的脓毒症而非手术所致。然而,由于腹膜污染的位置和程度不同,肠壁完整性并非都能得到修复,可能需要暂时肠道旷置。对某些特定腹部手术,经皮引流确实也足以治疗吻合口瘘[5]。

12.6 术后腹膜炎的一般治疗原则

术后早期吻合口瘘通常是由于手术技术或吻合时遇到的困难所致。如果患者状况良好,应尽早重新外科手术再吻合。早期再手术修补后的结局良好,而术后晚期再手术者结局较差[11,41-43]。

术后吻合失败的定义有很多,一些外科组织发表了公认的术后吻合术失败的分类系统,尤其是胰腺和肝胆外科手术后[44,45]。简而言之,根据患者疾病的严重程度和干预方式,术后吻合术失败可分为三个不同的等级。A级患者一般状况不受影响,这些患者不需特殊干预,结局不受到影响。B级会影响患者一般状况,需要介入治疗并进行引流和抗生素治疗,但无须手术再修复。C级患者表现为脓毒症并发症,需要手术干预[44,45]。尽管胰腺和肝胆外科手术已经建立了这样的分类,但并不适用于食管、胃和结直肠手术后患者。目前已建立了上、下消化道手术后吻合口瘘的严重程度分级,虽然临床尚未常规使用[46,47]。

胰腺、肝胆、食管和直肠手术后,轻微瘘而无严重临床并发症或脓毒症患者常通过局部引流感染性积液和使用抗生素进行治疗。将内镜辅助器械放置在因吻合口瘘所致的额外解剖创口腔内,帮助引流感染性积液及促进伤口愈合。内镜真空吸引治疗用于食管和直肠切除后吻合口瘘已被公认,也适用于某些胃部手术后患者[28,48-50]。根据吻合口瘘引起的PP患者的临床情况,通常倾向于采用"保守"治疗来局部控制,但对严重脓毒症患者或在保守治疗期间没有改善的患者,手术再修复是不可避免的[51,52]。

吻合口部分坏死是最坏的术后情况,需要手术再修复并切除吻合口坏死组织。在特定患者中,可行再吻合术。最安全的手术方式是切除坏死部分,可能需要进行回肠造口术、结肠造口术或近端盲肠闭合,直至患者完全恢复后再重建[53,54]。

PP可以发生在许多不同的手术之后。因此,下面将说明最常见的腹部手术后发生PP的不同危险因素,并简述最有效的治疗原则。

12.7　标准化手术后的术后腹膜炎

12.7.1　食管切除后的术后腹膜炎

食管切除颈部吻合术后发生渗漏会导致局部蜂窝织炎,而胸腔内吻合术会引起胸腔积脓或纵隔炎,而不是腹膜炎[55,56]。但是,食管切除术属于腹部大手术。食管切除术后吻合口瘘与高死亡率相关,食管切除术后出现吻合口瘘的患者长期生存期降低[57,58]。食管胃吻合术后吻合口瘘发生率介于0~26%,颈部吻合口风险更高,吻合器或手工缝合无差异[58,59]。随着医院规模的增加,吻合口瘘的发生风险降低[60]。预防吻合口瘘最重要步骤包括充分游离十二指肠以实现无张力吻合和在不损伤胃上动脉和胃上静脉的前提下精心准备管状胃。吻合处肿瘤浸润会增加吻合口瘘的风险。因此,从肿瘤学角度出发,为避免术后吻合失败,应进行术中冷冻切片排除肿瘤浸润[61]。

食管切除术后吻合口瘘的治疗取决于吻合口的位置(颈部与胸腔内)、术后时期(早期与晚期)以及管状胃的灌注状态。内镜检查和CT诊断是首选。对于颈部瘘患者,开放颈部伤口和涎腺瘘进行局部伤口引流通常已经足够[55,62]。术后早期瘘主要由切除和重建过程中的技术问题引起。由于瘘口没有被周围组织包裹,"早期"术后瘘通常需要再手术修复。术后晚期瘘常被周围组织覆盖,保守治疗通常有效[63]。小瘘口可行腔内真空吸引治疗,较大的瘘口可能需要放置覆膜支架,甚至结合两种治疗方式[26,64-66]。胸腔内脓肿需要胸腔引流或介入性经皮穿刺引流。大多数患者在保守治疗后会康复,但是如果患者发生严重脓毒症并伴有管状胃坏死,则应进行抢救手术,将食管残端和涎腺瘘盲端闭合[67,68]。

12.7.2　胃切除后的术后腹膜炎

全胃切除胸腔内吻合术后吻合口瘘会引起纵隔炎或脓胸,而胃切除术后的腹腔内吻合失败会导致 PP。食管空肠吻合术后吻合口瘘的最佳诊断方法与诊断食管切除术后吻合口瘘相似,包括腹部和胸部 CT 和内镜检查[33,66]。与食管切除术类似,胃切除术后吻合口瘘患者长期生存期降低[58,69]。全胃切除术后食管空肠吻合口瘘的风险约为 5%~8%[69-71]。胃十二指肠吻合术后吻合口瘘的风险为 2%,十二指肠残端瘘的风险低于 2%,而胃空肠吻合术后瘘很少见[72-76]。胃切除术切除胃左动脉后,应保留胃短动脉以保证残胃有足够血供。如需行脾切除术,则应进行全胃切除术。全胃切除术后吻合口瘘的危险因素是吸烟、酗酒、男性、心血管疾病、围手术期输血以及肿瘤位于胃上部[77,78]。

胸腔内吻合口瘘的治疗与食管切除术后胸腔内吻合口瘘的治疗一致,包括腔内真空吸引治疗、应用覆膜支架和手术再修复[51,66,79]。术后前 3 天发生的瘘通常是术中技术问题造成的。早期手术修复通常效果良好。但是,术后早期发生的小瘘口也可以通过腔内真空吸引治疗或覆膜支架有效地进行保守治疗[43]。但是,大多数瘘是由局部缺血或张力引起的,发生在术后晚期[26,79]。约 70% 的患者,通过置入鼻空肠管和腹腔内脓肿经皮引流保守治疗可有效治愈[70]。胸腔内脓肿通常需要介入性经皮引流治疗[51]。胃空肠吻合术或胃十二指肠吻合术后瘘通常需要再手术。十二指肠残端瘘需要局部引流,可以通过术中放置引流管引流或经皮穿刺引流。引流过程中可进行轻柔抽吸。保守治疗是首选,但严重患者或保守治疗失败的患者需进行手术修补[73,80]。

12.7.3　小肠手术后的术后腹膜炎

小肠吻合是许多腹部手术不可或缺的部分,包括直肠切除术后的回肠造口转流术、肠梗阻后的小肠切除、胃切除术后的 Roux-en-Y 重建、肝管空肠吻合术、回肠结肠吻合术和胰腺切除术。择期手术吻合口瘘的风险低于 3%[81]。手工缝合和吻合器吻合对回肠造口转流术后吻合口瘘没有显著差异[82]。小肠重建后的吻合术失败会引起腹膜炎,而肝管空肠吻合术或胰空肠吻合术后吻合口瘘并不一定会引起腹膜炎。吻合口瘘的风险还取决于既往疾病,例如在克罗恩病患者中,如果进行侧侧吻合,则吻合失败的风险似乎会降低[83,84]。对于怀疑小肠重建后吻合口瘘的患者,最好的诊断评价是对术中引流物性状进行严格分析以及行相应的临床检查,也可以选择口服亚甲蓝。腹部 CT 扫描不能准确地检测出空肠 - 空肠吻合术后的吻合口瘘,但经皮引流或诊断性穿刺可能可以发现小肠分泌物的存在[75]。

在择期手术和术后早期瘘中,应行手术修复以恢复肠道完整性。另一种方法是肠道旷置,特别是对于吻合失败风险高的患者。接受多次腹部手术或术后晚期发生瘘患者,由于腹部分隔,小肠分泌物不会引起全身性腹膜炎,因此保守治疗是有效的。为达到这个目的,必须通过经皮造瘘将肠液排空,并在几个月后进行修复手术。

与胃或食管切除术后瘘相比,严重腹膜炎、持续性脓毒症或保守治疗失败患者需要行手术再修复。

12.7.4   结直肠手术后的术后腹膜炎

经腹腔结直肠术后吻合口瘘会引起腹膜炎,而经腹膜外直肠切除术后吻合口瘘并不一定引起腹膜炎,特别是在进行了转移性回肠造口术时。文献中,结直肠吻合术后吻合失败的定义有很多。最近提出了结直肠切除术后吻合口瘘的分级方法,尽管临床尚未应用[46]。分级区分了三种不同严重程度的吻合口瘘。没有临床症状的患者被列为 A 级,不需要进一步干预或治疗。有临床症状且需要积极治疗但不需外科手术治疗患者被列为 B 级。有严重临床症状或脓毒症且需要外科手术的患者被列为 C 级[46]。

结直肠切除术后吻合口瘘的风险为 0.5%~21%,与术后发病率和死亡率有明确的关联[85-88]。直肠切除及其他腹部、妇科、泌尿外科手术中行结直肠吻合的手术后吻合口瘘的发生率更高[87]。结肠切除术后吻合口瘘的风险低于 3%,而直肠切除后吻合口瘘的风险在某些中心中达到 20% 以上,但经验丰富的中心应低于 5%[38,89-91]。

直肠切除术后吻合口瘘的危险因素包括酗酒、抽烟、男性、肥胖、严重合并症、肿瘤大小超过 5cm、术前化疗、术中失血超过 100ml、手术时间长、超过三个吻合器以及在距肛门边缘 5cm 内进行吻合[92,93]。

首选诊断方法是水溶性造影剂灌肠后行腹部 CT 检查或内镜检查[94]。直肠指检仅适用于低位直肠吻合术,而且这种检查可能无法检测到小的瘘口。内镜检查适用于直肠切除、乙状结肠切除或左半结肠切除术后吻合的患者。结直肠切除术后瘘的治疗取决于距肛缘的距离。腹腔内吻合口瘘需要再次手术,但如果进行了转移性回肠造口术,直肠切除后发生在腹膜外的吻合口瘘可以保守治疗[29,30]。结肠切除术后吻合口瘘的治疗取决于临床情况、术后发生瘘的时间和缺损大小。治疗包括介入或外科引流、手术修复(必要时行转移性回肠造口术)、重新缝合吻合口,甚至进行回肠或结肠造口术同时封闭直肠残端[19,29]。

引入腔内真空吸引治疗设备后,进行了转移性回肠造口术的直肠切除术术后吻合口瘘可以进行保守治疗,但伴有严重脓毒症或保守治疗失败的患者可能需要手术翻修[28]。

12.7.5   肝胆外科手术后的术后腹膜炎

如果术中没有恰当放置腹腔引流装置,肝胆外科手术或肝移植术后胆瘘会引起胆汁性腹膜炎,尽管一些早期的报道认为术后胆瘘与术后严重并发症无关[95,96]。根据定义,如果在术后第三天及之后腹腔引流液胆红素浓度超过血清胆红素浓度三倍,或者患者因胆汁积聚或胆汁性腹膜炎需要进行放射介入引流或手术干预,则存在术后胆瘘。根据 ISGLS 标准,术后胆瘘分为 A 级、B 级和 C 级[45]。没有临床症状无须干预性治疗的患者被归为 A 级胆瘘。有发热、脓毒症表现等临床症状需要抗生素治疗和胆汁引流的患者被归为 B 级胆瘘。而因胆汁性腹膜炎或迟发性内脏出血需要手术治疗的患者被归为 C 级胆瘘[97]。术后早期胆瘘的诊断通常基于临床检查、术中所放置的引流管引流液的分析以及腹部超声引导的对胆汁瘤进行的诊断性或治疗性穿刺。腹部 CT 更加准确,尤其是在术后晚期[35]。

术后胆瘘的风险随手术方法而异,从单纯肝管空肠吻合术后的 2%~8% 到肝移植术后的约 50% 不等[42,95,96]。术后胆瘘的危险因素包括肥胖、节段性胆管吻合、术前放化疗、术前胆管引流、胆碱酯酶水平低、需要行肝管空肠吻合术的胆管并发症以及同时行肝切除术[95,96]。肝管空肠吻合失败的最重要危险因素是胆管直径小、胆管壁薄[98]。吻合口处的 T 管引流不能降低术后胆瘘风险,但将 T 管置入吻合口中会减少再次手术的可能[99]。

肝移植后,通过 ERC 行内镜下胆管支架置入可有效地治疗胆管吻合术引起的胆瘘[100]。肝管空肠吻合术后胆瘘的治疗具有挑战性,因为内镜通常无法达到吻合口。因此,常需要行PTCD,通过 CT 扫描或腹部超声对胆汁瘤行经皮引流。术后早期胆瘘通常是切除和重建过程中技术错误的结果。尽管有些作者认为保守治疗后所有胆瘘都会闭合,但是,尤其是发生在术后后期的胆瘘通常需要再次行外科手术并伴有较高的术后死亡率[42,101]。

12.7.6 胰腺手术后的术后腹膜炎

胰吻合术后胰瘘通常会引起继发并发症,但不是腹膜炎。胃排空延迟、腹腔内脓肿、手术部位感染、残余胰腺胰腺炎、脓毒症和迟发性内脏出血是最常见的术后并发症,也可能发生空腔脏器穿孔[102-106]。所有这些并发症均与不良后果相关。术后胰瘘的定义是术后三天及之后腹腔引流液淀粉酶浓度超过血清淀粉酶浓度三倍[44]。根据 ISGPF 标准,无临床症状且无治疗干预的患者被列为 A 级,有轻度临床症状需要干预治疗或抗生素治疗但无须手术治疗的患者被列为 B 级,有严重临床症状和脓毒血症征象需要再次手术的患者被列为C 级[44]。

术后胰瘘的最重要危险因素是胰管直径小、肥胖、胰组织软和肿瘤位于胆管而无胰管阻塞[107-112]。预防术后胰瘘唯一的方法是细致吻合及使用奥曲肽。虽然全胰切除术是一种根治性解决方案,但对患者有严重的副作用,会导致难治性糖尿病[108,113-115]。术后胰瘘通常通过检测引流液的量和浓度诊断,腹部 CT 引导下经皮腹部引流是术后晚期引流管已拔除时首选的治疗方法[35]。保守治疗是首选的治疗方法。手术切除残余胰腺是一种挽救措施,通常仅在其他治疗方法无效时使用[116-118]。

12.7.7 重症监护管理

如果不进行治疗,PP 会导致 SIRS、脓毒血症伴脓毒症休克、继发于多器官功能衰竭的死亡。SIRS 的持续存在会导致毛细血管渗漏伴容量损耗、外周血管扩张、心肌抑制和代谢增加[1]。后果是氧输送与氧供不匹配、组织灌注不足和器官功能障碍。重症监护管理的目标是器官功能支持并避免多器官功能衰竭[4,119]。尚无针对术后腹膜炎患者的总体治疗计划,重症监护医师仍在探讨脓毒症的最佳治疗方式[120]。

目前预防器官功能障碍的最佳治疗方案是"早期目标导向治疗"。治疗原则是平衡氧供和氧耗。这种治疗原则显著降低了脓毒症休克的死亡率[121]。总的来说,术后腹膜炎继发脓毒症休克患者的初始复苏,包括心输出量监测、液体状态、液体反应性和器官灌注。充分的液体复苏和适当的正性肌力药应用是早期重症监护管理的基石[122]。中心静脉压、肺动脉嵌顿压和平均动脉压可用于指导液体治疗。但近年来,已经清楚认识到这些参数应该个体化解读。脉压变异度和每搏变异度可能是指导液体治疗更好的参数[123]。

不推荐将尿量作为脓毒症复苏成功的终点,但在监测有限的情况下,尿量仍是液体复苏的良好指标。推荐混合中心静脉血氧饱和度至少为 70%,尽管该参数应考虑到既往合并症和乳酸水平。应避免液体过负荷导致血管外肺水[120]。关于如何选择、如何实现上述参数以及如何最好地保留器官功能的不同讨论超出了本工作的范围。尽管如此,预防术后腹膜炎患者多器官功能衰竭最重要机制是尽早识别术后并发症并尽早启动相应治疗。

12.7.8 抗生素治疗

早期广谱抗生素是 PP 中有效抗生素治疗的基础,每一次恰当抗菌治疗的延迟都会显著增加死亡率[124]。为了实现充分的抗菌治疗,外科医生和重症医师必须根据手术区域最常见的微生物选择合适的抗生素治疗(表 12.1,由 Herzog 等人修改)。

表 12.1 手术部位微生物

	食管	胃十二指肠	胆管	胰腺	小肠	大肠
普通需氧菌						
革兰氏阳性菌						
链球菌属	+	++	–	––	––	––
肠球菌属	–	––	++	––	––	++
葡萄球菌属	–	––	–	––	––	––
革兰氏阴性菌						
大肠埃希菌属	–	++	++	++	++	++
肠杆菌属	–	––	–	––	––	––
假单胞菌属	+	––	–	––	++	––
克雷伯菌属	+	––	++	++	–	+
变形杆菌属	–	––	–	++	–	–
其他	–	––	–	––	–	–
普通厌氧菌						
拟杆菌属	–	––	–	++	++	++
艰难梭菌属	–	––	–	–	–	++
厌氧球菌	–	––	––	–	––	+
念珠菌	+	+	–	–	–	–

++,最常见;+,偶尔出现;–,不太出现;––,很少出现。

根据定义,所有 PP 患者均患有 HA 腹膜炎。PP 的微生物与 CA 腹膜炎患者中发现的微生物相同,但机会性微生物的可能性更高。这些微生物包括各种超广谱 β- 内酰胺酶(extended spectrum β lactamase,ESBL)肠杆菌科、耐碳青霉烯酶肠杆菌科、耐万古霉素肠球菌(vancomycin-resistant *Enterococcus*,VRE)、耐甲氧西林金黄色葡萄球菌(methicillin-resistant *Staphylococcus aureus*,MRSA)、铜绿假单胞菌、不动杆菌属和念珠菌属[125-128]。术后耐药菌感染与更高的术后发病率和死亡率相关,念珠菌感染的死亡率达到 50%[7,129]。因此,应根据患者耐药菌的危险因素选择抗生素治疗方法。表 12.2 列出了治疗术后腹膜炎最常用的抗生素治疗方案(由 Herzog 等人修改[6])。

表 12.2 疑似耐药菌抗生素治疗选择

	MRSA	VRE	ESBL	不动杆菌	铜绿假单胞菌
哌拉西林 - 舒巴坦	–	–	+	(+)	+
新 β- 内酰胺	+	–	(+)	+	
喹诺酮类药物	–	–	(+)	(+)	(+)
糖肽类药物(万古霉素)	(+)	–	–	–	
脂肽类药物(达托霉素)	+	+	–	–	
噁唑烷酮类药物(利奈唑胺)	+	+	–	–	
碳青霉烯类药物	–	–	+	(+)	+
糖基环素(替加环素)	+	+	+	(+)	

+,有效；–,无效；(+),部分有效。

12.8 术后腹膜炎患者的治疗策略

可以根据国家指南使用抗生素治疗复杂腹腔感染,但是根据指南进行的治疗不应阻止从大量可获得的不同作用的抗菌药物中选出的抗生素。抗生素管理对术后腹膜炎的患者极为重要,因为外科医生需要针对性策略来应对那些耐药菌感染风险高的患者[130]。

目前最好的 PP 患者现代治疗方案是 Sandiumenge 等人于 2003 年发表的 Tarragona 策略的改进应用[131]。应当谨记以下五个简单的抗生素治疗原则。

12.8.1 早期重锤猛击

初始治疗应足够广泛,以涵盖所有可能的耐药微生物。应尽快开始治疗,因为恰当抗生素治疗的延误会增加死亡风险。

12.8.2 结合自身医院情况

应根据当地监测数据选择抗生素。抗生素处方和抗生素应用可能会改变不同医院耐药模式。因此,定期评估术后腹膜炎患者常见微生物能指导抗生素治疗。

12.8.3 结合患者情况

PP 患者有感染多重耐药微生物的风险。如果患者已经接受过广谱抗生素治疗,或者患有严重的合并症,或者患者已经在医院长期住院,则风险更高。

12.8.4 抓住重点

要实现感染部位有效的抗生素浓度,初始剂量应足够高。对术后腹膜炎患者,应根据药代动力学和药效学特征选择抗生素,使得渗透性良好以实现高腹膜浓度。

12.8.5　务必重视清除感染灶

外科医生和重症医师应避免患者长期无效的广谱抗生素暴露。在有效清除感染灶后，应对微生物学结果进行严格评估。在稳定的患者中，降级抗生素治疗对于防止产生更具抵抗力的微生物至关重要。

结　论

术后腹膜炎多继发于各种腹部手术后的吻合口瘘，与改变肿瘤预后和增加死亡率相关。尽管术后腹膜炎患者的预后取决于患者健康状况，但预防脓毒症休克的最重要问题是早期诊断和及时有效的治疗。病灶清除是有效治疗的基础。术后早期吻合口瘘的患者应进行手术再修复，因为通常术后早期瘘是手术技术错误导致。术后晚期瘘的原因是局部缺血，保守治疗有效。对于严重脓毒症且病灶不确定的患者，需行再次开腹手术。成功地治疗术后腹膜炎需要现代重症监护管理和抗生素治疗，尤其要关注耐药菌。然而，术后腹膜炎的有效治疗仍然是一个挑战，还需更多治疗才能改善患者的预后。

利益冲突　两位作者均保证，所提交的手稿不涉及任何利益冲突或财务关联。

（彭米林 译　刘志勇 校）

参考文献

1. Angus DC, van der Poll T. Severe sepsis and septic shock. N Engl J Med. 2013;369(9):840–51. doi:10.1056/NEJMra1208623. PubMed PMID: 23984731.
2. Slade E, Tamber PS, Vincent JL. The surviving sepsis campaign: raising awareness to reduce mortality. Crit Care. 2003;7(1):1–2. Epub 2003/03/06. PubMed PMID: 12617727; PubMed Central PMCID: PMC154124.
3. Karlsson S, Varpula M, Ruokonen E, Pettila V, Parviainen I, Ala-Kokko TI, et al. Incidence, treatment, and outcome of severe sepsis in ICU-treated adults in Finland: the Finnsepsis study. Intensive Care Med. 2007;33(3):435–43. doi:10.1007/s00134-006-0504-z. PubMed PMID: 17225161 Epub 2007/01/17.
4. Anaya DA, Nathens AB. Risk factors for severe sepsis in secondary peritonitis. Surg Infect. 2003;4(4):355–62.
5. Hecker A, Uhle F, Schwandner T, Padberg W, Weigand MA. Diagnostics, therapy and outcome prediction in abdominal sepsis: current standards and future perspectives. Langenbeck's Arch Surg. 2014;399(1):11–22.
6. Herzog T, Chromik AM, Uhl W. Treatment of complicated intra-abdominal infections in the era of multi-drug resistant bacteria. Eur J Med Res. 2010;15(12):525–32. PubMed PMID: 21163727; PubMed Central PMCID: PMC3352101.
7. Mazuski JE, Solomkin JS. Intra-abdominal infections. Surg Clin North Am. 2009;89(2):421–37. doi:10.1016/j.suc.2008.12.001. ix. Epub 2009/03/14. PubMed PMID: 19281892.
8. Barie PS, Hydo LJ, Eachempati SR. Longitudinal outcomes of intra-abdominal infection complicated by critical illness. Surg Infect. 2004;5(4):365–73. doi:10.1089/sur.2004.5.365. PubMed PMID: 15744128.
9. Ingraham AM, Cohen ME, Bilimoria KY, Pritts TA, Ko CY, Esposito TJ. Comparison of outcomes after laparoscopic versus open appendectomy for acute appendicitis at 222 ACS NSQIP hospitals. Surgery. 2010;148(4):625–35. discussion 35–7. doi:10.1016/j.surg.2010.07.025. PubMed PMID: 20797745.

10. Pacelli F, Doglietto GB, Alfieri S, Piccioni E, Sgadari A, Gui D, et al. Prognosis in intra-abdominal infections. Multivariate analysis on 604 patients. Arch Surg. 1996;131(6):641–5.

11. Pieracci FM, Barie PS. Management of severe sepsis of abdominal origin. Scand J Surg. 2007;96(3):184–96.

12. Bunchorntavakul C, Chamroonkul N, Chavalitdhamrong D. Bacterial infections in cirrhosis: a critical review and practical guidance. World J Hepatol. 2016;8(6):307–21.

13. Holzheimer RG, Muhrer KH, L'Allemand N, Schmidt T, Henneking K. Intraabdominal infections: classification, mortality, scoring and pathophysiology. Infection. 1991;19(6): 447–52.

14. De Waele JJ. Abdominal sepsis. Curr Infect Dis Rep. 2016;18(8):016–0531.

15. Montravers P, Blot S, Dimopoulos G, Eckmann C, Eggimann P, Guirao X, et al. Therapeutic management of peritonitis: a comprehensive guide for intensivists. Intensive Care Med. 2016;42(8):1234–47.

16. Chromik AM, Meiser A, Holling J, Sulberg D, Daigeler A, Meurer K, et al. Identification of patients at risk for development of tertiary peritonitis on a surgical intensive care unit. J Gastrointest Surg. 2009;13(7):1358–67. doi:10.1007/s11605-009-0882-y. PubMed PMID: 19352781.

17. Marshall JC, Innes M. Intensive care unit management of intra-abdominal infection. Crit Care Med. 2003;31(8):2228–37.

18. Frileux P, Attal E, Sarkis R, Parc R. Anastomic dehiscence and severe peritonitis. Infection. 1999;27(1):67–70.

19. Rickert A, Willeke F, Kienle P, Post S. Management and outcome of anastomotic leakage after colonic surgery. Color Dis. 2010;12(10 Online):e216–23. doi:10.1111/j.1463-1318.2009.02152.x. PubMed PMID: 20002697.

20. Platt JJ, Ramanathan ML, Crosbie RA, Anderson JH, McKee RF, Horgan PG, et al. C-reactive protein as a predictor of postoperative infective complications after curative resection in patients with colorectal cancer. Ann Surg Oncol. 2012;19(13):4168–77. doi:10.1245/s10434-012-2498-9. PubMed PMID: 22805866.

21. Jung B, Molinari N, Nasri M, Hajjej Z, Chanques G, Jean-Pierre H, et al. Procalcitonin biomarker kinetics fails to predict treatment response in perioperative abdominal infection with septic shock. Crit Care. 2013;17(5):R255.

22. Reith HB, Mittelkotter U, Wagner R, Thiede A. Procalcitonin (PCT) in patients with abdominal sepsis. Intensive Care Med. 2000;26(2):S165–9.

23. Herwig R, Glodny B, Kuhle C, Schluter B, Brinkmann OA, Strasser H, et al. Early identification of peritonitis by peritoneal cytokine measurement. Dis Colon Rectum. 2002;45(4):514–21. PubMed PMID: 12006934.

24. Rettig TC, Verwijmeren L, Dijkstra IM, Boerma D, van de Garde EM, Noordzij PG. Postoperative interleukin-6 level and early detection of complications after elective major abdominal surgery. Ann Surg. 2016;263(6):1207–12.

25. Lamazza A, Fiori E, De Masi E, Scoglio D, Sterpetti AV, Lezoche E. Self-expanding metal stents for treatment of anastomotic complications after colorectal resection. Endoscopy. 2013;45(6):493–5.

26. Smallwood NR, Fleshman JW, Leeds SG, Burdick JS. The use of endoluminal vacuum (E-Vac) therapy in the management of upper gastrointestinal leaks and perforations. Surg Endosc. 2016;30(6):2473–80. doi:10.1007/s00464-015-4501-6. PubMed PMID: 26423414.

27. Thornton M, Joshi H, Vimalachandran C, Heath R, Carter P, Gur U, et al. Management and outcome of colorectal anastomotic leaks. Int J Color Dis. 2011;26(3):313–20.

28. Arezzo A, Verra M, Passera R, Bullano A, Rapetti L, Morino M. Long-term efficacy of endoscopic vacuum therapy for the treatment of colorectal anastomotic leaks. Dig Liver Dis. 2015;47(4):342–5.

29. Phitayakorn R, Delaney CP, Reynolds HL, Champagne BJ, Heriot AG, Neary P, et al. Standardized algorithms for management of anastomotic leaks and related abdominal and pelvic abscesses after colorectal surgery. World J Surg. 2008;32(6):1147–56.

30. Ulrich AB, Seiler C, Rahbari N, Weitz J, Buchler MW. Diverting stoma after low anterior resection: more arguments in favor. Dis Colon Rectum. 2009;52(3):412–8. doi:10.1007/DCR.0b013e318197e1b1. PubMed PMID: 19333040.

31. Bader FG, Schroder M, Kujath P, Muhl E, Bruch HP, Eckmann C. Diffuse postoperative peritonitis — value of diagnostic parameters and impact of early indication for relaparotomy. Eur J Med Res. 2009;14(11):491–6. PubMed PMID: 1994844519948445; PubMed Central PMCID: PMC3352290PMC3352290.

32. Scialpi M, Scaglione M, Volterrani L, Lupattelli L, Ragozzino A, Romano S, et al. Imaging

evaluation of post pancreatic surgery. Eur J Radiol. 2005;53(3):417–24. doi:10.1016/j.ejrad.2004.12.013. PubMed PMID: 15741015.

33. Just KS, Defosse JM, Grensemann J, Wappler F, Sakka SG. Computed tomography for the identification of a potential infectious source in critically ill surgical patients. J Crit Care. 2015;30(2):386–9.

34. Herzog T, Deleites C, Belyaev O, Chromik AM, Uhl W. Clostridium difficile in visceral surgery. Chirurg. 2015;86(8):781–6. doi:10.1007/s00104-014-2905-9. PubMed PMID: 25432576.

35. Sohn TA, Yeo CJ, Cameron JL, Geschwind JF, Mitchell SE, Venbrux AC, et al. Pancreaticoduodenectomy: role of interventional radiologists in managing patients and complications. J Gastrointest Surg. 2003;7(2):209–19.

36. Fischer PE, Nunn AM, Wormer BA, Christmas AB, Gibeault LA, Green JM, et al. Vasopressor use after initial damage control laparotomy increases risk for anastomotic disruption in the management of destructive colon injuries. Am J Surg. 2013;206(6):900–3.

37. Gadiot RP, Dunker MS, Mearadji A, Mannaerts GH. Reduction of anastomotic failure in laparoscopic colorectal surgery using antitraction sutures. Surg Endosc. 2011;25(1):68–71.

38. Lipska MA, Bissett IP, Parry BR, Merrie AE. Anastomotic leakage after lower gastrointestinal anastomosis: men are at a higher risk. ANZ J Surg. 2006;76(7):579–85. doi:10.1111/j.1445-2197.2006.03780.x. PubMed PMID: 16813622.

39. Strasberg SM, Drebin JA, Mokadam NA, Green DW, Jones KL, Ehlers JP, et al. Prospective trial of a blood supply-based technique of pancreaticojejunostomy: effect on anastomotic failure in the Whipple procedure. J Am Coll Surg. 2002;194(6):746–58.

40. Wittmann DH, Schein M, Condon RE. Management of secondary peritonitis. Ann Surg. 1996;224(1):10–8. PubMed PMID: 8678610; PubMed Central PMCID: PMC1235241.

41. Mulier S, Penninckx F, Verwaest C, Filez L, Aerts R, Fieuws S, et al. Factors affecting mortality in generalized postoperative peritonitis: multivariate analysis in 96 patients. World J Surg. 2003;27(4):379–84.

42. Herzog T, Belyaev O, Hessam S, Uhl W, Chromik AM. Management of isolated bile leaks after pancreatic resections. J Investig Surg. 2014;27(5):273–81. doi:10.3109/08941939.2014.916368. PubMed PMID: 24830477.

43. Weledji EP, Verla V. Failure to rescue patients from early critical complications of oesophago-gastric cancer surgery. Ann Med Surg (Lond). 2016;7:34–41. doi:10.1016/j.amsu.2016.02.027. PubMed PMID: 27054032; PubMed Central PMCID: PMC4802398.

44. Bassi C, Dervenis C, Butturini G, Fingerhut A, Yeo C, Izbicki J, et al. Postoperative pancreatic fistula: an international study group (ISGPF) definition. Surgery. 2005;138(1):8–13. doi:10.1016/j.surg.2005.05.001. PubMed PMID: 16003309.

45. Koch M, Garden OJ, Padbury R, Rahbari NN, Adam R, Capussotti L, et al. Bile leakage after hepatobiliary and pancreatic surgery: a definition and grading of severity by the International Study Group of Liver Surgery. Surgery. 2011;149(5):680–8. doi:10.1016/j.surg.2010.12.002. PubMed PMID: 21316725.

46. Rahbari NN, Weitz J, Hohenberger W, Heald RJ, Moran B, Ulrich A, et al. Definition and grading of anastomotic leakage following anterior resection of the rectum: a proposal by the International Study Group of Rectal Cancer. Surgery. 2010;147(3):339–51. doi:10.1016/j.surg.2009.10.012. PubMed PMID: 20004450.

47. Csendes A, Diaz JC, Burdiles P, Braghetto I, Maluenda F, Nava O, et al. Classification and treatment of anastomotic leakage after extended total gastrectomy in gastric carcinoma. Hepato-Gastroenterology. 1990;37(Suppl 2):174–7. PubMed PMID: 2083933.

48. Goenka MK, Goenka U. Endotherapy of leaks and fistula. World J Gastrointest Endosc. 2015;7(7):702–13.

49. Riss S, Stift A, Meier M, Haiden E, Grunberger T, Bergmann M. Endo-sponge assisted treatment of anastomotic leakage following colorectal surgery. Color Dis. 2010;12(7 Online):1463–318.

50. Leeds SG, Burdick JS. Management of gastric leaks after sleeve gastrectomy with endoluminal vacuum (E-Vac) therapy. Surg Obes Relat Dis. 2016;21(16):00022–8.

51. Aurello P, Magistri P, D'Angelo F, Valabrega S, Sirimarco D, Tierno SM, et al. Treatment of esophagojejunal anastomosis leakage: a systematic review from the last two decades. Am Surg. 2015;81(5):450–3. PubMed PMID: 25975326.

52. Blumetti J, Chaudhry V, Cintron JR, Park JJ, Marecik S, Harrison JL, et al. Management of anastomotic leak: lessons learned from a large colon and rectal surgery training program. World J Surg. 2014;38(4):985–91.

53. Wormuth JK, Heitmiller RF. Esophageal conduit necrosis. Thorac Surg Clin. 2006;16(1):11–22.

54. Parc Y, Frileux P, Schmitt G, Dehni N, Ollivier JM, Parc R. Management of postoperative peritonitis after anterior resection: experience from a referral intensive care unit. Dis Colon Rectum. 2000;43(5):579–87.

55. Huang HT, Wang F, Shen L, Xia CQ, Lu CX, Zhong CJ. Clinical outcome of middle thoracic esophageal cancer with intrathoracic or cervical anastomosis. Thorac Cardiovasc Surg. 2015;63(4):328–34. doi:10.1055/s-0034-1371509. PubMed PMID: 24715527.

56. Yannopoulos P, Theodoridis P, Manes K. Esophagectomy without thoracotomy: 25 years of experience over 750 patients. Langenbeck's Arch Surg. 2009;394(4):611–6. doi:10.1007/s00423-009-0488-6. PubMed PMID: 1935026719350267; PubMed Central PMCID: PMC2687514PMC2687514.

57. Markar S, Gronnier C, Duhamel A, Mabrut JY, Bail JP, Carrere N, et al. The impact of severe anastomotic leak on long-term survival and cancer recurrence after surgical resection for esophageal malignancy. Ann Surg. 2015;262(6):972–80. doi:10.1097/SLA.0000000000001011. PubMed PMID: 26469952.

58. Andreou A, Biebl M, Dadras M, Struecker B, Sauer IM, Thuss-Patience PC, et al. Anastomotic leak predicts diminished long-term survival after resection for gastric and esophageal cancer. Surgery. 2016;160(1):191–203.

59. Kim RH, Takabe K. Methods of esophagogastric anastomoses following esophagectomy for cancer: a systematic review. J Surg Oncol. 2010;101(6):527–33.

60. Pasquer A, Renaud F, Hec F, Gandon A, Vanderbeken M, Drubay V, et al. Is centralization needed for esophageal and gastric cancer patients with low operative risk? A nationwide study. Ann Surg. 2016;264(5):823–30. doi:10.1097/SLA.0000000000001768. PubMed PMID: 27429033.

61. Korolija D. The current evidence on stapled versus hand-sewn anastomoses in the digestive tract. Minim Invasive Ther Allied Technol. 2008;17(3):151–4.

62. Turkyilmaz A, Eroglu A, Aydin Y, Tekinbas C, Muharrem Erol M, Karaoglanoglu N. The management of esophagogastric anastomotic leak after esophagectomy for esophageal carcinoma. Dis Esophagus. 2009;22(2):119–26. doi:10.1111/j.1442-2050.2008.00866.x. PubMed PMID: 18847447.

63. Messager M, Warlaumont M, Renaud F, Marin H, Branche J, Piessen G, et al. Recent improvements in the management of esophageal anastomotic leak after surgery for cancer. Eur J Surg Oncol. 2017;43(2):258–69. doi:10.1016/j.ejso.2016.06.394. PubMed PMID: 27396305.

64. Gubler C, Schneider PM, Bauerfeind P. Complex anastomotic leaks following esophageal resections: the new stent over sponge (SOS) approach. Dis Esophagus. 2013;26(6):598–602.

65. Weidenhagen R, Hartl WH, Gruetzner KU, Eichhorn ME, Spelsberg F, Jauch KW. Anastomotic leakage after esophageal resection: new treatment options by endoluminal vacuum therapy. Ann Thorac Surg. 2010;90(5):1674–81.

66. Licht E, Markowitz AJ, Bains MS, Gerdes H, Ludwig E, Mendelsohn RB, et al. Endoscopic management of esophageal anastomotic leaks after surgery for malignant disease. Ann Thorac Surg. 2016;101(1):301–4. doi:10.1016/j.athoracsur.2015.06.072. PubMed PMID: 26428689; PubMed Central PMCID: PMC4910386.

67. Dickinson KJ, Blackmon SH. Management of conduit necrosis following esophagectomy. Thorac Surg Clin. 2015;25(4):461–70. doi:10.1016/j.thorsurg.2015.07.008. PubMed PMID: 26515946.

68. Dent B, Griffin SM, Jones R, Wahed S, Immanuel A, Hayes N. Management and outcomes of anastomotic leaks after oesophagectomy. Br J Surg. 2016;103(8):1033–8. doi:10.1002/bjs.10175. PubMed PMID: 27146631.

69. Sierzega M, Kolodziejczyk P, Kulig J. Impact of anastomotic leakage on long-term survival after total gastrectomy for carcinoma of the stomach. Br J Surg. 2010;97(7):1035–42. doi:10.1002/bjs.7038. PubMed PMID: 20632269.

70. Lang H, Piso P, Stukenborg C, Raab R, Jahne J. Management and results of proximal anastomotic leaks in a series of 1114 total gastrectomies for gastric carcinoma. Eur J Surg Oncol. 2000;26(2):168–71. doi:10.1053/ejso.1999.0764. PubMed PMID: 10744938.

71. Meyer L, Meyer F, Dralle H, Ernst M, Lippert H, Gastinger I. Insufficiency risk of esophagojejunal anastomosis after total abdominal gastrectomy for gastric carcinoma. Langenbeck's Arch Surg. 2005;390(6):510–6. doi:10.1007/s00423-005-0575-2. PubMed PMID: 16086189.

72. Kim KH, Kim MC, Jung GJ. Risk factors for duodenal stump leakage after gastrectomy for gastric cancer and management technique of stump leakage. Hepato-Gastroenterology. 2014;61(133):1446–53. PubMed PMID: 25436323.

73. Cozzaglio L, Coladonato M, Biffi R, Coniglio A, Corso V, Dionigi P, et al. Duodenal fistula

after elective gastrectomy for malignant disease : an italian retrospective multicenter study. J Gastrointest Surg. 2010;14(5):805–11. doi:10.1007/s11605-010-1166-2. PubMed PMID: 20143272.

74. Telem DA, Sur M, Tabrizian P, Chao TE, Nguyen SQ, Chin EH, et al. Diagnosis of gastrointestinal anastomotic dehiscence after hospital discharge: impact on patient management and outcome. Surgery. 2010;147(1):127–33. doi:10.1016/j.surg.2009.06.034. PubMed PMID: 19767052.

75. Lee S, Carmody B, Wolfe L, Demaria E, Kellum JM, Sugerman H, et al. Effect of location and speed of diagnosis on anastomotic leak outcomes in 3828 gastric bypass cases. J Gastrointest Surg. 2007;11(6):708–13. doi:10.1007/s11605-007-0085-3. PubMed PMID: 17562118.

76. Hori S, Ochiai T, Gunji Y, Hayashi H, Suzuki T. A prospective randomized trial of hand-sutured versus mechanically stapled anastomoses for gastroduodenostomy after distal gastrectomy. Gastric Cancer. 2004;7(1):24–30. doi:10.1007/s10120-003-0263-2. PubMed PMID: 15052436.

77. Kim SH, Son SY, Park YS, Ahn SH, Park-do J, Kim HH. Risk factors for anastomotic leakage: a retrospective cohort study in a single gastric surgical unit. J Gastr Cancer. 2015;15(3):167–75. doi:10.5230/jgc.2015.15.3.167. PubMed PMID: 26468414; PubMed Central PMCID: PMC4604331.

78. Sorensen LT, Jorgensen T, Kirkeby LT, Skovdal J, Vennits B, Wille-Jorgensen P. Smoking and alcohol abuse are major risk factors for anastomotic leakage in colorectal surgery. Br J Surg. 1999;86(7):927–31. doi:10.1046/j.1365-2168.1999.01165.x. PubMed PMID: 10417567.

79. Hoeppner J, Kulemann B, Seifert G, Marjanovic G, Fischer A, Hopt UT, et al. Covered self-expanding stent treatment for anastomotic leakage: outcomes in esophagogastric and esophagojejunal anastomoses. Surg Endosc. 2014;28(5):1703–11. doi:10.1007/s00464-013-3379-4. PubMed PMID: 24380994.

80. Aurello P, Sirimarco D, Magistri P, Petrucciani N, Berardi G, Amato S, et al. Management of duodenal stump fistula after gastrectomy for gastric cancer: systematic review. World J Gastroenterol. 2015;21(24):7571–6. doi:10.3748/wjg.v21.i24.7571. PubMed PMID: 26140005; PubMed Central PMCID: PMC4481454.

81. Baraza W, Wild J, Barber W, Brown S. Postoperative management after loop ileostomy closure: are we keeping patients in hospital too long? Ann R Coll Surg Engl. 2010;92(1):51–5. doi:10.1308/003588410X12518836439209. PubMed PMID: 20056062; PubMed Central PMCID: PMC3024618.

82. Loffler T, Rossion I, Bruckner T, Diener MK, Koch M, von Frankenberg M, et al. HAnd Suture Versus STApling for Closure of Loop Ileostomy (HASTA trial): results of a multicenter randomized trial (DRKS00000040). Ann Surg. 2012;256(5):828–35. discussion 35–6. doi:10.1097/SLA.0b013e318272df97. PubMed PMID: 23095628.

83. Simillis C, Purkayastha S, Yamamoto T, Strong SA, Darzi AW, Tekkis PP. A meta-analysis comparing conventional end-to-end anastomosis vs. other anastomotic configurations after resection in Crohn's disease. Dis Colon Rectum. 2007;50(10):1674–87. doi:10.1007/s10350-007-9011-8. PubMed PMID: 17682822.

84. Resegotti A, Astegiano M, Farina EC, Ciccone G, Avagnina G, Giustetto A, et al. Side-to-side stapled anastomosis strongly reduces anastomotic leak rates in Crohn's disease surgery. Dis Colon Rectum. 2005;48(3):464–8. doi:10.1007/s10350-004-0786-6. PubMed PMID: 15719193.

85. Nasirkhan MU, Abir F, Longo W, Kozol R. Anastomotic disruption after large bowel resection. World J Gastroenterol. 2006;12(16):2497–504. PubMed PMID: 16688793; PubMed Central PMCID: PMC4087980.

86. Kingham TP, Pachter HL. Colonic anastomotic leak: risk factors, diagnosis, and treatment. J Am Coll Surg. 2009;208(2):269–78. doi:10.1016/j.jamcollsurg.2008.10.015. PubMed PMID: 19228539.

87. Boccola MA, Buettner PG, Rozen WM, Siu SK, Stevenson AR, Stitz R, et al. Risk factors and outcomes for anastomotic leakage in colorectal surgery: a single-institution analysis of 1576 patients. World J Surg. 2011;35(1):186–95. doi:10.1007/s00268-010-0831-7. PubMed PMID: 20972678.

88. Trencheva K, Morrissey KP, Wells M, Mancuso CA, Lee SW, Sonoda T, et al. Identifying important predictors for anastomotic leak after colon and rectal resection: prospective study on 616 patients. Ann Surg. 2013;257(1):108–13. doi:10.1097/SLA.0b013e318262a6cd. PubMed PMID: 22968068.

89. Hyman N, Manchester TL, Osler T, Burns B, Cataldo PA. Anastomotic leaks after intestinal anastomosis: it's later than you think. Ann Surg. 2007;245(2):254–8. doi:10.1097/01.

sla.0000225083.27182.85. PubMed PMID: 17245179; PubMed Central PMCID: PMC1876987.

90. Majbar MA, Elmalki Hadj O, Souadka A, El Alaoui M, Sabbah F, Raiss M, et al. Risk factors for anastomotic leakage after anterior resection for rectal adenocarcinoma. Tun Med. 2014;92(7):493–6. PubMed PMID: 25775290.

91. Yeo HL, Abelson JS, Mao J, O'Mahoney PR, Milsom JW, Sedrakyan A. Surgeon annual and cumulative volumes predict early postoperative outcomes after rectal cancer resection. Ann Surg. 2016; doi:10.1097/SLA.0000000000001672. PubMed PMID: 26891249.

92. Qu H, Liu Y, Bi DS. Clinical risk factors for anastomotic leakage after laparoscopic anterior resection for rectal cancer: a systematic review and meta-analysis. Surg Endosc. 2015;29(12):3608–17. doi:10.1007/s00464-015-4117-x. PubMed PMID: 25743996.

93. Kim CW, Baek SJ, Hur H, Min BS, Baik SH, Kim NK. Anastomotic leakage after low anterior resection for rectal cancer is different between minimally invasive surgery and open surgery. Ann Surg. 2016;263(1):130–7. doi:10.1097/SLA.0000000000001157. PubMed PMID: 25692355.

94. Kaur P, Karandikar SS, Roy-Choudhury S. Accuracy of multidetector CT in detecting anastomotic leaks following stapled left-sided colonic anastomosis. Clin Radiol. 2014;69(1):59–62. doi:10.1016/j.crad.2013.08.006. PubMed PMID: 24156793.

95. de Castro SM, Kuhlmann KF, Busch OR, van Delden OM, Lameris JS, van Gulik TM, et al. Incidence and management of biliary leakage after hepaticojejunostomy. J Gastrointest Surg. 2005;9(8):1163–71; discussion 71–3. doi:10.1016/j.gassur.2005.08.010. PubMed PMID: 16269388.

96. Antolovic D, Koch M, Galindo L, Wolff S, Music E, Kienle P, et al. Hepaticojejunostomy—analysis of risk factors for postoperative bile leaks and surgical complications. J Gastrointest Surg. 2007;11(5):555–61. doi:10.1007/s11605-007-0166-3. PubMed PMID: 17394045.

97. Herzog T, Suelberg D, Belyaev O, Uhl W, Seemann M, Seelig MH. Treatment of acute delayed visceral hemorrhage after pancreatic surgery from hepatic arteries with covered stents. J Gastrointest Surg. 2011;15(3):496–502. doi:10.1007/s11605-010-1260-5. PubMed PMID: 21240640.

98. Duconseil P, Turrini O, Ewald J, Berdah SV, Moutardier V, Delpero JR. Biliary complications after pancreaticoduodenectomy: skinny bile ducts are surgeons' enemies. World J Surg. 2014;38(11):2946–51. doi:10.1007/s00268-014-2698-5. PubMed PMID: 25011578.

99. Herzog T, Belyaev O, Bakowski P, Chromik AM, Janot M, Suelberg D, et al. The difficult hepaticojejunostomy after pancreatic head resection: reconstruction with a T tube. Am J Surg. 2013;206(4):578–85. doi:10.1016/j.amjsurg.2013.01.044. PubMed PMID:23906984.

100. Kobryn K, Koziel S, Porecka M, Holowko W, Patkowski W, Zieniewicz K, et al. Endoscopic treatment of early biliary complications in liver transplant recipients. Ann Transplant. 2015;20:741–6. PubMed PMID: 26666997.

101. Burkhart RA, Relles D, Pineda DM, Gabale S, Sauter PK, Rosato EL, et al. Defining treatment and outcomes of hepaticojejunostomy failure following pancreaticoduodenectomy. J Gastrointest Surg. 2013;17(3):451–60. doi:10.1007/s11605-012-2118-9.

102. Machado NO. Pancreatic fistula after pancreatectomy: definitions, risk factors, preventive measures, and management-review. Int J Surg Oncol. 2012;602478(10):24.

103. Darnis B, Lebeau R, Chopin-Laly X, Adham M. Postpancreatectomy hemorrhage (PPH): predictors and management from a prospective database. Langenbeck's Arch Surg. 2013; 398(3):441–8.

104. Fuks D, Piessen G, Huet E, Tavernier M, Zerbib P, Michot F, et al. Life-threatening postoperative pancreatic fistula (grade C) after pancreaticoduodenectomy: incidence, prognosis, and risk factors. Am J Surg. 2009;197(6):702–9.

105. Malleo G, Crippa S, Butturini G, Salvia R, Partelli S, Rossini R, et al. Delayed gastric emptying after pylorus-preserving pancreaticoduodenectomy: validation of International Study Group of Pancreatic Surgery classification and analysis of risk factors. HPB (Oxford). 2010;12(9):610–8.

106. Park JS, Hwang HK, Kim JK, Cho SI, Yoon DS, Lee WJ, et al. Clinical validation and risk factors for delayed gastric emptying based on the International Study Group of Pancreatic Surgery (ISGPS) Classification. Surgery. 2009;146(5):882–7.

107. Ansorge C, Strommer L, Andren-Sandberg A, Lundell L, Herrington MK, Segersvard R. Structured intraoperative assessment of pancreatic gland characteristics in predicting complications after pancreaticoduodenectomy. Br J Surg. 2012;99(8):1076–82.

108. Erkan M, Hausmann S, Michalski CW, Schlitter AM, Fingerle AA, Dobritz M, et al. How fibrosis influences imaging and surgical decisions in pancreatic cancer. Front Physiol. 2012;3:389.

109. Murakami Y, Uemura K, Hayasidani Y, Sudo T, Hashimoto Y, Nakagawa N, et al. A soft pancreatic remnant is associated with increased drain fluid pancreatic amylase and serum CRP levels following pancreatoduodenectomy. J Gastrointest Surg. 2008;12(1):51–6.

110. Popiela T, Kedra B, Sierzega M, Gurda A. Risk factors of pancreatic fistula following pancreaticoduodenectomy for periampullary cancer. Hepato-Gastroenterology. 2004;51(59):1484–8.

111. Belyaev O, Munding J, Herzog T, Suelberg D, Tannapfel A, Schmidt WE, et al. Histomorphological features of the pancreatic remnant as independent risk factors for postoperative pancreatic fistula: a matched-pairs analysis. Pancreatology. 2011;11(5):516–24. doi:10.1159/000332587. PubMed PMID: 22056514.

112. Belyaev O, Rosenkranz S, Munding J, Herzog T, Chromik AM, Tannapfel A, et al. Quantitative assessment and determinants of suture-holding capacity of human pancreas. J Surg Res. 2013;184(2):807–12. doi:10.1016/j.jss.2013.04.017. PubMed PMID: 23663821.

113. Muller MW, Friess H, Kleeff J, Dahmen R, Wagner M, Hinz U, et al. Is there still a role for total pancreatectomy? Ann Surg. 2007;246(6):966–74; discussion 74–5. doi:10.1097/SLA.0b013e31815c2ca3. PubMed PMID: 18043098.

114. Nakatsuka A, Yamaguchi K, Chijiiwa K, Tanaka M. Octreotide inhibits pancreatic exocrine secretion and prevents pancreatoenterostomy leakage. Int Surg. 2000;85(2):124–9. PubMed PMID: 11071328.

115. Gurusamy KS, Koti R, Fusai G, Davidson BR. Somatostatin analogues for pancreatic surgery. Cochrane Database Syst Rev. 2013;4:CD008370. doi:10.1002/14651858.CD008370.pub3. PubMed PMID: 23633353.

116. Limongelli P, Khorsandi SE, Pai M, Jackson JE, Tait P, Tierris J, et al. Management of delayed postoperative hemorrhage after pancreaticoduodenectomy: a meta-analysis. Arch Surg. 2008;143(10):1001–7. doi:10.1001/archsurg.143.10.1001. PubMed PMID: 18936380.

117. Roulin D, Cerantola Y, Demartines N, Schafer M. Systematic review of delayed postoperative hemorrhage after pancreatic resection. J Gastrointest Surg. 2011;15(6):1055–62. doi:10.1007/s11605-011-1427-8. PubMed PMID: 21267670.

118. Gueroult S, Parc Y, Duron F, Paye F, Parc R. Completion pancreatectomy for postoperative peritonitis after pancreaticoduodenectomy: early and late outcome. Arch Surg. 2004;139(1):16–9.

119. Paugam-Burtz C, Dupont H, Marmuse JP, Chosidow D, Malek L, Desmonts JM, et al. Daily organ-system failure for diagnosis of persistent intra-abdominal sepsis after postoperative peritonitis. Intensive Care Med. 2002;28(5):594–8.

120. Vandervelden S, Malbrain ML. Initial resuscitation from severe sepsis: one size does not fit all. Anaesthesiol Intensive Ther. 2015;47(s44):18.

121. Rivers E, Nguyen B, Havstad S, Ressler J, Muzzin A, Knoblich B, et al. Early goal-directed therapy in the treatment of severe sepsis and septic shock. N Engl J Med. 2001;345(19):1368–77. doi:10.1056/NEJMoa010307. PubMed PMID: 11794169.

122. Malbrain ML, Marik PE, Witters I, Cordemans C, Kirkpatrick AW, Roberts DJ, et al. Fluid overload, de-resuscitation, and outcomes in critically ill or injured patients: a systematic review with suggestions for clinical practice. Anaesthesiol Intensive Ther. 2014;46(5):361–80.

123. Hasanin A. Fluid responsiveness in acute circulatory failure. J Intensive Care. 2015;3:50. doi:10.1186/s40560-015-0117-0. PubMed PMID: 26594361; PubMed Central PMCID: PMC4653888.

124. Kumar A, Roberts D, Wood KE, Light B, Parrillo JE, Sharma S, et al. Duration of hypotension before initiation of effective antimicrobial therapy is the critical determinant of survival in human septic shock. Crit Care Med. 2006;34(6):1589–96. doi:10.1097/01.CCM.0000217961.75225.E9. PubMed PMID: 16625125.

125. Mazuski JE. Antimicrobial treatment for intra-abdominal infections. Expert Opin Pharmacother. 2007;8(17):2933–45. doi:10.1517/14656566.8.17.2933. PubMed PMID: 18001254.

126. Nicoletti G, Nicolosi D, Rossolini GM, Stefani S. Intra-abdominal infections: etiology, epidemiology, microbiological diagnosis and antibiotic resistance. J Chemother. 2009;21(Suppl 1):5–11. PubMed PMID: 19622445.

127. Singh AV, Mishra B, Thakur A. Multidrug-resistant Gram-negative bacteria in postoperative infections. J Indian Med Assoc. 2009;107(3):148–50, 63. PubMed PMID: 19810380.

128. Falagas ME, Tansarli GS, Karageorgopoulos DE, Vardakas KZ. Deaths attributable to carbapenem-resistant Enterobacteriaceae infections. Emerg Infect Dis. 2014;20(7):1170–5.

129. Dupont H, Paugam-Burtz C, Muller-Serieys C, Fierobe L, Chosidow D, Marmuse JP, et al. Predictive factors of mortality due to polymicrobial peritonitis with Candida isolation in peri-

toneal fluid in critically ill patients. Arch Surg. 2002;137(12):1341–6; discussion 7. PubMed PMID: 12470095.
130. Kaki R, Elligsen M, Walker S, Simor A, Palmay L, Daneman N. Impact of antimicrobial stewardship in critical care: a systematic review. J Antimicrob Chemother. 2011;66(6):1223–30.
131. Sandiumenge A, Diaz E, Bodi M, Rello J. Therapy of ventilator-associated pneumonia. A patient-based approach based on the ten rules of "The Tarragona Strategy". Intensive Care Med. 2003;29(6):876–83. doi:10.1007/s00134-003-1715-1. PubMed PMID: 12677369.

损伤控制外科在腹腔脓毒症管理中的应用 13

Fausto Catena, Gennaro Perrone

13.1 引言

脓毒症是感染导致的生理、病理和生化异常综合征,是重大公共卫生问题[1]。脓毒症的报告发病率在增加[2,3],这可能是老龄人群合并症更多、认知度提高[4]以及某些国家/地区对报销有利编码的反映[5]。尽管真实发病率并不清楚,但保守估计数据显示脓毒症是全球导致死亡和危重疾病的首要原因[6,7]。此外,人们逐渐认识到脓毒症幸存患者常遗留长期的躯体、心理和认知障碍,会产生重大卫生和社会影响[8]。

1991 年的共识会议[9]提出了最初的定义,着眼于当时流行的观点,即脓毒症由宿主对感染的全身炎症反应综合征(SIRS)导致。SIRS 的主要特征是至少具备以下表现中的两项:体温 >38.6℃或 <36℃;心率 >90 次 /min;呼吸频率 >30 次 /min;白细胞计数 >12×10^9/L 或 <4×10^9/L。

伴有器官功能障碍的脓毒症被定义为严重脓毒症,可能发展为感染性休克,其定义是"经过充分液体复苏后,脓毒症引起的低血压仍持续存在"。2001 年,一个特别工作组认识到这个定义的局限性,扩大了诊断标准的范围,但由于缺乏支持性证据,没有提供替代方案[10]。重症医学会和欧洲重症监护学会召集的新特别工作组一致认为,使用两个或多个 SIRS 标准来识别脓毒症是无益的[11]。白细胞计数、体温和心率的变化反映了炎症——宿主对感染或其他损伤等形式"危险"的反应。SIRS 标准不一定表明失调、危及生命的反应。他们在很多住院患者中均存在,包括从未发生感染及不良后果的人群(辨别有效性差)[12]。

尽管损伤控制(DC)有很多不同组成成分,但腹腔填塞历来是损伤控制的基本原则,20世纪初由 Pringle 首次报道[13]。此技术被 Halstead 进行了改良[14],他在 1913 年建议在填塞物和肝脏之间放置非黏性橡胶板。该技术直到第二次世界大战前仍在使用,但之后使用不多,可能只有在其他方法无效时才使用[15]。

1955 年,Madding 报告临时填塞可能对检查出血有效[16]。20 年后,Lucas 和 Ledgerwood报告了 3 例通过填塞得以存活的严重肝损伤患者,属于进行了一系列评估的超过 600 多例肝损伤患者的一部分[17]。这些肝脏填塞得到的积极结果在 1981 年得到了 Feliciano 的支持[18]。1983 年,Stone 等[19]描述了分步的手术管理,包括初始放弃剖腹手术、腹腔填塞、纠正凝血病以及再次手术以进行最终手术修复。1993 年,Rotondo 等[20]引入了"损伤控制"概念,并详细介绍了标准化的三期方法。损伤控制被公认为是一种牺牲立即修复完整性以充分解决创伤和手术综合生理影响的外科手术策略。

13.2 损伤控制外科

损伤控制外科(DCS)可定义为根据患者的生理耐受性彻底修复腹部损伤的一系列手术。创伤外科医生更关注患者的生理储备,而不是病变的解剖结构。手术技术的重点是控制出血和控制污染,旨在止血以及防止肠道内容物、胆汁或尿液渗入腹腔。显然,患者的选择至关重要,因为简单腹部损伤患者不应接受不必要的手术。早期识别需要损伤控制的患者可以得到最佳的结果。血流动力学不稳定、低血压、心动过速、呼吸急促和精神状态改变等临床表现表明可能需要损伤控制。

目前,损伤控制是创伤管理中最热门的领域之一。损伤控制的原则不仅可以应用于腹部,也可以应用于许多其他身体部位。

创伤患者简化剖腹术[21]定义为通过如止血、引流、填塞等简单的手术技术初步控制外科出血以挽救生命的技术。患者被送往重症监护室(ICU)进行后续复苏以纠正低体温、酸中毒和凝血病。可以将其定义为通过简单的手术技术(挽救生命/预防腹腔间室综合征)对腹腔感染进行最初的感染源控制。

开放腹部(OA)的观念与损伤控制外科(DCS)密切相关,能方便地应用于进展期脓毒症患者,并且嵌合了拯救脓毒症运动的原理,这是一项旨在通过基于过程改进和患者预后方面核心 SSC 指南建议的集束化治疗来改变临床行为(过程改进)的绩效改进计划[22]。DCS 被广泛用于各种腹部紧急情况,在生理失调患者的急诊手术中 DCS 是一种日益受到认可的救生策略。选择恰当的患者对实现 DCS 获益最大化至关重要。不使用该策略会增加重症患者的死亡风险,但过度使用会增加患者多次手术、开放腹部管理和延长 ICU 住院时间的风险,从而使该观念的潜在获益消失。现代创伤手术中,不到30%的平民创伤剖腹手术能从损伤控制策略获益,尽管该数字因损伤机制和受影响人群有很大差异。作者估计,非创伤性腹部急症能从该策略中受益的数量更低(可能不超过百分之几)。该预测反映了现实情况:大多数腹部紧急情况没有达到需进行损伤控制策略的生理妥协临界水平。没有足够的数据来准确定义精确事件。分阶段手术要求容易再次进入腹腔的实践需求使得这种做法更具吸引力。但是,损伤控制手术并不等同于或要求实施 OA。这种手术策略与腹腔间室综合征的发生或风险之间存在密切的正相关关系。要确定哪些患者能从 OA 中受益,需要与识别哪些患者能从损伤控制策略中获益相同的临床判断。该策略可应用于腹腔间室综合征风险最高的患者。遗憾的是,没有其他直接证据可以指导这一决定。患者个体因素、出血和/或感染性休克引起的组织损伤程度、病变性质(如重症急性胰腺炎或内脏梗阻)、生理影响的严重程度以及复苏和治疗的质量都是整体风险的关键决定因素。损伤控制小范围应用在如内镜处理无效的十二指肠/胃溃疡出血等腹部失血性休克中是有效的。

同样,在选择性胰十二指肠切除术中门静脉或腹膜后静脉意外受损的情况下,如果难以通过外科方式控制,OA 是重建和直接关闭腹壁可行的替代方法,可防止如组织水肿等不良事件。

如果胃肠道穿孔无法进行确切治疗,在最严重的情况下,会出现弥漫性腹膜炎和感染性休克等临床表现,患者的生理机能可能会受损,无法安全进行一期根治性手术。由于严重的生理紊乱,在这种危急情况下进行吻合或大型解剖重建可能会失败。在这种已经很危重的情况下不允许出现这样的失败。这种患者可能会从损伤控制策略中获益。

已发现损伤控制外科对腹部外科手术灾难之一的急性肠系膜缺血有较宽的指征。诊断的可能延迟加重了本已严重的与原发性病理相关的生理损伤。治疗包括切除梗死的肠道和血运重建。由于生理机能紊乱,不建议行长时间的血管修复和立即肠切除手术。推荐采用遵循损伤控制原则的分阶段程序。

在中毒性巨结肠和急性胆囊炎等情况下,采用 DC 会在第一时间促使患者的生理稳定。脊髓麻醉下胆囊引流和部分胆囊切除术需分两次进行以稳定炎症状态。

DC 原则的应用是基于对创伤患者的临床认识。创伤患者存在见于失血性休克的被定义为致命三联征的生理失代偿:酸中毒、凝血病和低体温。失代偿的创伤患者必须被救治,避免发展为不可逆的生理衰竭和死亡。在重症监护病房中,简化的操作可稳定、纠正和重新评估生理异常。

这种方法在急诊普外科(EGS)的手术管理中得到了应用[23],其中分期剖腹手术是创伤外科医生针对该人群进行的手术扩展。在创伤患者中,严重的生理异常,尤其是致命的三联征(低体温、酸中毒和凝血病),可指导管理决策。对这些损伤后全身性炎症状态的研究已经确定了 DC 的重要性,例如,早期确切的源头控制的损伤控制性剖腹术及最近称为损伤控制性复苏的观念。在重症患者中,减弱炎性免疫反应的实质性优势已带来诸如脓毒症早期目标导向治疗和标准化治疗方案等关键实践。在 EGS 患者中,全身炎症反应的上调导致一系列生理损伤,是导致死亡的主要原因。严重脓毒症 / 感染性休克的死亡率超过 40%。但是,与能通过特定矫正措施积极应对生理异常的创伤和重症患者不同,EGS 患者虽然通常会认识到类似的术前异常,但可能无法通过明确的修复管理技术来解决。减轻 EGS 患者术前生理损伤的不良后续影响的一种解决方案是应用 DC 技术。与创伤中 DC 概念类似,理论上需要手术干预的 EGS 患者可能会从有计划收回简化剖腹术[如快速源头控制剖腹术(RSCL)]中受益。这类手术是连续治疗的第一阶段之一,该治疗优先考虑恢复生理正常和内稳态,不强调立即进行器官修复和确定的解剖结构重建的重要性。如果正确应用,分阶段 RSCL 可能有助于提高失代偿 EGS 患者的生存率。最适宜行分阶段 RSCL 的患者可能是存在多种并发症、乳酸升高和酸中毒的年龄大于 70 岁的男性严重脓毒症 / 感染性休克患者。采用分期 RSCL 还可以避免计划外的探查,这种情况在初次手术时进行了早期筋膜闭合术的严重脓毒症 / 感染性休克患者中发生率接近 50%。为解决 OA 适应证、管理、最终关腹和随访中缺乏高水平证据数据的问题,世界急诊外科学会(WSES)推出了国际开放腹部登记注册(IROA)。注册将通过专用网站 www.clinicalregisters.org 保留在网络平台上。全球所有外科医生和内科医师只要有计算机和网络就能参与其中。IROA 协议已得到协调中心伦理委员会(意大利贝加莫 Papa Giovanni XXⅢ 医院)的批准[24]。

多年来,许多比较研究尝试编码 DC 过程,如关于 OA 的关闭。Bleszynski 等的回顾性研究[25]认为,需要进行剖腹手术的腹腔脓毒症中,与早期腹部闭合术(PAC)相比,真空辅助闭合(VAC)与 OA 存活率显著提高有关。

近年来,已进行的许多研究支持 OA,但是缺乏随机研究。2007 年,Robledo 小组[26]的一项随机研究显示,在严重继发性腹膜炎外科手术治疗中对比腹腔开放和腹腔关闭管理,术后急性肾衰可能性(25% vs. 40%)、机械通气时间(10 天 vs. 12 天)、全肠外营养需求(80% vs. 75%)、残留感染率或因后者而需再手术率(15% vs. 10%)没有差异。尽管死亡率(55% vs. 30%)

没有统计学差异,但 OA 组的死亡相对风险和比值分别高 1.83 和 2.85 倍。这一临床发现,明显趋向于证明 CA 组(译者注:腹腔关闭组)患者结局更好,导致该研究在首次中期分析时终止。聚乳糖网(MESH)和真空辅助闭合(VAC)都是有用的腹部覆盖方法,都能实现延迟初次关腹。选择因机构、外科医生喜好和患者类型而异。一些人主张 MESH,另一些人喜欢VAC。VAC 的瘘管率很可能是由于在 VAC 有变化的情况下持续的肠蠕动所致,放置在肠内进行营养的饲管需通过鼻空肠管进行。两种方法都不能排除二次腹壁重建。检索确定了描述 78 个患者系列的 74 项研究,囊括了 4 358 名患者,其中 3 461 例(79%)患有腹膜炎。在实现延迟筋膜闭合和降低肠空气瘘风险方面,持续筋膜牵引的创伤负压治疗(NPWT)取得了最佳结果[27]。下面描述了几种暂时性关腹技术,带筋膜闭合的 NPWT、mesh、Bogotà 袋、拉链、动态固定缝合线、疏松填塞和 Whitman 贴片,其中最常见的是 NPWT,它是最常描述的暂时腹腔闭合(TAC)技术。在 NPWT 情况下,VAC 有最高的延迟首次闭合率和最低的死亡率[27,28]。

在这些工作中,所使用的不同技术之间比较的参数是延迟初次筋膜闭合、肠空气瘘、死亡率和脓肿的发生。有限的前瞻性比较数据表明,NPWT 与替代 TAC 技术可能与改善预后有关。然而,现有研究的临床异质性和质量不能得出使用 NPWT 优于其他 TAC 技术的明确结论[29]。

创伤负压治疗(NPWT)是一种用于复杂创伤的创伤护理技术。NPWT 包括使用伤口敷料,通过该伤口敷料实施负压(或真空),常伴随着被收集入罐中的区域内引流的伤口分泌物和组织液。该措施于 20 世纪 90 年代发展起来,在发达国家医疗保健系统中 NPWT 的使用非常普遍。美国卫生部的一份报告估计,美国在 2001 年至 2007 年之间,NPWT 泵和相关设备的医保付款从 2 400 万美元增加到 1.64 亿美元(增长近 600%,美国卫生与人类服务部2009 年数据)。最初只有一家 NPWT 制造商提供 NPWT 机器,但随着 NPWT 市场的增长,已经开发了许多不同的商用 NPWT 系统,且机器变得更小而便携。实际上,最新引入市场的是单次使用或"一次性"的负压产品。临时也会使用非商用的负压设备,尤其是在资源匮乏的时候。这些设备倾向于使用简单的伤口敷料,例如纱布或透明密闭性(非渗透性)敷料,通过医院的真空抽吸泵产生负压[30]。

有许多用于真空治疗的设备。2015 年 Kirkpatrick 的研究[31]比较了 ABThera 技术和Barker 的真空技术。该研究强调了随机分配到 ABThera 和 Barker 真空包装的患者之间的生存差异似乎不是由腹腔积液引流的改善、筋膜闭合率或全身性炎症介质的清除率所介导。

最常见的伤口闭合方法有三种:(1)初次伤口闭合(初次筋膜闭合);(2)临时性伤口闭合(只有皮肤、厚皮移植物和 / 或可吸收网片);(3)修复体伤口闭合(使用不可吸收的修复体网膜进行修复)。筋膜闭合术是争议最大的话题之一。研究表明,无论最初使用何种技术,筋膜闭合术后并发症的出现高峰期约为闭合后第十天[32]。作为临时性腹腔闭合术,应采用负压疗法(当腹腔脓毒症被控制时采用连续筋膜牵引的 VAC),旨在 1 周内尽快闭合腹部。Ioannis Pliakos 等人[33]证明,与单独使用 VAC 设备相比,保留缝合连续筋膜闭合(retentions sutured sequential fascial closure,RSSFC)更有优势。RSSFC 组切口疝更少,OA 持续时间更短。这项研究表明,腹腔脓毒症控制后可以立即进行连续筋膜闭合。

严重腹腔内感染(IAI)的抗菌管理涉及在优化经验治疗(已证明可改善临床疗效)及减少不必要抗菌药物使用间的微妙平衡。最近发布了两项腹腔内感染管理指南。2010 年,美国外科感染学会和美国感染性疾病学会（SIS-IDSA）制定了复杂腹腔内感染诊断和管理指南。新的 SIS-IDSA 指南替代了 2002 年和 2003 年以前发布的指南。世界急诊外科学会（WSES）[34]指南代表着全球专家对关于正确的抗菌药物方法的争论做出的额外贡献。这些指南代表了 2010 年 7 月在 WSES 第一次大会期间在意大利博洛尼亚举行的共识会议的结论。抗菌治疗在 IAI 的管理中起着不可或缺的作用，尤其是对需要立即进行经验性抗生素治疗的重症患者。不足或不恰当的抗菌药物治疗是与不良结果最相关的变量之一[35,36]。

总　结

总而言之，损伤控制外科应当作为一种救命的急诊手术方式越来越多地应用于生理异常的严重脓毒症或感染性休克患者，以控制任何持续的感染源、预防腹腔间隔室综合征（ACS）或延迟干预和吻合。一旦严重脓毒症得到控制，应在 48 小时内进行明确外科手术重建。通过负压和动态保留缝合快速关闭筋膜应是这些患者治疗的主要目标，以防止发生严重的并发症（例如瘘管、局部缺失和巨大切口疝）。开放腹部策略带来了与显著的发病率相关的临床挑战，OA 应该选择正确的且手术时间合适的患者。即使在国际文献中缺乏有力的证据，OA 也可能是外科医生治疗严重腹腔脓毒症策略中的重要选择。需要精心设计的前瞻性随机研究来确定 OA 和负压在腹腔脓毒症患者治疗中的作用[37]。

外科医生应了解脓毒血症的病理生理并始终牢记开放腹部的原理，以便能够在正确的时间和合适的患者中使用。正确的处理对避免严重并发症至关重要。

尽管缺乏高质量的数据，但 OA 可能是外科医生治疗严重腹膜炎策略中的重要选项。

（隆毅 译　蒋正英 校）

参考文献

1. Torio CM, Andrews RM. National inpatient hospital costs: the most expensive conditions by payer, 2011. Statistical brief #160. Healthcare Cost and Utilization Project (HCUP) Statistical briefs. Aug 2013. http://www.ncbi.nlm.nih.gov/books/NBK169005/. Accessed 31 Oct 2015.
2. Iwashyna TJ, Cooke CR, Wunsch H, Kahn JM. Population burden of long-term survivorship after severe sepsis in older Americans. J Am Geriatr Soc. 2012;60(6):1070–7.
3. Gaieski DF, Edwards JM, Kallan MJ, Carr BG. Benchmarking the incidence and mortality of severe sepsis in the United States. Crit Care Med. 2013;41(5):1167–74.
4. Dellinger RP, Levy MM, Rhodes A, et al. Surviving Sepsis Campaign Guidelines Committee Including the Pediatric Subgroup. Surviving sepsis campaign: international guidelines for management of severe sepsis and septic shock: 2012. Crit Care Med. 2013;41(2):580–637.
5. Rhee C, Gohil S, Klompas M. Regulatory mandates for sepsis care—reasons for caution. N Engl J Med. 2014;370(18):1673–6.
6. Vincent J-L, Marshall JC, Namendys-Silva SA, et al., ICON Investigators. Assessment of the worldwide burden of critical illness: the Intensive Care Over Nations (ICON) audit. Lancet Respir Med. 2014;2(5):380–6.
7. Fleischmann C, Scherag A, Adhikari NK, et al. International forum of acute care trialists. Assessment of global incidence and mortality of hospital-treated sepsis: current estimates and limitations. Am J Respir Crit Care Med. 2015;193(3):259–72.
8. Iwashyna TJ, Ely EW, Smith DM, Langa KM. Long-term cognitive impairment and functional disability among survivors of severe sepsis. JAMA. 2010;304(16):1787–94.
9. Bone RC, Balk RA, Cerra FB, et al. American college of chest physicians/society of critical

care medicine consensus conference: definitions for sepsis and organ failure and guidelines for the use of innovative therapies in sepsis. Crit Care Med. 1992;20(6):864–74.

10. Levy MM, Fink MP, Marshall JC, et al. International sepsis definitions conference. 2001 SCCM/ESICM/ACCP/ATS/SIS international sepsis definitions conference. Intensive Care Med. 2003;29(4):530–8.

11. Singer M, Deutschman CS, Seymour CW, Shankar-Hari M, Annane D, Bauer M, Bellomo R, Bernard GR, Chiche JD, Coopersmith CM, Hotchkiss RS, Levy MM, Marshall JC, Martin GS, Opal SM, Rubenfeld GD, van der Poll T, Vincent JL, Angus DC. The third international consensus definitions for sepsis and septic shock (sepsis-3). JAMA. 315(8):801–10.

12. Churpek MM, Zadravecz FJ, Winslow C, Howell MD, Edelson DP. Incidence and prognostic value of the systemic inflammatory response syndrome and organ dysfunctions in ward patients. Am J Respir Crit Care Med. 2015;192(8):958–64.

13. Pringle J. Notes on the arrest of hepatic hemorrhage due to trauma. Ann Surg. 1908;48:541–9.

14. Halstead W. Ligature and suture material: the employment of fine silk in preference to catgut and the advantages of transfixing tissues and vessels in controlling hemorrhage-also an account of the introduction of gloves, gutta-percha tissue and silver foil. JAMA. 1913;1913:1119–26.

15. Carmona RH, Peck DZ, Lim RC Jr. The role of packing and planned reoperation in severe hepatic trauma. J Trauma. 1984;24:779–84.

16. Madding G. Injuries of the liver. Arch Surg. 1955;70:748–53.

17. Lucas C, Ledgerwood A. Prospective evaluation of hemostatic techniques for liver injuries. J Trauma. 1976;16:442–51.

18. Feliciano D, Mattox K, Jordan G. Intra-abdominal packing for control of hepatic hemorrhage: a reappraisal. J Trauma. 1981;21:285–90.

19. Stone H, Strom P, Mullins R. Management of the major coagulopathy with onset during laparotomy. Ann Surg. 1983;197:532–5.

20. Rotondo MF, Schwab CW, McGonigal MD. Damage control: an approach for improved survival in exsanguinating penetrating abdominal injury. J Trauma. 1993;35:375–83.

21. Burch JM, Ortiz VB, Richardson RJ, Martin RR, Mattox KL, Jordan GL Jr. Abbreviated laparotomy and planned reoperation for critically injured patients. Ann Surg. 1992;215(5):476–83.

22. Levy MM, Dellinger RP, Townsend SR, Linde-Zwirble WT, Marshall JC, Bion J, Schorr C, Artigas A, Ramsay G, Beale R, Parker MM, Gerlach H, Reinhart K, Silva E, Harvey M, Regan S, Angus DC. The surviving sepsis campaign: results of an international guideline-based performance improvement program targeting severe sepsis. Intensive Care Med. 2010;36(2):222–31.

23. Becher RD, Peitzman AB, Sperry JL, Gallaher JR, Neff LP, Sun Y, Miller PR, Chang MC. Damage control operations in non-trauma patients: defining criteria for the staged rapid source control laparotomy in emergency general surgery. World J Emerg Surg. 2016;11:10.

24. Coccolini F, Catena F, Montori G, Ceresoli M, Manfredi R, Nita GE, Moore EE, Biffl W, Ivatury R, Whelan J, Fraga G, Leppaniemi A, Sartelli M, Di Saverio S, Ansaloni L. IROA: the international register of open abdomen. An international effort to better understand the open abdomen: call for participants. World J Emerg Surg. 2015;10:37.

25. Bleszynski MS, Chan T, Buczkowski AK. Open abdomen with negative pressure device vs primary abdominal closure for the management of surgical abdominal sepsis: a retrospective review. Am J Surg. 2016;211(5):926–32. doi:10.1016/j.amjsurg.2016.01.012.

26. Robledo FA, Luque-de-J-León E, Suárez R, Sánchez P, de-la-Fuente M, Vargas A, Mier J. Open versus closed management of the abdomen in the surgical treatment of severe secondary peritonitis: a randomized clinical trial. Surg Infect. 2007;8(1):63–72.

27. Atema JJ, Gans SL, Boermeester MA. Systematic review and meta-analysis of the open abdomen and temporary abdominal closure techniques in non-trauma patients. World J Surg. 2015;39:912–25.

28. Quyn AJ, Johnston C, Hall D, Chambers A, Arapova N, Ogston S, Amin AI. The open abdomen and temporary abdominal closure systems—historical evolution and systematic review. Color Dis. 2012;14(8):e429–38.

29. Roberts DJ, Zygun DA, Grendar J, Ball CG, Robertson HL, Ouellet JF, Cheatham ML, Kirkpatrick AW. Negative-pressure wound therapy for critically ill adults with open abdominal wounds: a systematic review. J Trauma Acute Care Surg. 2012;73(3):629–39.

30. Dumville JC, Owens GL, Crosbie EJ, Peinemann F, Liu Z. Negative pressure wound therapy for treating surgical wounds healing by secondary intention. Cochrane Database Syst Rev. 2015;6:CD011278. doi:10.1002/14651858.CD011278.pub2.

31. Kirkpatrick AW, Roberts DJ, Faris PD, Ball CG, Kubes P, Tiruta C, Xiao Z, Holodinsky JK, McBeth PB, Doig CJ, Jenne CN. Active negative pressure peritoneal therapy after abbreviated laparotomy: the intraperitoneal vacuum randomized controlled trial. Ann Surg.

2015;262(1):38–46.

32. Miller RS, et al. Complications after 344 damage-control open celiotomies. J Trauma. 2005;59(6):1365–71.

33. Pliakos I, Papavramidis TS, Mihalopoulos N, Koulouris H, Kesisoglou I, Sapalidis K, Deligiannidis N, Papavramidis S. Vacuum-assisted closure in severe abdominal sepsis with or without retention sutured sequential fascial closure: a clinical trial. Surgery. 2010;148(5):947–53. doi:10.1016/j.surg.2010.01.021.

34. Sartelli M, Catena CF. Pinna AD (2012) Antimicrobial management of intra-abdominal infections: Literature's guidelines. World J Gastroenterol. 2012;18(9):865–71.

35. Paul M, Shani V, Muchtar E, Kariv G, Robenshtok E, Leibovici L. Systematic review and meta-analysis of the efficacy of appropriate empiric antibiotic therapy for sepsis. Antimicrob Agents Chemother. 2010;54:4851–63.

36. Dellinger RP, Levy MM, Carlet JM, Bion J, Parker MM, Jaeschke R, Reinhart K, Angus DC, Brun-Buisson C, Beale R, et al. Surviving sepsis campaign: international guidelines for management of severe sepsis and septic shock: 2008. Crit Care Med. 2008;36:296–327.

37. Sartelli M, Abu-Zidan FM, Ansaloni L, Bala M, Beltrán MA, Biffl WL, Catena F, Chiara O, Coccolini F, Coimbra R, Demetrashvili Z, Demetriades D, Diaz JJ, Di Saverio S, Fraga GP, Ghnnam W, Griffiths EA, Gupta S, Hecker A, Karamarkovic A, Kong VY, Kafka-Ritsch R, Kluger Y, Latifi R, Leppaniemi A, Lee JG, McFarlane M, Marwah S, Moore FA, Ordonez CA, Pereira GA, Plaudis H, Shelat VG, Ulrych J, Zachariah SK, Zielinski MD, Garcia MP, Moore E. The role of the open abdomen procedure in managing severe abdominal sepsis: WSES position paper. World J Emerg Surg. 2015;10:35.

持续性腹膜炎

Andreas Hecker, Birgit Hecker, Christoph Lichtenstern, Matthias Hecker, Jens G.Riedel, Markus A.Weigand, Winfried Padberg

14.1 引言

快速控制初始感染源、充分抗感染治疗和支持性重症监护治疗是成功治疗继发性腹膜炎的关键因素[1,2]。尽管如此,一些患者仍发展为复杂的临床状态,其特征是:
- 持续存在的腹腔感染;
- 微生物菌群改变;
- 进行性或顽固性器官功能障碍。

这些患者是当今急诊外科医师面临的挑战,治疗需要两种基本方法。

1. 对重症患者每日重新评估;
2. 跨学科的日常查房和对关键状态的讨论。

文献中,术语"第三型腹膜炎"常用于描述上述情况。

根据 2005 年 ICU 共识会议,第三型腹膜炎被定义为对继发性腹膜炎进行了成功且恰当外科感染源控制后,严重的复发性或持续性腹腔感染>48 小时[3,4]。第三型腹膜炎的死亡率高达 30%~65%[3]。

日常工作中,术语"持续性腹膜炎"作为腹膜腔内"闷烧之火",其使用更加频繁,并将在下文中使用。

文献综述显示,某些病前因素导致腹腔感染控制受损风险增加:老年[5]、慢性肾功能不全、糖尿病、HIV 感染或使用糖皮质激素[6]和其他免疫抑制剂患者。上述患者需要密切监测是否发生持续性腹膜炎。尽管存在这些风险因素,文献没能定义出持续性腹膜炎的"典型患者"[7]。

尽管存在伴随疾病,但继发性腹膜炎感染源控制不充分和抗感染治疗不足应被视为持续性腹膜炎的主要原因。正如最近文献所述,严重腹腔感染、感染源控制不充分和分离到真菌是持续性腹膜炎的独立危险因素[8]。

14.2 持续性腹膜炎的诊断

在初始外科感染源控制之后,尤其当脓毒症或持续性腹膜炎没有特异的症状和体征时,临床医生和护士常会忽视。腹腔再感染或腹腔内炎症持续存在的早期征象需要对患者进行专业观察。文献显示,非重症医师对(腹腔内)脓毒症和腹膜炎的体征缺乏认识[9-11]。即便是经验丰富的外科医生,对初始感染源控制后腹腔内感染复发或持续存在也会误诊,因为腹膜炎可被掩盖并归因于肠麻痹、复苏不足、术后精神恶化等"正常"术后问题[12]。初次手术后的持续性腹膜炎中，腹痛、反跳痛和发热的发生低于肠穿孔后继发性腹膜炎[13]。

持续性或复发性腹膜炎的症状和体征通常被掩盖和误判。

临床检查除腹部外，呼吸频率增快是识别持续性腹腔内脓毒症患者的临床参数。因此，它成为许多已制定的 ICU 评分的一部分，如 quickSOFA、CURB-65 评分或 APACHE Ⅱ 等。

临床症状和体征常被掩盖，一旦怀疑腹膜炎复发/持续存在应完善例如 CT、超声或 X 线影像学检查。在每日查房中，应重新评估患者的持续存在的或新发的器官功能障碍(尿量、通气参数、心血管支持)、炎症指标、引流物性质等。在跨学科查房中，必须每天重新评估进行影像学检查的决定。尽管 CT 在继发性腹膜炎中显示出最高的灵敏度(97.2%)，但在持续腹膜炎中其灵敏度显著降低。因此，如果有再开腹或腹腔镜探查指征，持续性腹膜炎的危重患者的阴性 CT 结果可能会导致批判性讨论[14]。作为床旁技术，超声可立即检查腹腔，包括引流腹腔积液。CT 或超声引导的引流一方面具有诊断价值(脓液、透明液体、血肿等)，另一方面，与外科手术相比，持续性腹膜炎中腹腔内脓肿或胆汁瘤的引流可以作为一种并发症较小的感染源控制措施。

CT/超声引导下的腹腔积液引流是诊断和治疗持续性腹膜炎的重要手段之一。

腹腔感染的常规参数是白细胞计数和 C 反应蛋白(CRP)水平。尽管 CRP 的特异度很低，但它是重症监护病房监测脓毒症患者的常规参数[15]。在脓毒症治疗期间，CRP 的再次升高可能提示感染性并发症。CRP 持续升高也同样如此。来自海德堡的一项具有里程碑意义的研究表明，择期手术后第四天的 CRP 升高(>140mg/dl)是炎症并发症的预测因子[16]。在持续性腹膜炎期间，降钙素原(PCT)已被证实是细菌(再)感染的敏感与快速指标。尽管 PCT 在全身感染 4 小时内最多可增加 5 000 倍，但在局部感染时可能阴性。到目前为止，PCT 是否能区分("无菌性")SIRS 和脓毒症仍不清楚[17-19]。相反，PCT 是监测腹腔感染患者的有用工具。PCT 还可以提示何时停止抗菌治疗[20,21]。正如最近文献所述，PCT 指导可以缩短治疗时间，降低死亡率[22]。

指示脓毒血症的生物标志物的免疫学研究主要关注对脓毒症患者的快速识别。现代研究能够确定白介素(IL)-6、IL-1α、TNF-α、HMGB-1、MMP-9 VEGF、ICAM-1 MPO、甲基乙二醛和 caspase 3 等作为发生脓毒血症的敏感指标[23]。目前尚不清楚这些标记物是否也能帮助识别复杂、复发和顽固性腹膜炎患者。

在重症监护病房中，定期收集标本(如从导尿管、引流管和支气管分泌物)对于检测院内获得性(再)感染是必要的。血培养在持续性腹膜炎的诊断中起着核心作用，应定期从外周血和中心静脉导管收集两到三对(检测需氧菌和厌氧菌)血培养样本[24]。尤其是在持续性腹膜炎的情况下，先前的抗生素治疗会降低血培养阳性率，且无法区分感染与定植[25]。

定植是发生持续性腹膜炎的重要危险因素。这些患者受到院内获得性感染的威胁。多药耐药病原体，如耐甲氧西林金黄色葡萄球菌(MRSA)、耐万古霉素肠球菌(VRE)和多药耐药革兰氏阴性菌(MRGN)定植在手术患者中经常被诊断并导致隔离。但目前我们尚未常规对多药耐药菌单纯定植的患者进行治疗。比较去定植与普遍清洁消除 MRSA 的随机化评价试验(REDUCE MRSA 试验)的结果可能会改变我们对定植患者抗菌治疗的看法。结果表明，与筛查和隔离相比，重症患者显著受益于全身去定植[26]。定植了 MDR 细菌的持续性腹膜炎患者是否应该去定植治疗必须通过后续研究来证实。

相对于血培养,基于 PCR 的技术,如 IRIDICA System 或二代测序(next-generation sequencing,NGS),可以更快速地检测细菌和某些耐药表型[27]。迄今为止,尚缺乏前瞻性研究。正如最近文献所言,这些新技术在未来可能在监测持续性腹膜炎脓毒症患者的治疗中起着关键作用[28,29]。

14.3　治疗

14.3.1　手术

对于继发性腹膜炎患者,外科感染源控制是唯一病因治疗和挽救生命的措施。它基于四个基本原则:清创、清除感染病灶、引流脓腔和腹腔减压。为避免第一次急诊手术时间过长,可在急诊后 24~48 小时进行第二次干预以恢复解剖结构和功能。这与最初为创伤患者建立的现代损伤控制外科观念相吻合[12,14]。损伤控制手术的指征是致命的三联征(凝血病、炎症和循环不稳定)。这个简单的原则不仅适用于急诊,也适用于那些在最初的感染源控制后持续或复发性腹膜炎导致病情危重的患者(图 14.1)。

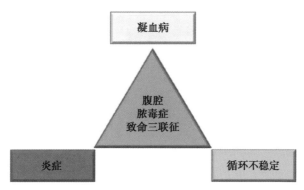

图 14.1　腹腔脓毒症的致命三联征包括凝血病、炎症和循环不稳定。这些临床状况是急诊手术指征。持续性腹膜炎时患者需要进行技术和临床监测,并必须在每日查房中仔细评估[14](经 Springer 许可转载)。

如上所述,持续性腹膜炎有令人难以置信的高死亡率,文献中可达 65%! 最重要的独立危险因素是初始手术时感染源控制不充分。大量研究表明,感染源控制不成功会导致死亡率急剧升高(表 14.1)。

表 14.1　外科感染源控制对继发性腹膜炎患者死亡率的影响[14]

参考文献	炎症类型	患者数量(n)	早期感染源控制不成功	死亡率
Seiler 等	弥漫性腹膜炎	258	11%	27%(vs.13%)
Büchler 等	弥漫性腹膜炎	186	11%	25%(vs.10%)
Barie 等	腹腔感染	465	?	+22.6%
Wacha 等	弥漫性腹膜炎	355	30%(8.4%)	47%(vs.14%)
Anderson 等	严重腹腔脓毒症	125	48%	90.2%(vs.19.2%)

经 Springer 许可转载。

除了充分控制初始感染源外,手术时机的重要性也成为研究的焦点。有几项试验分析了"干预时间"对继发性腹膜炎患者预后的重要性[30-34]。

持续性腹膜炎时,常为患者提供三种不同的手术策略:

1. 按需再次剖腹探查术;

2. 36~48h 内计划性再次剖腹探查术;

3. 开放腹腔技术。

计划性再次剖腹探查术的理念是基于再次探查腹腔的先前决定,不是根据再次探查腹腔的需求决定。这与重症患者出现临床恶化时进行的按需开腹手术相反。当然,如果要执行此概念,必须在跨学科查房中对患者进行关键的每日重新评估(图 14.2)。在 Ruler 等进行的一项具有里程碑意义的研究中,"按需"(n=116)和"按计划"(n=116)剖腹手术之间死亡率(29% vs. 36%)没有区别,但按需组的干预率和住院费用显著降低[35]。

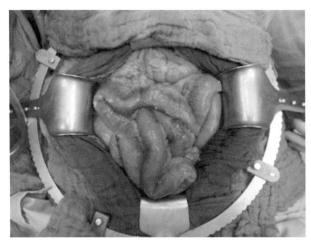

图 14.2   首次紧急操作 48 小时后的第二次检查。如果持续存在或出现新的器官衰竭,
应评估是否再次开腹手术。若需要,应在第一次手术后 48 小时内再次手术。

根据需要做出"再看一眼"的决定非常困难,需要丰富的手术经验。除上述脓毒症致命三联征外,尚无针对持续性腹膜炎患者再次手术的临床判断标准[3,36]。Van Ruler 等分析了219 例继发性腹膜炎和急诊剖腹手术患者再次手术干预的指征。腹部病灶源头或急诊手术中外科医生的发现都不能作为再次探查指征。相反,急诊手术后持续或新发器官衰竭是持续性腹膜炎的标志,也是尽早再次外科探查的独立危险因素[37]。

如果决定再次剖腹探查术(按需),则应迅速进行。Koperna 等分析了 523 名因继发性腹膜炎首次急诊手术的患者。105 例患者治疗失败,进行了再次开腹手术。在此情况下,如果在首次急诊手术后 48 小时内再次手术探查,则死亡率显著降低[38]。与开放腹腔手术相反,按需再次剖腹探查术和按计划再次剖腹探查术在持续性腹膜炎中都有发展为急性腹腔间室综合征(ACS)的风险。所以,持续性腹膜炎患者可能会合并由腹膜炎本身引起的原发性 ACS 和由毛细血管渗漏、液体复苏等引起的继发性 ACS[39]。调查显示,尽管 ACS 具有相当的危险性,但 ACS 常被误诊或诊断延迟。接受采访的医师中只有 47% 能够给出 ACS 定义[39]。作为诊断选择,常通过膀胱间接测量腹内压。ACS 定义为腹腔内压力持续>20mmHg,并伴有新发器官功能障碍。因其对持续性腹膜炎患者的生存至关重要,指南建议每 6 小时测量膀胱压以监测这些患者的腹腔压[40]。

尽管首选按需剖腹探查术,分期剖腹术仍存在明确定义的适应证,如重新评估继发性腹膜炎合并肠系膜缺血的肠道活力[14]。

当前的临床指南不建议常规使用开放腹腔手术治疗脓毒症[3]。当然,尽管常规进行第二次探查很容易,但开放腹腔治疗有肠瘘和筋膜移位风险[41]。最近发表的研究表明,持续性腹膜炎危重患者实施这种手术的并发症增加,可能导致更高的死亡率[42]。尽管不是标准方法,但开放腹腔手术仍然是创伤外科医师的重要手段。开放腹腔手术是有发展为 ACS 风险的持续性腹膜炎患者的重要手术方法。正如最近发表文献所言,对预期需要进行第二次检查的患者来说,它也是一种安全有效的技术[3]。继发性(和持续性)腹膜炎的严重病例就是这种情况[3]。世界急诊外科学会(WSES)对紧急情况下开放腹腔手术发表了里程碑式的建议[3]。

14.3.2 重症监护

对继发性腹膜炎,支持性重症监护治疗对于持续性腹膜炎患者至关重要。治疗继发性腹膜炎患者时,重症监护医师可能要面对开放腹腔手术。持续性腹膜炎患者常面临液体流失增加、肌肉蛋白水解、热量流失(尤其是在开放腹腔手术时)和免疫功能受损的威胁。对腹腔开放患者,重症监护必须关注以下内容:

- 限制性液体管理;
- 监测体重;
- 个体化的呼吸支持(小潮气量);
- 复温;
- 镇静和镇痛;
- 监测 pH 值(>7.2)和血清乳酸。

对持续性腹膜炎,尤其是手术应该“按需”的观念要求对 ICU 患者进行观察。根据拯救脓毒症运动的指导原则[43],对有持续性腹膜炎的患者,应按照某些目标标准进行治疗。

1. 预防应激性溃疡(如质子泵抑制剂)。

2. 肺保护通气(ARDS 网络协议)。

3. 维持血流动力学稳定:

- 平均动脉压>65mmHg;
- 根据临床评估补充容量;
- 心肌功能障碍时使用正性肌力药;
- 有创血流动力学监测、超声心动图;
- 肾小球滤过率>0.5ml/kg 体重;
- 重复监测血乳酸。

4. 血糖 110~180mg/dl。

5. 预防血栓形成。

6. 肠内营养(若可行)。

虽然这些核心指标可能是每日查房有利的指导,但精确的剂量、监测的数量等(至少一定程度上)仍是现代文献中一个有争议的话题。

正如一个目前仍有争议的例子。最近文献表明,与传统通气方案(PaO$_2$ 高达 150mmHg,SpO$_2$ 97%~100%)相比,保守 / 限制性通气方式(PaO$_2$ 70~100mmHg,SpO$_2$ 94%~98%)对重症(长期)机械通气患者有利[44]。

尽管氢化可的松是感染性休克患者的一种辅助治疗,但在严重脓毒症患者中使用氢化可的松并不能降低发生循环不稳定 / 感染性休克的风险(HYPRESS 试验)[45]。最近更新的文献进一步表明,钙增敏剂(如左西孟旦)与死亡率降低或器官功能改善无关[46]。

在每日查房中,重症医生应按 Vincent 等人先前撰写发布的"FAST-HUG"(喂养、镇痛、镇静、血栓预防、床头抬高、预防应激性溃疡和控制血糖)原则,监测现代重症医学的关键问题[47]。如图 14.3 所示,经过初始的感染源控制后临床没有改善或恶化时需要进行跨学科讨论,确定是否需再次开腹手术(按需)、再次探查(进入被开放的腹腔)或进行影像学检查。

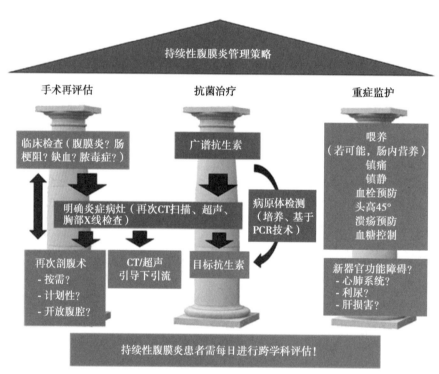

图 14.3　持续性腹膜炎的现代治疗三栏示意图

最重要的是患者的跨学科每日重新评估(经 Springer 授权转载)。

14.3.3　抗菌治疗

广谱抗生素(Tarragona 策略)是脓毒症治疗的第三大支柱。针对继发性腹膜炎,广谱抗菌治疗通常可以根据血培养或其他标本的抗菌谱进行降阶梯和目标治疗,而持续性腹膜炎常需要升阶梯和调整抗生素。持续性腹膜炎中,重症监护每日查房时必须重新评估患者的抗菌药物情况。与继发性腹膜炎不同,持续性或复发性腹膜炎患者常出现多重耐药菌或真菌感染[7,14]。此外,在选择恰当的抗菌治疗时,必须考虑医院特定的微生物菌群。最近文献提示在严重脓毒症中,β- 内酰胺类抗生素持续静脉输注可能比标准的间歇输注更有效[48]。持续性腹膜炎患者是否如此仍然不清楚。

若腹腔感染未受控制,48 小时后必须重新评估抗生素治疗。

根据疑似感染源的部位(腹腔持续 / 反复感染、肺部感染、导管相关感染等),重症医师会针对可能的病原谱给予患者相应的治疗。图 14.4 对腹腔感染病原谱以及相应抗菌治疗“标准方案”进行了概述。

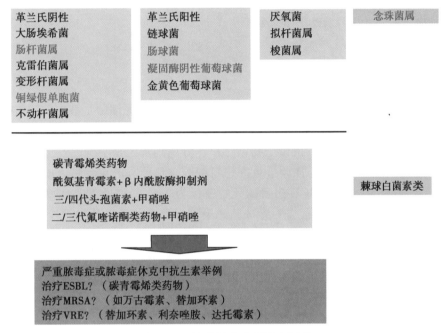

图 14.4　腹腔脓毒症典型病原谱
持续性腹膜炎时,病原谱会转变为典型的院内病原菌落(红色)(经 Springer 许可转载)。

如上所述,抗菌治疗要根据从不同感染源收集标本的培养或基于 PCR 方法检测的结果进行调整。

抗生素管理在当今的 ICU 中变得越来越重要。监测抗菌药物使用对患者病情和避免抗生素耐药都至关重要。

持续性腹膜炎可认为是腹腔的院内获得性感染。MDR 微生物病原谱包括肠球菌、肠杆菌科、假单胞菌和念珠菌。此外,持续性腹膜炎常伴肺部感染(30%)或泌尿系统感染(8%)。抗生素使用不足会威胁持续性腹膜炎患者的生命。正如 Hackel 等人所述,在美国,从腹腔感染中分离的十种最常见的细菌都对氨苄西林 - 舒巴坦不敏感[1,49]。新的抗生素及其组合被设计用于腹腔感染,可能挽救持续性腹膜炎患者生命。表 14.2 概述了“新一代”抗生素,可用于持续性腹膜炎的二 / 三线治疗。

表 14.2　新一代抗生素和潜在的指征

抗生素	分类	指征	参考文献
头孢吡普	β- 内酰胺抗生素	肺炎	50
头孢他洛林	β- 内酰胺抗生素	SSI,肺炎	51,52
头孢洛扎 / 他唑巴坦	第 5 代头孢菌素 +β- 内酰胺酶抑制剂	铜绿假单胞菌	53
头孢唑烷 / 他唑巴坦和头孢他啶 / 阿维巴坦	头孢菌素 +β- 内酰胺酶抑制剂	腹腔感染 尿路感染	54~56
特地唑胺	噁唑烷酮类抗生素	SSI	57
达巴万星和奥利万星	脂糖肽类	SSI,导管相关感染	58,59

相应的文献提供在右侧栏中。

在持续性腹膜炎患者中,表皮葡萄球菌、肠球菌和肠杆菌等细菌是被先前广谱抗菌药物筛选出来的病原体。念珠菌同样如此。如果患者存在中性粒细胞减少、免疫抑制或长时间的腹膜炎,则应将抗真菌药纳入抗微生物治疗中。分离到真菌是明确的发生持续性腹膜炎的独立危险因素[1]。Bassetti 等强调了重症患者腹腔念珠菌病的重要性。ICU 腹腔念珠菌病患者的死亡率为 50%,而非 ICU 患者的死亡率仅为 25%[60]。欧洲临床微生物和传染病学会(ESCMID)建议将棘球白素作为念珠菌感染重症患者的首选药物[61]。针对近平滑念珠菌,氟康唑可能是一个合理的选择。抗真菌药应在患者培养念珠菌转阴后 14 天停用。腹腔念珠菌病治疗不充分已被证实是重要的 ICU 患者生存预后不良指标[1,60]。相反,最近发表的文章表明,在疑似真菌感染的重症患者中使用米卡芬净作为常规经验治疗并没有改善无真菌感染患者的 28 天生存率[62]。

（隆毅　译　蒋正英　校）

参考文献

1. De Waele JJ. Abdominal sepsis. Curr Infect Dis Rep. 2016;18(8):23.
2. Rotstein OD, Meakins JL. Diagnostic and therapeutic challenges of intraabdominal infections. World J Surg. 1990;14(2):159–66.
3. Sartelli M, Abu-Zidan FM, Ansaloni L, Bala M, Beltrán MA, Biffl WL, et al. The role of the open abdomen procedure in managing severe abdominal sepsis: WSES position paper. World J Emerg Surg. 2015;10:35.
4. Calandra T, Cohen J. The international sepsis forum consensus conference on definitions of infection in the intensive care unit. Crit Care Med. 2005;33(7):1538–48.
5. Dellinger EP, Wertz MJ, Meakins JL, Solomkin JS, Allo MD, Howard RJ, et al. Surgical infection stratification system for intra-abdominal infection. Multicenter trial. Arch Surg. 1985;120(1):21–9.
6. Bohnen JM, Mustard RA, Oxholm SE, Schouten BD. APACHE II score and abdominal sepsis. A prospective study. Arch Surg. 1988;123(2):225–9.
7. Nathens AB, Rotstein OD, Marshall JC. Tertiary peritonitis: clinical features of a complex nosocomial infection. World J Surg. 1998;22(2):158–63.
8. Montravers P, Dufour G, Guglielminotti J, Desmard M, Muller C, Houissa H, et al. Dynamic changes of microbial flora and therapeutic consequences in persistent peritonitis. Crit Care. 2015;19:70.

9. Poeze M, Ramsay G, Gerlach H, Rubulotta F, Levy M. An international sepsis survey: a study of doctors' knowledge and perception about sepsis. Crit Care. 2004;8(6):R409–13.

10. Rubulotta FM, Ramsay G, Parker MM, Dellinger RP, Levy MM, Poeze M. An international survey: public awareness and perception of sepsis. Crit Care Med. 2009;37(1):167–70.

11. Robson W, Beavis S, Spittle N. An audit of ward nurses' knowledge of sepsis. Nurs Crit Care. 2007;12(2):86–92.

12. Moore LJ, Moore F. Early diagnosis and evidence-based care of surgical sepsis. J Intensive Care Med. 2011;28(2):107–17.

13. Bader FG, Schröder M, Kujath P, Muhl E, Bruch H-P, Eckmann C. Diffuse postoperative peritonitis – value of diagnostic parameters and impact of early indication for relaparotomy. Eur J Med Res. 2009;14(11):491–6.

14. Hecker A, Uhle F, Schwandner T, Padberg W, Weigand MA. Diagnostics, therapy and outcome prediction in abdominal sepsis: current standards and future perspectives. Langenbeck's Arch Surg. 2014;399(1):11–22.

15. Henriquez-Camacho C, Losa J. Biomarkers for sepsis. Biomed Res Int. 2014;2014:547818.

16. Welsch T, Frommhold K, Hinz U, Weigand MA, Kleeff J, Friess H, et al. Persisting elevation of C-reactive protein after pancreatic resections can indicate developing inflammatory complications. Surgery. 2008;143(1):20–8.

17. Wacker C, Prkno A, Brunkhorst FM, Schlattmann P. Procalcitonin as a diagnostic marker for sepsis: a systematic review and meta-analysis. Lancet Infect Dis. 2013;13(5):426–35.

18. Liu D, Su LX, Guan W, Xiao K, Xie LX. Prognostic value of procalcitonin in pneumonia: a systematic review and meta-analysis. Respirology. 2016;21(2):280–8.

19. Uzzan B, Cohen R, Nicolas P, Cucherat M, Perret G-Y. Procalcitonin as a diagnostic test for sepsis in critically ill adults and after surgery or trauma: a systematic review and meta-analysis. Crit Care Med. 2006;34(7):1996–2003.

20. Heyland DK, Johnson AP, Reynolds SC, Muscedere J. Procalcitonin for reduced antibiotic exposure in the critical care setting: a systematic review and an economic evaluation. Crit Care Med. 2011;39:1792–9.

21. Bouadma L, Luyt CE, Tubach F, Cracco C, Alvarez A, Schwebel C, et al. Use of procalcitonin to reduce patients' exposure to antibiotics in intensive care units (PRORATA trial): a multicentre randomised controlled trial. Lancet. 2010;375(9713):463–74.

22. de Jong E, van Oers JA, Beishuizen A, Vos P, Vermeijden WJ, Haas LE, et al. Efficacy and safety of procalcitonin guidance in reducing the duration of antibiotic treatment in critically ill patients: a randomised, controlled, open-label trial. Lancet Infect Dis. 2016;16(7):819–27.

23. Rivers EP, Jaehne AK, Nguyen HB, Papamatheakis DG, Singer D, Yang JJ, et al. Early biomarker activity in severe sepsis and septic shock and a contemporary review of immunotherapy trials: not a time to give up, but to give it earlier. Shock. 2013;39(2):127–37.

24. Gastmeier P, Schwab F, Behnke M, Geffers C. Less blood culture samples – less infections? Anaesthesist. 2011;60(10):902–7.

25. Opal SM, Garber GE, LaRosa SP, Maki DG, Freebairn RC, Kinasewitz GT, et al. Systemic host responses in severe sepsis analyzed by causative microorganism and treatment effects of drotrecogin alfa (activated). Clin Infect Dis. 2003;37(1):50–8.

26. Huang SS, Septimus E, Kleinman K, Moody J, Hickok J, Avery TR, et al. Targeted versus universal decolonization to prevent ICU infection. N Engl J Med. 2013;368(24):2255–65.

27. Grumaz S, Stevens P, Grumaz C, Decker SO, Weigand MA, Hofer S, et al. Next-generation sequencing diagnostics of bacteremia in septic patients. Genome Med. 2016;8(1):73.

28. Vincent J-L, Brealey D, Libert N, Abidi NE, O'Dwyer M, Zacharowski K, et al. Rapid diagnosis of infection in the critically ill, a multicenter study of molecular detection in bloodstream infections, pneumonia, and sterile site infections. Crit Care Med. 2015;43(11):2283–91.

29. Cohen J, Vincent JL, Adhikari NKJ, Machado FR, Angus DC, Calandra T, et al. Sepsis: a roadmap for future research. Lancet Infect Dis. 2015;15:581–614.

30. Bloos F, Thomas-Rüddel D, Rüddel H, Engel C, Schwarzkopf D, Marshall JC, et al. Impact of compliance with infection management guidelines on outcome in patients with severe sepsis: a prospective observational multi-center study. Crit Care. 2014;18(2):R42.

31. Hecker A, Schneck E, Rohrig R, Roller F, Hecker B, Holler J, et al. The impact of early surgical intervention in free intestinal perforation: a time-to-intervention pilot study. World J Emerg Surg. 2015;10:54. eCollection 2015.

32. Vester-Andersen M, Lundstrøm LH, Buck DL, Møller MH. Association between surgical delay and survival in high-risk emergency abdominal surgery. A population-based Danish cohort study. Scand J Gastroenterol. 2016;51(1):121–8.

33. Buck DL, Vester-Andersen M, Møller MH. Surgical delay is a critical determinant of survival

in perforated peptic ulcer. Br J Surg. 2013;100(8):1045–9.

34. Gajic O, Urrutia LE, Sewani H, Schroeder DR, Cullinane DC, Peters SG. Acute abdomen in the medical intensive care unit. Crit Care Med. 2002;30(6):1187–90.

35. van Ruler O, Mahler CW, Boer KR, Reuland EA, Gooszen HG, Opmeer BC, et al. Comparison of on-demand vs planned relaparotomy strategy in patients with severe peritonitis: a randomized trial. JAMA. 2007;298(8):865–72.

36. Kiewiet JJS, van Ruler O, Boermeester MA, Reitsma JB. A decision rule to aid selection of patients with abdominal sepsis requiring a relaparotomy. BMC Surg. 2013;13:28.

37. van Ruler O, Lamme B, Gouma DJ, Reitsma JB, Boermeester M. Variables associated with positive findings at relaparotomy in patients with secondary peritonitis. Crit Care Med. 2007;35(2):468–76.

38. Koperna T, Schulz F. Relaparotomy in peritonitis: Prognosis and treatment of patients with persisting intraabdominal infection. World J Surg. 2000;24(1):32–7.

39. Hecker A, Hecker B, Hecker M, Riedel JG, Weigand MA, Padberg W. Acute abdominal compartment syndrome: current diagnostic and therapeutic options. Langenbeck's Arch Surg. 2016;401(1):15–24.

40. Kirkpatrick AW, Roberts DJ, De Waele J, Jaeschke R, Malbrain MLNG, De Keulenaer B, et al. Intra-abdominal hypertension and the abdominal compartment syndrome: updated consensus definitions and clinical practice guidelines from the World Society of the Abdominal Compartment Syndrome. Intensive Care Med. 2013;39:1190–206.

41. Yuan Y, Ren J, He Y. Current status of the open abdomen treatment for intra-abdominal infection. Gastroenterol Res Pract. 2013;2013:Article ID 532013.

42. Chen Y, Ye J, Song W, Chen J, Yuan Y, Ren J. Comparison of outcomes between early fascial closure and delayed abdominal closure in patients with open abdomen: a systematic review and meta-analysis. Gastroenterol Res Pract. 2014;2014:784056.

43. Dellinger RP, Levy MM, Rhodes A, Annane D, Gerlach H, Opal SM, et al. Surviving sepsis campaign: international guidelines for management of severe sepsis and septic shock: 2012. Crit Care Med. 2013;41(2):580–637.

44. Girardis M, Busani S, Damiani E, Donati A, Rinaldi L, Marudi A, et al. Effect of conservative vs conventional oxygen therapy on mortality among patients in an intensive care unit: the oxygen-ICU randomized clinical trial. JAMA. 2016;316(15):1583–9.

45. Keh D, Trips E, Marx G, Wirtz SP, Abduljawwad E, Bercker S, et al. Effect of hydrocortisone on development of shock among patients with severe sepsis: the HYPRESS randomized clinical trial. JAMA. 2016;316(15):1583–9.

46. Gordon AC, Perkins GD, Singer M, McAuley DF, Orme RML, Santhakumaran S, et al. Levosimendan for the prevention of acute organ dysfunction in sepsis. N Engl J Med. 2016;375(17):1638–48.

47. Vincent J-L. Give your patient a fast hug (at least) once a day. Crit Care Med. 2005;33(6):1225–9.

48. Abdul-Aziz MH, Sulaiman H, Mat-Nor MB, Rai V, Wong KK, Hasan MS, et al. Beta-lactam infusion in severe sepsis (BLISS): a prospective, two-centre, open-labelled randomised controlled trial of continuous versus intermittent beta-lactam infusion in critically ill patients with severe sepsis. Intensive Care Med. 2016;42:1535–45.

49. Hackel MA, Badal RE, Bouchillon SK, Biedenbach DJ, Hoban DJ. Resistance rates of intra-abdominal isolates from intensive care units and non-intensive care units in the united states: the study for monitoring antimicrobial resistance trends 2010–2012. Surg Infect. 2015;16(3):298–304.

50. Awad SS, Rodriguez AH, Chuang YC, Marjanek Z, Pareigis AJ, Reis G, et al. A phase 3 randomized double-blind comparison of ceftobiprole medocaril versus ceftazidime plus linezolid for the treatment of hospital-acquired pneumonia. Clin Infect Dis. 2014;59(1):51–61.

51. Kiang TKL, Wilby KJ, Ensom MHH. A critical review on the clinical pharmacokinetics, pharmacodynamics, and clinical trials of ceftaroline. Clin Pharmacokinet. 2015;54:915–31.

52. Zhong NS, Sun T, Zhuo C, D'Souza G, Lee SH, Lan NH, et al. Ceftaroline fosamil versus ceftriaxone for the treatment of Asian patients with community-acquired pneumonia: a randomised, controlled, double-blind, phase 3, non-inferiority with nested superiority trial. Lancet Infect Dis. 2015;15(2):161–71.

53. Solomkin J, Hershberger E, Miller B, Popejoy M, Friedland I, Steenbergen J, et al. Ceftolozane/tazobactam plus metronidazole for complicated intra-abdominal infections in an era of multidrug resistance: Results from a randomized, double-blind, phase 3 trial (ASPECT-cIAI). Clin Infect Dis. 2015;60(10):1462–71.

54. Wagenlehner FM, Umeh O, Steenbergen J, Yuan G, Darouiche RO. Ceftolozane-tazobactam compared with levofloxacin in the treatment of complicated urinary-tract infections, includ-

ing pyelonephritis: a randomised, double-blind, phase 3 trial (ASPECT-cUTI). Lancet. 2015;385(9981):1949–56.

55. Vazquez J, González Patzán LD, Stricklin D, Duttaroy DD, Kreidly Z, Lipka J, et al. Efficacy and safety of ceftazidime-avibactam versus imipenem-cilastatin in the treatment of complicated urinary tract infections, including acute pyelonephritis, in hospitalized adults: results of a prospective, investigator-blinded, randomized study. Curr Med Res Opin. 2016;28:1921–31.

56. Mazuski JE, Gasink LB, Armstrong J, Broadhurst H, Stone GG, Rank D, et al. Efficacy and safety of ceftazidime-avibactam plus metronidazole versus meropenem in the treatment of complicated intra-abdominal infection: results from a randomized, controlled, double-blind, phase 3 program. Clin Infect Dis. 2016;62(11):1380–9.

57. Moran GJ, Fang E, Corey GR, Das AF, De Anda C, Prokocimer P. Tedizolid for 6 days versus linezolid for 10 days for acute bacterial skin and skin-structure infections (ESTABLISH-2): a randomised, double-blind, phase 3, non-inferiority trial. Lancet Infect Dis. 2014;14(8):696–705.

58. Raad I, Darouiche R, Vazquez J, Lentnek A, Hachem R, Hanna H, et al. Efficacy and safety of weekly dalbavancin therapy for catheter-related bloodstream infection caused by grampositive pathogens. Clin Infect Dis. 2005;40(3):374–80.

59. Roberts KD, Sulaiman RM, Rybak MJ. Dalbavancin and oritavancin: an innovative approach to the treatment of gram-positive infections. Pharmacotherapy. 2015;35(10):935–48.

60. Bassetti M, Righi E, Ansaldi F, Merelli M, Scarparo C, Antonelli M, et al. A multicenter multinational study of abdominal candidiasis: epidemiology, outcomes and predictors of mortality. Intensive Care Med. 2015;41(9):1601–10.

61. Arendrup MC, Boekhout T, Akova M, Meis JF, Cornely OA, Lortholary O, et al. ESCMID and ECMM joint clinical guidelines for the diagnosis and management of rare invasive yeast infections. Clin Microbiol Infect. 2014;20(S3):76–98.

62. Timsit J-F, Azoulay E, Schwebel C, Charles PE, Cornet M, Souweine B, et al. Empirical micafungin treatment and survival without invasive fungal infection in adults with ICU-acquired sepsis, Candida colonization, and multiple organ failure: the EMPIRICUS randomized clinical trial. JAMA. 2016;316(15):1555–64.

严重艰难梭菌结肠炎治疗策略的进展：确定治疗窗 **15**

Peter K.Kim, Peng Zhao, Sheldon Teperman

15.1 引言

在美国，艰难梭菌（*Clostridium difficile*）是医院获得性感染的首要原因[1]。该病在 20 世纪末开始成为医院的困扰并且已经进化出高毒力菌株[2]。罹患获得性艰难梭菌结肠炎的危险因素不仅仅是住院，抗生素暴露、免疫抑制、高龄、营养不良——这是住在疗养院内虚弱患者的所有特征[3]。对于临床医生而言，重要的是尽早识别疾病发展过程中的体征和标志。及时识别严重艰难梭菌感染（*Clostridium difficile* infection，CDI）能够避免急诊结肠切除，防止感染性休克的肆虐甚至是最终的死亡。

在本章，我们将为严重疾病的临床识别、药物治疗开始失败时的"治疗窗"，甚至外科手术变得无效的节点确定新的标准。对于艰难梭菌的治疗，相较于控制源头而采取的传统外科干预，我们将考察保留结肠技术的可行性。通过结肠内万古霉素灌注（intracolonic vancomycin，ICV）以改善结果的关键治疗也包含在内。最后，在艰难梭菌结肠炎被有效控制的情况下，我们将讨论微生物群管理方面的内容。微生物管理可作为必要的避免艰难梭菌结肠炎复发的预防策略。

15.2 艰难梭菌相关性腹泻及结肠炎的临床识别

艰难梭菌相关性腹泻（*Clostridium difficile*-associated diarrhea，CDAD）是一种可怕的医疗保健相关性疾病，自 20 世纪末开始困扰住院患者，于 1978 年首次被描述[4]。建议大家阅读纽约大学 Martin Blaser 所著的《消失的微生物》一书，以全面了解抗生素给人类带来的问题[5]。在美国，一半的抗生素用于畜牧业，其能使小牛和鸡有效地被养肥。直到现在，人们才明白在家畜和农业中应用抗生素是存在问题的。

在美国、欧洲和其他发达国家，抗生素的滥用和艰难梭菌结肠炎的增多使得接受医疗保健的前景堪忧[6]。再次强调，医院是个危险的地方[7]。如果你是有感染迹象的老迈虚弱者，有人将会为你使用抗生素。但随后病情可能发展为不间断的腹泻和腹痛而需要急诊回肠造瘘来挽救生命。

为病情最重的患者做正确的事，既有希望，也有困惑。正如我们对住院患者宣教的那样，您的许多治疗取决于谁值班，白天还是夜晚。得益于运气或"拯救脓毒症"的教育，某些医生会早期识别严重感染并且开始经验性广覆盖抗菌治疗。然而，找到正确的感染源可能很困难，尤其是艰难梭菌结肠炎，即使是最出色的临床医生也可能漏诊。此外，经验性革兰氏阴性菌覆盖治疗后的微生物群改变效应将加剧艰难梭菌引发的问题。一旦确诊艰难梭菌相关性腹泻,停用广谱抗生素会变成一个艰难的抉择,因为人们常常担心源于肺、血液或尿液中的其他感染。然而,为避免感染发展成为危及生命的结肠炎,在艰难梭菌感染早期的管理中,坚决停用不必要的抗生素是至关重要的。

目前在我们医院中,有一种文化:针对严重艰难梭菌结肠炎,应信任早期外科会诊和万古霉素灌肠治疗。在美国,由于需要经肛治疗,对医学生进行的调查显示,三分之一的人宁愿去手术,三分之一选择结肠镜下粪便移植,有一半的人认同为了控制艰难梭菌引起的肆虐感染这一源头而采用直肠导管将抗生素直接送达结肠的疗法。

15.3　一种新菌株的致病机制及致病性

艰难梭菌已迅速取代耐甲氧西林金黄色葡萄球菌,成为最常见的"医疗保健相关感染"[8]。于 2002 年,艰难梭菌致命流行的"爆炸点"发生在加拿大魁北克[9]。幸运的是,加拿大团队意识到他们正在处理一种发生了致命性转化的微生物,发出了强烈警报[10]。该突变随后由疾控中心的研究人员进行了定义,被称为"B1/NAP1/027 毒素型Ⅲ"[11]。高毒力艰难梭菌菌株的这种分类涉及该菌株的各种生化和遗传特征。

2005 年 9 月,《柳叶刀》上发表了一份报道记载了一项为表征这种新的微生物毒力的跨大西洋合作[2]。艰难梭菌产生三种外毒素——毒素 A、毒素 B 和二元毒素。与毒素 A 相比,毒素 B 似乎是最强的毒素。但越来越清楚的是二元毒素在发病机制中起一定的作用[12]。毒素似乎是通过 Rho GTP 酶起作用。该酶改变肌动蛋白的聚合反应并改变结肠上皮细胞的间隙连接,使结肠渗漏和可渗透,从而使栖息的微生物群进入体内[13,14]。请记住,胃肠道是一根管子,脓毒血症可能是由于结肠黏膜壁(宿主屏障)的破裂引起的,致病微生物可以通过此处入侵宿主。

《柳叶刀》研究人员发现,表达 NAP1 的艰难梭菌的毒力高出以前任何形态艰难梭菌的16~23 倍[2]。由此,这种微生物怎样导致如此严重和致命表现的谜底揭开。于是魁北克的公共卫生调查人员担起责任,尽力去解释"加拿大到底发生了什么?"他们列举了氟喹诺酮类药物的滥用(新菌株对其耐药,无疑是由这个原因引起的)、老化的基础设施(拥挤的病房)和较差的感染控制措施(艰难梭菌的孢子只能通过用肥皂和水洗手来根除,而不是乙醇溶液)。但事实上,在整个医疗保健领域中存在相同的因素,美国当然也有这些问题。

15.4　轻度、中度和重度艰难梭菌结肠炎以及复杂艰难梭菌结肠炎和暴发性艰难梭菌结肠炎的治疗策略

在 2015 世界急诊外科学会(WSES)评论及指南中,Sartelli 等对艰难梭菌相关疾病的诊断和治疗标准进行了详尽回顾。然而,艰难梭菌引起的严重、复杂和暴发性结肠炎的治疗仍存在争议,并且针对这种致命的医院获得性感染增长的新治疗策略仍处于研发中。在对艰难梭菌感染的文献回顾中我们发现,由于标准和术语的不同,临床医生对严重疾病的分类感到困惑,手术时机也存在争议。我们希望为艰难梭菌感染提供一个简单的分类系统(表15.1)。特别是,我们关注严重艰难梭菌感染三个阶段,并将每个阶段与恰当的疗法相关联以实现更好的结果,并且赞同尽可能保留结肠。

15.4.1 轻度和中度艰难梭菌结肠炎

在过去几年中,艰难梭菌相关性腹泻的治疗已从常规口服甲硝唑演变为常规口服万古霉素和严重病例使用甲硝唑静脉注射治疗[16]。2013 年美国胃肠病学会(ACG)指南认可了艰难梭菌感染的严重程度评分系统[17]。我们提议分类为轻度艰难梭菌结肠炎的,仅表现为腹泻,可单独口服甲硝唑治疗。中度艰难梭菌结肠炎既表现有腹泻又有腹痛。对于轻、中度艰难梭菌结肠炎的患者,首选口服抗生素治疗,住院患者也可静脉用甲硝唑。遗憾的是,甲硝唑与艰难梭菌相关性腹泻的治疗失败率增加有关[18]。如果单独使用甲硝唑 5~7 天后病情无改善,应当考虑口服万古霉素。与甲硝唑不同,万古霉素不会分泌到胃肠道内,艰难梭菌感染从不静脉使用万古霉素。

重要的是,既往发作过一次艰难梭菌感染的患者复发率为 15%~35%,发作过两次以上的患者复发率为 33%~65%[19]。一种新的大环内酯类抗生素非达霉素被批准用于轻度至中度艰难梭菌相关性腹泻[20]。非达霉素是有抗革兰氏阳性厌氧菌活性的窄谱抗生素。初步试验表明,它至少与现有疗法一样有效,而且复发更少。其作用机制被认为是减少了对微生物群的干扰[21]。由于非达霉素费用高昂,它比口服同当量的万古霉素贵了三倍,所以除非是复发性疾病,否则一般做后备用药。

表 15.1 艰难梭菌感染(CDI)严重程度评分系统和抗生素治疗建议

严重程度	诊断	治疗
轻度 CDI	• 腹泻	• 甲硝唑 500mg 口服或静脉注射每 8 小时一次 ×10 天 • 停用不必要的抗生素
中度 CDI	• 腹泻和腹痛	• 万古霉素 125mg 口服每 6 小时一次 ×10 天
重度 CDI 1 期	• 血清白蛋白<3g/dl • 白细胞>15 000 个 /mm³ • 腹部压痛 • 肌酐>1.5 倍正常	• 甲硝唑 500mg 静脉注射每 8 小时一次 • 万古霉素 250mg 口服每 6 小时一次 • 万古霉素 1g/500ml 林格液,经直肠结肠内保留灌肠每 6 小时一次 • 外科会诊
重度 CDI 2 期 (复杂性)	• 收入 ICU • 发热>38.5℃ • 低血压 • 精神改变 • 白细胞>35 000 个 /mm³ 或 <2 000 个 /mm³ • 血清乳酸>2.2mmol/L • 靶器官衰竭(呼吸器官、肾)	• 甲硝唑 500mg 静脉注射每 8 小时一次 • 万古霉素 500mg 口服每 6 小时一次 • 回肠造瘘术,结肠冲洗 • 万古霉素 1g/500ml 林格液通过回肠造瘘管结肠灌注每 6 小时一次 ×10 天
重度 CDI 3 期 (暴发性)	• 升压药加量 • 肾衰竭恶化 • 白细胞>50 000 个 /mm³ • 腹膜炎 • 腹腔间室综合征	• 结肠次全切除术并回肠造瘘术 • 经直肠残端万古霉素 500mg 直肠给药每 6 小时一次 • 如果是终末期慢性病,则认为无有效方法

粪菌移植治疗复发性艰难梭菌感染

对结肠微生物微环境和肠黏膜免疫了解的深入促使粪菌移植（fecal microbiota transplantation，FMT）的出现[13,22-25]。粪菌移植是唯一对复发性艰难梭菌感染具有高治愈率并能改变结肠菌群不足和失调的治疗方法。尽管尚未对粪菌移植在复发性艰难梭菌感染以外的其他情况的有效性进行深入研究，但越来越多的证据表明，粪便移植可以使轻度、中度甚至重度艰难梭菌感染的患者受益。越来越多的证据表明，某种形式的微生物群处理可能是艰难梭菌和其他疾病治疗的未来标准。

15.4.2 严重1期：艰难梭菌肠炎

2010年的SHEA/IDSA指南将"严重"定义为WBC>15 000个/μl或血清肌酐水平>病前水平的1.5倍[17]。"严重"艰难梭菌感染1期定义为WBC>15 000/mm³，血清白蛋白<3g/dl，血清肌酐水平>病前水平的1.5倍或腹部压痛（表15.1）。而我们更倾向于早期将那些有任何脓毒血症或肾功能衰竭征象的虚弱患者包含在内。

对严重1期的患者，SHEA/IDSA指南批准了静脉滴注甲硝唑和口服高剂量万古霉素的联合治疗方案。在2007年，我们偶然发现了一个解决给药难题的"窍门"。万古霉素直接结肠内滴注作为一种辅助治疗的想法只有一些传闻[26-28]。仅有一个包含少数病例的研究报道。如果NAP1导致肠梗阻并阻止最有效的抗生素到达梗阻部位，为什么不绕过它给药呢？我们开始在那些被分类为严重疾病的每一位患者身上使用万古霉素结肠内灌注。在NAP1流行期间，早期万古霉素结肠内灌注的47名患者中有70%的完全缓解率[30]。剩余的30%中通过抢救性的结肠切除可使70%的患者缓解，总挽救率为79%。重要的是，所有万古霉素灌肠失败又未手术的患者均死亡。我们的统计分析表明，血清白蛋白水平低下的老年患者、居住在普通疗养院者万古霉素结肠内灌注易失败。事实上，我们坚信，对严重1期患者，万古霉素结肠内灌注应作为每个外科医生的常规诊治手段。然而，对治疗的反应和早期手术的需求需要严密监测，特别是老年体弱者。我们对万古霉素灌肠技术有丰富的经验，我们希望在表15.2中分享该技术成功关键因素的经验。

表15.2 了解当地的医疗设备：万古霉素灌肠治疗严重艰难梭菌结肠炎成功的关键

1. 尽早开始万古霉素结肠灌注和请外科会诊

2. 停止所有不必要的抗生素

3. 使用大的直肠导管（32号法式Mallekodt或Foley导管）。保留灌肠。夹闭导管并忍耐15分钟，然后引流5小时

4. 如果您使用大的Foley导管作为直肠导管，请不要给Foley导管上的气囊充气，因为压力会导致直肠缺血，从而引起下消化道出血，将导致万古霉素结肠灌注治疗终止

5. 不要像某些人建议的那样使用直肠管灌注港和粪便收集管理系统[70]。由于使用粪便管理导管，我们经历了几次失败。这些系统的设计是用于收集，而不是滴注。成功的关键是将万古霉素递送至右半结肠。将导管用胶带固定或绑在腿上，以防掉落

6. 万古霉素使用更高的剂量（1g），它不会被结肠系统吸收

7. 使用更大的容量(500ml,甚至 1L)。穿孔的危险性很低,没有报告病例。IDSA/SHEA 建议的 100ml 的容量太少,这很可能会导致失败。我们赞同,结肠切除术后 7 天内,500mg/100ml 每 8 小时一次对有结肠袋炎的直肠残端是恰当的剂量和体积[71]

8. 由于生理盐水导致代谢性酸中毒,请使用乳酸林格液代替生理盐水[72]

9. 为了节约,请告知药房使用万古霉素静脉制剂作为直肠灌肠剂。万古霉素口服制剂价格昂贵且不易碾碎

　　另一项 26 例接受万古霉素结肠内灌注治疗的回顾性病例队列研究也表明,逆行万古霉素结肠内灌注具有一定的保护作用,但其病例数量也很少,且相关性不强[31]。美国胃肠病学会和世界急诊外科学会均认可逆行万古霉素结肠内灌注用于严重疾病,我们将这种方式纳入严重 1 期疾病的重要辅助性药物治疗。我们和其他人强烈建议对严重 1 期疾病进行早期外科会诊,以监测治疗的反应及病情进展时的紧急手术需求[32]。

15.4.3　严重 2 期:复杂的艰难梭菌结肠炎

　　当所有保守治疗都失败后,我们就只能寄希望于有经验的外科医生或者 ICU 值班医生了[33,34]。希望早在气管插管或开始使用升压药前数小时,内科 ICU 团队已经完善了外科会诊。在有任何器官衰竭征象前进行会诊是做出这些决定的最佳时机。有了适当的资源,患者就可以转到外科 ICU 接受治疗,因为这种方法可以改善预后[35]。同样希望外科医生能够识别危及生命的需要开腹减压的腹腔间室综合征。

　　手术仍然是个艰难的决定,表 15.1 总结了适应证。我们建议将复杂艰难梭菌结肠炎的分类扩展,作重度 2 期(包括因艰难梭菌感染收治重症监护病房的患者、无论是否需要升压药的低血压患者、肠梗阻或严重腹胀患者,尤其是出现譬如肾衰竭、意识改变,或需要机械通气等终末器官损害或功能障碍迹象者)[15,17,37]。任何器官衰竭的迹象都预示需要手术,转移性祥式回肠造瘘和结肠冲洗与最低死亡率相关[38]。在匹兹堡,Zuckerbraun 等学者制定了一套通过腹腔镜微创回肠造瘘的早期手术方案。在术中,他们用 8L GoLYTELY® 灌洗结肠,通过留置的导管,将万古霉素由祥式回肠造瘘口远端经结肠送至右半结肠。与开腹结肠切除术相比,转移性祥式回肠造瘘结肠灌洗是一种侵入性较小且保留结肠的手术[39]。用该方案治疗 42 例复杂性艰难梭菌感染患者,进行历史对照。在该研究队列中,有 35 名(83%)患者行腹腔镜回肠造瘘术。39 名(93%)患者得以保留结肠。与接受结肠切除术的历史对照组相比,研究队列的死亡率显著降低(19% vs. 50%;优势比为 0.24;P=0.006)。

　　值得注意的是,匹兹堡研究组继续顺行万古霉素结肠内灌注治疗十天,在他们的研究中,患者的生存率也达到了 70%,这与我们自己的经直肠万古霉素结肠内灌注的经验十分相似[30]。对患者而言,回肠造瘘术的外科操作远少于结肠次全切。对于外科医生和患者而言,这种手术是一项值得考虑的不那么令人畏惧的微创手术[40]。这种微创手术代表了重度 1 期疾病经直肠进行万古霉素给药治疗方法的升级,但其侵袭性和创伤性仍远不及开腹结肠切除术。所有患者术后均通过回肠造瘘口接受了顺行性万古霉素灌肠,并且也实现了 70% 的成功率。这种处理的结果为远期恢复肠道的延续性打下了基础。实际上,有 79% 长期存活患者的回肠造瘘被还纳[38]。

有必要做手术吗？对于很多患者来说，我们会说是的。联合灌洗,抗生素和氧气输送到右结肠以杀死和洗脱厌氧艰难梭菌是救命的和必要的。这些患者避免了结肠切除术。但是如果通过直肠导管早期施用万古霉素结肠内灌注,这些患者是否可以完全避免手术和回肠造口术呢？除非将来设立随机对照试验,否则我们永远不可能知道这个问题的答案。

我们推荐重症监护室、感染科和外科持续评估和交流以确定万古霉素结肠内灌注的起始和结束时间,尤其是明确需要进一步外科干预的时机。不幸的是,有袢式回肠造瘘后死亡的病例报告,看来这项技术并不总能成功救治这些患者[41]。一些患者后续需要结肠次全切,一些患者会死亡[38]。早期识别病情恶化的征象至关重要,因为这些患者仍然有可能进展为暴发性艰难梭菌结肠炎(3 期)和具有生命危险的艰难梭菌感染。

15.4.4　严重 3 期：暴发性艰难梭菌结肠炎

尽管没有人清晰定义暴发性艰难梭菌感染,但我们相信它是艰难梭菌感染的最严重表现。一项广泛收集证据的研究,把暴发性艰难梭菌结肠炎定义为：需要结肠切除或收住 ICU 者[42]。需要警惕的是当达到暴发期时,通过结肠切除术外科治疗艰难梭菌感染具有高死亡率[43]。当出现多器官功能衰竭时,看似可以选择手术,但不幸的是,对于使用升压药的感染性休克患者,我们会告诉其家属,无论是否行结肠切除术,死亡风险是相当的。许多研究认为,在发展至暴发性结肠炎之前早期手术,或许能提高生存率[35,44]。

现有的文献尚不能确定地描述哪些患者药物治疗可能失败或哪些患者可能进展为伴随多器官功能衰竭的暴发性艰难梭菌结肠炎[19]。不管怎样,接受紧急结肠切除比仅用药物治疗似乎有更多幸存者[41]。外科手术改善死亡率是倡导早期外科团队介入的一个重要原因。

大多数外科医生相信结肠次全切并回肠造瘘术。对令人绝望的暴发性艰难梭菌结肠炎,外科医生重视彻底的源头控制,这就要求切除全部结肠,仅保留直肠残端。手术过程复杂费时,而且如果患者幸存,他需要行回直肠吻合来恢复肠道的连续性,可以预见的是患者会面临终身腹泻甚至危及生命的艰难梭菌结肠炎复发[45]。这些患者的病情或许永远得不到逆转,而可怜的幸存者,自他们回肠造瘘术后第一天开始,将遭受脱水和电解质紊乱的折磨[46]。疗养院中回肠造瘘的老年患者情况并不乐观。

如果升压药的用量小,并且通过直肠导管万古霉素结肠内灌注在 24 小时内取得显著效果,我们用于 3 期患者的治疗原则可能会延误结肠次全切。不过,东方创伤外科协会(EAST)指南试图解决艰难梭菌结肠炎手术时机的问题。这些指南是第一次使用新的 GRADE 方法学。东方创伤外科协会强烈推荐严重艰难梭菌感染"在发展至休克前或需要升压药前,尽早手术"。但他们也指出,支持该建议的证据质量"非常低"。他们争论的另一方面是,等待太长显然会导致死亡,所以早期手术虽然激进(他们喜欢次全切),还是应该成为首选。我们还广泛地应用腹部 CT 来寻找特征性弥漫性结肠增厚。在快速艰难梭菌检测(粪 GDH 和实时 PCR)出现前,进行 CT 检查就是我们的一个习惯。为了确保经直肠的万古霉素注入到了结肠黏膜,我们也会等待,只是时间非常短。不过,Ferrada 博士和他的委员会可能找到了正确的结论：尽早手术可以挽救生命。

非常清楚的是结肠次全切除术切除了体内病变。如果外科医生手术不是太晚的话,这种反应是立竿见影的。白细胞下降,乳酸被清除,升压药停用。但通常情况下,脓毒症留给患者的后遗症太多。尽管他们没有死亡,但寿命也缩短了。特别的是,我们发现患者常有肾功能衰竭。

当前,如果您患有艰难梭菌感染,许多中心将切除您整个结肠。事实上,2013 年的 EAST 指南已经知道这种侵入性较小的技术,但选择了支持以结肠次全切并回肠造瘘术作为治疗标准。然而,这个结论是基于一些不确切的回顾性数据的[48]。最近,Ferrada 博士组织了一项十中心的针对艰难梭菌结肠炎手术治疗的回顾性研究,结果显示接受回肠造瘘治疗的患者的死亡率要低于结肠次全切[49]。祥式回肠造瘘结果的改善是否可以归因于患者选择? 也许。麻省总医院正努力对这个重要问题引导一项前瞻性试验。它的标题很恰当“转移性祥式回肠造瘘和结肠灌洗:开腹结肠全切治疗艰难梭菌性结肠炎的替代治疗,一项随机对照试验”。随机试验难以实现,麻省总医院想要开展的试验很难招募到足够中心和患者。不幸的是,这些招募和随机分配很难在深夜进行,而且这种实验的伦理学也不清楚。

艰难梭菌结肠炎的死亡率预测指标:当需要手术切除结肠以挽救生命时,可能为时已晚

尽管比仅接受药物治疗者更有可能存活,但接受急诊结肠切除术的患者术后死亡率仍然很高[50]。≥65 岁者的死亡率为 55.1/100 000。与其他需要紧急手术的疾病一样,死亡率与年龄、白细胞计数、血清白蛋白和血清肌酐有关[51]。重要的是,艰难梭菌感染是该年龄组的第 17 位死亡原因。当然,要认识到该数据是在使用万古霉素结肠内灌注之前收集的[11]。

在最严重的情况下,暴发性艰难梭菌结肠炎(3 期)需要进行手术干预的患者占艰难梭菌感染患者的比例高达 8%[52]。艰难梭菌相关性腹泻患者中,高达 3.5% 的患者必须进行结肠次全切并回肠造瘘术[53]。对于暴发性艰难梭菌结肠炎患者,手术切除结肠仍然是一种非常可怕的治疗方法。历史对照报道需要结肠切除术的患者死亡率为 35%~57%,严重病例可能与高毒力艰难梭菌菌株有关[54]。即使短期内在结肠切除术中存活下来的患者,其五年生存率也仅为 38%[55]。就基于这一个原因,对于处于 1 期和 2 期的患者,在 3 期发作前和“治疗窗”关闭之前进行外科会诊是必要的。

有趣的是,接受局部结肠切除术的患者死亡率高于接受结肠次全切者[56-58]。这种矛盾的结果可能是剩余结肠残留的病变导致,也可能是全结肠本身疾病的高发性,或者是术中基于结肠浆膜面视觉评估不足导致的。虽然结肠局部切除术更多的是在儿童中实施,但最近我们看到有结肠局部切除术并术后经造瘘口万古霉素结肠内灌注的联合疗法[60]。

15.4.5 资源浪费 / 成本

越来越频繁,我们遇到了数名有晚期癌症或暴发性艾滋病的艰难梭菌感染的老年患者。对于这些可怜的人,我们提供了没有生存希望的手术,也有一些患者和家属拒绝了手术。这些人可能死于艰难梭菌结肠炎,但切除结肠并不会改变其潜在的晚期疾病。从姑息治疗的角度来看,手术是英勇的,也有人会认为“徒劳无功”。我们知道,由于现代医学的神奇,所有活到 65 岁的人,迄今为止仍有 65% 活着。作为这个快速老龄化人群的急诊医生,当我们为高龄、异常虚弱和重病的患者提供手术治疗时,必须有一定克制。我们不能再将决定框定为"为挽救所爱之人的生命尽一切努力，或者什么都不做。"现在，我们有了低侵袭性替代方案——祥式回肠造瘘并冲洗、万古霉素灌肠、粪便移植或免疫疗法。我们并不总知道什么治疗策略是最佳的，我们也经常告诉正在考虑进行紧急手术的最危重患者的家属，在这种情况下没有正确或错误的决定。不幸的是，对于3期疾病，手术与否患者都可能会死亡。

新视野

如果科学继续进步，未来艰难梭菌结肠炎将无须切除结肠。新的科学发现，如果我们能够利用由病毒开发的武器，在细菌和病毒史诗级的战斗中攻击细菌，控制哺乳动物的微生物群，那么大自然或许能解决我们的问题。令人惊讶的是，有一种被称为噬菌体的病毒不仅可以裂解细菌，而且还存在有特定噬菌体可以锁定艰难梭菌的受体[61]。噬菌体这种未来疗法，已在俄罗斯有效使用了多年。

言归正传，关于艰难梭菌疫苗的最新数据给出了希望[62,63]。老年人有相对免疫抑制，与给予肺炎疫苗预防肺炎一样，激发他们对艰难梭菌抗原的反应性似乎是一个值得推崇的过程[64]。针对二元毒素的靶向疗法已经在研究了[65]。调控免疫系统在严重疾病中的作用尚待试验，但在预防复发方面或许能挑战粪便移植和非达霉素。

老年重症患者粪菌移植已经显露出一些希望。我们希望重构枯竭微生物群的标准疗法将比使用抗生素和手术更有效[66]。最后，科学家们正在研究艰难梭菌的病理生理，我们开始认识到芽孢虽然有感染性，但并不直接损伤机体[67]。艰难梭菌芽孢形成和萌发的分子机制才刚刚开始被理解，这些分子靶点构成了一系列阻止萌发、诱导或维持芽孢状态的药物疗法的潜在机制[13]。次级胆汁酸在该过程中的作用得到了证实，胆汁生成量的调节也可能有助于预防甚至治疗艰难梭菌结肠炎[68,69]。

结　论

艰难梭菌感染的并发症给全世界的医疗系统造成了巨大负担。我们提出了一种新的艰难梭菌感染的分类系统，该系统包括三个阶段，它强调对严重疾病的早期识别。我们强调对1期患者，在治疗窗开始时经直肠导管广泛使用逆行性万古霉素结肠内灌注。对于发展到严重感染的老年、虚弱患者，作为合理有效的保留结肠的治疗方法，我们赞成在2期（复杂性艰难梭菌结肠炎）早期升级到进行微创手术，包括转移性祥式回肠造瘘、结肠冲洗和顺行性万古霉素结肠内灌洗治疗。关键是通过万古霉素结肠内灌注将药物递送到整个结肠，尽早控制感染源。严重的3期疾病或暴发性艰难梭菌结肠炎，标志着治疗窗的关闭，这时结肠次全切可能是拯救生命的伴有最高死亡风险的唯一选择。在某些情况下，甚至手术也无法挽救患者。对于严重艰难梭菌感染1期或2期的患者，我们采用逆行或顺行万古霉素结肠内灌注辅助治疗。其目标是，在调节人类微生物菌群的技术能可靠用于根除该疾病前，限制这一重要而又普通的医源性感染的发病率和死亡率。

（吴桂新 译　蒋正英 校）

参考文献

1. Lessa FC, Mu Y, Bamberg WM, Beldavs ZG, Dumyati GK, Dunn JR, Farley MM, Holzbauer SM, Meek JI, Phipps EC, Wilson LE, Winston LG, Cohen JA, Limbago BM, Fridkin SK, Gerding DN, McDonald LC. Burden of Clostridium difficile infection in the United States. N Engl J Med. 2015;372:825–34. doi:10.1056/NEJMoa1408913.

2. Warny M, Pepin J, Fang A, Killgore G, Thompson A, Brazier J, Frost E, McDonald LC. Toxin production by an emerging strain of Clostridium difficile associated with outbreaks of severe disease in North America and Europe. Lancet (Lond). 2005;366:1079–84. doi:10.1016/s0140-6736(05)67420-x.

3. Hunter JC, Mu Y, Dumyati GK, Farley MM, Winston LG, Johnston HL, Meek JI, Perlmutter R, Holzbauer SM, Beldavs ZG, Phipps EC, Dunn JR, Cohen JA, Avillan J, Stone ND, Gerding DN, McDonald LC, Lessa FC. Burden of nursing home-onset Clostridium difficile Infection in the United States: estimates of incidence and patient outcomes. Open Forum Infect Dis. 2016;3(1):196. doi:10.1093/ofid/ofv196.

4. Bartlett JG, Chang TW, Gurwith M, Gorbach SL, Onderdonk AB. Antibiotic-associated pseudomembranous colitis due to toxin-producing clostridia. N Engl J Med. 1978;298:531–4. doi:10.1056/nejm197803092981003.

5. Blaser M, J. Missing microbes. London: Picador; 2015.

6. Kuy S, Jenkins P, Romero RA, Samra N, Kuy S. Increasing incidence of and increased mortality associated with Clostridium difficile-associated megacolon. JAMA Surg. 2016;151:85–6. doi:10.1001/jamasurg.2015.2677.

7. Freedberg DE, Salmasian H, Cohen B, Abrams JA, Larson EL. Receipt of antibiotics in hospitalized patients and risk for Clostridium difficile infection in subsequent patients who occupy the same bed. JAMA Intern Med. 2016;176(12):1801–8. doi:10.1001/jamainternmed.2016.6193.

8. Miller BA, Chen LF, Sexton DJ, Anderson DJ. Comparison of the burdens of hospital-onset, healthcare facility-associated Clostridium difficile Infection and of healthcare-associated infection due to methicillin-resistant *Staphylococcus aureus* in community hospitals. Infect Control Hosp Epidemiol. 2011;32:387–90. doi:10.1086/659156.

9. Pepin J, Valiquette L, Alary ME, Villemure P, Pelletier A, Forget K, Pepin K, Chouinard D. Clostridium difficile-associated diarrhea in a region of Quebec from 1991 to 2003: a changing pattern of disease severity. CMAJ. 2004;171:466–72. doi:10.1503/cmaj.1041104.

10. Pepin J, Routhier S, Gagnon S, Brazeau I. Management and outcomes of a first recurrence of Clostridium difficile-associated disease in Quebec, Canada. Clin Infect Dis. 2006;42:758–64. doi:10.1086/501126.

11. McDonald LC, Killgore GE, Thompson A, Owens RC Jr, Kazakova SV, Sambol SP, Johnson S, Gerding DN. An epidemic, toxin gene-variant strain of Clostridium difficile. N Engl J Med. 2005;353:2433–41. doi:10.1056/NEJMoa051590.

12. Cowardin CA, Buonomo EL, Saleh MM, Wilson MG, Burgess SL, Kuehne SA, Schwan C, Eichhoff AM, Koch-Nolte F, Lyras D, Aktories K, Minton NP, Petri WA Jr. The binary toxin CDT enhances Clostridium difficile virulence by suppressing protective colonic eosinophilia. Nat Microbiol. 2016;1:16108. doi:10.1038/nmicrobiol.2016.108.

13. Abt MC, McKenney PT, Pamer EG. Clostridium difficile colitis: pathogenesis and host defence. Nat Rev Microbiol. 2016;14:609–20. doi:10.1038/nrmicro.2016.108.

14. Nolke T, Schwan C, Lehmann F, Ostevold K, Pertz O, Aktories K. Septins guide microtubule protrusions induced by actin-depolymerizing toxins like Clostridium difficile transferase (CDT). Proc Natl Acad Sci U S A. 2016;113:7870–5. doi:10.1073/pnas.1522717113.

15. Sartelli M, Malangoni MA, Abu-Zidan FM, Griffiths EA, Di Bella S, McFarland LV, Eltringham I, Shelat VG, Velmahos GC, Kelly CP, Khanna S, Abdelsattar ZM, Alrahmani L, Ansaloni L, Augustin G, Bala M, Barbut F, Ben-Ishay O, Bhangu A, Biffl WL, Brecher SM, Camacho-Ortiz A, Cainzos MA, Canterbury LA, Catena F, Chan S, Cherry-Bukowiec JR, Clanton J, Coccolini F, Cocuz ME, Coimbra R, Cook CH, Cui Y, Czepiel J, Das K, Demetrashvili Z, Di Carlo I, Di Saverio S, Dumitru IM, Eckert C, Eckmann C, Eiland EH, Enani MA, Faro M, Ferrada P, Forrester JD, Fraga GP, Frossard JL, Galeiras R, Ghnnam W, Gomes CA, Gorrepati V, Ahmed MH, Herzog T, Humphrey F, Kim JI, Isik A, Ivatury R, Lee YY, Juang P, Furuya-Kanamori L, Karamarkovic A, Kim PK, Kluger Y, Ko WC, LaBarbera FD, Lee JG, Leppaniemi A, Lohsiriwat V, Marwah S, Mazuski JE, Metan G, Moore EE, Moore FA, Nord CE, Ordonez CA, Junior GA, Petrosillo N, Portela F, Puri BK, Ray A, Raza M, Rems M, Sakakushev BE, Sganga G, Spigaglia P, Stewart DB, Tattevin P, Timsit JF, To KB, Trana C, Uhl W, Urbanek L, van Goor H, Vassallo A, Zahar JR, Caproli E, Viale P. WSES guidelines

for management of Clostridium difficile infection in surgical patients. World J Emerg Surg. 2015;10:38. doi:10.1186/s13017-015-0033-6.

16. Bublin JG, Barton TL. Rectal use of vancomycin. Ann Pharmacother. 1994;28:1357–8.

17. Surawicz CM, Brandt LJ, Binion DG, Ananthakrishnan AN, Curry SR, Gilligan PH, McFarland LV, Mellow M, Zuckerbraun BS. Guidelines for diagnosis, treatment, and prevention of Clostridium difficile infections. Am J Gastroenterol. 2013;108:478–498.; quiz 499. doi:10.1038/ajg.2013.4.

18. Al-Jashaami LS, DuPont HL. Management of Clostridium difficile infection. Gastroenterol Hepatol. 2016;12:609–16.

19. Arora V, Kachroo S, Ghantoji SS, Dupont HL, Garey KW. High Horn's index score predicts poor outcomes in patients with Clostridium difficile infection. J Hosp Infect. 2011;79:23–6. doi:10.1016/j.jhin.2011.04.027.

20. Louie TJ, Miller MA, Mullane KM, Weiss K, Lentnek A, Golan Y, Gorbach S, Sears P, Shue YK. Fidaxomicin versus vancomycin for Clostridium difficile infection. N Engl J Med. 2011;364:422–31. doi:10.1056/NEJMoa0910812.

21. Louie TJ, Cannon K, Byrne B, Emery J, Ward L, Eyben M, Krulicki W. Fidaxomicin preserves the intestinal microbiome during and after treatment of Clostridium difficile infection (CDI) and reduces both toxin reexpression and recurrence of CDI. Clinical Infect Dis. 2012;55(Suppl 2):S132–42. doi:10.1093/cid/cis338.

22. Aas J, Gessert CE, Bakken JS. Recurrent Clostridium difficile colitis: case series involving 18 patients treated with donor stool administered via a nasogastric tube. Clinical Infect Dis. 2003;36:580–5. doi:10.1086/367657.

23. Armstrong GD, Pillai DR, Louie TJ, MacDonald JA, Beck PL. A potential new tool for managing Clostridium difficile infection. J Infect Dis. 2013;207:1484–6. doi:10.1093/infdis/jit069.

24. Aroniadis OC, Brandt LJ, Greenberg A, Borody T, Kelly CR, Mellow M, Surawicz C, Cagle L, Neshatian L, Stollman N, Giovanelli A, Ray A, Smith R. Long-term follow-up study of fecal microbiota transplantation for severe and/or complicated Clostridium difficile infection: a multicenter experience. J Clin Gastroenterol. 2016;50:398–402. doi:10.1097/mcg.0000000000000374.

25. Bowman KA, Broussard EK, Surawicz CM. Fecal microbiota transplantation: current clinical efficacy and future prospects. Clin Exp Gastroenterol. 2015;8:285–91. doi:10.2147/ceg.s61305.

26. Apisarnthanarak A, Khoury H, Reinus WR, Crippin JS, Mundy LM. Severe Clostridium difficile colitis: the role of intracolonic vancomycin? Am J Med. 2002;112:328–9.

27. Nathanson DR, Sheahan M, Chao L, Wallack MK. Intracolonic use of vancomycin for treatment of clostridium difficile colitis in a patient with a diverted colon: report of a case. Dis Colon Rectum. 2001;44:1871–2.

28. Shetler K, Nieuwenhuis R, Wren SM, Triadafilopoulos G. Decompressive colonoscopy with intracolonic vancomycin administration for the treatment of severe pseudomembranous colitis. Surg Endosc. 2001;15:653–9. doi:10.1007/s004640080104.

29. Apisarnthanarak A, Razavi B, Mundy LM. Adjunctive intracolonic vancomycin for severe Clostridium difficile colitis: case series and review of the literature. Clinical Infect Dis. 2002;35:690–6. doi:10.1086/342334.

30. Kim PK, Huh HC, Cohen HW, Feinberg EJ, Ahmad S, Coyle C, Teperman S, Boothe H. Intracolonic vancomycin for severe Clostridium difficile colitis. Surg Infect. 2013;14:532–9. doi:10.1089/sur.2012.158.

31. Akamine CM, Ing MB, Jackson CS, Loo LK. The efficacy of intracolonic vancomycin for severe Clostridium difficile colitis: a case series. BMC Infect Dis. 2016;16:316. doi:10.1186/s12879-016-1657-1.

32. Seder CW, Villalba MR Jr, Robbins J, Ivascu FA, Carpenter CF, Dietrich M, Villalba MR Sr. Early colectomy may be associated with improved survival in fulminant Clostridium difficile colitis: an 8-year experience. Am J Surg. 2009;197:302–7. doi:10.1016/j.amjsurg.2008.11.001.

33. Carchman EH, Peitzman AB, Simmons RL, Zuckerbraun BS. The role of acute care surgery in the treatment of severe, complicated Clostridium difficile-associated disease. J Trauma Acute Care Surg. 2012;73:789–800. doi:10.1097/TA.0b013e318265d19f.

34. Nassour I, Carchman EH, Simmons RL, Zuckerbraun BS. Novel management strategies in the treatment of severe Clostridium difficile infection. Adv Surg. 2012;46:111–35.

35. Sailhamer EA, Carson K, Chang Y, Zacharias N, Spaniolas K, Tabbara M, Alam HB, DeMoya MA, Velmahos GC. Fulminant Clostridium difficile colitis: patterns of care and predictors of mortality. Arch Surg (Chicago, IL, 1960). 2009;144:433–439.; discussion 439–40. doi:10.1001/archsurg.2009.51.

36. Thai H, Guerron AD, Bencsath KP, Liu X, Loor M. Fulminant Clostridium difficile enteritis causing abdominal compartment syndrome. Surg Infect. 2014;15:821–5. doi:10.1089/sur.2013.026.

37. van der Wilden GM, Chang Y, Cropano C, Subramanian M, Schipper IB, Yeh DD, King

DR, de Moya MA, Fagenholz PJ, Velmahos GC. Fulminant Clostridium difficile colitis: prospective development of a risk scoring system. J Trauma Acute Care Surg. 2014;76:424–30. doi:10.1097/ta.0000000000000105.

38. Neal MD, Alverdy JC, Hall DE, Simmons RL, Zuckerbraun BS. Diverting loop ileostomy and colonic lavage: an alternative to total abdominal colectomy for the treatment of severe, complicated Clostridium difficile associated disease. Ann Surg. 2011;254:423–427.; discussion 427–9. doi:10.1097/SLA.0b013e31822ade48.

39. Olivas AD, Umanskiy K, Zuckerbraun B, Alverdy JC. Avoiding colectomy during surgical management of fulminant Clostridium difficile colitis. Surg Infect. 2010;11:299–305. doi:10.1089/sur.2010.026.

40. Waltz P, Zuckerbraun B. Novel therapies for severe Clostridium difficile colitis. Curr Opin Crit Care. 2016;22:167–73. doi:10.1097/mcc.0000000000000282.

41. Arsan C, Gonzalez OY, Gillespie TL. A fatal case of Clostridium difficile enterocolitis following diverting loop ileostomy reversal. Surg Infect Case Rep. 2016;1:16–8. doi:10.1089/crsi.2016.29004.c.

42. Dallal RM, Harbrecht BG, Boujoukas AJ, Sirio CA, Farkas LM, Lee KK, Simmons RL. Fulminant Clostridium difficile: an underappreciated and increasing cause of death and complications. Ann Surg. 2002;235:363–72.

43. Byrn JC, Maun DC, Gingold DS, Baril DT, Ozao JJ, Divino CM. Predictors of mortality after colectomy for fulminant Clostridium difficile colitis. Arch Surg (Chicago, IL, 1960). 2008;143:150–154.; discussion 155. doi:10.1001/archsurg.2007.46.

44. Pepin J, Vo TT, Boutros M, Marcotte E, Dial S, Dube S, Vasilevsky CA, McFadden N, Patino C, Labbe AC. Risk factors for mortality following emergency colectomy for fulminant Clostridium difficile infection. Dis Colon Rectum. 2009;52:400–5. doi:10.1007/DCR.0b013e31819a69aa.

45. Fashandi AZ, Ellis SR, Smith PW, Hallowell PT. Overwhelming recurrent Clostridium difficile infection after reversal of diverting loop ileostomy created for prior fulminant C. difficile colitis. Am Surg. 2016;82:194–5.

46. Ihnat P, Gunkova P, Peteja M, Vavra P, Pelikan A, Zonca P. Diverting ileostomy in laparoscopic rectal cancer surgery: high price of protection. Surg Endosc. 2016;30:4809–16. doi:10.1007/s00464-016-4811-3.

47. Ferrada P, Velopulos CG, Sultan S, Haut ER, Johnson E, Praba-Egge A, Enniss T, Dorion H, Martin ND, Bosarge P, Rushing A, Duane TM. Timing and type of surgical treatment of Clostridium difficile-associated disease: a practice management guideline from the Eastern Association for the Surgery of Trauma. J Trauma Acute Care Surg. 2014;76:1484–93. doi:10.1097/ta.0000000000000232.

48. Brown CJ, Boutros M, Morris A, Divino CM. CAGS and ACS evidence based reviews in surgery. Is a diverting loop ileostomy and colonic lavage an alternative to colectomy for the treatment of severe Clostridium difficile-associated disease? Can J Surg. 2014;57:214–6.

49. Ferrada P, Callcut R, Zielinski MD, Bruns B, Yeh DD, Zakrison TL, Meizoso JP, Sarani B, Catalano RD, Kim PK, Plant V, Pasley A, Dultz LA and Haut ER. Loop Ileostomy Versus Total Colectomy As Surgical Treatment For Clostridium Difficile-Associated Disease: An Eastern Association for the Surgery of Trauma Multicenter Trial. Journal of Trauma and Acute Care Surg. 2017;83:36–40.

50. Lamontagne F, Labbe AC, Haeck O, Lesur O, Lalancette M, Patino C, Leblanc M, Laverdiere M, Pepin J. Impact of emergency colectomy on survival of patients with fulminant Clostridium difficile colitis during an epidemic caused by a hypervirulent strain. Ann Surg. 2007;245:267–72. doi:10.1097/01.sla.0000236628.79550.e5.

51. Longo WE, Mazuski JE, Virgo KS, Lee P, Bahadursingh AN, Johnson FE. Outcome after colectomy for Clostridium difficile colitis. Dis Colon Rectum. 2004;47:1620–6.

52. Sheitoyan-Pesant C, Abou Chakra CN, Pepin J, Marcil-Heguy A, Nault V, Valiquette L. Clinical and healthcare burden of multiple recurrences of Clostridium difficile infection. Clin Infect Dis. 2016;62:574–80. doi:10.1093/cid/civ958.

53. Hermsen JL, Dobrescu C, Kudsk KA. Clostridium difficile infection: a surgical disease in evolution. J Gastrointest Surgery. 2008;12:1512–7. doi:10.1007/s11605-008-0569-9.

54. To KB, Napolitano LM. Clostridium difficile infection: update on diagnosis, epidemiology, and treatment strategies. Surg Infect. 2014;15:490–502. doi:10.1089/sur.2013.186.

55. Miller AT, Tabrizian P, Greenstein AJ, Dikman A, Byrn J, Divino C. Long-term follow-up of patients with fulminant Clostridium difficile colitis. J Gastrointest Surg. 2009;13:956–9. doi:10.1007/s11605-009-0819-5.

56. Koss K, Clark MA, Sanders DS, Morton D, Keighley MR, Goh J. The outcome of surgery in fulminant Clostridium difficile colitis. Colorectal Dis. 2006;8:149–54. doi:10.1111/j.1463-1318.2005.00876.x.

57. Medich DS, Lee KK, Simmons RL, Grubbs PE, Yang HC, Showalter DP. Laparotomy for fulminant pseudomembranous colitis. Arch Surg (Chicago, IL, 1960). 1992;127:847–52. discussion 843–52.

58. Perera AD, Akbari RP, Cowher MS, Read TE, McCormick JT, Medich DS, Celebrezze JP Jr, Beck SJ, Fischer PE, Caushaj PF. Colectomy for fulminant Clostridium difficile colitis: predictors of mortality. Am Surg. 2010;76:418–21.

59. Hall JF, Berger D. Outcome of colectomy for Clostridium difficile colitis: a plea for early surgical management. Am J Surg. 2008;196:384–8. doi:10.1016/j.amjsurg.2007.11.017.

60. Lee J, Tashjian DB, Moriarty KP. Is partial colectomy the operation of choice in pediatric Clostridium difficile colitis? Pediatr Surg Int. 2012;28:603–7. doi:10.1007/s00383-012-3097-3.

61. Nale JY, Spencer J, Hargreaves KR, Buckley AM, Trzepinski P, Douce GR, Clokie MR. Bacteriophage combinations significantly reduce clostridium difficile growth in vitro and proliferation in vivo. Antimicrob Agents Chemother. 2016;60:968–81. doi:10.1128/aac.01774-15.

62. Leav BA, Blair B, Leney M, Knauber M, Reilly C, Lowy I, Gerding DN, Kelly CP, Katchar K, Baxter R, Ambrosino D, Molrine D. Serum anti-toxin B antibody correlates with protection from recurrent Clostridium difficile infection (CDI). Vaccine. 2010;28:965–9. doi:10.1016/j.vaccine.2009.10.144.

63. Leuzzi R, Adamo R, Scarselli M. Vaccines against Clostridium difficile. Hum Vaccin Immunother. 2014;10:1466–77. doi:10.4161/hv.28428.

64. Lowy I, Molrine DC, Leav BA, Blair BM, Baxter R, Gerding DN, Nichol G, Thomas WD Jr, Leney M, Sloan S, Hay CA, Ambrosino DM. Treatment with monoclonal antibodies against Clostridium difficile toxins. N Engl J Med. 2010;362:197–205. doi:10.1056/NEJMoa0907635.

65. Unger M, Eichhoff AM, Schumacher L, Strysio M, Menzel S, Schwan C, Alzogaray V, Zylberman V, Seman M, Brandner J, Rohde H, Zhu K, Haag F, Mittrucker HW, Goldbaum F, Aktories K, Koch-Nolte F. Selection of nanobodies that block the enzymatic and cytotoxic activities of the binary Clostridium difficile toxin CDT. Sci Rep. 2015;5:7850. doi:10.1038/srep07850.

66. van Nood E, Vrieze A, Nieuwdorp M, Fuentes S, Zoetendal EG, de Vos WM, Visser CE, Kuijper EJ, Bartelsman JF, Tijssen JG, Speelman P, Dijkgraaf MG, Keller JJ. Duodenal infusion of donor feces for recurrent Clostridium difficile. N Engl J Med. 2013;368:407–15. doi:10.1056/NEJMoa1205037.

67. Gerding DN, Meyer T, Lee C, Cohen SH, Murthy UK, Poirier A, Van Schooneveld TC, Pardi DS, Ramos A, Barron MA, Chen H, Villano S. Administration of spores of nontoxigenic Clostridium difficile strain M3 for prevention of recurrent C. difficile infection: a randomized clinical trial. JAMA. 2015;313:1719–27. doi:10.1001/jama.2015.3725.

68. Theriot CM, Koenigsknecht MJ, Carlson PE Jr, Hatton GE, Nelson AM, Li B, Huffnagle GB, ZL J, Young VB. Antibiotic-induced shifts in the mouse gut microbiome and metabolome increase susceptibility to Clostridium difficile infection. Nat Commun. 2014;5:3114. doi:10.1038/ncomms4114.

69. Weingarden AR, Chen C, Bobr A, Yao D, Lu Y, Nelson VM, Sadowsky MJ, Khoruts A. Microbiota transplantation restores normal fecal bile acid composition in recurrent Clostridium difficile infection. Am J Physiol Gastrointest Liver Physiol. 2014;306:G310–9. doi:10.1152/ajpgi.00282.2013.

70. Grimm M, Rafael T. Intracolonic administration of vancomycin for Clostridium difficile infection. Nursing. 2014;44:58–60. doi:10.1097/01.NURSE.0000446632.85961.5a.

71. van der Wilden GM, Subramanian MP, Chang Y, Lottenberg L, Sawyer R, Davies SW, Ferrada P, Han J, Beekley A, Velmahos GC, de Moya MA. Antibiotic regimen after a total abdominal colectomy with ileostomy for fulminant Clostridium difficile colitis: a multi-institutional study. Surg Infect. 2015;16:455–60. doi:10.1089/sur.2013.153.

72. Kautza B, Zuckerbraun BS. The surgical management of complicated Clostridium difficile infection: alternatives to colectomy. Surg Infect. 2016;17:337–42. doi:10.1089/sur.2016.006.

复杂腹腔感染：抗菌治疗原则

16

Matteo Bassetti, Elda Righi, Massimo Sartelli

16.1 引言

腹腔感染（intraabdominal infection，IAI）代表了一个世界性的重大问题，尤其是在老年患者及危重患者中显示出较高的发病率[1]。

从简单的阑尾炎到粪性腹膜炎，腹腔感染发生于各种病理情况。腹腔感染通常分为简单腹腔感染或复杂腹腔感染（complicated intraabdominal infection，cIAI）[2]。

在简单腹腔感染中，感染仅涉及单个器官，并不扩散至整个腹膜腔[2]。此类感染的患者可以进行手术切除或抗生素治疗。如同急性单纯性阑尾炎或胆囊炎一样，当通过手术切除有效地治愈感染后，可能并不需要更多的术后治疗[3-5]。

复杂腹腔感染，指感染扩散到器官以外，导致局限性或弥漫性腹膜炎。其治疗包括感染源的控制及抗生素治疗。

常规培养以检测复杂腹腔感染的病原学，对监测病原体耐药性的流行病学趋势以及指导逐步降阶梯治疗（如转换至口服治疗）很重要。前期接受过广谱抗菌治疗和复杂腹腔感染常见病原菌耐药率非常高（如分离菌株的10%~20%）的地区，都应该留病原菌培养[6]。

尽管复杂腹腔感染的类型和特征多种多样，但是为了降低感染的发生和并发症，需要采用通用的管理原则，包括及时给予恰当的抗菌治疗以及有效的感染源控制，例如充分清创或控制引流（表16.1）。

表16.1　复杂腹腔感染抗菌治疗的主要原则

获得微生物培养以监测对抗生素的耐药水平和进行靶向降阶梯治疗为口服药
联合充分的抗菌治疗和充分的感染源控制（引流、清除坏死组织等）
评估疾病严重程度和获得性耐药的危险因素
了解本地常见严重腹腔内感染通常所涉及的细菌的敏感率
尽快降阶梯治疗（如改用窄谱抗生素或口服治疗）
限制治疗的总时间

目前已有基于高质量证据的恰当抗菌治疗方案的指南推荐意见，管理复杂腹腔感染时，应予以考虑[6]。

总之，腹腔感染的经验性治疗应当包括对肠道需氧革兰氏阴性杆菌和链球菌有效果的药物。包括远端结肠源性感染、小肠源性感染和阑尾感染的具体干预措施，应考虑覆盖厌氧菌。选择正确的药物取决于多种因素，包括感染的严重程度（低至中度或重度）、获得的背景

（社区获得性或医院获得性感染）以及各种病原体，尤其是肠杆菌和铜绿假单胞菌，对抗生素敏感性的降低[6,7]。

表 16.2 总结了推荐用于治疗复杂腹腔感染的主要抗菌方案。

近年来，滥用和过度使用抗菌药物似乎是产生耐药微生物的最重要因素[8]。尽管全球已发现抗生素对革兰氏阴性菌的敏感性下降，特别是第三代头孢菌素和氟喹诺酮类药物，但耐药性在不同国家甚至在同一地区的不同医院之间仍然存在很大差异。基于此原因，对当地耐药模式的了解对于正确治疗复杂腹腔感染至关重要。

具体而言，经验性抗感染时，为选择最佳的抗生素治疗方案，了解当地耐药率始终是临床决策过程中必不可少的组成部分。应确定感染是社区获得性（community-acquired，CA）还是医院获得性（hospital acquired，HA）来预测病原菌和可能的耐药模式。

对于社区获得性复杂腹腔感染患者，应使用涵盖所有可能微生物的具有窄谱活性的抗生素。社区获得性复杂腹腔内感染的主要病原体很可能是患者自身的菌群。因此，它们通常是可预测的，包括肠杆菌科（主要为大肠埃希菌和克雷伯菌）、链球菌和厌氧菌（特别是脆弱拟杆菌）[6]。

但是，如果社区获得性腹腔感染患者有产超广谱 β- 内酰胺酶（ESBL）肠杆菌科细菌感染的危险因素，包括最近 90 天内使用过抗生素（尤其是 β- 内酰胺类或氟喹诺酮类抗生素），或已知产 ESBL 菌株定植，则选择对 ESBL 有效的药物是必要的[8,9]。

表 16.2　建议用于社区获得性 cIAI 和医院获得性 cIAI 治疗的抗菌方案

社区获得性 cIAI		医院获得性 cIAI	
严重程度低至中度	严重程度高度	总体	高风险人群 [a]
阿莫西林 - 克拉维酸盐 氨苄西林 - 舒巴坦 头孢西丁 替加环素或头孢呋辛 头孢曲松钠 头孢噻肟 左氧氟沙星 环丙沙星（+ 甲硝唑）	碳青霉烯类药物（如美罗培南、亚胺培南 - 西司他丁、多尼培南） 哌拉西林 - 他唑巴坦 替加环素 或 头孢托罗酯 - 他唑巴坦和头孢他啶 - 阿维巴坦 （+ 甲硝唑）	碳青霉烯类药物（如美罗培南、亚胺培南 - 西司他丁、多尼培南） 哌拉西林 - 他唑巴坦 替加环素 + 碳青霉烯类药物 或 哌拉西林 - 他唑巴坦 或 头孢托罗酯 - 他唑巴坦 或 头孢他啶 - 阿维巴坦 （+ 甲硝唑） ± 氨基糖苷类药物	抗真菌治疗 抗 MRSA 治疗 覆盖粪肠球菌 覆盖产 ESBL 菌或产碳青霉烯酶细菌

a 根据风险因素确定（如之前定植或感染的耐药菌株、使用广谱抗生素等）。

相比之下，医院获得性感染的微生物的范围要广得多。在过去 20 年中，由耐药微生物引起的院内获得性感染的发生率急剧上升，这可能与抗生素暴露水平的提高和具有一种或多种易感因素患者的发病率增加有关[10]。

对于医院获得性复杂腹腔感染患者，最好使用抗菌谱较广的抗菌方案，因为这些患者有更高的耐药菌感染的风险[11]。这些患者都应当进行腹水微生物培养。

16.2　社区获得性和医院获得性复杂腹腔感染

对于轻、中度的社区获得性复杂腹腔感染,可能没有必要使用具有抗假单胞菌或肠球菌活性的药物、氨基糖苷类药物和抗真菌药,通常首选其他方案[6]。可以考虑使用诸如莫西沙星、头孢西丁、厄他培南或替加环素等药物。替代方案以头孢唑林、头孢呋辛、头孢曲松、头孢噻肟、左氧氟沙星或环丙沙星联合甲硝唑为代表(表16.2)。由于氨苄西林 - 舒巴坦、克林霉素和头孢替坦的耐药性增加,用于复杂腹腔感染时,应仔细评估这些药物的使用,尤其是在肠杆菌科和脆弱拟杆菌属对这些抗生素表现出较高耐药性的地区[6]。

当社区获得性复杂腹腔感染发生在 APACHE Ⅱ 评分高、高龄、有多种并发症、有恶性肿瘤、血清白蛋白水平低下、营养状况差、弥漫性腹膜炎、无法实现充分病源控制的患者中时,它被认为是严重的[6]。这些感染通常需要使用对革兰氏阴性细菌具有活性的广谱抗生素,包括碳青霉烯类抗生素(如美罗培南、亚胺培南 - 西司他丁、多利培南)、哌拉西林 - 他唑巴坦、替加环素或其他药物(如头孢他啶、头孢吡肟、头孢托罗酯 - 他唑巴坦)与甲硝唑联合使用。尽管经常将环丙沙星或左氧氟沙星与甲硝唑联用,但应考虑到氟喹诺酮类药物的高耐药率,并且当耐药率超过 10% 时,它们的作用似乎有限。在这些感染中,通常建议经验性覆盖革兰氏阳性菌,如链球菌或肠球菌[6]。

在严重复杂腹腔感染中,根据微生物培养结果迅速调整治疗方案是确保正确目标治疗和避免过度使用抗菌药物的关键。

无效或不充分的抗菌治疗方案是与不良转归更密切相关的变量之一,尤其是危重患者[12]。因此,对于器官功能障碍和脓毒症休克的患者,应尽快启动经验性抗菌治疗[13,14]。拯救脓毒症运动指南建议在一个小时内静脉注射抗生素,使用能很好分布至可疑感染部位的广谱药物,并每天重新评估抗菌方案以优化疗效,预防耐药性并避免毒性[15]。

如前所述,对医院获得性复杂腹腔感染,经验性抗菌治疗应基于当地微生物的耐药性趋势。总体而言,包括氨基糖苷类抗生素(如庆大霉素、阿米卡星)或对抗革兰氏阴性菌具有超广谱活性的药物(例如碳青霉烯类药物、哌拉西林 - 他唑巴坦、头孢他啶、头孢他啶 - 阿维巴坦、头孢吡肟或头孢托罗酯 - 他唑巴坦联用甲硝唑)的联合方案可能是需要的。在常由产生超广谱 β- 内酰胺酶(ESBL)或碳青霉烯酶的细菌而引起感染的地区,可能要求联合治疗,并可能需要使用替加环素、头孢托罗酯 - 他唑巴坦、头孢他啶 - 阿维巴坦或黏菌素[6]。

对于严重感染的患者,如果腹腔内培养出念珠菌,或者有反复的手术干预,建议进行抗真菌治疗[6]。

氟康唑是治疗敏感白念珠菌感染的首选药物,而耐氟康唑的念珠菌和危重症患者推荐使用棘球白素(如安尼芬净、卡泊芬净、米卡芬净)[16]。

经验性抗球菌治疗(如氨苄西林、哌拉西林 - 他唑巴坦和万古霉素)用于术后感染的患者和那些之前使用过头孢菌素可能会筛选出肠球菌者、免疫功能不全者、心瓣膜疾病者或人工血管内材料者[6]。包括肝移植受者、胆管感染或定植的高危患者,应怀疑粪肠球菌感染。耐甲氧西林金黄色葡萄球菌(MRSA)定植的患者,应接受恰当的针对 MRSA 的抗菌治疗,包括万古霉素、替加环素、达托霉素或利奈唑胺[6]。

16.3 剂量、降阶梯和疗程

应根据宿主因素和抗生素的性质确定正确的药物剂量。靶部位达到恰当的抗生素浓度对清除病原菌来说是必需的。靶部位浓度未达到最佳可能具有重要的临床意义，其或许能解释治疗失败的原因[8]。

了解每种抗生素的药代动力学（PK）和药效动力学（PD）（包括生长抑制、杀菌的速率和程度以及抗生素后效应），可以为最佳剂量和给药间隔的优化方案提供更合理的决定。优化抗感染药的 PK/PD 关系对于获得良好的临床结果和降低耐药性尤其重要，特别是重症患者[8]。

微生物药敏试验有结果后，应调整抗生素治疗。为了优化治疗和避免不必要的抗生素使用，在复杂腹腔感染中应始终考虑到降阶梯治疗，尤其包括针对病原靶向用药和转向口服疗法。一旦患者能耐受口服饮食，就可以用口服抗菌药物替代静脉注射药物[6,8]。

然而，对于复杂腹腔感染的疗程仍存在争议。传统上，对患者进行治疗，直到体征、症状和实验室改变表明感染治愈为止（通常治疗时间在 7~14 天之间）。最近有人建议短疗程使用抗菌药物在 4~7 天之间，推荐用于感染源充分控制者并根据临床反应决定[17]。

一项包含 517 名患者的随机研究，比较了两种策略来指导抗生素的疗程，即控制感染源后只固定使用 4 天抗生素，或抗生素用至退烧、白细胞增多回落和肠梗阻消退后 2 天（最长治疗时间为 10 天），两组之间的结果无显著差异[18]。

因此，除非存在需要延长抗微生物治疗的情况，例如持续感染，否则应尽可能缩短抗生素的疗程。

在治疗 5~7 天后出现脓毒症征象的患者应积极诊断检查，以确定是否存在持续未控制的感染源或抗菌药物治疗失败[6,8]。

结　论

合理使用抗菌药物是良好临床实践必不可少的一部分。它可以使治疗有效率和疗效最大化，并使新发感染和筛选出耐药菌的风险最小化。抗生素耐药问题普遍存在。临床医生应意识到他们在维持当前和未来抗菌药物有效性方面的作用和责任。在患者真正需要时，临床医生开具并选择正确的抗生素是非常重要的[8]。尽管在控制抗生素使用和促进处方最优化方面做出了艰苦的努力，但临床医生仍过度处方[19]。抗生素在治疗复杂腹腔内感染中的主要目的是防止局部和血源性播散。对于复杂腹腔内感染患者，因为微生物数据（培养和药敏结果）通常需要 ≥ 24 小时才能完成，最初的抗生素治疗通常是经验性的，尤其是重症患者。获取腹水微生物培养物结果，既允许我们在初始选择抗菌范围太窄时扩展抗菌方案，又可在经验性抗菌方案过于广泛的情况下降阶梯[8]。复杂腹腔内感染的经验性抗生素治疗方式取决于所涉及的病原体、抗生素敏感性降低的风险因素以及患者的临床状况。应始终优化抗生素治疗的时间、方案、剂量、给药途径和疗程，以避免治疗失败和耐药筛选。

（吴桂新 译　蒋正英 校）

参考文献

1. Dupont H, Friggeri A, Touzeau J, et al. Enterococci increase the morbidity and mortality associated with severe intra-abdominal infections in elderly patients hospitalized in the intensive care unit. J Antimicrob Chemother. 2011;66:2379–85.
2. Menichetti F, Sganga G. Definition and classification of intra-abdominal infections. J Chemother. 2009;21(Suppl 1):3–4.
3. Andersen BR, Kallehave FL, Andersen HK. Antibiotics versus placebo for prevention of postoperative infection after appendicectomy. Cochrane Database Syst Rev. 2005;3:CD001439.
4. Mazeh H, Mizrahi I, Dior U, et al. Role of antibiotic therapy in mild acute calculus cholecystitis: a prospective andomized controlled trial. World J Surg. 2012;36:1750–9.
5. Regimbeau JM, Fuks D, Pautrat K, et al. Effect of postoperative antibiotic administration on postoperative infection following cholecystectomy for acute calculous cholecystitis: a randomized clinical trial. JAMA. 2014;312:145–54.
6. Solomkin JS, Mazuski JE, Bradley JS, et al. Diagnosis and management of complicated intra-abdominal infection in adults and children: guidelines by the Surgical Infection Society and the Infectious Diseases Society of America. Clin Infect Dis. 2010;50:133–64.
7. Eckmann C, Dryden M, Montravers P, Kozlov R, Sganga G. Antimicrobial treatment of "complicated" intra-abdominal infections and the new IDSA guidelines? A commentary and an alternative European approach according to clinical definitions. Eur J Med Res. 2011; 16(3):115–26.
8. Sartelli M, Weber DG, Ruppé E, et al. Antimicrobials: a global alliance for optimizing their rational use in intra-abdominal infections (AGORA). World J Emerg Surg. 2016;11:33.
9. Tumbarello M, Trecarichi EM, Bassetti M, et al. Identifying patients harboring extended-spectrum-beta-lactamase-producing Enterobacteriaceae on hospital admission: derivation and validation of a scoring system. Antimicrob Agents Chemother. 2011;55:3485–90.
10. Ventola CL. The antibiotic resistance crisis: part 1: causes and threats. Pharm Ther. 2015;40(4):277–83.
11. Sartelli M, Viale P, Catena F, et al. WSES guidelines for management of intra-abdominal infections. World J Emerg Surg. 2013;8:3.
12. Shani V, Muchtar E, Kariv G, Robenshtok E, Leibovici L. Systematic review and meta-analysis of the efficacy of appropriate empiric antibiotic therapy for sepsis. Antimicrob Agents Chemother. 2010;54:4851–63.
13. Ferrer R, Artigas A, Suarez D, et al. Edusepsis Study Group: effectiveness of treatments for severe sepsis: a prospective, multicenter, observational study. Am J Respir Crit Care Med. 2009;180:861–6.
14. Castellanos-Ortega A, Suberviola B, García-Astudillo LA, et al. Impact of the surviving sepsis campaign protocols on hospital length of stay and mortality in septic shock patients: results of a three-year follow-up quasi-experimental study. Crit Care Med. 2010;38:1036–43.
15. Dellinger RP, Levy MM, Carlet JM, et al. Surviving sepsis campaign: international guidelines for management of severe sepsis and septic shock: 2008. Crit Care Med. 2008;36(1):296–327.
16. Bassetti M, Marchetti M, Chakrabarti A, et al. A research agenda on the management of intra-abdominal candidiasis: results from a consensus of multinational experts. Intensive Care Med. 2013;39(12):2092–106.
17. Solomkin JS, Mazuski JE, Bradley JS, et al. Diagnosis and management of complicated intra-abdominal infection in adults and children: guidelines by the Surgical Infection Society and the Infectious Diseases Society of America. Surg Infect. 2010;11:79–109.
18. Sawyer RG, Claridge JA, Nathens AB, et al. Trial of short-course antimicrobial therapy for intraabdominal infection. N Engl J Med. 2015;372(21):1996–2005.
19. Davey P, Brown E, Fenelon L, et al. Systematic review of antimicrobial drug prescribing in hospitals. Emerg Infect Dis. 2006;12(2):211–6.

抗菌药物

Sean M.Stainton, David P.Nicolau

17.1　引言

　　腹膜炎包括膈肌和骨盆之间的各种感染。事实上,此类感染是 ICU 严重脓毒症的最常见病因,对临床医生尽快采取目标性治疗提出了独特挑战[1,2]。

　　讨论腹膜炎病因时,区分原发性感染、继发性感染以及第三型感染很重要。原发性腹膜炎定义为缺乏解剖上的紊乱,常被称为自发性细菌性腹膜炎。继发性腹膜炎通常是指由穿孔或穿透性损伤、缺血性坏死以及脓肿形成所致的感染[2,3]。第三型感染定义为在适当治疗和通过手术治疗进行病源控制后 48 小时内,仍持续或再次发生的继发性感染[3]。根据定义,此类感染被认为是复杂腹腔感染(cIAI)[4]。

　　此类感染的治疗反映了其异质性,受感染部位、局限化程度、微生物特点以及结构异常所致病理改变等因素影响[2]。尤其是在第三型感染的情况下,缺乏临床反应意味着需要针对院内感染中常见的耐药菌(如假单胞菌或肠球菌)以及当地的耐药模式的治疗。此外,有效感染源控制配合恰当的抗生素选择对于良好的临床效果至关重要[5]。在第三型腹膜炎中观察到多重耐药情况,因而更强调不断扩大抗菌药物的必要性[3]。

17.2　耐药性

　　细菌耐药性的情况不断变化。随着国际旅行越来越便利、移动的细菌耐药基因单位的出现,以及由于处方药过量所致的进化压力,耐药菌进化和繁殖的速度只会增加。事实上,从 2006 年到 2012 年,美国医院中 MDR 肠杆菌科几乎翻了一番[6]。将上述因素与目前许多治疗方案在临床环境中正在失去效力的事实结合,执业医师们在治疗 IAI 时面临着艰巨的新挑战[7-9]。

　　监测抗生素耐药性趋势的研究(SMART)是一项正在进行的监测耐药模式的项目。在2012 年至 2013 年进行的一项研究中,从医院获得性腹腔感染(HA-IAI)中得到 1 285 株分离株。从全美 21 个不同地理位置(12 个不同州)收集分离株[10]。

　　肠杆菌科分离株占总样本的 80.8%(n=1 038)。发现其中 83 株分离株是 MDR。产超广谱 β- 内酰胺酶(ESBL)的大肠埃希菌对厄他培南和亚胺培南的敏感性为 97.4%,对阿米卡星的敏感性为 99.8%,对哌拉西林 - 他唑巴坦的敏感性为 94.9%,对氟喹诺酮具有耐药性(仅82.1% 的分离株对环丙沙星和左氧氟沙星敏感)。产 ESBL 的大肠埃希菌对头孢菌素的敏感性为 66.7%~84.6%。

　　与产 ESBL 的大肠埃希菌相比,产 ESBL 的肺炎克雷伯菌敏感性更低(碳青霉烯类为

60%~65%，阿米卡星为 62.5%，氟喹诺酮为 10%~12.5%，头孢菌素为 12.5%~35% 以及哌拉西林 - 他唑巴坦为 22.5%）。人们认为这一趋势可以用 SHV、CTX-M 或 AmpC β- 内酰胺酶的流行来解释。此外，产碳青霉烯酶（KPC）的肺炎克雷伯菌的发病率逐渐升高也可能起了作用[11,12]。

新德里金属 β- 内酰胺酶（NDM）也对全球健康构成重大威胁，只会进一步强调加强现有抗菌药物的必要性。这种能够水解几乎所有 β- 内酰胺类药物的有害酶继续在全球范围内传播，而治疗方案有限。发现 NDM 通常具有对氟喹诺酮、四环素衍生物以及氨基糖苷类的共同耐药。到目前为止，在世界范围内已经确定了 12 种常在可动遗传因子（MGE）上发现的 NDM 酶变体[13,14]。

SMART 研究从 2008 年至 2012 年对金属 β- 内酰胺酶进行了监测。在从全球范围内收集的 8 604 株分离株当中，135 株被确定为 NDM（134 株肠杆菌科和 1 株不动杆菌属）。其中89 株 NDM 源于 IAI（其他源于尿路感染）。来源国为印度、塞尔维亚、越南、菲律宾、沙特阿拉伯、埃及、格鲁吉亚、危地马拉以及美国[15]。

此外，发现其对几乎所有可用药物都有高度耐药性。研究发现，厄他培南和亚胺培南的 90% 最小抑菌浓度（MIC_{90}）值分别为 4mg/L 和 8mg/L。除了对阿米卡星（79.9%）和左氧氟沙星（82.8%）的耐药性外，NDM 还具有对所有 β- 内酰胺 /β- 内酰胺酶抑制剂组合的耐药性。许多 NDM 也被 AmpC 抗性基因和 ESBL 编码。

确切地说，上述研究结果均强调谨慎使用目前可用的治疗方案以及继续推动发现新药物必要性。在这个耐药性不断增加的时代，如果不能实现优化治疗，可能对全球健康和安全造成灾难性影响。除了发展创新外，不断更新的管理承诺对于遏制这一趋势至关重要。

17.3　治疗

美国传染病学会（IDSA）提供的 IAI 治疗策略根据的是感染获得的来源（即医院获得性 vs. 社区获得性）和感染的严重程度。IDSA 建议采用单一药物治疗社区获得性感染，即采用替卡西林 - 克拉维酸、头孢西丁、厄他培南、莫西沙星或替加环素。推荐原因是上述药物能广泛覆盖社区获得性感染最常见的病原菌，即肠革兰氏阴性需氧菌、兼性杆菌以及肠革兰氏阳性链球菌。联合疗法包括甲硝唑联合头孢他啶、头孢呋辛、头孢曲松、头孢他辛、左氧氟沙星或环丙沙星[4]。

由于耐药菌流行的增加，院内获得性感染自然具有更高的发病率和死亡率。经验性治疗应根据当地耐药趋势和既有的危险因素，后者使患者更易感染毒性更强的菌株。例如，医务人员可以考虑经验性抗肠球菌治疗，尤其是针对术后感染、免疫缺陷患者以及以前服用过头孢菌素、有心脏瓣膜病或存在假体瓣膜的患者[4]。

根据 IDSA，被视为高危的患者符合以下标准：高龄、存在合并症和一定程度器官功能障碍、初始干预延迟 >24h、无法实现充分清创或引流控制、APACHE 分数 ≥ 15、低白蛋白血症、营养不良、恶性肿瘤、一定程度腹膜受累，或弥漫性腹膜炎。对于此类患者，建议使用美罗培南、亚胺培南 - 西司他丁或者哌拉西林 - 他唑巴坦进行治疗。适用于高危患者的联合疗法包括甲硝唑和环丙沙星、左氧氟沙星、头孢他啶或头孢吡肟[4]。

在高危感染情况下，最佳抗生素选择对于提高生存率和尽量减少耐药性菌株的形成与传播至关重要。由于碳青霉烯类抗生素过度使用,耐碳青霉烯类抗生素的肠杆菌科(CRE)和铜绿假单胞菌的比例不断增加,因此,这一点尤为重要[16,17]。

Mikamo、Yuasa、Wada 及其同事进行的一项最新荟萃分析和系统综述比较了甲硝唑联合其他药物治疗与碳青霉烯类单药治疗应用于 IAI 的疗效和安全性[18]。该分析确定了八项随机对照临床试验,试验的主要终点是临床成功、药物相关不良事件以及全因死亡。

分析发现,联合治疗在统计学上与碳青霉烯单药治疗的终点相当。终点的比值比(OR)如下。临床成功的 OR 为 1.31(95%CI 0.37~1.00),全因死亡的 OR 为 0.61(95%CI 0.37~1.00),药物相关不良事件的 OR 为 0.58(95%CI 0.18~0.81),以及细菌清除的 OR 为 1.27(95%CI 0.84~1.91)。以上数据表明,甲硝唑联合他药疗法不仅具有与碳青霉烯类抗生素相当的疗效,而且为限制碳青霉烯类抗生素耐药性的传播提供一种选择。

在治疗指南中,并未将肥胖作为治疗失败的一个独立风险因素进行具体阐述。然而,在肥胖患者中,已知许多抗生素的药代动力学和药效学参数已发生改变,因此临床医生对这一人群的治疗反应存在担忧。遗憾的是,目前缺乏针对这一特殊需求的研究[19,20]。在这一方面,IAI 并非特例。与非肥胖患者相比,人们对 IAI 肥胖患者治疗的临床反应知之甚少。

外科感染学会(SIS)开展的腹膜感染治疗优化研究(STOP-IT)是一项开放标签多中心试验,随机选取了 518 名按体质量指数(BMI)分层的患者[21]。其中 BMI ≥ 30 的患者被定义为肥胖。该试验旨在确定被定义为患有 cIAI 的患者实现病源控制后的最佳抗菌治疗时间。符合以下条件的患者纳入试验:>16 岁、发热、外周血白细胞计数>11 000/ml、接受过经皮穿刺操作或外科手术,并且感染使患者无法摄入超过正常饮食的一半。非感染性腹膜炎患者除外。测定两组患者 4 天抗生素治疗的主要终点及临床有效率(CR)。其他感兴趣的终点包括复发性 IAI 的发病率、各类并发症以及死亡。

BMI ≥ 30 的患者(n=198)占 38.3%,而非肥胖患者(n=319)占 61.7%。结果发现,肥胖患者和非肥胖患者的终点(4 天治疗有效率和临床有效率)相似(4 天治疗有效率为 25% vs. 18.7%,P=0.19;临床有效率为 25% vs. 20.7%,P=0.42)。肥胖患者和非肥胖患者的感染复发率、各类并发症发生率以及死亡率如下分别为 16.2% vs. 13.8%(P=0.46); 25.3% vs. 19.8%(P=0.14); 1% vs. 0.9%(P=1.0)。以上数据表明组间无显著差异。这似乎表明,尽管 PK 和 PD 参数改变,但在临床上,如果实现了适当病源控制,便没有必要采用针对肥胖 cIAI 患者的使用基于体重的给药定制疗法。

欧洲 IAI 指南与 IDSA 存在诸多相似之处。推荐策略同样取决于感染的获得来源和器官受累程度。强调了病源控制的重要性,经验覆盖范围应考虑患者的风险情况(存在耐药菌和真菌感染的危险因素)[22,23]。

法国麻醉与复苏学会的指南提出的 IAI 治疗方案略有不同[23]。例如,针对社区获得性感染的经验性治疗药物不同。这些药物包括头孢噻肟或头孢曲松钠联合甲硝唑或阿莫西林 - 克拉维酸联合庆大霉素。院内获得性感染的经验治疗是哌拉西林 - 他唑巴坦(如果认为是严重感染,可以添加阿米卡星),条件是不存在感染 MDR 病原体的危险因素。如果存在以下任意风险因素,则患者被视为具有 MDR 菌感染的风险:前 3 个月内从任何来源中分离出产 ESBL 的肠杆菌科或耐头孢他啶的铜绿假单胞菌;患者住在护理所或因留置导管或胃造瘘而接受长期护理;第三代头孢菌素、氟喹诺酮或哌拉西林 - 他唑巴坦广谱抗生素治疗失败;前 3 个月内接受过抗生素治疗(第三代头孢菌素或氟喹诺酮);前 12 个月内在国外住院;

早期复发(采用哌拉西林 - 他唑巴坦治疗至少 3 天后,2 周内复发)。值得注意的是,如果存在败血症,归为此类仅需一个此类风险因素。在这种情况下,指南建议采用碳青霉烯类抗生素联合阿米卡星治疗(如果严重的话)。在肝移植、肝胆疾病或正在进行的抗生素治疗的情况下,建议经验覆盖肠球菌。

在亚洲治疗 cIAI 需特别注意本区域情况。如前一节所述,亚洲的细菌耐药性比世界其他区域都高。尤其是肠杆菌科的耐药性是关注重点[24]。据信,产 ESBL 的细菌是新产生的,最早发现于中国、韩国、日本以及印度[25]。重要的是,临床医生应了解一些会产生本地区特有的腹腔败血症的热带传染病(如阿米巴病、腹部结核、蛔虫病以及沙门菌病)。在确定鉴别诊断时,疟疾和登革出血热可能与 cIAI 相似[24]。

根据亚洲共识工作组提出的关于 cIAI,阿莫西林 - 克拉维酸是社区获得性 IAI 的首选药物。也可采用头孢菌素联合甲硝唑疗法。院内获得性感染需采用碳青霉烯类抗生素或哌拉西林 - 他唑巴坦进行治疗。严重感染的联合疗法包括头孢吡肟 - 左氧氟沙星联合甲硝唑、美罗培南联合万古霉素,或替加环素联合氨曲南 - 环丙沙星[24]。遗憾的是,一些情况下,某些药物无法获得,影响治疗方案的选择。

17.4 新药物

17.4.1 头孢洛扎 - 他唑巴坦

头孢洛扎 - 他唑巴坦是所有可用头孢菌素中具有最有效抗假单胞活性的新型头孢菌素组合。与所有 β- 内酰胺一样,头孢洛扎通过结合和抑制青霉素结合蛋白发挥作用,进而抑制细胞壁的合成。他唑巴坦是众所周知的 β- 内酰胺酶抑制剂,通常与哌拉西林联用。头孢洛扎 - 他唑巴坦联用对产 ESBL 的肠杆菌科有良好的效果[26,27]。最近头孢洛扎 - 他唑巴坦获准与甲硝唑联合用于治疗 UTI 和 cIAI[28]。

在我们小组最近进行的一项监测研究中,从 44 所医院收集的分离株用于总结头孢洛扎 - 他唑巴坦及其他 11 种药物的 MIC 值特点[29]。总共从以下来源收集了 3 759 株非重复的非尿肠杆菌科和假单胞菌(分离株 %):血液 43%/14%、呼吸道 18%/39%、伤口 18%/30%、体液 11%/5% 及其他 10%/12%。

肠杆菌科和假单胞菌的敏感性如下:黏菌素(96%~98%)、美罗培南(93%~99%)、亚胺培南(92%~98%)、厄他培南(91%~98%)以及头孢洛扎 - 他唑巴坦(89%~98%)。大肠埃希菌和克雷伯菌的大多数 MIC 在所有被测试的试剂中比截点低 1~2 个稀释度。在收集的肠杆菌科中,442/2 511(18%)被确认为产 ESBL 细菌。在这个小组中,敏感性的排序如下:头孢洛扎 - 他唑巴坦(82%)、哌拉西林 - 他唑巴坦(67%)、妥布霉素(42%)、环丙沙星(13%)、头孢吡肟(9%)、氨曲南(7%)以及头孢曲松钠(2%)。

头孢洛扎 - 他唑巴坦敏感性最高,且对铜绿假单胞菌最有效。敏感性和 MIC_{90} 分别为 97% 和 2mg/L。细菌种群中含 122(10%)株多药耐药假单胞菌。在这个小组中,敏感性和 MIC_{90} 如下:黏菌素 96%(MIC_{90}=2mg/L);头孢洛扎 - 他唑巴坦 77%(MIC_{90}=64mg/L);妥布霉素 47%(MIC_{90}=128mg/L);氨曲南 17%(MIC_{90}=128mg/L);亚胺培南 14%(MIC_{90}=32mg/L);美罗培南 14%(MIC_{90}=64mg/L);环丙沙星 12%(MIC_{90}=32mg/L);头孢吡肟 10%

（MIC_{90}=128mg/L）；头孢他啶 7%（MIC_{90}=128mg/L）以及哌拉西林 - 他唑巴坦 5%（MIC_{90}=512mg/L）。我们的研究证实，对于假单胞菌和产 ESBL 细菌，头孢洛扎 - 他唑巴坦的效力和敏感性仍然有优势。

ASPECT-cIAI 试验是由 Solomkin 等人进行的多中心、前瞻性、双盲、随机、安慰剂对照的 3 期临床试验，研究头孢洛扎 - 他唑巴坦联合甲硝唑或美罗培南治疗 cIAI 住院患者的临床结果[30]。如果患者>18 岁，并且计划或最近实施了经皮穿刺或手术引流，从而确认感染，则纳入试验。肌酐清除率<30ml/min 的患者、可能未通过手术得到适当感染源控制的患者、腹壁修补术中筋膜未闭合的患者以及在服用第一剂研究药物之前接受 IAI 全身抗生素治疗>24h 的患者除外。治疗结束后（治疗后 24h 内）进行评估、疗效判定（TOC）访视（开始治疗后 24~32 天进行访视）及后期随访（开始治疗后 38~45 天进行随访）。主要终点为临床治愈与失败。临床治愈的定义是症状完全消失或相关感染明显改善，无须进一步干预。持续性或复发性感染、在访视前因 cIAI 死亡、持续感染症状的治疗以及手术干预均表明临床失败。

总共纳入 993 名患者，806 名符合修正意向性治疗人群的标准，并随机分为头孢洛扎 - 他唑巴坦或美罗培南组。大约一半的患者接受了为期 7 天的治疗。其余 36.5% 的患者接受了为期 10 天的治疗。在基线水平上，组间病原菌分布和发病率类似。大多数病例为多种微生物感染，头孢洛扎 - 他唑巴坦组和美罗培南组分别为 66.1%（257/389）和 69.1%（288/417）。产 ESBL 的肠杆菌科的总发病率为 7.2%（58/806）。多重耐药假单胞菌占 5.8%（3/52），11.5%（6/52）对 ≥ 3 类抗假单胞菌药物不敏感。

在 MITT 人群中，头孢洛扎 - 他唑巴坦组和美罗培南组的临床治愈率分别为 83.0%（323/389）和 87.3%（364/417）。组间加权差异符合非劣效性标准（–4.2%，95%CI –8.91%~0.54%）。在两组的 MITT 人群中，根据 TOC 访视时进行的评估，8.2% 治疗失败。至于产 ESBL 的肠杆菌科患者，头孢洛扎 - 他唑巴坦组和美罗培南组的治愈率分别为 95.8%（23/24）和 88.5%（23/26）。在接受头孢洛扎 - 他唑巴坦治疗的感染假单胞菌的 26 名患者当中，所有患者均符合临床治愈标准，美罗培南组中 27/29（93.1%）名患者被视为已治愈。两组不良事件的发生率（头孢洛扎 - 他唑巴坦组和美罗培南组：44% vs. 47%）相似，大多数不良事件的严重程度为轻微到中度。最常发生的不良事件为恶心、腹泻及呕吐。

这些研究表明，头孢洛扎 - 他唑巴坦是耐药感染（尤其是假单胞菌感染）的有效药物。毫无疑问，该药物将在医院环境中对抗革兰氏阴性感染并在 cIAI 的治疗中发挥重要作用。虽然很难在体外形成对头孢洛扎 - 他唑巴坦的耐药性，为了保护此药物的效用，须提倡谨慎使用此药物[31]。

17.4.2 头孢他啶 - 阿维巴坦

阿维巴坦是一种新型二氮杂二环辛烷 β- 内酰胺酶抑制剂。此抑制剂在结构特征、抗菌谱及机制方面不同于其他药物，原因是此抑制剂能够可逆地将 β- 内酰胺酶的活性部位乙酰化[32]。除 ESBL 和 AmpC 失活外，使用阿维巴坦还观察到肺炎克雷伯菌碳青霉烯酶（KPC）和 OXA-48 抑制。但是阿维巴坦对缺乏活性部位丝氨酸残基的菌株（NDM、VIM 或 IMP）无效。由于阿维巴坦的效力，与头孢他啶联用时比仅使用头孢他啶时大大降低针对具有多种酶介导抗药性的肠杆菌科的 MIC[33,34]。

目前美国食品药品监督管理局（FDA）已批准将头孢他啶 - 阿维巴坦与甲硝唑联用，用于治疗 18 岁及以上患者由以下细菌引起的 cIAI 感染：大肠埃希菌、肺炎克雷伯菌、铜绿假单胞菌、产酸克雷伯菌、斯氏普鲁威登菌、奇异变形杆菌、阴沟肠杆菌。头孢他啶 - 阿维巴坦还获准用于治疗包括肾盂肾炎在内的复杂性 UTI[35]。

Mazuski 等人进行了一项随机、对照、双盲 3 期研究，以评估头孢他啶 - 阿维巴坦联合甲硝唑 vs. 美罗培南对于 cIAI 的疗效[36]。采用了微生物学修正的意向性治疗（mMITT）设计。如果患者满足以下标准，则纳入研究：年龄在 18~90 岁之间；在随机分组之前或之后 24h 内需要手术治疗或经皮介入治疗；被诊断为 cIAI。有以下疾病的患者除外：需要在 12h 内进行手术治疗的创伤性肠穿孔、腹腔脓肿、肠梗阻、需要在 24h 内进行手术治疗的胃十二指肠溃疡、无穿孔缺血性肠病、单纯性胆囊炎、单纯性阑尾炎、感染性坏死性胰腺炎、化脓性胆管炎或胰腺脓肿。最终，将 1 066 名患者随机分组。此研究的主要终点为随机分组后 28~35 天的临床治愈试验，采用非劣效性方法评估头孢他啶 - 阿维巴坦联用与美罗培南相比的疗效。重要的是，产ESBL 细菌约占耐头孢他啶分离株的 80%，而 3% 的产金属 β- 内酰胺酶呈阳性。

所有主要分析人群均满足比较头孢他啶 - 阿维巴坦 vs. 美罗培南的非劣效性（差值小于 –12.5%）标准。联合疗法和美罗培南对耐头孢他啶革兰氏阴性菌的临床治愈率分别为83% 和 85.9%。相对于对头孢他啶敏感的分离株，对 82% 的患者有效，而在美罗培南组中，美罗培南对 87.7% 的患者有效。在基线水平，修正意向性治疗组与微生物学修正的意向性治疗组相比，肾功能受损的患者存在临床差异，偏向于美罗培南治疗。mMITT 人群的组间差异为 –29.1%（95%CI–50.05%~–5.36%），MITT 组的组间差异为 –25.6%（95%CI–44.53%~–4.78%）。头孢他啶 - 阿维巴坦为碳青霉烯类抗生素在 cIAI 中的应用提供了一种有吸引力的替代方案，其使用可能因此限制碳青霉烯酶耐药性的传播。

除了前述药物，许多 β- 内酰胺 /β- 内酰胺抑制剂组合目前正处于不同的开发阶段。表17.1 给出了理想药物清单[28,35-42]。

表 17.1　正在开发的治疗 IAI 和 cIAI 的抗菌药物

药物产品	开发阶段
头孢洛扎 - 他唑巴坦	*FDA 批准的适应证：* 复杂性尿路感染（cUTI）和肾盂肾炎 联合甲硝唑治疗 cIAI
头孢他啶 - 阿维巴坦	*FDA 批准的适应证：* cUTI 和肾盂肾炎 联合甲硝唑 VAP 和 HAP 治疗 cIAI *正在进行的临床试验：* 头孢他啶 - 阿维巴坦对于疑似或确诊感染儿科患者的安全性和耐受性（1 期）
氨曲南 - 阿维巴坦	*正在进行的临床试验：* 确定 ATM-AVI 治疗住院成人患者 cIAI 的 PK 和安全性及耐受性
亚胺培南 - 西司他丁 / 雷巴坦	*已完成试验：* 2 期，雷巴坦联合亚胺培南 - 西司他丁治疗 cIAI 的剂量范围研究 *正在进行的临床试验：* 亚胺培南 + 西司他丁 / 雷巴坦（MK-7655A）vs. 多黏菌素 E 甲磺酸钠 + 亚胺培南 + 西司他丁治疗耐亚胺培南的细菌感染的疗效与安全性（MK-7655A-013）（RESTORE-IMI 1）

药物产品	开发阶段
美罗培南 - 法硼巴坦	*已完成试验：* TANGO 3 期临床试验已经完成，用于治疗由确诊或疑似 CRE 引起的 cUTI 和严重性细菌感染 *正在进行的临床试验：* Carbavance 较最佳可用疗法治疗成人患者由 CRE 引起的严重性感染的疗效、安全性以及耐受性
头孢吡肟 /zidebactam	*已完成试验：* 一项随机、双盲、安慰剂对照研究，旨在评估 WCK 5222（Zidebactam 和头孢吡肟）在健康成人受试者中的安全性、耐受性和药代动力学
S-649266 头孢地尔（S-649266）	*正在进行的临床试验：* 研究将 S-649266 或最佳可用疗法用于治疗由耐碳青霉烯类抗生素革兰氏阴性菌引起的严重感染（3 期）
依拉环素	*已完成试验：* 3 期随机双盲研究，旨在研究依拉环素的两种剂量方案 vs. 厄他培南治疗成人的社区获得性 cIAI 的疗效与安全性 *正在进行的临床试验：* 对依拉环素较厄他培南治疗 cIAI 的疗效与安全性研究（IGNITE1）（3 期）
普拉米星	*正在进行的临床试验：* CARE 试验（3 期）

17.4.3 头孢地尔

头孢地尔是一种铁载体头孢菌素，通过与三价铁螯合，被细菌铁吸收系统摄取吸收，从而入细胞质而发挥其活性。位于侧链第 3 位的邻苯二酚部分促进所谓的 "特洛伊木马效应"。一旦被吸收，便会导致细胞壁合成的中断[43]。

最新 S-649266 体外研究表明，在面对其他常用疗法的耐药性时，S-649266 的效果较理想。将此药物在肠杆菌科的临床分离株上进行试验，这些分离株从全世界范围内的七个不同区域收集而来，包含 KPC、NDM、IMP 以及产 VIM 细菌。从 2009 年到 2011 年，总共筛选出了 617 株不同的分离株[44]。

S-649266 显示出抗产 β- 内酰胺酶菌株的显著活性。对于所有产 KPC 的菌株的 MIC 值范围为 0.125~4mg/L。此外，在 69 株耐碳青霉烯类抗生素的细菌中，发现 62 株的 MIC 值 ≤ 4mg/L，包括表达 VIM、IMP 以及 NDM 酶的菌株。92 株产 ESBL 细菌的 MIC 值 ≤ 4mg/L（受测菌株当中 3 株对美罗培南的 MIC 值 ≥ 16μg/ml）。S-649266 还表现出对 OXA 型 D 类酶的显著活性。在识别出的 12 株细菌（产 OXA-48 的菌株除外）当中，MIC 值范围为 0.125~2mg/L。相比之下，头孢吡肟显示出对相同分离株的 MIC 范围：1 至>16mg/L。在 233 株发现具有耐药性的菌株中，S-649266 只对 7 株的 MIC 值 ≥ 16mg/L。

在我们小组进行的一项研究中，采用中性粒细胞缺乏症小鼠大腿感染模型，对 S-649266 对 8 株铜绿假单胞菌的暴露效应进行了研究[45]。S-649266 的 MIC 值范围为 0.063~0.5mg/L。

S-649266 按照每日总剂量 12.5mg/kg、25mg/kg、50mg/kg、100mg/kg、200mg/kg、300mg/kg、400mg/kg 及 500mg/kg 进行给药,每 8 小时给药一次。

24h 终点的结果显示,未治疗对照动物增长 3.4 log,治疗动物相应下降 3.1 log。在剂量为 ≥100mg/(kg·d)时,所有分离株的充分体内活性的量度菌落形成单位(CFU)均下降>1log。剂量反应曲线呈 S 形,增加剂量的效应导致所有受测菌株的效应均增加,直至达到最大阈值。本研究和其他研究的结果显示,S-649266 有望用于 MDR 细菌感染的治疗,因此,我们有理由期待将这种有效药物更广泛地用于治疗 cIAI。

17.4.4　依拉环素

依拉环素是一种新型的氟环素,是代表该种类的第一种药物。与以前的四环素一样,这种药物通过抑制细菌的核糖体而发挥作用。尽管新证据表明四环素可能是杀菌的,但四环素作为一类传统上被归类为抑菌剂[46]。这种分子保留了以前的四环素结构。在 C-7 和 C-9 上分别增加了氟原子和吡咯烷基[47]。这些改变通过耐药机制(如核糖体水解和外排泵)来防止药物失去活性。因此,这导致对万古霉素耐药的肠球菌(VRE)和耐甲氧西林的金黄色葡萄球菌(MRSA)的活性增加[48]。依拉环素也是对抗 MDR 革兰氏阴性菌的有效药物。此类细菌包括表达各类 β- 内酰胺酶的肠杆菌科、多重耐药鲍曼不动杆菌以及具有碳青霉烯类抗生素耐药机制的细菌[49]。

我们小组进行的一项最新研究旨在评估 72 小时内依拉环素对具有免疫功能的小鼠大腿模型中革兰氏阳性菌和革兰氏阴性菌的杀伤情况[46]。本研究检测了依拉环素人性化剂量(2.5mg/kg 静脉注射每 12 小时一次)对三株肠杆菌科菌株大肠埃希菌 373、弗氏梭菌 26 以及大肠埃希菌 C3-14 的效果(依拉环素的 MIC 值为 0.125~0.25mg/L)。对照组抗生素药物包括利奈唑胺、替加环素、美罗培南以及万古霉素。

大肠埃希菌 373、弗氏梭菌以及大肠埃希菌 C3-14 的 72h 时 CFU 的 log 降低分别为 2.96、1.81 以及 1.31。比较器未显示对所有三种分离株的抗菌活性,但美罗培南对大肠埃希菌 C3-14 具有抗菌活性。48h 和 72h 时,美罗培南和替加环素的 log_{10} CFU 均比依拉环素降低更多($P < 0.003$)。虽然这些初始数据较理想,但仍需要更多研究进一步阐明该药物的药效学特征。

最近正在进行一项称为 IGNITE 1 的 3 期多中心双盲临床试验,该试验旨在评估依拉环素与厄他培南相比治疗 cIAI 的安全性和疗效[41]。在全球范围内的 66 个中心共 541 名患者纳入研究。对社区获得性 cIAI 患者进行的 2 期试验的数据仅显示,厄他培南和依拉环素的临床成功率相似[42]。随着该药物的进一步深入,研究人员仍希望它能在未来的治疗中发挥关键作用,为治疗 cIAI 中的 MDR 革兰氏阴性病原体提供一种替代方案。

17.4.5　普拉米星

普拉米星是通过改良现有氨基糖苷西索米星而开发的一种新型抗生素。通过在庆大霉素环和不饱和羟乙基尾中添加一个氨基基团,合成的化合物不为氨基糖苷钝化酶提供底物,而氨基糖苷钝化酶已知存在于碳青霉烯酶和产 ESBL 细菌中,从而增强了其活性和效力[50]。体外数据较理想,并显示普拉米星对于一系列 MDR 革兰氏阴性菌和革兰氏阳性菌非常有效[51]。目前,一项旨在治疗由 CRE 引起的严重细菌感染患者的 3 期临床试验正在对抗耐抗生素肠杆菌科（CARE）进行中[40]。

结　论

　　高度耐药的细菌感染对临床医生是一项持久挑战。尤其是在一个全球范围流动性日益增强的时代，耐药性传播的速度只会继续增加。在 cIAI 情况下多重耐药革兰氏阴性菌感染需要有效靶向治疗，以对抗细菌逃避我们消除它们的多种方式。因此，随着抗生素领域不断变化以及选择性压力驱动新的细菌耐药机制，必须继续强调新药物的开发。

　　针对 MDR 假单胞菌或产 ESBL 的肠杆菌的感染，头孢洛扎 - 他唑巴坦等药物提供了碳青霉烯类抗生素的替代物，从而限制了产碳青霉烯酶细菌的发展和传播。面对日益增多的产碳青霉烯酶且具有 KPC 和 OXA 基因型的细菌，头孢他啶 - 阿维巴坦为有潜在毒性的多黏菌素类药物提供了一个急需的替代物。由于酶介导耐药性在 cIAI 病原体中的进展，有望引入更多 β- 内酰胺 /β- 内酰胺酶抑制剂组合。除了上述 β- 内酰胺衍生疗法，具有不同作用机制的药物（比如普拉米星和依拉环素）预期将在耐药革兰氏阴性菌的治疗中发挥重要作用。虽然正在开发新制剂以对抗对我们现有抗菌药物不断增长的耐药性，优化病源控制的早期手术干预、抗菌药物管理以及强有力的感染控制计划将继续是 cIAI 成功治疗战略的重要组成部分。

（冯喆 译　常志刚 校）

参考文献

1. Weiss G, Steffanie W, Lippert H. Peritonitis: main reason of severe sepsis in surgical intensive care. Zentralbl Chir. 2007;132:130–7.
2. Calandra T, Cohen J. The international forum consensus conference on definitions of infection in the intensive care unit. Crit Care Med. 2005;33:1538–48.
3. Mishra S, Tiwary S, Mishra M, et al. An introduction of tertiary peritonitis. J Emerg Trauma Shock. 2014;7(2):121–3.
4. Solomkin JS, Mazuski JE, Bradley JS, et al. Diagnosis and management of complicated intra-abdominal infection in adults and children: guidelines by the Surgical Infection Society and the Infectious Diseases Society of America. Clin Infect Dis. 2010;50(2):133–64.
5. Montravers P, Gauzit R, Muller C, et al. Emergence of antibiotic-resistant bacteria in cases of peritonitis after intra-abdominal surgery affects the efficacy of empirical antimicrobial therapy. Clin Infect Dis. 1996;23(3):486–94.
6. Sader HS, Farrell DJ, Flamm RK, et al. Variation in potency and spectrum of tigecycline activity against bacterial strains from US medical centers since its approval for clinical use (2006 to 2012). Antimicrob Agents Chemother. 2014;58:2274–80.
7. Falagas ME, Karageorgopoulos DE. Extended-spectrum β-lactamase producing organisms. J Hosp Infect. 2009;73:345–54.
8. Hoban DJ, Bouchillon S, Hawser SP, et al. Trends in the frequency of multiple drug-resistant Enterobacteriaceae and their susceptibility to ertapenem, imipenem, and other antimicrobial agents: data from the Study for Monitoring Antimicrobial Resistance Trends 2002 to 2007. Diang Microbiol Infect Dis. 2010;66:78–86.
9. Hawser SP, Bouchillon S, Hoban DJ, et al. Epidemiologic trends, occurrence of extended spectrum β-lactamase production, and performance of ertapenem and comparators in patients with intra-abdominal infections: analysis of global trends data from 2002–2007 from the SMART study. Surg Infect. 2010;11:371–8.
10. Zalacain M, Biedenbach DJ, Badal RE, et al. Pathogen prevalence and antimicrobial suscep-

tibility among Enterobacteriaceae causing hospital-associated intra-abdominal infections in adults in the united states (2012–2013). Clin Ther. 2016;38(6):1510–21.

11. Hoban DJ, Badal R, Bouchillon S, et al. In vitro susceptibility and distribution of β-lactamases in Enterobacteriaceae causing intra-abdominal infections in North America 2010–2011. Diagn Microbiol Infect Dis. 2014;9:367–72.

12. Yigit H, Queenan AM, Anderson GJ, et al. Novel carbapenem-hydrolyzing β-lactamase, KPC-1, from a carbapenem-resistant strain of *Klebsiella pneumoniae*. Antimicrob Agents Chemother. 2011;55:3917–21.

13. Jovcic B, Lepsanovic Z, Suljagic V, et al. Emergence of NDM-1 metallo B-lactamase in *Pseudomonas aeruginosa* clinical isolates from Serbia. Antimicrob Agents Chemother. 2011; 55:3929–31.

14. Peirel L, Bonnin RA, Boulanger A, et al. Tn125-related acquisition of bla NDM-like genes in *Acinetobacter baumannii*. Antimicrob Agents Chemother. 2012;56:1087–9.

15. Biedenbach BS, Hackel M, et al. Dissemination of NDM metallo-β-lactamase genes among clinical isolates of Enterobacteriaceae collected during the SMART global surveillance study from 2008–2012. Antimicrob Agents Chemother. 2015;59:826–30.

16. Gupta N, Limbago BM, Patel JB, et al. Carbapenem-resistant Enterobacteriaceae: epidemiology and prevention. Clin Infect Dis. 2011;53:60–7.

17. Ku J, Duan X, Wu H, et al. Surveillance and correlation of antimicrobial usage and resistance of *Pseudomonas aeruginosa*: a hospital population based study. PLoS One. 2013;8(11):e78604. doi:10.1371/journal.pone.0078604.

18. Mikamo H, Yuasa A, Wada K, et al. Optimal treatment for complicated intra-abdominal infections in the era of antibiotic resistance: a systematic review and meta-analysis of the efficacy and safety of combined therapy with metronidazole. Open Forum Infect Dis. 2016;3(3):PMC5047423. doi:10.1093/ofid/ofw143.

19. Ogden CL, Carroll MD, Kit BK, et al. Prevalence of childhood and adult obesity in the United States, 2011–2012. JAMA. 2014;311:806–14.

20. Polso AK, Lassiter JL, Nagel JL. Impact of hospital guideline for weight-based antimicrobial dosing in morbidly obese adults and comprehensive literature review. J Clin Pharm Ther. 2014;39:584–608.

21. Sawyer RG, Claridge JA, Nathens AB, et al. Trial of short-course antimicrobial therapy for intra-abdominal infection. N Engl J Med. 2015;372(21):1996–2005.

22. Sartelli M, Weber DG, Ruppé E, et al. Antimicrobials: a global alliance for optimizing their rational use in intra-abdominal infections (AGORA). World J Emerg Surg. 2016;11:33.

23. Montravers P, Dupont H, Leone M, et al. Guidelines for management of intra-abdominal infections. Anaesth Crit Care Pain Med. 2015;34(2):117–30.

24. Kurup A, Liau KH, Ren J, et al. Antibiotic management of complicated intra-abdominal infections in adults: the Asian perspective. Ann Med Surg (Lond). 2014;3(3):85–91.

25. Hawkey PM. Prevalence and clonality of extended-spectrum beta-lactamases in Asia. Clin Microbiol Infect. 2008;14(Suppl 1):159–65.

26. Farrell DJ, Flamm RK, Sader HS, et al. Antimicrobial activity of ceftolozane-tazobactam tested against Enterobacteriaceae and *Pseudomonas aeruginosa* with various resistance patterns isolated in U.S. Hospitals (2011–2012). Antimicrob Agents Chemother. 2013;57(12):6305–10.

27. Walkty A, Karlowsky JA, Adam H, et al. In vitro activity of ceftolozane-tazobactam against *Pseudomonas aeruginosa* isolates obtained from patients in Canadian hospitals in the CANWARD study, 2007 to 2012. Antimicrob Agents Chemother. 2013;57(11):5707–9.

28. Cubist Pharmaceuticals. ZERBAXA (ceftolozane/tazobactam) for injection, for intravenous use. Initial U.S. approval 2014. Lexington, MA: Cubist Pharmaceuticals; 2014.

29. Sutherland CA, Nicolau DP. Susceptibility profile of ceftolozane/tazobactam and other parenteral antimicrobials against *Escherichia coli*, *Klebsiella pneumoniae*, and *Pseudomonas aeruginosa* from US hospitals. Clin Ther. 2015;37(7):1564–71.

30. Solomkin J, Hershberger E, Miller B, et al. Ceftolozane/tazobactam plus metronidazole for complicated intra-abdominal infections in an era of multidrug resistance: results from a randomized, double-blind, phase 3 trial (ASPECT-cIAI). Clin Infect Dis. 2015;60(10):1462–71.

31. Cabot G, Bruchmann S, Mulet X, et al. Pseudomonas aeruginosa ceftolozane-tazobactam resistance development requires multiple mutations leading to overexpression and structural modification of AmpC. Antimicrob Agents Chemother. 2014;58(6):3091–9.

32. Coleman K. Diazabicyclooctanes (DBOs): a potent new class of non-β-lactam β-lactamase inhibitors. Curr Opin Microbiol. 2011;14(5):550–5.

33. Zhanel GG, Lawson CD, Adam H, et al. Ceftazidime-avibactam: a novel cephalosporin/β-lactamase inhibitor combination. Drugs. 2013;73(2):159–77.

34. Levasseur P, Girard AM, Miossec C, et al. In vitro antibacterial activity of the ceftazidime-avibactam combination against Enterobacteriaceae, including strains with well-characterized β-lactamases. Antimicrob Agents Chemother. 2015;59(4):1931–4.

35. Activas Pharmaceutical Industries Ltd. AVICAZ (ceftazidime/avibactam) for injection, for intravenous use. Initial U.S. Approval 2015. Parsippany-Troy Hills, NJ: Activas Pharmaceutical Industries Ltd; 2015.

36. Mazuski JE, Gasink LB, Armstrong J, et al. Efficacy and safety of ceftazidime-avibactam plus metronidazole versus meropenem in the treatment of complicated intra-abdominal infection: results from a randomized, controlled, double-blind, phase 3 program. Clin Infect Dis. 2016;62(11):1380–9.

37. Clinical Trials.gov. 2016. www.clinicaltrial.gov. Accessed 27 Oct 2016.

38. Lucasti C, Vasile L, Sandesc D, et al. Phase 2, dose-ranging study of relebactam with imipenem-cilastatin in subjects with complicated intra-abdominal infection. Antimicrob Agents Chemother. 2016;60(10):6234–43.

39. Griffith DC, Loutit JS, Morgan EE, et al. Phase 1 study of the safety, tolerability, and pharmacokinetics of the β-lactamase inhibitor vaborbactam (RPX7009) in healthy adult subjects. Antimicrob Agents Chemother. 2016;60(10):6326–32.

40. Achaogen Inc. Plazomicin. South San Francisco, CA: Achaogen Inc; 2016. http://www.achaogen.com/plazomicin/. Accessed 27 Oct 2016.

41. Tetraphase Pharmaceuticals. Tetraphase Pharmaceuticals provides an update on eravacycline regulatory and development status. Watertown, MA: Tetraphase Pharmaceuticals; 2016. http://ir.tphase.com/releasedetail.cfm?releaseid=970792. Accessed 27 Oct 2016.

42. Solomkin JS, Ramesh MK, Cesnauskas G, et al. Phase 2, randomized, double-blind study of the efficacy and safety of two dose regimens of eravacycline versus ertapenem for adult community-acquired complicated intra-abdominal infections. Antimicrob Agents Chemother. 2014;58(4):1847–54.

43. Mollmann U, Heinsch L, Bauernfeind A, et al. Siderophores as drug delivery agents: application of the "Trojan Horse" strategy. Biometals. 2009;22:615–24.

44. Kohira N, West J, Ito A, et al. In vitro antimicrobial activity of a siderophore cephalosporin, S-649266, against Enterobacteriaceae clinical isolates, including carbapenem-resistant strains. Antimicrob Agents Chemother. 2016;60(2):729–34.

45. Ghazi IM, Tsuji M, Nicolau DP. Activity of S-649266 siderophore cephalosporin and comparators against *Pseudomonas aeruginosa* in murine thigh infection model (Abstract no. A-3328) 2016. Boston, MA: ASM Microbe; 2016.

46. Monogue M, Thabit AK, Hamada Y, et al. Antibacterial efficacy of eravacycline in vivo against Gram-positive and Gram negative organisms. Antimicrob Agents Chemother. 2016;60:50001–5005.

47. Xaio XY, Zhou J, Clark RB, et al. Fluorocyclines 1,7,-flouro-9-pyroolidinoacetamido-6-deoxytetracyline: a potent, broad spectrum antibacterial agent. J Med Chem. 2012;55:597–605.

48. Clark RB, Hunt DK, He M, et al. Fluorocyclines 2. Optimization of the C-9 side-chain for antibacterial activity and oral efficacy. J Med Chem. 2012;55:606–22.

49. Sutcliffe JA, Obrien W, Fyfe C, et al. Antibacterial activity of eravacycline (TP-434), a novel flurocycline, against hospital and community pathogens. Antimicrob Agents Chemother. 2013;57:5548–58.

50. Zhanel GG, Lawson CD, Zelenitsky S, et al. Comparison of the next-generation aminoglycoside plazomicin to gentamicin, tobramycin and amikacin. Expert Rev Anti-Infect Ther. 2012;10(4):459–73.

51. Walkty A, Adam H, Baxter M, et al. In vitro activity of plazomicin against 5,015 gram-negative and gram-positive clinical isolates obtained from patients in Canadian hospitals as part of the CANWARD study, 2011–2012. Antimicrob Agents Chemother. 2014;58(5):2554–63.

腹腔感染抗生素的耐药性

18

Garyphallia Poulakou, Georgios Siakallis, Sotirios Tsiodras

18.1 引言

腹腔脓毒症的优化管理取决于几个因素,最重要的为迅速复苏、及时有效的感染源控制、重症监护治疗以及给予恰当有效的抗菌药物[1-3]。抗生素耐药在全球范围内的威胁愈演愈烈,危及多种医疗机构的治疗方案[4-6]。临床医生面临着两难境地:抗生素治疗不足引起高失败率风险,和广谱抗生素的不正当使用促使致病菌的选择性耐药。了解耐药机制及滥用抗生素的不良代价至关重要,以便提高腹腔感染抗生素使用的效果并限制过度用药的危害[1]。

抗生素耐药性在全世界范围内的传播与发病率、死亡率以及医疗支出的显著增加有关。耐药性作为一种微生物进化的自然现象,是一个普遍定律。抗生素通过施加于肠道菌群的选择压力来加速这一过程。个体耐药菌向邻近患者的水平转移增加了其可怕的传播潜力[7]。社区内 AMR(抗生素耐药)发生率增高正成为重大公共卫生问题。社区出现的多重耐药(MDR)菌株可由流离失所人群或健康人群转移到其他国家[8,9]。此外,出于职业和医疗原因的旅行是 MDR 表型远距离转移的另一潜在来源。产 NDM-1 细菌进入英国的传播与医疗旅游和在印度和巴基斯坦进行的择期手术有关。这种耐药菌株可能在世界范围内传播,需要迅速进行国际协同监测[10,11]。近期报道了一件令人担忧的关于外来输入的质粒介导的黏菌素的耐药,而黏菌素是常用于产碳青霉烯酶菌株的最后防线[12]。

18.2 抗生素耐药性的机制

抗生素耐药性可由特定物种通过染色体基因内在表达,或通过两个不同但不相互排斥的遗传事件获得,也可从其他物种或菌株获得现有基因突变(垂直进化)或可动遗传因子(MGE)水平转移(水平基因转移)。垂直进化是固有耐药机制的表达增加,从而产生抗生素灭活酶或外排泵、膜通透性改变,或抗菌靶点改变。水平基因转移由质粒或转座子等 MGE 介导,这些因子通常携带多种耐药决定因素,使受体菌株能够表达多种耐药表型。联合质粒或转座子在不同菌种间的水平传播由过度使用抗菌药物的选择压力推动[7]。

18.2.1 肠杆菌科

18.2.1.1 β- 内酰胺耐药性

肠杆菌科的 β- 内酰胺耐药性主要通过产生 β- 内酰胺酶介导,该酶水解 β- 内酰胺,从而抑制青霉素结合蛋白。β- 内酰胺根据蛋白质同源性(Ambler 分类示意图,如图 18.1 所示)

或功能特性（Bush-Jacoby-Medeiros 分类示意图）分类[6,7,13]。一些肠杆菌科菌种（如肠杆菌属、弗氏柠檬酸杆菌、摩根氏菌、黏质沙雷菌以及普鲁威登菌）在阿莫西林、克拉维酸、头孢西丁以及第一代头孢菌素（1GC）存在的情况下，可能表现出对染色体编码的 AmpC 头孢菌素酶的强烈诱导，从而潜在地表达对青霉素、氨曲南、第三代头孢菌素（3GC）以及厄他培南具有内在抗药性的 AmpC 高产量表型。虽然头孢吡肟对于 AmpC β- 内酰胺酶是一种弱诱导物与基质，但在存在高细菌接种量的情况下，其有效性仍受到质疑，应避免将该药物用于感染源控制不佳的危重患者[14,15]。碳青霉烯类抗生素不容易受 AmpC 介导的水解作用影响，是重症患者的最佳治疗方案。质粒携带的超广谱 β- 内酰胺酶（ESBL）和碳青霉烯酶对肠杆菌科细菌的耐药性具有重要的临床影响。

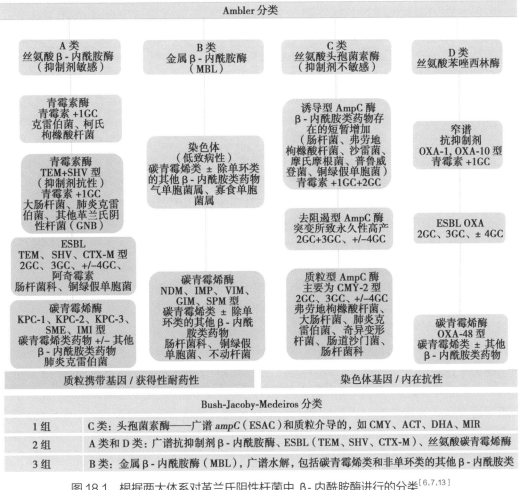

图18.1　根据两大体系对革兰氏阴性杆菌中 β- 内酰胺酶进行的分类[6,7,13]

1GC，第一代头孢菌素；2GC，第二代头孢菌素；3GC，第三代头孢菌素；4GC，第四代头孢菌素；ESBL，超广谱 β- 内酰胺酶。

编码大多数 ESBL 酶（TEM-M、SHV-M 及 CTX-M）的基因位于质粒上，这些质粒通常具有对其他药物（如氨基糖苷类和氟喹诺酮类）的额外耐药机制。这些酶（通常是 CTX-M）能够灭活大多数 β- 内酰胺，包括 3GC。虽然碳青霉烯类抗生素仍然有效，但节约碳青霉烯类抗生素的方案由于对上述其他药物的共同耐药性而导致应用范围缩小[15,16]。关于将 β- 内酰胺 /β- 内酰胺酶抑制剂联合（BLBLI）用于治疗由产 ESBL 细菌感染的最新文献一直相矛盾，视感染源、培养结果及患者的临床情况而定[17,18]。目前，EUCAST 建议并设置了 BLBLI 用于治疗产 ESBL 的肠杆菌科的阈值，即 MIC ≤ 8mg/L（或最新出版的 ≤ 4mg/L）[19]。对于重度脓毒症和腹腔内感染灶难以控制的患者，应考虑培养结果。因此，仅可将高剂量 BLBLI 用于尿路或感染源控制的轻度腹腔感染患者[17,20]。东南亚及东地中海国家中产 ESBL 的肠杆菌在社区内的传播现状十分严峻，据报道，在其他健康个体中肠细菌转移率高达 60%。这个以社区为基础的贮存库不断地向医疗机构输入耐药菌株，妨碍正确的社区获得性 IAI 的经验性治疗[21]。

由于碳青霉烯酶不仅水解碳青霉烯类抗生素，而且实际上水解所有 β- 内酰胺类抗生素，因此，产碳青霉烯酶菌的抗生素耐药范围最大。肺炎克雷伯菌碳青霉烯酶（KPC）是 A 类丝氨酸碳青霉烯酶中最重要的一种[7,16]。KPC 最早来源于美国、以色列、希腊以及意大利的肺炎克雷伯菌，NDM 源自印度次大陆的肺炎克雷伯菌和大肠埃希菌，OXA-48 源自北非和土耳其的肺炎克雷伯菌和大肠埃希菌。值得注意的是，产 NDM 和 OXA-48 的细菌可能是医院或社区获得性病原菌[22]。这些细菌在全球范围内的迅速传播已成为一种世界性的医学威胁。目前，据报道，在欧洲国家中，希腊、意大利、黑山、西班牙及塞尔维亚对碳青霉烯类抗生素不敏感的肺炎克雷伯菌和大肠埃希菌发病率最高[23]。产碳青霉烯酶的肺炎克雷伯菌的 DNA 指纹图谱分析已阐明，在大多数国家中，产 KPC-2 酶的肺炎克雷伯菌 ST258 谱系更为普遍。而在意大利，与 KPC-3 产生有关的 ST512 谱系占主导地位[23-25]。在上述临床情况下黏菌素通常是唯一可选的治疗方案，但是黏菌素使用的增加导致耐黏菌素的产 KPC 菌株出现[26]。虽然最初的报道是染色体机制的耐药，但最近出现和传播的质粒介导的黏菌素耐药（详细讨论见下文）是传染病中最令人惊恐的威胁之一[27,28]。B 类碳青霉烯酶为金属 β- 内酰胺酶（MBL），可使除单环 β- 内酰胺类外的所有内酰胺类耐药。染色体编码的 MBL 主要存在于产气单胞菌和寡养嗜单胞菌属、铜绿假单胞菌和鲍曼不动杆菌中，而肠杆菌科则携带通过 MGE（VIM、IMP、NDM、SPM、GIM）传播的 MBL，通常与也可以使氨曲南失活的其他耐药基因共同传播[7,16]。最后，D 类草酸酶（OXA-β- 内酰胺酶）拥有活性可变水解谱。其中，OXA-23 和 OXA-48 能够灭活碳青霉烯类抗生素。目前 OXA-48 在肠杆菌科中的传播是耐药性一个重要的原因，尤其是在地中海地区[7,16,23,29]。在欧洲疾病预防控制中心（ECDC）的近期倡议中，来自 36 个国家 / 地区的 455 家欧洲哨点医院在 2013 年至 2014 年收集了近期耐碳青霉烯类抗生素的肺炎克雷伯菌和大肠埃希菌的分离株，阐述了集中在地中海和巴尔干地区的一个重大问题。令人不安的是，在所报告的分离株中对黏菌素耐药性预示着最后治疗方案的丧失，耐药性从英国的 8% 到罗马尼亚的 70.5% 不等[23]。

18.2.1.2 对氟喹诺酮类、氨基糖苷类以及黏菌素的耐药性

DNA 旋转酶（gyrA）和拓扑异构酶Ⅳ（parC）的染色体突变是主要的耐药机制，突变体对喹诺酮类和氟喹诺酮类药物具有高水平耐药性。第一步突变体可能显示出在体外对氟喹诺酮类药物敏感。但在体内，在培养量高的情况下，它们会迅速产生耐药性。其他机制通过外排泵的染色体过表达或通透性降低介导。最近描述的 qnr 编码蛋白质通过质粒介导机制而产生低水平耐药性。这些基因通常与其他抗生素耐药性决定因素（通常为 ESBL）相关，导致 MDR 表型[7,16,30]。

氨基糖苷钝化酶（AME）是肠杆菌科（黏质沙雷菌和斯氏普鲁威登菌染色体）中氨基糖苷类耐药性的主要介质。质粒携带 AME 基因通常与 ESBL 共同传播，这与肠杆菌科的院内分离株对庆大霉素高达 60% 和对阿米卡星高达 20% 的耐药性有关。如今，16S rRNA 亚基由质粒介导的甲基化被视为对所有非肠道氨基糖苷类药物耐药性的主要机制，该耐药性在全球范围内传播，尤其是在产 NDM 菌株中。至少七个基因与甲基化酶（armA、rmtA、rmtB、rmtC、rmtD、rmtE 以及 npmA）的产生有关[31]。

18.2.2 非发酵革兰氏阴性菌

18.2.2.1 铜绿假单胞菌

对铜绿假单胞菌有活性的药物包括替卡西林（+/– 克拉维酸）、哌拉西林（+/– 他唑巴坦）、头孢他啶、头孢吡肟、亚胺培南、美罗培南、多利培南以及（不一定）氨曲南。由于克拉维酸对 AmpC 的强诱导作用，与哌拉西林 - 他唑巴坦相比，替卡西林 - 克拉维酸活性较低。高产 AmpC 的变异体仍对碳青霉烯类抗生素敏感。铜绿假单胞菌对碳青霉烯类抗生素耐药性导致 MDR 表型的最常见机制为外排泵过表达（最常见的是涉及多种抗生素的 MexAB-OprM 体系）和 OprD 孔蛋白突变，夺取了通过外膜的抗菌通道（主要影响亚胺培南）[7,16]。获得各种 MGE 可能导致对 β- 内酰胺和氨基糖苷的大范围耐药性[32]。铜绿假单胞菌的耐药机制示意图见表 18.1。

18.2.2.2 鲍曼不动杆菌

鲍曼不动杆菌的 AmpC 头孢菌素酶和 OXA-51 样碳青霉烯酶的自然表达产生对氨基青霉素、第一代和第二代头孢菌素以及氨曲南有固有耐药性。在高产 AmpC 的情况下，获得性耐药的范围扩大，包括羧酸青霉素、尿酸青霉素和第三代头孢菌素[7,16]。碳青霉烯类耐药（CR）菌株的传播具有重要的临床意义，原因是该菌株的流行继续增加，特别是在南欧国家[33]。CR 可能源于碳青霉烯酶（如 OXA-23 样、IMP、VIM 以及最近的 NDM-1）的获得或 OXA-51 样苯唑西林酶的过表达（表 18.1）。

对氟喹诺酮或氨基糖苷的获得性耐药常常伴随着产 ESBL 和 CR 的鲍曼不动杆菌，大大缩小了治疗选择，大多数情况下仅能选择黏菌素[33]。在 CR 流行率高的医院机构中广泛使用黏菌素导致黏菌素耐药的产生，机制为分离株通过减少脂多糖的负电荷，从而降低对带正电的黏菌素的亲和力[27]。目前认为，黏菌素耐药通过染色体突变发生，这给细菌带来了很大的负担。最近关于以 MCR-1 基因形式出现的可传播、质粒介导黏菌素耐药的报道具有重要的全球意义并引发关注。该基因已多次从环境中分离出来，这表明不管选择压力如何，该基因都可能传播给肠杆菌科，从而产生广泛耐药的病原体[27,28]。在这种具有挑战性的情况下，缺乏关于最佳治疗的数据支持。利福平与黏菌素具有体外协同作用。但是该联用的临床数据（包括一项随机对照试验）显示，该联用仅对微生物根除有微弱的作用，对死亡率没有影响[34]。黏菌素和糖肽之间的体外协同作用已被证实。大多来自回顾性研究的临床数据令人鼓舞，因而，黏菌素联合糖肽可能是一种补救治疗措施[35,36]。舒巴坦对鲍曼不动杆菌具有不同的体外活性，但仍缺乏临床数据。替加环素表现出可接受的体外敏感性，没有确定的耐药性折点。由于缺乏可靠的临床数据，存在二重感染和突破感染（breakthrough infection）的风险，替加环素在鲍曼不动杆菌感染中的用药受到限制。不建议单药治疗，建议首剂加倍治疗，并注意肝功能变化[36]。

表 18.1 引起 cIAI 的非发酵革兰氏阴性菌的耐药机制[19-23]

非发酵革兰氏阴性菌	耐药表型	耐药机制
铜绿假单胞菌	β- 内酰胺	酶抑制作用（AmpC、ESBL、MBL）、主动外排（MexAB）、通透性降低（OprD 损失）
	氨基糖苷	酶抑制作用（AME）、外排（MexxYY）、目标修饰（核糖体甲基化）
	氟喹诺酮	外排（MexAB、CD、EF、XY、GH、VW）、目标修饰（gyrA）
	MDR	主动外排泵过表达（MexA、MexB、OprM）
	多黏菌素类	LPS 修饰
鲍曼不动杆菌	β- 内酰胺	酶抑制作用（AmpC、质粒携带 TEM-M、SHV-M、CTX-M、MBL、OXA 型碳青霉烯酶）、目标修饰（PBP）、外排泵、通透性降低
	氨基糖苷	AME、目标修饰（16S rRNA 甲基化酶）
	氟喹诺酮	外排泵、目标修饰（DNA 旋转酶）
	替加环素	外排泵
	多黏菌素类	LPS 修饰——mcr-1
嗜麦芽窄食单胞菌	β- 内酰胺	诱导型 MBL、不透水外膜
	TMP–SMX	目标修饰（质粒携带 sul1 和 sul2）
	氟喹诺酮	目标修饰、外排泵
	MDR	MDR 外排泵

ESBL, 超广谱 β- 内酰胺酶；MBL, 金属 β- 内酰胺酶；MDR, 多药耐药；AME, 氨基糖苷钝化酶；PBP, 青霉素结合蛋白。

18.2.3 肠球菌和脆弱拟杆菌

肠球菌过表达低亲和力 PBP, 或在较少情况下通过获得 β- 内酰胺酶, 可增加对青霉素的耐药性。肠球菌对氨基糖苷类抗生素存在固有的低水平耐药性, 不宜单药治疗, 而随着携带 AME 的 MGE 的获得, 高水平耐药性正在传播。然而, 具有重大临床意义的是耐糖肽肠球菌已成为院内感染的主要原因。对万古霉素和替考拉宁高水平耐药的粪肠球菌和屎肠杆菌携带了 *vanA* 基因, 导致细菌肽聚糖与糖肽的亲和力降低。携带 *vanB* 基因的菌株对万古霉素显示可变 MIC（>64μg/ml）和对替考拉宁的体外敏感性, 与临床疗效无直接关系。鹑鸡肠球菌、卡塞里夫拉夫酵母及苦参肠杆菌的特征在于染色体表达 *vanC* 基因复合物, 导致对万古霉素的低水平耐药性和对替考拉宁的敏感性[37]（表 18.2）。

脆弱拟杆菌分离株对 β- 内酰胺类的耐药性是通过产生 β- 内酰胺酶（最常见的是头孢菌素酶）介导的, 在存在内酰胺酶抑制剂的情况下, β- 内酰胺酶可能会受到抑制。脆弱拟杆菌的高水平耐药性比较罕见, 通常与 *cfiA* 基因的过表达相关, 该基因对 MBL 进行编码。对甲硝唑的耐药性仍处于低流行状态。所述的最常见机制是通过表达 5- 硝基咪唑硝基还原酶, 而该酶位于染色体基因或 MGE 上[38]（表 18.2）。

表 18.2 引起 cIAI 的革兰氏阳性菌和厌氧菌的耐药机制[27,28]

微生物	耐药表型	耐药机制
金黄色葡萄球菌	β- 内酰胺——青霉素	酶抑制作用(青霉素酶)
	β- 内酰胺——甲氧西林、苯唑西林、萘苄西林、头孢菌素(MRSA)	靶点修饰(PBP2a-mecA)
	糖肽类—GISA	增厚的细胞壁——阻止药物结合
	糖肽类—GRSA	细胞壁前体靶点的改变——来自 VRE 的 VanA 基因的质粒携带转移
肠球菌	β- 内酰胺(氨苄西林)	靶点修饰(PBP5——粪肠球菌)、酶抑制作用(青霉素酶——粪肠杆菌)
	氨基糖苷	酶抑制作用(高水平耐药性 AME)、靶点修饰
	万古霉素	细胞壁前体靶点(Van A、Van B、Van D——高水平耐药；Van C、Van E、Van G——低水平耐药)改变
	利奈唑胺	靶点修饰(23S rRNA 突变)
拟杆菌属	β- 内酰胺	酶抑制作用(CepA 头孢菌素酶、MBL——cfiA)、外排、目标修饰(PBP)
	大环内酯类、林可酰胺类、链阳菌素 B	靶点修饰(核糖体)
	甲硝唑	外排、DNA 修复蛋白(RecA)过表达、5- 硝基咪唑硝基还原酶(nimA-G)的表达
	喹诺酮	靶点修饰(DNA 旋转酶——gyrA)和外排

MRSA,耐甲氧西林金黄色葡萄球菌；GISA,糖肽类中介金黄色葡萄球菌；GRSA,耐糖肽金黄色葡萄球菌；VRE,耐万古霉素肠球菌；MBL,金属 β- 内酰胺酶；AME,氨基糖苷钝化酶；PBP,青霉素结合蛋白。

18.3 IAI 中耐药性的流行病学

IAI 中的耐药性趋势符合耐药机制提供的数据。由于地理和流行病学差异,每个国家都要收集并分析各国数据,以便发布治疗指南,这一点十分重要。下文列出了来自国际注册管理机构和专注于 IAI 的研究的汇总数据。

18.3.1 ESBL 和 CRE

2002 年开始进行的记录革兰氏阴性分离株体外敏感性模式的抗生素耐药性趋势的监测研究(SMART 研究)报道,产 ESBL 的肠杆菌科在世界范围内的医院和社区显著传播[39]。从 2002 年到 2008 年,从欧洲中心分离的产 ESBL 的大肠埃希菌分离株从 4.3% 增至 11.8%,而产 ESBL 的肺炎克雷伯菌的流行率保持相对稳定(从 16.4% 到 17.9%)。不出所料,在产 ESBL 的菌属中,医院获得性分离株占主导地位[40]。在亚洲和北美洲也有流行率增加的记录[41,42]。据全球范围内复杂性腹腔内感染的观察研究(CIAOW 研究)报道,从

2012 年 10 月至 2013 年 3 月在全球范围内收集的术中分离株中,产 ESBL 的菌株占所有大肠埃希菌分离株的 13.7%,占所有肺炎克雷伯菌分离株的 18.6%[43]。资料显示,在医院获得性肺炎克雷伯菌分离株中,产 ESBL 的菌株占比极高(42.8%)。

全球范围内产碳青霉烯酶肺炎克雷伯菌(KPC)流行率越来越高,已成为医院面临的重大挑战之一。在 SMART 研究背景下进行的一项研究显示,基于 2010 年的 CLSI 折点(MIC ≥ 1µg/ml),全球范围内 6.5% 的 IAI 肺炎克雷伯菌分离株耐厄他培南[44]。除很多的 ESBL 和 / 或 AmpC β- 内酰胺酶背景外,还在耐厄他培南的菌株当中发现了很多碳青霉烯酶基因。这些菌株无性相关,当进行单独分析时,来自亚太地区的耐碳青霉烯菌株几乎全部来自印度,并表达了 NDM-1 碳青霉烯酶[45,46]。

18.3.2　铜绿假单胞菌

根据 SMART 研究结果,铜绿假单胞菌是 IAI 中第三常见的分离株[39]。在北美洲,与相对不变的亚胺培南耐药性(约 20%)相比,氟喹诺酮耐药性从 2005 年的约 22% 上升到 2010 年的 33%。对哌拉西林 - 他唑巴坦、头孢吡肟以及头孢他啶的耐药性在同一研究周期内也相对保持不变,从 23% 到 26% 不等[47]。然而,应该强调的是,抗生素耐药性存在各种地理差异,应注意考虑[39]。

18.3.3　肠球菌

肠球菌已成为医院获得性感染的重要病原体,并有较高的死亡率[48,49]。EBIIA 研究的结果显示,住院患者肠球菌感染的发生率明显高于社区获得性感染(医院获得性感染 33%,而社区获得性感染 19%),而未对 VRE 菌株产生分离,表明将万古霉素或替考拉宁用于治疗两种感染的持续适用性[50]。CIAOW 研究也证实了肠球菌分离在医院获得性 IAI 和社区获得性感染中的优势(22.3% vs. 13.9%),其中粪肠球菌和粪肠杆菌是最常见的革兰氏阳性需氧菌,占术中培养样本中总致病原的 15.9%[43]。

18.3.4　脆弱拟杆菌

由于在厌氧条件下临床培养标本的转移与处理存在技术困难,很难确定 MDR 脆弱拟杆菌的确切流行率。由于大多数脆弱拟杆菌菌株仍对甲硝唑、β- 内酰胺 /β- 内酰胺酶抑制剂组合以及碳青霉烯类抗生素敏感,因此,总是凭经验进行初始治疗。尽管如此,需考虑对高度致命的微生物(如拟杆菌、普氏杆菌及梭形杆菌属)进行单独分离检测试验[51]。从 1997 年到 2007 年在美国进行的关于拟杆菌属菌株中抗生素耐药性的全国调查数据显示,这些菌株对碳青霉烯类抗生素和哌拉西林 - 他唑巴坦的耐药率在 0.9% 至 2.3% 之间。非脆弱拟杆菌的抗生素耐药性高于脆弱拟杆菌,且对莫西沙星(尤其是寻常芽孢杆菌)和克林霉素的耐药率极高[52]。来自亚洲的一项研究强调了地理差异的重要性。在亚洲,脆弱拟杆菌对亚胺培南、美罗培南、莫西沙星的敏感性分别为 7%、12% 和 90%[53]。

18.4　获得耐药菌株和少见病原体的风险因素以及经验性方案的选择

腹膜炎是最常见的 IAI,分为原发性腹膜炎、继发性腹膜炎以及第三型腹膜炎。原发性腹膜炎较罕见,通常是由细菌血行传播或肠内易位引起的单一菌群导致的 IAI,特别是在有易感性的宿主中[54,55]。继发性腹膜炎占 IAI 的 80%~90%,大多数情况下是由消化道穿孔或邻近受感染内脏的进入引起。继发性腹膜炎进一步分为社区获得性腹膜炎(70%)和术后腹膜炎(30%),后者通常是由吻合口裂开所致。社区获得性腹膜炎是由患者胃肠道菌群引起的混合感染,主要是大肠埃希菌、链球菌和以脆弱拟杆菌为主要菌种的厌氧菌。但是,在术后腹膜炎中,患者暴露于医院环境和抗生素后,致病菌倾向于表现出 MDR 表型(即 ESBL 或 AmpC 或 CR 革兰氏阴性菌,或 MRSA[55])。与社区获得性感染相比,大肠埃希菌和链球菌的流行率较低[50]。肠球菌(包括粪肠球菌、VRE 以及念珠菌)也可能参与。经验治疗决策应基于当地抗生素耐药性数据和患者个人风险因素。确定病原体后,可调整治疗方法[56,57]。如果继发性腹膜炎在感染源控制失败后仍持续,则会发展为第三型腹膜炎。由于长期住院以及抗生素使用,第三型腹膜炎的病原体与术后腹膜炎相似,包括肠球菌、葡萄球菌、具有多种 MDR 表型的肠杆菌科、难治性非发酵菌(铜绿假单胞菌、鲍曼不动杆菌)、厌氧菌以及念珠菌,通常不需要手术干预[58]。

导致 IAI 患者预后不良的一般因素包括严重疾病、严重合并症、感染源控制不当、非阑尾来源、医疗保健获得性感染(HCAI)以及经验性抗菌方案不当[59,60]。从标本采集到药敏实验,常规微生物方法所需的最短时间为 48h。因此,最初的抗菌治疗通常是经验性的,经验性治疗决策必须针对假定的病原体,并考虑到感染源、耐药性的风险因素以及患者的病情严重程度[55]。对重症患者的研究明确表明了尽早识别耐药性病原体危险因素的重要性。充分和及时的治疗与降低死亡率相关[61]。就此来说,需区别社区获得性和医疗保健获得性 IAI。将 IAI 分为"复杂性"和"非复杂性"似乎与是否含有难治性细菌不太相关[62]。

如上所述,社区获得性感染很可能由患者肠道细菌所致。但例外的是产 ESBL 细菌可能是社区获得性感染的原因,要么没有危险因素,要么与先前使用抗生素(特别是第三代头孢菌素类抗生素)有关。因此,识别接触过抗生素的患者极其重要,尤其是先前由于合并症而长期接受抗生素治疗或接受多个抗生素疗程的患者[63-66]。区别社区获得性和医院获得性 IAI 的另一重要考虑是居住在社区但与医疗系统密切联系的患者数量在增加。这组人群包括疗养院的居民、在家接受静脉注射治疗的人员以及在门诊接受血液透析、化疗或放疗的人员。这些宿主往往会受到与院内耐药性模式类似的病原体感染,即所谓的 HCAI[67-69]。在一项对 2 049 例 HCAI 进行研究中,MDR 病原体占恢复患者感染的 79%[70]。HCAI 预示着高发病率和死亡率。尽管如此,经证明,早期适当经验性治疗可减少并发症,并降低死亡率[71]。

专栏 18.1 总结了 IAI 耐药株获得的最重要的危险因素。显然,最危险的临床情况是第三型腹膜炎和术后腹膜炎,其中一些因素容易诱发 MDR 肠杆菌、假单胞菌属、不动杆菌属、肠球菌感染,包括 VRE、MRSA 以及念珠菌。重要的是,还要考虑将患者/人群作为 MDR 细菌的潜在携带者,他们有时携带着令人担忧的耐药性决定因素[8-12]。在东南亚,已经在污水中检测到 NDM-1;在中国,从食物链中分离出了携带 MCR-1 基因且具有质粒介导黏菌素耐药性的肠杆菌科;在地中海地区,住院患者频繁存在产 KPC 的细菌和 XDR 鲍曼不动杆菌定植/感染。出乎意料的是,ESBL 可能定植在地中海和亚洲国家的健康人群[22-24]。MRSA 在 IAI 中不是一种常见的病原体,在医院获得性感染(尤其是创伤性感染)和已知的先前细菌定植患者中应予以考虑。其他病原体特异性诱发因素详见表 18.3[11,58,62,65,66,69,70,72-76]。

专栏 18.1 更可能具有 IAI MDR 病原体的风险因素与临床情境[65-70]

IAI 患者 MDR 病原体恢复的危险因素

医疗保健获得性感染（门诊静脉治疗、伤口治疗、抗肿瘤治疗、血液透析、疗养院居民）

近期接触广谱抗生素（<3 个月）

住院时间>5 天

之前或现在入住在重症监护病房

肝病

肺病

使用抗生素治疗糖尿病足部感染

器官移植

使用皮质类固醇

接受免疫抑制剂的患者

最近在社区或环境源中接触 MDR 病原体盛行区域的患者

在 MDR 病原体盛行区域住院的患者

术后腹膜炎

第一和第二次手术间隔很长时间

第三型腹膜炎

胆管反复干预

事先治疗的坏死性胰腺炎

表 18.3 覆盖 IAI 感染的特定耐药表型特征与诱发因素及经验性用药指南[11,58,62,65,66,69,70,72-76]

IAI 中具有 MDR 表型的细菌或罕见细菌					
	具有耐药表型（产 ESBL 或 AmpC 或 CR 的大肠埃希菌、肠杆菌属、克雷伯菌属、沙雷菌属、变形杆菌属等）的肠杆菌科	非发酵革兰氏阴性菌（铜绿假单胞菌、鲍氏不动杆菌、嗜麦芽窄食单胞菌等）	粪肠球菌包括耐万古霉素的粪肠杆菌	金黄色葡萄球菌	念珠菌
诱发条件	医疗保健获得性感染；考虑当地流行病学	医疗保健获得性感染；考虑当地流行病学	最近接触抗生素（尤其是长期头孢菌素治疗）	腹部左侧开（隔室综合征）	术后腹膜炎
	近期在高流行率地区（埃及、泰国、印度）旅游和贸易的患者	住院时间 >5 天	术后腹膜炎	术后感染	长时间接触抗生素
	在盛行 MDR 和 XDR 肠杆菌科区域的医疗旅游或紧急医疗程序	最近接触抗生素	第三型腹膜炎	伤口感染	病源控制失败后的第三型腹膜炎

续表

IAI 中具有 MDR 表型的细菌或罕见细菌				
来自 MDR 和 XDR 肠杆菌科流行国家的健康移民和难民	导致接触抗生素的慢性潜在条件（糖尿病足、慢性溃疡、慢性肺病）	感染性休克和早期手术病源控制失败	接受免疫抑制剂的患者	上消化道穿孔
已知有耐药菌定植的患者	最近入住 ICU	免疫抑制和肝移植	移植术后	事先给予氟康唑是氟康唑耐药性菌感染的诱发因素

（表格最左侧第一列为"诱发条件"，跨两行）

一般而言，重症患者推荐使用广谱抗菌方案。虽然不建议在社区获得性腹膜炎患者中考虑肠球菌和 MDR 菌，但在感染性休克、免疫抑制及复发性 IAI 患者以及表 18.5 中列出的其他诱发条件中，应考虑肠球菌。当地流行病学是选择抗菌疗法时需要考虑的一个关键因素。监测策略对于指导经验治疗的选择非常重要，尤其是对于重症患者[1,2,72]。专栏 18.2 给出了一些有用的建议，将微生物学整合到临床实践中，可以帮助临床医生选择正确的抗生素。

专栏 18.2　将微生物学整合到 IAI 临床实践的临床建议

- 确定患者耐药病原体的危险因素
- 熟悉当地流行病学
- 治疗野生诱导产 AmpC 肠杆菌时应避免使用第三代头孢菌素，首选哌拉西林和替卡西林
- 产 ESBL[b] 的肠杆菌科通常耐其他除 β- 内酰胺外的抗菌类（如氨基糖苷类或喹诺酮类抗生素）
- 除非 MIC[d] ≤ 4mg/L，否则最好避免 BLBLI[c]；菌血症患者如果没有充分病源控制，则治疗失败的风险就会增加
- 如果确定敏感，由于接种量效应[a]，只要感染源充分控制，可考虑将头孢吡肟作为针对高产 AmpC 突变体的药物，以减少碳青霉烯类抗生素的使用
- 碳青霉烯类抗生素对高产 AmpC 仍然有效，对产 ESBL[b] 的肠杆菌科也有效
- KPC[e] 酶灭活所有 β- 内酰胺；头孢他啶 - 阿维巴坦提供一种新选择
- 黏菌素目前仍是联合治疗产 KPC[e] 菌株的里程碑药物
- 耐黏菌素的产 KPC 菌株[f] 的选择是一个新的全球性威胁，要求谨慎使用黏菌素
- 对铜绿假单胞菌有潜在疗效的药物为替卡西林（± 克拉维酸）、哌拉西林（± 他唑巴坦）、头孢他啶、头孢吡肟、美罗培南、亚胺培南及多利培南、头孢洛扎 - 他唑巴坦以及头孢他啶 - 阿维巴坦。对氨曲南的敏感性不同
- 克拉维酸盐是铜绿假单胞菌产生 AmpC 的强诱导剂
- 肠球菌对某些青霉素和所有头孢菌素表现出固有耐药性，对氨基糖苷类药物表现出低水平耐药性。喹诺酮类并不能将其充分覆盖
- 由于大多数感染都归因于粪肠杆菌，因此，G 糖肽类耐药肠球菌 GRE 是院内感染的一个重要原因
- 脆弱拟杆菌是 cIAI[g] 中分离最多的厌氧菌，显示了对甲硝唑的低耐药率

a：体外研究表明，当使用较高的接种量时，头孢吡肟的 MIC 显著增加；b：ESBL，超广谱 β- 内酰胺酶；c：BLBLI，β- 内酰胺 /β- 内酰胺酶抑制剂；d：MIC，最低抑菌浓度；e：KPC，肺炎克雷伯菌碳青霉烯酶；f：黏菌素接触是在耐碳青霉烯的革兰氏阴性杆菌中出现黏菌素耐药性的危险因素；g：cIAI，复杂腹腔内感染。

18.5　耐药性的预防

18.5.1　抗生素管理和外科医生的暗示

当前发布的 IAI 治疗指南,优先考虑患者的安全性和结局优化[2,77,78]。抗菌管理是一种新颖的方法,旨在优化抗生素的选择,同时最大限度地减少不必要的抗生素使用,并进一步减少耐药性的增加[1]。抗生素管理计划(ASP)的基本内容是耐药性监测、实施感控措施以及合理使用抗生素。后者依赖于反复的教育来提高处方者理解并遵守抗菌药物治疗原则。最佳围手术期预防是每一个 ASP 的支柱,要求在尽可能短的时间内使用窄谱抗生素以防止术后感染。预防性抗生素的使用时间和重复应用的剂量应遵循国家或地方规定,并考虑手术过程的持续时间和抗生素药代动力学[1,79,80]。

尽管得到了高度重视,但 ASP 尚未被普遍接受。因此,ASP 主要基于当地的能力和实践。干预措施可能包括抗生素限制、混合、循环、临床指南以及实践方法。降阶梯是一项重要策略,可以在得到药敏结果后限制不必要的广谱抗生素的使用。在 IAI 中,治疗时间是确定的,在复杂性感染中,治疗时间很少超过 7 天[1,2,79,80]。尽管 ASP 具有多样性,但观察性研究表明,在外科和创伤 ICU 中实施 ASP 后,其对抗生素耐药性产生有益的作用,与此同时广谱抗生素用量同时下降[81]。

美国传染病学会(IDSA)确定了两种实施 ASP 的方法[1]。第一种是说服主动监管,要求对选定的抗生素进行限制或预先授权,或两者兼而有之。第二种是限制性方法,包括对处方进行预先审核干预以及后续反馈。这两种干预措施都与减少限制抗生素及成本有关[1,81,82]。对 89 项包含 ASP 的研究进行 Cochrane 荟萃分析,结果表明,限制性方法与主动监管方法相比具有更直接的结果,并且与减少抗生素耐药性有关。另一方面,主动监管与更好的患者预后相关。尽管如此,6 个月后,未显示出任何差异。尽管通过限制性措施获得了迅速的效果,但在短短几个月后,医生仍然能够绕过障碍,谨慎地开出抗生素处方[79]。

ASP 的接受并不直接。外科医生常常不愿分担其患者的责任并"遵守限制规定"。每一个 ASP 的成功都依赖于建立信心以及所有利益相关者共同努力参与。坚持监测实践和感染控制措施可能会在"符合限制"方面造成额外障碍。这两者对于遏制抗生素耐药性都是重要考虑。就感染控制措施而言,由于外科医生熟悉无菌条件下的外科手术,因此他们可代表最相关专业来理解其原理和程序。基础教育培训可能是决定性的,并且对外科感染沟通和管理具有丰富知识和技能的外科医生更有意义。同样重要的是,应不断向外科医生反馈所采取策略的结果,以改进抗生素处方并解决其医疗环境中的抗生素耐药性[83-85]。

18.5.2　靶向治疗的价值

在经验治疗开始之前,通过采取适当的培养来指导治疗决策,这一点非常重要。IDSA和 WSES[2,62,78]公布的指南,在有关对社区获得性非复杂性 IAI 进行术中培养的必要性之间存在分歧。在 AGORA 的意见书中,已经清楚地解决了这个问题。就患者的临床获益而言,微生物学确认可能不会影响轻度社区获得性 IAI 的临床结果[3,86,87]。然而,鉴于目前肠杆菌科的许多耐药机制(即 ESBL 和 NDM-1)已从没有医疗保健相关风险因素的健康人群中再次获得,因此,微生物学确认有助于了解社区的微生物趋势并调查抗生素耐药性[8-12]。此外,微生物学报告将使降级决策成为可能,以减少作为经验性方案一部分的广谱抗生素的不必要使用。另一方面,对于具有异常耐药模式的病原体,抗生素测试可促进调整治疗方法。在 IAI 中,血液培养很少呈阳性。但是,对于重症患者,尤其是以前入住过 ICU 且已植入设备和中心静脉的患者,强烈建议在开始治疗之前进行两次血液培养[3]。

对于每位社区获得性 IAI 患者,也建议采集围手术期组织和脓液标本。值得注意的是,采集围手术期和脓液标本被认为是医院获得性 IAI 或以往手术、复发性胆管手术以及坏死性胰腺炎并发症的标准措施[2,62,78]。鉴于耐药性和住院患者药物治疗无效率逐渐上升,在一些特定情况下,应适当获取并转运厌氧培养标本。同样重要的是向感染科医生、临床微生物学家,还有临床药理学家寻求意见,以定制对难治性 MDR 病原体的治疗方法。最后,经过近二十年的发展,推出了针对最难治疗的 MDR/XDR 病原体的新型抗生素,要求临床医生谨慎使用。对于这些新型抗生素,应尽量减少经验性使用,临床医生应首选将其用作靶向治疗药物。

结　论

抗生素耐药性是一个全球范围内蔓延的严峻考验,并且对发病率、死亡率以及医疗保健支出产生了空前的影响。显然,外科亦会受全球性的严峻趋势所影响:只有少数抗生素对具有泛耐药性表型的细菌有效。显然,外科医生处于这一紧急情况的第一线。现在他们不得不面对抗生素耐药性这一难题。增强外科医生对抗生素和耐药性的认识,将有助于接受 ASP 和针对该问题的其他所有措施。抗生素管理不仅是对处方者的限制,它是一种整合模型,可引导医院在限制抗生素使用的同时最大限度地提高临床疗效。一线医生是解决方案的一部分。

(阎小雨 译　崔瑞霞 校)

参考文献

1. Dellit TH, Owens RC, McGowan JE Jr, et al. Infectious Diseases Society of America. Society for Healthcare Epidemiology of America Infectious Diseases Society of America and the Society for Healthcare Epidemiology of America guidelines for developing an institutional program to enhance antimicrobial stewardship. Clin Infect Dis. 2007;44:159–77.
2. Sartelli M, Viale P, Catena F, et al. WSES guidelines for management of intra-abdominal infections. World J Emerg Surg. 2013;8(1):3.
3. Sartelli M, Weber DG, Ruppé E, et al. Antimicrobials: a global alliance for optimizing their rational use in intra-abdominal infections (AGORA). World J Emerg Surg. 2016;11:33.
4. Rice LB. Federal funding for the study of antimicrobial resistance in nosocomial pathogens: no ESKAPE. J Infect Dis. 2008;197(8):1079–81.
5. Boucher HW, Talbot GH, Bradley JS, et al. Bad bugs, no drugs: no ESKAPE! An update from the Infectious Diseases Society of America. Clin Infect Dis. 2009;48:1–12.
6. Carlet J. members of the WAAAR. World alliance against antibiotic resistance: the WAAAR declaration against antibiotic resistance. Med Intensiva. 2015;39(1):34–9.
7. Alekshun MN, Levy SB. Molecular mechanisms of antibacterial multidrug resistance. Cell. 2007;128(6):1037–50.
8. Angeletti S, Ceccarelli G, Vita S, et al. Unusual microorganisms and antimicrobial resistances in a group of Syrian migrants: Sentinel surveillance data from an asylum seekers centre in Italy. Travel Med Infect Dis. 2016;14(2):115–22.
9. Peretz A, Labay K, Zonis Z, et al. Disengagement does not apply to bacteria: a high carriage rate of antibiotic-resistant pathogens among Syrian civilians treated in Israeli hospitals. Clin

Infect Dis. 2014;59:753–4.

10. Kumarasamy KK, Toleman MA, Walsh TR, et al. Emergence of a new antibiotic resistance mechanism in India, Pakistan and the UK: a molecular, biological and epidemiological study. Lancet Infect Dis. 2010;10:597–602.

11. Poulakou G, Plachouras D. Planet's population on the move, infections on the rise. Intensive Care Med. 2016 Dec;42(12):2055–8.

12. Payne M, Croxen MA, Lee TD, et al. mcr-1 positive, colistin resistant Escherichia coli in traveler returning to Canada from China. Emerg Infect Dis. 2016;22(9):1673–5.

13. Philippon A, Slama P, Deny P, et al. A structure based classification of class A β-lactamases, a broadly diverse family of enzymes. Clin Microbiol Rev. 2016;29(1):29–57.

14. Jacoby GA. AmpC beta-lactamases. Clin Microbiol Rev. 2009;22(1):161–82.

15. Harris PN, Ferguson JK. Antibiotic therapy for inducible AmpC beta-lactamase-producing Gram-negative bacilli: what are the alternatives to carbapenems, quinolones and aminoglycosides? Int J Antimicrob Agents. 2012;40(4):297–305.

16. Ruppé É, Woerther PL, Barbier F. Mechanisms of antimicrobial resistance in Gram-negative bacilli. Ann Intensive Care. 2015;5:61.

17. Nguyen HM, Shier KL, Graber CJ. Determining a clinical framework for use of cefepime and β-lactam/β-lactamase inhibitors in the treatment of infections caused by extended-spectrum-β-lactamase-producing Enterobacteriaceae. J Antimicrob Chemother. 2014;69(4):871–80.

18. Rodriguez-Bano J, Navarro MD, Retamar P, et al. The extended spectrum beta-lactamases-red Espanola de investigacion en patologia infecciosa/grupo de estudio de infeccion hospitalaria group. Beta-lactam/beta-lactam inhibitor combinations for the treatment of bacteremia due to extended-spectrum–lactamase producing Escherichia coli: a post hoc analysis of prospective cohorts. Clin Infect Dis. 2012;54(2):167–74.

19. European Committee on Antimicrobial Susceptibility Testing—Commitι de l'antibiogramme de la Socιtι Franηaise de Microbiologie. Guidelines, 2015. Iowa City, IA: European Committee on Antimicrobial Susceptibility Testing; 2015. http://www.eucast.org. Accessed 3 Mar 2015.

20. Ofer-Friedman H, Shefler C, Sharma S, et al. Carbapenems versus piperacillin-tazobactam for bloodstream infections of non-urinary source caused by extended-spectrum beta-lactamase-producing Enterobacteriaceae. Infect Control Hosp Epidemiol. 2015;36(8):981–5.

21. Woerther PL, Burdet C, Chachaty E, et al. Trends in human fecal carriage of extended-spectrum beta-lactamases in the community: toward the globalization of CTX-M. Clin Microbiol Rev. 2013;26:744–58.

22. Nordmann P, Poirel L. The difficult-to-control spread of carbapenemase producers among Enterobacteriaceae worldwide. Clin Microbiol Infect. 2014;20(9):821–30.

23. Grundmann H, Glasner C, Albiger B, et al. Occurrence of carbapenemase-producing Klebsiella pneumoniae and Escherichia coli in the European survey of carbapenemase-producing Enterobacteriaceae (Euscape): a prospective multinational study. Lancet Infect Dis. 2017;17(2):153–63.

24. Albiger B, Glasner C, Struelens MJ, et al. European Survey of Carbapenemase-Producing Enterobacteriaceae (EuSCAPE) working group. Carbapenemase-producing Enterobacteriaceae in Europe: assessment by national experts from 38 countries, May 2015. Euro Surveill. 2015;20(45):PMID: 26675038.

25. Conte V, Monaco M, Giani T, et al. AR-ISS Study Group on Carbapenemase-producing K. pneumoniae. Molecular epidemiology of KPC-producing Klebsiella pneumoniae from invasive infections in Italy: increasing diversity with predominance of the ST512 clade II sublineage. J Antimicrob Chemother. 2016;71(12):3386–39.

26. Antoniadou A, Kontopidou F, Poulakou G, et al. Colistin-resistant isolates of Klebsiella pneumoniae emerging in intensive care unit patients: first report of a multiclonal cluster. J Antimicrob Chemother. 2007;59(4):786–90.

27. Nordmann P, Poirel L. Plasmid-mediated colistin resistance: an additional antibiotic resistance menace. Clin Microbiol Infect. 2016;22:398–400.

28. Liu YY, Wang Y, Walsh TR, et al. Emergence of plasmid-mediated colistin resistance mechanism MCR-1 in animals and human beings in China: a microbiological and molecular biological study. Lancet Infect Dis. 2016;16:161–8.

29. Cornaglia G, Giamarellou H, Rossolini GM. Metallo-beta-lactamases a last frontier for beta-lactams? Lancet Inf Dis. 2011;11:381–93.

30. Jacoby GA. Mechanisms of resistance to quinolones. Clin Infect Dis. 2005;41(Suppl 2):S120–6.

31. Ramirez MS, Tolmasky ME. Aminoglycoside modifying enzymes. Drug Resist Updat. 2010;13:151–71.

32. El Zowalaty ME, Al Thani AA, Webster TJ, et al. Pseudomonas aeruginosa: arsenal of resis-

tance mechanisms, decades of changing resistance profiles, and future antimicrobial therapies. Future Microbiol. 2015;10(10):1683–706.

33. Potron A, Poirel L, Nordmann P, et al. Emerging broad spectrum resistance in Pseudomonas aeruginosa and Acinetobacter baumannii: mechanisms and epidemiology. Int J Antimicrob Agents. 2015;45(6):568–85.

34. Durante-Mangoni E, Signoriello G, Andini R, et al. Colistin and rifampicin compared with colistin alone for the treatment of serious infections due to extensively drug-resistant Acinetobacter baumannii: a multicenter, randomized clinical trial. Clin Infect Dis. 2013;57(3):349–58.

35. Petrosillo N, Giannella M, Antonelli M, et al. Clinical experience of colistin-glycopeptide combination in critically-ill patients infected with gram-negative bacteria. Antimicrob Agents Chemother. 2014;58(2):851–8.

36. Garnacho-Montero J, Dimopoulos G, Poulakou G, et al. Task force on management and prevention of Acinetobacter baumannii infections in the ICU. Intensive Care Med. 2015;41(12):2057–75.

37. Miller WR, Munita JM, Arias CA. Mechanisms of antibiotic resistance in Enterococci. Expert Rev Anti-Infect Ther. 2014;12(10):1221–36.

38. Vedantam G. Antimicrobial resistance in Bacteroides spp: occurrence and dissemination. Future Microbiol. 2009;4(4):413–23.

39. Morrissey I, Hackel M, Badal R, et al. A review of ten years of the study for monitoring antimicrobial resistance trends (SMART) from 2002 to 2011. Pharmaceuticals (Basel). 2013;6:1335–46.

40. Hawser SP, Bouchillon SK, Hoban DJ, et al. Incidence and antimicrobial susceptibility of Escherichia coli and Klebsiella pneumoniae with extended-spectrum beta-lactamases in community- and hospital-associated intra-abdominal infections in Europe: results of the 2008 study for monitoring antimicrobial resistance trends (SMART). Antimicrob Agents Chemother. 2010;54:3043–6.

41. Jean SS, Hsueh PR. Distribution of ESBLs, AmpC β-lactamases and carbapenemases among Enterobacteriaceae isolates causing intra-abdominal and urinary tract infections in the Asia-Pacific region during 2008–2014: results from the study for monitoring antimicrobial resistance trends (SMART). J Antimicrob Chemother. 2016;4:166–71.

42. Hackel MA, Badal RE, Bouchillon SK, et al. Resistance rates of intra-abdominal isolates from intensive care units and non intensive care units in the United States: the study for monitoring antimicrobial resistance trends 2010–2012. Surg Infect. 2015;16(3):298–304.

43. Sartelli M, Catena F, Ansaloni L, et al. Complicated intra-abdominal infections worldwide: the definitive data of the CIAOW Study. World J Emerg Surg. 2014;9:37.

44. Hawser SP, Bouchillon SK, Lascols C, et al. Susceptibility of Klebsiella pneumoniae isolates from intra-abdominal infections and molecular characterization of ertapenem-resistant isolates. Antimicrob Agents Chemother. 2011;55:3917–21.

45. Lascols C, Hackel M, Marshall SH, et al. Increasing prevalence and dissemination of NDM-1 metallo-β-lactamase in India: data from the SMART study (2009). J Antimicrob Chemother. 2011;66:1992–7.

46. Sheng WH, Badal RE, Hsueh PR, Program SMART. Distribution of extended-spectrum β-lactamases, AmpC β-lactamases, and carbapenemases among Enterobacteriaceae isolates causing intra-abdominal infections in the Asia-Pacific region: Results of the study for monitoring antimicrobial resistance trends (SMART). Antimicrob Agents Chemother. 2013;57:2981–8.

47. Babinchak T, Badal R, Hoban D, et al. Trends in susceptibility of selected gram-negative bacilli isolated from intra-abdominal infections in North America: SMART 2005–2010. Diagn Microbiol Infect Dis. 2013;76:379–81.

48. Sitges-Serra A, Lopez MJ, Girvent M, et al. Postoperative enterococcal infection after treatment of complicated intra-abdominal sepsis. Br J Surg. 2002;89:361–7.

49. Dupont H, Friggeri A, Touzeau J, et al. Enterococci increase the morbidity and mortality associated with severe intra-abdominal infections in elderly patients hospitalized in the intensive care unit. J Antimicrob Chemother. 2011;66(10):2379–85.

50. Montravers P, Lepape A, Dubreuil L, et al. Clinical and microbiological profiles of community-acquired and nosocomial intra-abdominal infections: results of the French prospective, observational EBIIA study. J Antimicrob Chemother. 2009;63:785–94.

51. Brook I, Wexler HM, Goldstein EJ. Antianaerobic antimicrobials: spectrum and susceptibility testing. Clin Microbiol Rev. 2013;26:526–46.

52. Snydman DR, Jacobus NV, McDermott LA, et al. Lessons learned from the anaerobe survey: historical perspective and review of the most recent data (2005–2007). Clin Infect Dis. 2010;50(Suppl 1):S26–33.

53. Liu CY, Huang YT, Liao CH, et al. Increasing trends in antimicrobial resistance among clinically important anaerobes and Bacteroides fragilis isolates causing nosocomial infections: emerging resistance to carbapenems. Antimicrob Agents Chemother. 2008;52(9):3161–8.
54. Menichetti F, Sganga G. Definition and classification of intra-abdominal infections. J Chemother. 2009;21(Suppl 1):3–4.
55. Sartelli MA. focus on intra-abdominal infections. World J Emerg Surg. 2010;19(5):9.
56. Weigelt JA. Empiric treatment options in the management of complicated intra-abdominal infections. Cleve Clin J Med. 2007;74(Suppl 4):s29–37.
57. Bader F, Schroeder M, Kujath P, et al. Diffuse post-operative peritonitis: value of diagnostic parameters and impact of early indication for relaparotomy. Eur J Med Res. 2009;14:1–6.
58. Dupont H. The empiric treatment of nosocomial intraabdominal infections. Int J Infect Dis. 2007;11(s1):s1–6.
59. Herzog T, Chromik AM, Uhl W. Treatment of complicated intra-abdominal infections in the era of multi-drug resistant bacteria. Eur J Med Res. 2010;30:525–32.
60. Barie PS, Hydo LJ, Eachempati SR. Longitudinal outcomes of intra-abdominal infection complicated by critical illness. Surg Infect. 2004;5:365–73.
61. Dellinger RP, Levy MM, Rhodes A, et al. Surviving Sepsis Campaign Guidelines Committee including The Pediatric Subgroup. Surviving sepsis campaign: international guidelines for management of severe sepsis and septic shock, 2012. Intensive Care Med. 2013;39:165–228.
62. Eckmann C, Dryden M, Montravers P, et al. Antimicrobial treatment of "complicated" intra-abdominal infections and the new IDSA guidelines ? A commentary and an alternative European approach according to clinical definitions. Eur J Med Res. 2011;16(3):115–26.
63. Sartelli M, Catena F, Ansaloni L, et al. Complicated intraabdominal infections in Europe: a comprehensive review of the CIAO study. World J Emerg Surg. 2012;29(7):36.
64. Oteo J, Perez-Vazquez M, Campos J. Extended-spectrum b-lactamase producing Escherichia coli: changing epidemiology and clinical impact. Curr Opin Infect Dis. 2010;23:320–6.
65. Seguin P, Fedun Y, Laviolle B, et al. Risk factors for multidrug-resistant bacteria in patients with postoperative peritonitis requiring intensive care. J Antimicrob Chemother. 2010;65:342–6.
66. Seguin P, Laviolle B, Chanavaz C, et al. Factors associated with multidrug-resistant bacteria in secondary peritonitis: impact on antibiotic therapy. Clin Microbiol Infect. 2006;12:980–5.
67. Friedman ND, Kaye KS, Stout JE, et al. Health care associated bloodstream infections in adults: a reason to change the accepted definition of community-acquired infections. Ann Intern Med. 2002;137:791–7.
68. Montravers P, Dupont H, Leone M, et al. Guidelines for management of intra-abdominal infections. Anaesth Crit Care Pain Med. 2015;34:117–30.
69. Montravers P, Blot S, Dimopoulos G, et al. Therapeutic management of peritonitis: a comprehensive guide for intensivists. Intensive Care Med. 2016;42(8):1234–47.
70. Swenson BR, Metzger R, Hedrick TL, et al. Choosing antibiotics for intra-abdominal infections: what do we mean by "high risk"? Surg Infect. 2009;10:29–39.
71. Kollef MH, Sherman G, Ward S, et al. Inadequate Antimicrobial Workshop Group. Treatment of infections: a risk factor for hospital mortality among critically ill patients. Chest. 1999;115:462–74.
72. Harbarth S, Uckay I. Are there any patients with peritonitis who require empiric therapy for enterococcus? Eur J Microbiol Infect Dis. 2004;23:73–7.
73. Roehrborn A, Thomas l P o, et al. The microbiology of postoperative peritonitis. Clin Infect Dis. 2001;33:1513–9.
74. Rl N, Ac M. Enterococcal infections in surgical patients: the mystery continues. Clin Infect Dis. 1992;15:72–6.
75. De Waele JJ, Hoste EA, Blot SI. Bloodstream infections of abdominal origin in the intensive care unit: characteristics and determinants of death. Surg Infect. 2008;9:171–7.
76. Halle E, Padberg J. Rosseau s et al. Linezolid-resistant Enterococcus faecium and Enterococcus faecalis isolated from a septic patient: report of first isolates in Germany. Infection. 2004;32:182–3.
77. Chow AW, Evans GA, Nathens AB, et al. Canadian practice guidelines for surgical intra-abdominal infections. Can J Infect Dis Med Microbiol. 2010;21:11–37.
78. Solomkin JS, Mazuski JE, Bradley JS, et al. Diagnosis and management of complicated intra-abdominal infection in adults and children: guidelines by the Surgical Infection Society and the Infectious Diseases Society of America. Clin Infect Dis. 2010;50:133–64.

79. Davey P, Brown E, Charani E, et al. Interventions to improve antibiotic prescribing practices for hospital inpatients. Cochrane Database Syst Rev. 2013;4:CD003543.
80. Ramsay C, Brown E, Hartman G, et al. Room for improvement: a systematic review of the quality of evaluations of interventions to improve hospital antibiotic prescribing. J Antimicrob Chemother. 2003;52:764–71.
81. Dortch MJ, Fleming SB, Kauffmann RM, et al. Infection reduction strategies including antibiotic stewardship protocols in surgical and trauma intensive care units are associated with reduced resistant gram-negative healthcare-associated infections. Surg Infect. 2011;12(1):15–25.
82. White AC Jr, Atmar RL, Wilson J, et al. Effects of requiring prior authorization for selected antimicrobials: expenditures, susceptibilities, and clinical outcomes. Clin Infect Dis. 1997;25:230–9.
83. Sartelli M, Duane TM, Catena F, et al. Antimicrobial stewardship: a call to action for surgeons. Surg Infect. 2016;17(6):625–31.
84. Cakmakci M. Antibiotic stewardship programmes and the surgeon's role. J Hosp Infect. 2015;89:264–6.
85. Duane TM, Zuo JX, Wolfe LG, et al. Surgeons do not listen: evaluation of compliance with antimicrobial stewardship program recommendations. Am Surg. 2013;79:1269–72.
86. Gladman MA, Knowles CH, Gladman LJ, et al. Intra-operative culture in appendicitis: traditional practice challenged. Ann R Coll Surg Engl. 2004;86:196–201.
87. Davies HO, Alkhamesi NA, Dawson PM. Peritoneal fluid culture in appendicitis: review in changing times. Int J Surg. 2010;8:426–9.

念珠菌在腹腔脓毒症中的作用

19

Philippe Montravers, Aurélie Snauwaert, Claire Geneve, Mouna Ben Rehouma

19.1 引言

从腹腔脓毒症患者的微生物样本中可经常分离出念珠菌。关于念珠菌血症的大量研究已经发表,但是其在腹腔脓毒症的数据很少。念珠菌性腹膜炎的治疗很大程度上是从念珠菌血症的治疗中推断出来的。此外,针对念珠菌性腹膜炎的治疗提出了许多定义,反映了念珠菌属的各种复杂的临床情况。由 Bassetti 等人提出的定义则是综合考虑了念珠菌在腹腔脓毒症中的特异性(表 19.1)[2]。

表 19.1 念珠菌作为侵袭性腹腔念珠菌感染致病菌的情况

通过显微镜直接检测到念珠菌
手术或经皮引流获得的脓性或坏死性腹腔内标本经培养发现念珠菌生长
胆汁、胆管内标本经培养发现念珠菌生长
腹腔内器官活检标本经培养发现念珠菌生长
在没有任何其他病原体的情况下,在继发性腹膜炎和第三型腹膜炎的血液标本经培养发现念珠菌生长
放置不到 24 小时的引流管中培养发现念珠菌生长

改编自 Bassetti 等[1]。

19.2 念珠菌在腹腔感染中的影响

19.2.1 腹腔感染中念珠菌分离的状况

由于观察到念珠菌属有多种作用,因此念珠菌属的致病性在腹腔感染中存在争议。健康受试者消化道是白念珠菌和光滑念珠菌的腐生宿主。在整个消化道中,据报道在 23%~76% 人群中处于低浓度状态(10^2~10^4CFU/ml,视部位而定)[3]。在感染的动物模型中,仅在高浓度以及细菌真菌混合感染中报道了念珠菌的致病性[4]。在典型的社区获得性腹膜炎病例中,空腔脏器穿孔会导致肠道菌群中存在的念珠菌移位到腹腔中,因而此类患者需考虑念珠菌感染的可能性。

在其他情况例如复发性腹膜炎或第三型腹膜炎中,定植的念珠菌出现致病性的情况逐渐增多。在少数定植病例中,感染通常会数天后出现,但是从定植过渡到侵袭性腹腔念珠菌感染的机制仍不清楚。广谱抗生素显然在促进念珠菌在黏膜表面定植中起着关键作用,但是仍有其他危险因素[2]（表19.2）。然而，临床病例则是复杂多变的，例如，由于术后腹膜炎而首次接受再次手术的患者，其中针对侵袭性念珠菌病的治疗方法可能不如复发性腹膜炎那么重要，并且支持早期经验性抗真菌治疗的证据仍存在争议。

表 19.2 腹腔念珠菌病的危险因素

手术相关危险因素

- 多次腹部手术（开放和腹腔镜手术）
- 胃肠道反复穿孔
- 胃肠道吻合口瘘

念珠菌属的多点定植

非特异性危险因素
- 急性肾功能衰竭
- 中心静脉置管
- 全胃肠外营养
- 入住 ICU
- 脓毒症严重程度
- 糖尿病
- 免疫抑制
- 长期广谱抗菌治疗

改编自 Bassetti 等[1]。

19.2.2 腹腔感染相关的念珠菌类型

由于它们存在于正常肠道菌群中，所以白念珠菌是最常见的致病菌，而光滑念珠菌是腹腔感染中主要的非白念珠菌病病原体[1,5-9]。其他念珠菌也有少数报道。De Ruiter 等报道从胃十二指肠损伤获得的腹水念珠菌培养阳性的比例多达41%，而胆管和结肠直肠穿孔分别为 8.7% 和 11.8%[10]。这些作者在比较社区获得性感染和术后感染时观察到了相同的趋势。在某些特定的亚组人群中报告了高比例的念珠菌，例如减肥手术后的腹膜炎患者[11,12]，更常见于迟发性腹膜炎，并且经常与多重耐药菌有关[12]。持续性腹膜炎和第三型腹膜炎患者的念珠菌属的比例在一段时间内保持稳定，在反复手术中达到分离株的40%~50%[10,13]。

19.2.3 念珠菌在腹腔感染预后中的作用

念珠菌的致病作用已经争论了数十年，许多报道表明了念珠菌的潜在致病作用。腹腔感染期间的念珠菌血症是不良预后的一个因素，尽管在大多数研究中鲜有阳性血培养报道，约占患者的 6%~15%[14,15]。与其他脓毒症来源相比，在一组念珠菌血症患者中，腹腔来源与死亡风险增加相关（OR=8.15；95%CI 1.75~37.93；P=0.008）[16]。此外，腹水中直接检查到念珠菌，提示念珠菌数量更多，与死亡率增加有关（OR=4.7；95%CI 1.2~19.7；P=0.002）[6]。但是，这种分析在常规临床实践中并没有系统地进行。

脓毒症休克使腹腔念珠菌病复杂化,也与高死亡率相关。在一项涉及 481 名腹腔念珠菌病感染患者的大型国际观察性研究中,通过多因素分析确定的死亡危险因素是年龄、APACHE Ⅱ 评分高、继发性腹膜炎、脓毒症休克和缺乏适当的腹腔感染源控制[1]。在这些有脓毒症休克的患者中,无论是否进行适当的抗真菌治疗,未进行腹腔感染源控制均可增加 60% 的死亡率。同样,在一项涉及 180 名继发性腹膜炎(社区获得性和术后)患者的前瞻性观察研究中,脓毒症休克并发腹腔念珠菌感染与高死亡率相关[17]。此外,术后腹膜炎患者腹水中培养出酵母菌是脓毒症休克患者死亡的独立危险因素。

在医疗保健相关的(主要是术后)腹膜炎中,腹腔念珠菌感染与死亡率增加相关。在一项观察性病例对照研究中,分离出念珠菌属,是医院内腹膜炎患者死亡的独立危险因素[8]。相反,念珠菌属在社区获得性感染预后中的作用很难证明。已发表的数据间接表明这种情况下念珠菌的致病性较低,社区获得性腹膜炎患者无须进行抗真菌治疗[18-20]。在一项重症监护病房患者的多中心病例对照研究中,社区获得性腹膜炎病例的死亡率并未增加[8]。

19.3　何时以及如何治疗腹腔念珠菌病

19.3.1　腹腔念珠菌病的早期识别

诊断侵袭性念珠菌感染通常很困难,而且通常需要几天的时间[21,22]。在大多数情况下,腹腔念珠菌感染与细菌共感染相关,这使得与细菌和 / 或真菌感染有关的症状分析变得复杂[1,14,15,23]。此外,血液培养的诊断性能不足[24,25],在侵袭性念珠菌病患者中报告的比例很低,研究表明在 1%~3%[15] 至 28% 之间[23],通常在 10%~15% 之间[1,7,15]。临床和实验室标准不能有效区分念珠菌性腹膜炎与非微生物学确诊的疑似感染[15]。因此,尽管在决策标准上缺乏共识,但抗真菌治疗通常还是凭经验进行的[16,21]。在这些怀疑有念珠菌腹膜炎的患者中,有很大一部分接受了经验性的抗真菌治疗。已有报道,在怀疑患有侵袭性念珠菌病[26]包括腹腔感染的患者中,过度使用抗真菌治疗[15]。

19.3.2　临床评分的价值

为提高临床医生对腹腔念珠菌病的早期识别[27-32](表 19.3),目前已经提出了几种基于危险因素的预测评分,但是这些评分的价值仍有争议。一些评分使用的主要限制是需要真菌培养结果[28,31],这在急诊患者和 / 或从其他机构转诊的患者中无法获得。这些评分具有较高的阴性预测值,可以排除腹腔念珠菌病,但阳性预测值仍然不足[34,35]。相比之下,很少在未选择手术的人群中评估这些评分对腹腔念珠菌病识别的功效非常有限。在一项纳入 204 位因疑似腹腔念珠菌病接受抗真菌治疗的患者前瞻性、多中心、观察性研究中,念珠菌和腹膜炎评分未能将念珠菌性腹膜炎患者与没有念珠菌感染的患者区分开[15]。

表 19.3 临床评分中用于预测腹腔念珠菌病的标准

研究	标准
Pittet[31]	念珠菌属身体部位定植的数量 两个及以上部位 超过两个部位 三个及以上部位 念珠菌定植指数 修订的念珠菌定植指数
Dupont[27]	循环衰竭 上消化道起源 女 持续的抗菌治疗
Leon[33]	念珠菌属多点定植 ICU 住院期间手术 严重脓毒症 全胃肠外营养
Ostrosky[29]	全身应用抗生素(第 1~3 天) 或存在中心静脉导管(第 1~3 天) 以及符合以下至少两个条件： 全胃肠外营养(第 1~3 天) 血液透析(第 1~3 天) 任何大手术(−7~0 天) 胰腺炎(−7~0 天) 任何类固醇药物的使用(−7~3 天) 其他免疫抑制剂的使用(−7~0 天)
Ostrosky[30]	机械通气至少 48 小时 抗生素的使用(1~3 天) 中心静脉导管(1~3 天) 至少存在以下条件之一： 任何手术(−7~0 天) 免疫抑制剂的使用(−7~0 天) 胰腺炎(−7~0 天) 全胃肠外营养(第 1~3 天) 血液透析(第 1~3 天) 类固醇药物的使用(−7~0 天)
Dupont[32]	手术前住院时间 ≥48 小时 术中循环衰竭 弥漫性腹膜炎 上消化道穿孔

19.3.3 非特异性生物标志物的意义

在腹腔念珠菌感染中已经证实了生物标志物,如 C 反应蛋白和降钙素的有效价值。这些检测值比真菌感染更能反映手术损伤的炎症反应。在一项纳入 176 名非中性粒细胞减少的 ICU 患者的前瞻性队列研究中,每周进行两次 CRP 和 PCT 检测[36]。无论何时采集样品,CRP 和 PCT 浓度都不能用于区分侵袭性念珠菌病患者与既未定植也未感染的患者,或有念珠菌定植的患者。

19.3.4 非培养检测的意义

已经提出使用基于非培养检测来帮助临床医生将定植病例与感染病例区分开,并筛选出需要早期抗真菌治疗的患者。但是,使用这些检测也会带来很多困惑。评估这些检测功效的大多数研究都包含念珠菌血症和侵袭性念珠菌病的混合感染病例,但很少有研究专门针对腹腔念珠菌病。很少能实时进行这些检测,且在决策过程中无法获得其结果。尽管这些检测可以优化临床管理,但由于分布有限且重复测定时成本较高,因此在常规临床实践中很少应用。

据报道,β-D- 葡聚糖试验可用于 ICU 中复杂的腹部手术、消化道瘘和急性胰腺炎患者[36,37]。已经讨论了用于检测腹腔念珠菌病的各种临界值。阈值为 80pg/ml 时,β-D- 葡聚糖试验的灵敏度为 76.7%(95%CI 57.7%~90.1%),特异度为 57.2%(95%CI 49.9%~64.3%),阴性预测值为 94.1%(95%CI 89.1%~96.8%)[38]。为了提高此参数的准确性,一些作者建议至少每周两次重复采样[36,37]。连续两个样品中阳性 BDG 的灵敏度为 76.7%(95%CI 57.7%~90.1%),特异度为 57.2%(95%CI 49.9%~64.3%)[38]。

最近,人们对抗白念珠菌芽管抗体(CAGTA)的兴趣日益增长。CAGTA 阈值为 1/60 的灵敏度为 53.3%(95%CI 34.3%~71.7%),特异度为 64.3%(95%CI 57.2%~71.0%),阴性预测值为 90.1%(86.0%~93.2%)[38]。这些作者还提出了两种或可能两种以上检测的组合,以提高检测腹腔念珠菌病的性能。单一样品中 CAGTA 和 BDG 阳性或连续两个样品中至少有一种生物标志物阳性的组合提高了检测性能,灵敏度为 90.3%(95%CI 74.2%~98.0%),特异度为 42.1%(95%CI 35.2%~98.8%),阴性预测值为 96.6%(95%CI 90.5%~98.8%)[38]。这些结果在一项包括 ICU 和非 ICU 患者的普通人群的研究中得到了证实,该研究报告 CAGTA 和 BDG 联合使用对整个人群的灵敏度和阴性预测值为 97%[39]。在 ICU 患者中观察到最佳表现,灵敏度和阴性预测值为 100%[39]。

在腹腔念珠菌病中很少评估甘露聚糖抗原和抗甘露聚糖抗体。这两种检测的结合提高了它们的特异度和灵敏度。但是,在一项纳入 233 名非中性粒细胞减少症患者的前瞻性研究中,每周两次测定的甘露聚糖抗原(≥60pg/ml)和抗甘露聚糖抗体(≥10AU/ml)区分能力较低[38]。

基于技术的主要缺点,聚合酶链反应(polymerase chain reaction,PCR)的价值仍存在争议。缺乏可商购的测试、方法学上的标准化和多中心验证是限制该测试发展的关键问题。几项研究显示 PCR 与其他测试(如 β-D- 葡聚糖试验)之间具有良好的相关性[24,40],但是其他研究则认为其区分能力较低[38]。

19.3.5 充分的感染源控制

在解决抗真菌治疗问题之前,必须强调感染源控制的重要性。最近,Bassetti 等人在一项纳入 216 名念珠菌导致的脓毒症休克患者的大型队列研究中,证明了感染源控制在这些患者预后中的关键作用[41]。多变量分析显示,感染源控制不充分时死亡率增加了 2.99 倍。感染源控制不充分的脓毒症休克患者死亡率高达 60%[1]。感染源控制的问题尤其重要,并且在另一项研究中得到了证实。感染源控制不充分导致死亡率增加 77.40 倍(95%CI 21.52~278.38)[42]。

19.3.6 抗真菌治疗的适当时机

腹腔念珠菌病抗感染管理的第二个关键点是需要适当的抗真菌治疗。然而,腹腔念珠菌病中开始抗真菌治疗的最佳时机尚未得到解决。在过去的十年中,一些报告表明,对念珠菌血症和侵袭性念珠菌病这些高危患者延迟的经验性抗真菌治疗导致其预后和生存更差[42-44]。根据这些观察结果,专家和最新指南建议对疑似腹腔念珠菌病的患者尽早开始全身抗真菌治疗。但是,延迟的全身抗真菌治疗对腹腔念珠菌感染的有害影响尚未被证实。在最近的一项针对 158 例腹腔念珠菌感染患者,包括接受经验性治疗的患者和已记录抗真菌治疗的前瞻性观察研究中,开始使用抗真菌治疗的时间介于手术当天至手术后六天或更长时间之间[15]。开始抗真菌治疗的时间似乎对这两组患者的结局均无影响,但病情较轻的患者(SOFA 评分<7)除外,该类患者在延迟治疗的情况下死亡率增加(P=0.04)。

早期抗生素治疗的概念引出了抢先治疗和经验性治疗的定义[21]。根据欧洲临床微生物学和传染病学会(ESCMID)指南,抢先治疗是指在有念珠菌病的微生物学证据但没有明确诊断侵袭性真菌感染时的诊断性治疗。经验性治疗是指对有侵袭性念珠菌病危险因素的患者有持续发热但是没有感染微生物证据的情况下进行治疗[25]。

然而,这些定义是腹腔感染领域混乱的根源,这种情况与外科手术患者相差甚远,第三型腹膜炎或复发性腹膜炎的 ICU 患者除外。有趣的是,最近更新的美国传染病学会(IDSA)指南不再提及抢先治疗。尽管早期的抗真菌治疗对于微生物感染是有意义的,但对于有发生腹腔念珠菌病风险的患者,抢先治疗的方法几乎没有被评估。在一项探索性、随机、双盲、安慰剂对照试验中,Knitsch 等人在需要进行手术的重症监护病房的腹腔感染患者中评估了米卡芬净或安慰剂的抢先抗真菌治疗方法[45]。这项研究无法提供任何证据证实,抢先给予棘球白素类抗生素可有效预防高危外科重症监护病房腹腔感染的患者的腹腔念珠菌病。有趣的是,血浆 β-D- 葡聚糖试验阳性的患者被确诊为侵袭性念珠菌病的可能性是阴性结果的3.66 倍(95%CI 1.01~13.29)[45]。

19.3.7 适当的抗真菌谱治疗

适当的抗真菌治疗是第二主要的预后因素。

在文献中很少评估由腹膜炎培养的念珠菌菌株对抗真菌药的敏感性[1,6,8,15,18,23]。大多数研究报告白念珠菌对抗真菌药具有良好的敏感性,而光滑念珠菌对唑类化合物的敏感性降低。Bassetti 等报道 98% 的念珠菌菌株对棘球白素类敏感,对氟康唑敏感的占 89%,对伏立康唑敏感的占 96%[1]。Sartelli 等在一项大型国际多中心研究中,观察到 98% 的白念珠菌菌株对氟康唑敏感,而 97% 的非白念珠菌株对氟康唑敏感[9]。这些数据在最近的一项多中心研究中得到了证实,该研究报告了 125 种腹膜分离株的敏感性:100% 的念珠菌属对棘球白素类敏感,84% 的对氟康唑敏感,而仅 40% 光滑念珠菌对氟康唑敏感[15]。

EUCAST 指南认为光滑念珠菌对唑类化合物有耐药性[46]。这些生物是外科分离菌株中的第二大最常见分离株,占所有念珠菌菌株的 12%~22%[1,12,15,23,27,41]。

根据 IDSA 和 ESCMID 指南,对侵袭性念珠菌的适当管理包括对适当的抗真菌剂的应用[21,25]。对于疑似侵袭性念珠菌病以及已证实的念珠菌血症,IDSA 指南建议使用氟康唑或棘球白素类药物(卡泊芬净、米卡芬净或阿尼芬净),对危重患者或耐氟康唑的念珠菌属建议使用棘球白素类药物[25,47]。当分离出白念珠菌时,氟康唑是治疗的合适选择。最后,由于毒性原因,不建议将两性霉素 B 用于初始治疗[47],但应考虑在不耐受、获得性有限或对其他抗真菌药产生耐药性的情况下使用脂质制剂[25]。相反,ESCMID 指南并未根据患者严重程度调整其建议,但也建议使用棘球白素类药物作为一线治疗[21]。

一些指南定义了应接受经验性抗真菌治疗的患者的概况(表 19.4)。两项 IDSA 指南已经解决了这个问题,第一个指南侧重于复杂的腹腔感染的诊断和管理[47],第二个指南对应于 2016 年更新的念珠菌病管理指南[25]。有趣的是,ESCMID 指南并未提供需要治疗的腹腔念珠菌病患者的真实情况[21]。跨国专家共识的建议与其他指南有所不同,它提出了开始经验治疗的宽泛标准[2]。世界急诊外科学会(WSES)更明确地定义了免疫抑制的患者[48]。

但是,由于证据水平非常有限,针对腹腔感染的推荐意见仍然值得思考。尚无抗真菌治疗在腹腔念珠菌病中疗效的专门研究。在近期针对侵袭性念珠菌病的抗真菌治疗的随机试验中,诊断为腹腔念珠菌病的患者比例非常低[50-53],并不能得出针对这些手术病例的任何可靠结论,或根据临床结果推荐任何药物。总之,在疑似腹腔念珠菌病的外科手术患者中广泛使用棘球白素类药物需要进一步证据。

表 19.4   根据最近的指南推荐经验性抗真菌治疗的患者类型

IDSA 2010[47]	严重的社区获得性感染或医疗保健相关感染的患者腹腔内培养出念珠菌
	不建议用于轻度至中度社区获得性腹腔感染的成人和儿童患者
IDSA 2016[25]	具有腹腔感染的临床证据和念珠菌病的重要危险因素的患者,包括最近腹部手术、吻合口瘘或坏死性胰腺炎
WSES[48]	院内感染和重症社区获得性感染患者 近期有广谱抗菌药物暴露和免疫功能低下(由于中性粒细胞减少,同时应用免疫抑制剂,如糖皮质激素类药物和免疫调节剂)的社区获得性腹腔感染患者
	不建议用于没有危险因素的社区获得性腹腔感染患者
跨国专家的共识[2]	诊断为腹腔感染且至少有一种特定念珠菌感染危险因素的患者 没有特定念珠菌感染危险因素但甘露聚糖/抗甘露聚糖或 PCR 检测结果阳性的患者,应进行经验性抗真菌治疗
法国共识[49]	严重的腹膜炎(社区获得性或术后),至少存在以下标准中至少三个:血流动力学衰竭、女性、上消化道手术、抗生素治疗超过 48 小时 医疗保健相关的腹腔感染中,直接检查发现酵母菌 在所有卫生保健相关的腹腔感染中,腹腔积液培养(除外闭式吸引和引流液)念珠菌阳性
	不建议用于没有严重症状的社区获得性腹腔感染患者

19.3.8   合适的抗真菌治疗剂量

评估氟康唑和棘球白素类血浆浓度的最新数据表明,谷浓度差异很大,ICU 患者的浓度可能很低[54,55]。很少测定抗真菌药的腹膜浓度。在开始注射米卡芬净后 5~8 小时内,腹膜液/血浆比为 0.3,最大腹膜中位浓度(四分位比 IQR)为 0.9(0.6~1.5)mg/L[55]。令人惊讶的是,尚无有关腹膜炎患者中氟康唑腹膜渗透的数据。总体而言,应谨慎考虑氟康唑的每日剂量,尤其是在肾脏替代治疗的患者中,可能需要每日剂量高于200mg[54]。

19.3.9　抗真菌治疗的降阶梯

如最近两项研究中所述,降阶梯的经验性抗真菌治疗是一种安全的方法。一项多中心前瞻性观察研究分析了158例接受全身抗真菌治疗的ICU患者是否有证据证明或怀疑是腹腔念珠菌病[15]。42%的病例相当迅速地(在3~5天)改变了抗真菌治疗方案,包括49例(31%)降阶梯的患者和16例(10%)升阶梯的患者。接受降阶梯治疗的患者和未接受降阶梯治疗的患者在D7时的SOFA评分相似[分别为3(2,5.75)和3.5(1,6),$P=0.529$]。一项针对206名医疗保健相关的腹腔感染患者的研究中,有53%的患者进行了降阶梯治疗,其中49%的患者进行了抗真菌剂的降阶梯[56]。在多因素分析中,降阶梯不是死亡的危险因素。这些结果表明在这些患者中抗真菌药物降阶梯可能是安全的。

19.3.10　抗真菌治疗的持续时间

对于念球菌病患者,合适的抗真菌治疗时间尚不确定。IDSA指南为真菌性cIAI患者提供了建议,但没有明确的治疗时间推荐[25]。同样,ESCMID指南也没有专门针对腹腔念珠菌病的建议[21]。法国专家建议对严重卫生保健相关的腹腔细菌感染进行7~15天的抗菌治疗[49]。由于腹腔念珠菌病的复发率很高,专家建议更长的治疗时间,大约2~3周[57]。在最近的观察性研究中,患者在多中心前瞻性研究中接受抗真菌治疗时间为17天(四分位间距13~21天)[15],在另一项单中心回顾性分析中接受抗真菌治疗时间为14天(范围1~88天)[14]。

结　论

尽管对腹腔念珠菌病的发病机制的认识有了进展,但对该疾病的诊断和治疗决策仍然非常复杂。面对疑似腹腔念珠菌病患者,医生在过度医疗导致的生态、经济副作用和延误治疗导致的威胁生命的并发症的抉择之间陷入困境。下一个要实现的目标是找到准确快速的工具将定植从感染中区分出来,以便进行早期抗真菌治疗。

(崔瑞霞　译　张靖垚　校)

参考文献

1. Bassetti M, Righi E, Ansaldi F, et al. A multicenter multinational study of abdominal candidiasis: epidemiology, outcomes and predictors of mortality. Intensive Care Med. 2015;41:1601–10.
2. Bassetti M, Marchetti M, Chakrabarti A, et al. A research agenda on the management of intra-abdominal candidiasis: results from a consensus of multinational experts. Intensive Care Med. 2013;39:2092–106.
3. Knoke M. Gastrointestinal microecology of humans and Candida. Mycoses. 1999;42(Suppl 1): 30–4.
4. Sawyer RG, Adams RB, May AK, et al. Development of Candida albicans and C. albicans/Escherichia coli/Bacteroides fragilis intraperitoneal abscess models with demonstration of fungus-induced bacterial translocation. J Med Vet Mycol. 1995;33:49–52.

5. De Waele J, Lipman J, Sakr Y, et al. Abdominal infections in the intensive care unit: character-istics, treatment and determinants of outcome. BMC Infect Dis. 2014;14:420.

6. Dupont H, Paugam-Burtz C, Muller-Serieys C, et al. Predictive factors of mortality due to polymicrobial peritonitis with Candida isolation in peritoneal fluid in critically ill patients. Arch Surg. 2002;137:1341–6. discussion 1347.

7. Klingspor L, Tortorano AM, Peman J, et al. Invasive Candida infections in surgical patients in intensive care units: a prospective, multicentre survey initiated by the European Confederation of Medical Mycology (ECMM) (2006–2008). Clin Microbiol Infect. 2015;21:87.e1–87.e10.

8. Montravers P, Dupont H, Gauzit R, et al. Candida as a risk factor for mortality in peritonitis. Crit Care Med. 2006;34:646–52.

9. Sartelli M, Catena F, Ansaloni L, et al. Complicated intra-abdominal infections worldwide: the definitive data of the CIAOW Study. World J Emerg Surg. 2014;9:37.

10. De Ruiter J, Weel J, Manusama A, et al. The epidemiology of intra-abdominal flora in critically ill patients with secondary and tertiary abdominal sepsis. Infection. 2009;37:522–7.

11. Rebibo L, Dupont H, Levrard M, et al. Letter to editor: "Gastric fistula after laparoscopic sleeve gastrectomy: don't forget to treat for Candida". Obes Surg. 2013;23:2106–8.

12. Zappella N, Desmard M, Chochillon C, et al. Positive peritoneal fluid fungal cultures in post-operative peritonitis after bariatric surgery. Clin Microbiol Infect. 2015;21:853.e1–3.

13. Montravers P, Dufour G, Guglielminotti J, et al. Dynamic changes of microbial flora and thera-peutic consequences in persistent peritonitis. Crit Care. 2015;19:70.

14. Vergidis P, Clancy CJ, Shields RK, et al. Intra-abdominal candidiasis: the importance of early source control and antifungal treatment. PLoS One. 2016;11:e0153247.

15. Montravers P, Perrigault PF, Timsit JF, et al. Antifungal therapy for patients with proven or suspected Candida peritonitis : Amarcand2, a prospective cohort study in French intensive care units. Clin Microbiol Infect. 2017;23(2):117.e1–8.

16. Puig-Asensio M, Peman J, Zaragoza R, et al. Impact of therapeutic strategies on the prognosis of candidemia in the ICU. Crit Care Med. 2014;42:1423–32.

17. Riche F, Dray X, Laisne MJ, et al. Factors associated with septic shock and mortality in gener-alized peritonitis; comparison between community-acquired and postoperative peritonitis. Crit Care. 2009;13:R99.

18. Sandven P, Qvist H, Skovlund E, et al. Significance of Candida recovered from intraoperative specimens in patients with intra-abdominal perforations. Crit Care Med. 2002;30:541–7.

19. Lee SC, Fung CP, Chen HY, et al. Candida peritonitis due to peptic ulcer perforation: inci-dence rate, risk factors, prognosis and susceptibility to fluconazole and amphotericin B. Diagn Microbiol Infect Dis. 2002;44:23–7.

20. Shan YS, Hsu HP, Hsieh YH, et al. Significance of intraoperative peritoneal culture of fungus in perforated peptic ulcer. Br J Surg. 2003;90:1215–9.

21. Cornely OA, Bassetti M, Calandra T, et al. ESCMID* guideline for the diagnosis and man-agement of Candida diseases 2012: non-neutropenic adult patients. Clin Microbiol Infect. 2012;18(Suppl 7):19–37.

22. Leon C, Ostrosky-Zeichner L, Schuster M. What's new in the clinical and diagnostic manage-ment of invasive candidiasis in critically ill patients. Intensive Care Med. 2014;40:808–19.

23. Montravers P, Mira JP, Gangneux JP, et al. A multicentre study of antifungal strategies and out-come of Candida spp. peritonitis in intensive-care units. Clin Microbiol Infect. 2011;17:1061–7.

24. Nguyen MH, Wissel MC, Shields RK, et al. Performance of Candida real-time polymerase chain reaction, beta-D-glucan assay, and blood cultures in the diagnosis of invasive candidiasis. Clin Infect Dis. 2012;54:1240–8.

25. Pappas PG, Kauffman CA, Andes DR, et al. Clinical practice guideline for the management of Candidiasis: 2016 update by the Infectious Diseases Society of America. Clin Infect Dis. 2016;62:e1–50.

26. Azoulay E, Dupont H, Tabah A, et al. Systemic antifungal therapy in critically ill patients without invasive fungal infection. Crit Care Med. 2012;40:813–22.

27. Dupont H, Bourichon A, Paugam-Burtz C, et al. Can yeast isolation in peritoneal fluid be predicted in intensive care unit patients with peritonitis? Crit Care Med. 2003;31:752–7.

28. Leon C, Ruiz-Santana S, Saavedra P, et al. Usefulness of the "Candida score" for discriminat-ing between Candida colonization and invasive candidiasis in non-neutropenic critically ill patients: a prospective multicenter study. Crit Care Med. 2009;37:1624–33.

29. Ostrosky-Zeichner L, Sable C, Sobel J, et al. Multicenter retrospective development and vali-dation of a clinical prediction rule for nosocomial invasive candidiasis in the intensive care setting. Eur J Clin Microbiol Infect Dis. 2007;26:271–6.

30. Ostrosky-Zeichner L, Pappas PG, Shoham S, et al. Improvement of a clinical prediction rule

for clinical trials on prophylaxis for invasive candidiasis in the intensive care unit. Mycoses. 2011;54:46–51.

31. Pittet D, Monod M, Suter PM, et al. Candida colonization and subsequent infections in critically ill surgical patients. Ann Surg. 1994;220:751–8.

32. Dupont H, Guilbart M, Ntouba A, et al. Can yeast isolation be predicted in complicated secondary non-postoperative intra-abdominal infections? Crit Care. 2015;19:60.

33. Leon C, Ruiz-Santana S, Saavedra P, et al. A bedside scoring system ("Candida score") for early antifungal treatment in nonneutropenic critically ill patients with Candida colonization. Crit Care Med. 2006;34:730–7.

34. Delaloye J, Calandra T. Invasive candidiasis as a cause of sepsis in the critically ill patient. Virulence. 2014;5:161–9.

35. Eggimann P, Pittet D. Candida colonization index and subsequent infection in critically ill surgical patients: 20 years later. Intensive Care Med. 2014;40:1429–48.

36. Leon C, Ruiz-Santana S, Saavedra P, et al. Value of beta-D-glucan and Candida albicans germ tube antibody for discriminating between Candida colonization and invasive candidiasis in patients with severe abdominal conditions. Intensive Care Med. 2012;38:1315–25.

37. Tissot F, Lamoth F, Hauser PM, et al. Beta-glucan antigenemia anticipates diagnosis of blood culture-negative intra-abdominal candidiasis. Am J Respir Crit Care Med. 2013; 188(9):1100–9.

38. Leon C, Ruiz-Santana S, Saavedra P, et al. Contribution of Candida biomarkers and DNA detection for the diagnosis of invasive candidiasis in ICU patients with severe abdominal conditions. Crit Care. 2016;20:149.

39. Martinez-Jimenez MC, Munoz P, Valerio M, et al. Combination of Candida biomarkers in patients receiving empirical antifungal therapy in a Spanish tertiary hospital: a potential role in reducing the duration of treatment. J Antimicrob Chemother. 2015;70:3107–15.

40. Corrales I, Gimenez E, Aguilar G, et al. Detection of fungal DNA in peritoneal fluids by a PCR DNA low-density microarray system and quantitation of serum (1-3)-beta-D-glucan in the diagnosis of peritoneal candidiasis. Med Mycol. 2015;53:199–204.

41. Bassetti M, Righi E, Ansaldi F, et al. A multicenter study of septic shock due to candidemia: outcomes and predictors of mortality. Intensive Care Med. 2014;40:839–45.

42. Kollef M, Micek S, Hampton N, et al. Septic shock attributed to Candida infection: importance of empiric therapy and source control. Clin Infect Dis. 2012;54:1739–46.

43. Garey KW, Rege M, Pai MP, et al. Time to initiation of fluconazole therapy impacts mortality in patients with candidemia: a multi-institutional study. Clin Infect Dis. 2006;43:25–31.

44. Morrell M, Fraser VJ, Kollef MH. Delaying the empiric treatment of candida bloodstream infection until positive blood culture results are obtained: a potential risk factor for hospital mortality. Antimicrob Agents Chemother. 2005;49:3640–5.

45. Knitsch W, Vincent JL, Utzolino S, et al. A randomized, placebo-controlled trial of preemptive antifungal therapy for the prevention of invasive candidiasis following gastrointestinal surgery for intra-abdominal infections. Clin Infect Dis. 2015;61:1671–8.

46. EUCAST Clinical breakpoints (Bacterial v 6.0 and Fungal v 8.0). http://www.eucast.org/clinical_breakpoints.accessed. 25 Oct 2016.

47. Solomkin JS, Mazuski JE, Bradley JS, et al. Diagnosis and management of complicated intra-abdominal infection in adults and children: guidelines by the Surgical Infection Society and the Infectious Diseases Society of America. Clin Infect Dis. 2010;50:133–64.

48. Sartelli M, Viale P, Catena F, et al. 2013 WSES guidelines for management of intra-abdominal infections. World J Emerg Surg. 2013;8:3.

49. Montravers P, Dupont H, Leone M, et al. Guidelines for management of intra-abdominal infections. Anaesth Crit Care Pain Med. 2015;34:117–30.

50. Mora-Duarte J, Betts R, Rotstein C, et al. Comparison of caspofungin and amphotericin B for invasive candidiasis. N Engl J Med. 2002;347:2020–9.

51. Pappas PG, Rotstein CM, Betts RF, et al. Micafungin versus caspofungin for treatment of candidemia and other forms of invasive candidiasis. Clin Infect Dis. 2007;45:883–93.

52. Kuse ER, Chetchotisakd P, da Cunha CA, et al. Micafungin versus liposomal amphotericin B for candidaemia and invasive candidosis: a phase III randomised double-blind trial. Lancet. 2007;369:1519–27.

53. Reboli AC, Rotstein C, Pappas PG, et al. Anidulafungin versus fluconazole for invasive candidiasis. N Engl J Med. 2007;356:2472–82.

54. Sinnollareddy MG, Roberts JA, Lipman J, et al. Pharmacokinetic variability and exposures of fluconazole, anidulafungin, and caspofungin in intensive care unit patients: data from multinational Defining Antibiotic Levels in Intensive care unit (DALI) patients study. Crit Care.

2015;19:33.

55. Grau S, Luque S, Campillo N, et al. Plasma and peritoneal fluid population pharmacokinetics of micafungin in post-surgical patients with severe peritonitis. J Antimicrob Chemother. 2015;70:2854–61.

56. Montravers P, Augustin P, Grall N, et al. Characteristics and outcomes of anti-infective de-escalation during health care-associated intra-abdominal infections. Crit Care. 2016;20:83.

57. Blot S, De Waele JJ. Critical issues in the clinical management of complicated intra-abdominal infections. Drugs. 2005;65:1611–20.

微生物样本在复杂腹腔感染管理中的价值及意义 **20**

Warren Lowman

> "没有什么比一个显而易见的事实更能迷惑人了。"
>
> ——阿瑟·柯南·道尔

阿瑟·柯南·道尔爵士通过他杰出的观察力和推断力向我们展示了这一点。然而,我们仍然受到欺骗。在 cIAI 的背景下,事实是我们正在应对一个多样而复杂的微生物生态体系,一个我们只是最近才开始了解的体系。这个体系的复杂性使我们在处理 cIAI 患者时感到困惑,因为我们没有充分认识到微生物环境及其对健康肠道的影响。然而,我们盲目地大量使用抗生素,希望能清除致病的病原体。我们需要了解微生物在这种复杂交互中的作用,为了做到这一点,我们需要识别所涉及的微生物。再加上微生物鉴定的进展、多药耐药微生物(multidrug resistant organism,MDRO)的增加,以及识别存在 MDRO 风险的患者的困难,使得有效收集致病微生物标本变得至关重要。

20.1 cIAI 微生物流行病学

许多研究试图建立 cIAI 的微生物流行病学,在这些不同的研究中也出现了类似的趋势。表 20.1 列出了最近多中心监测研究的数据,总而言之,突出的结果是以下内容。

(1)肠杆菌科细菌占主导地位,具体而言,按降序排列,为大肠埃希菌和肺炎克雷伯菌。

(2)产超广谱 β- 内酰胺酶(ESBL)的分离株主要存在于上述两种分离株中。

(3)产 ESBL 率因地区而异,但总体上大肠埃希菌和肺炎克雷伯菌发病率大于10%(范围: 10.7%~46.7%)。

(4)由于在 HA-cIAI 中多重耐药微生物(MDRO)的感染风险较高,社区获得性(CA)与医院获得性(HA)之间的差别仍然存在。

(5)2000 年后肠杆菌科对碳青霉烯的耐药性显著增加[1-7]。

铜绿假单胞菌、念珠菌群和肠球菌是不常见的病原体,但在 HA-cIAI 和长期感染(例如第三型腹膜炎)中应始终考虑到。迄今为止,最大的多中心研究,即 CIAOW 研究,调查了 cIAI 的流行病学特征,这些观察结果得到了支持[8]。这项研究评估了全球 1 190 位患者的腹膜内标本,并证明了与 cIAI 相关的微生物的流行程度,按降序排列如下:(1)肠杆菌科;(2)肠球菌;(3)厌氧菌;(4)念珠菌;(5)铜绿假单胞菌。大肠埃希菌和克雷伯菌产 ESBL 率分别为 16.9% 和 21.4%,HA-cIAI 患者中,大肠埃希菌和克雷伯菌产 ESBL 率更高。

表20.1　2002—2014年cIAI的全球微生物流行病学—多中心监测研究

国家/地域	时间范围	微生物数量和类型	患者类型	临床参考指南	医院获得性感染(HAI) vs. 社区获得性感染(CAI)	产超广谱β-内酰胺酶(ESBL)	未包含的抗菌方案	参考文献
中东和非洲	2007—2012	255株分离株 大肠埃希菌72株 克雷伯菌属53株	成人和儿童	临床和实验室标准协会	未分类	11.4% 大肠埃希菌36% 克雷伯菌属45%	厄他培南和亚胺培南	[1]
中国	2002—2011	大肠埃希菌3 074株 肺炎克雷伯菌1 025株	成人和儿童	临床和实验室标准协会	是	社区获得性大肠埃希菌[a]：19.1%~61.6% 医院获得性大肠埃希菌[a]：52.2%~70%	美罗培南和替加环素	[2]
越南	2009—2011	905株分离株 大肠埃希菌697株 肺炎克雷伯菌129株	成人和儿童	临床和实验室标准协会	未分类	46.7% 大肠埃希菌48.1% 肺炎克雷伯菌39.5%	美罗培南和替加环素	[3]
拉丁美洲	2008—2012	肺炎克雷伯菌1 511株	成人和儿童	临床和实验室标准协会	未分类	42%	美罗培南和替加环素	[4]
欧洲	2011—2014	1 259株分离株 大肠埃希菌819株 铜绿假单胞菌133株	儿童	欧洲抗微生物药物敏感性协会	是	社区获得性大肠埃希菌5.5% 医院获得性大肠埃希菌10.7% 社区获得性肺炎克雷伯菌18.2% 医院获得性肺炎克雷伯菌39%	美罗培南和替加环素	[5]
美国	2011	1 442株分离株 大肠埃希菌516株 肺炎克雷伯菌268株	成人和儿童	临床和实验室标准协会	未分类	10.7% 大肠埃希菌9.7% 肺炎克雷伯菌12.7%	美罗培南和替加环素	[6]

续表

国家/地域	时间范围	微生物数量和类型	患者类型	临床参考指南	医院获得性感染(HAI) vs. 社区获得性感染(CAI)	产超广谱 β-内酰胺酶(ESBL)	未包含的抗菌方案	参考文献
美国	2012—2013	1 285 株分离株 大肠埃希菌 434 株 肺炎克雷伯菌 231 株	成人和儿童	临床和实验室标准协会	仅 HAI	11.9% 大肠埃希菌 8.9% 肺炎克雷伯菌 17.3%	美罗培南和替加环素	[7]
全球	2012—2013	1 330 株分离株 b 大肠埃希菌 548 株 肠球菌 211 株 肺炎克雷伯菌 140 株	成人和儿童	欧洲抗微生物药物敏感性协会和临床和实验室标准协会	是	社区获得性大肠埃希菌 12.3% 医院获得性大肠埃希菌 20.7% 社区获得性肺炎克雷伯菌 10.5% 医院获得性肺炎克雷伯菌 42.9%	未报道	[8]

这些研究大多数遵循 SMART 监测系统方法,因此可直接比较(参考文献[2-7])。

a: 因为这是一项为期 10 年的监测研究,在研究期间发生率有所不同,故给出范围。

b: 最初的腹腔内标本收集自 1 190 例患者;排除后续样本。

20.1.1　监测研究的背景分析

这种性质的监测研究受到某些特定的限制,因此重要的是了解研究结果是在怎样的背景下产生的。首先,许多是行业驱动的,因此与目标抗菌方案相关的特定预期目标已纳入该方法中。这不会使数据不准确或不相关,但不会那么全面。某些抗菌方案的遗漏意味着,没有对完整的用于治疗 cIAI 的各种抗菌方案进行评估,因此我们常常不知道某些表型和药物之间是否存在关系,以及存在怎样的关系。一个例子是 2002 年启动的 SMART 监测系统,该监测系统持续提供出色的全球监测数据,包括 cIAI 的致病病原体和用于治疗这些病原体的抗生素活性。其中所有研究均遵循非常标准化的方法,允许随时间进行耐药率趋势分析并比较。然而,某些关键的抗菌方案的缺失,如美罗培南和替加环素,无法对不同碳青霉烯类间的药敏性以及各种多重耐药微生物(MDRO)和替加环素药敏性之间的关系进行充分比较。同样,替加环素评估和监测试验(TEST)项目不包括美罗培南或厄他培南。其次,许多研究没有区分社区获得性感染和医院获得性感染。许多研究是直接提交给中央测验机构的,因而临床关系仅限于有 IAI 的患者。这也适用于已经归类为社区获得性和医院获得性的那些研究,因为通常也是根据被广泛接受的 48h 规则进行分类的。因此,很明显,监测数据从本质上提供了有关 cIAI 涉及哪些病原体的广泛信息,但不能充分区分特定 cIAI 类型涉及哪些微生物以及与 MDRO 相关的特定危险因素。在患者层面,这意味着不能很好地选择合适的经验性抗菌药物,如果没有目标培养,最好还是“猜测”治疗。

公认的是,对于 HA-cIAI 患者或有 MDRO 风险的患者,应将送检标本进行显微镜镜检、培养和药敏试验(MC & S)。尽管大体上,在非复杂 IAI 的背景下我会同意这一点(尤其是在感染源控制作为主要治疗措施而抗菌药物只是辅助治疗的情况下,以及抗生素在某些没有必要使用的情况下,如单纯性阑尾炎),但在 cIAI 中对此有一些警告。这些警告主要基于前面关于当前监视数据的局限性的讨论。首先,耐药率的区域差异要求您具体了解自己的实践情况。这需要本地数据,这些数据不太可能以出版物的形式获得,因此,必须建立本地化(特点地点 / 医院)的抗菌谱。这只能通过定期提交标本和频繁分析累积的抗生素数据来实现。其次,CA-cIAI 产 ESBL 率可能高达 61.6%。据报道,欧洲儿童人群所患 CA-cIAI 中,肺炎克雷伯菌产 ESBL 率为 18.2%[5]。第三,尽管 MDRO 的危险因素已经很明确,但它们缺乏特异性,并且考虑到目前流行的多种 MDRO,如果没有 MC & S,则无法辨别。因此,我主张,特别是在缺乏可靠的局部监测和抗菌药物数据的情况下,为所有 cIAI 患者提交 MC & S 标本。

20.1.2　需要特殊考虑的微生物指标

除了 cIAI 中占主导地位的革兰氏阴性杆菌(肠杆菌科和铜绿假单胞菌)和肠球菌外,许多其他病原体也参与其中。由于特定的临床或病原学特征对治疗的影响,其中一些微生物值得特别关注。

20.1.2.1　念珠菌属

cIAI 管理中一个重要的考虑因素是真菌感染,主要是念珠菌群。腹腔内念珠菌病与高死亡率相关[9],因此经验性抗真菌治疗方案常用于 cIAI 的治疗。此外,早期的感染源控制和定向抗真菌治疗对于降低死亡率很重要[10]。对 cIAI 的真菌流行病学没有特别好的描述并且很少被分离,在 CIAOW 研究的所有分离株中只有 6.4% 是念珠菌[8]。在后续的腹膜样本中,这一比值略有增加,达到 8.9%,表明与更复杂的 HA-cIAI 有关。参与 cIAI 的念珠菌的分布也没有得到很好的研究,但常见菌种似乎占主导地位,白念珠菌的发病率范围为 57% 至 77%[8-10]。新的念珠菌种类,如耳念珠菌的出现和念珠菌种中增加的多药耐药性[11],意味着要对腹部念珠菌病进行明确的诊断和处理,必须提交微生物样本用于 MC & S。当务之急是充分了解念珠菌的当地流行病学,因为不同物种的流行程度可能因单位而异。

20.1.2.2 牛链球菌属

牛链球菌在过去十年中经过广泛的分类学修订,现在包括许多亚种。D 群链球菌是脊椎动物肠道的自然定植菌,在许多动物中可引起疾病。在人类疾病和 cIAI 中,一个重要的考虑因素是解没食子酸链球菌解没食子酸亚种的分离,其与结直肠癌有很强的相关性[12]。大量研究表明,由这种微生物引起的侵袭性疾病(菌血症、脑膜炎和心内膜炎)与结肠肿瘤之间存在关联。类似地,解没食子酸链球菌巴氏亚种也更常在胃肠道恶性肿瘤患者中发现。因此,理想情况下,应进一步分离报告为牛链球菌的任何 D 群链球菌,以解释其在临床中的意义。临床上有意义的牛链球菌 /D 群链球菌 / 解没食子酸链球菌的分离,都值得对患者进行进一步的胃肠道恶性肿瘤检查。

20.1.2.3 咽峡炎链球菌属

咽峡炎链球菌属,以前称作米勒链球菌属,也是重要的生物指标,因为它的感染具有与其他化脓性链球菌相似的表现和形成脓肿的倾向。咽峡炎链球菌群被分为三个种:咽峡炎链球菌、星座链球菌和中间链球菌。这些被进一步细分为亚种,但它们都是人类口腔的自然定植菌,因此可以从各种临床标本中分离出来[12]。在 cIAI 的情况下,分离出这些链球菌之一应及时寻找可能的局部脓肿。

20.1.2.4 厌氧菌属

厌氧菌(革兰氏阳性菌和革兰氏阴性菌)是 cIAI 中的重要病原体,它们通常组成与许多此类感染相关的多菌种环境的一部分。分离的相对低频可能与标本的采集和运输有关(参阅下文,"样本采集和处理"部分)。但是,它们仍然很重要,特别是在结肠中,厌氧菌比其他细菌多 $10^2 \sim 10^3$ 倍[13]。革兰氏阴性菌,特别是拟杆菌属,优势菌群和耐药性相对较高[8,14]。已经证明,非脆弱拟杆菌属的人群耐药率通常高于脆弱拟杆菌属[15]。因此,在临床反应性较差的情况下,进一步确定微生物种类是十分重要和有用的。此外,厌氧菌之间存在特定的关系:(1)梭菌属和气性坏疽;(2)艰难梭菌和抗生素相关性腹泻;(3)放线菌属和脓肿或化脓性引流窦道病灶。如前所述,抗菌治疗通常不针对这些分离株,特别是在多种微生物混合感染时。因此,了解 cIAI 治疗中常用药物的抗厌氧菌活性是很重要的(参见下文关于抗生素药敏试验的解释部分)。很少有研究系统地解决厌氧细菌的耐药性问题,并且当前的治疗方案通常是经验性的,其基础是认可药物存在抗厌氧活性,而不是药物敏感性。之所以出现这种情况,部分原因是厌氧菌的药敏试验(AST)难以进行[16]。在美国微生物实验室 21 世纪初期进行的一项调查研究显示,虽然 89% 的实验室进行了微生物培养,但只有 1/5 的实验室进行了抗生素药敏试验[17]。然而,临床数据表明,临床不良反应与不适当的抗厌氧菌措施相关。因此,在地方、区域和国家各级机构监测厌氧菌的耐药性是明智的。目前的监测数据表明,随着脆弱拟杆菌群多药耐药菌株的流行,出现了新的耐药模式[14]。

20.1.2.5 沙门菌和其他引起肠热病综合征的细菌

由于沙门菌典型的肠热病综合征,并且伤寒沙门菌和非伤寒沙门菌有显著差别,这两种沙门菌都可能引起胃肠道手术并发症,沙门菌值得特别关注。肠热病通常是由摄入沙门菌、血清伤寒或副伤寒引起的,并发症包括消化道出血、脓肿形成和肠穿孔。从管理的角度看,无论是从个人层面还是从公共卫生层面,分离这种微生物并确定疾病的病因都很重要。非伤寒沙门菌也可引起肠热病,并不完全由人类携带,通常通过动物粪便污染食物而传播。侵袭性非伤寒沙门菌病和艾滋病毒感染有显著相关性,特别是在撒哈拉以南非洲地区。在非洲成年人中,>95% 的侵袭性非伤寒沙门菌病病例与 HIV 感染有关[18]。因此,在这种情况下,分离出非伤寒沙门菌时需要对艾滋病毒进行进一步检查。复发性沙门菌病还需要进一步检查,以排除可能的隐匿性感染源,如血管内感染和胆管感染。引起肠热病样综合征的其他细菌包括小肠结肠炎耶尔森菌、假结核耶尔森菌和弯曲杆菌属[19]。肠热病通常是通过从血培养中分离出致病菌来诊断的,这是一个重要的诊断考虑因素(见下文)。

还有许多其他特殊微生物与多种 cIAI 的表现相关,这些微生物可能需要专门的诊断和 / 或治疗。在这些情况下,临床高度怀疑 cIAI 时,咨询传染病专家或临床微生物学专家可能是必要的。例如寄生虫,特别是肠道线虫和蠕虫相关的感染以及 GIT 的分枝杆菌和真菌感染。这些通常最初是从组织样本中进行组织学诊断,但是如果没有组织要进行培养,那么最终的微生物学诊断往往仍然难以捉摸。这突出了将微生物 MC & S 组织标本与组织学标本一起提交的重要性。

必须牢记的是,几乎所有肠道共生菌都可能与 cIAI 相关,任何可能通过手术或装置进入胃肠道的潜在致病菌也可能与 cIAI 相关。因此,从临床相关的 GIT 标本中分离出的任何细菌都必须仔细考虑。

20.2 样本采集和处理

从任何部位取得的微生物样本的价值都遵循"垃圾进,垃圾出"的基本原则。在我们现阶段与自体微生物群的共生现状中,我们常常思考"谁寄生于谁"。微生物样本提供了一幅快照,展示了在我们身体的每个部位都共生着大量的活微生物。因此,拟明确微生物病原学时,必须对疾病过程中最具代表性的部位进行采样。考虑到大部分 cIAI 是由内源性菌群引起的,在患者管理过程中样本采集就成为非常关键的一步。除非取样的部位反映了疾病的过程,否则微生物样本的分离培养是没有意义的。

在 cIAI 的背景下,最常提交的标本是来自吸取物和组织的液体 / 脓液。表 20.2 概述了与每种样本类型相关的特定标准和指南[20]。拭子提取样本通常是不提倡的,尽管提交的情况相对较少。拭子的主要缺点是它们通常不能代表疾病过程,可能仅仅反映了微生物定植情况。就可执行的检测项目而言,拭子检测也非常有限。例如,它不适合厌氧菌培养、真菌培养或者需要多种培养方式(厌氧菌和真菌)的检测。一般来说,cIAI 样本采集的原则是,如果可以获得液体 / 脓液或者组织,则应优先于拭子选择。

表 20.2 微生物诊断学中标本类型的基本知识

标本类型	取样建议	运输	解释
拭子	– 避免接触非受累表面 – 仅在无法收集到组织或抽吸物／液体时使用 – 用力在受累区域滚动以最大限度吸附	– 通常需要转运培养基来提高回收率并防止干燥	– 植绒拭子可以提高收率 – 拭子的产率有限：不推荐用于厌氧或真菌培养
抽吸物	– 用 70% 乙醇和氯己定对皮肤／表面消毒 – 尽可能提取足够多的液体（>1ml）	– 无菌运输容器 – 血培养瓶中接种液体（1~10ml）；对厌氧菌的恢复有用	– 不要把脓液接种到血培养瓶中 – 不要将拭子浸入液体抽吸物
组织	– 用 70% 乙醇和氯己定对皮肤／表面消毒 – 表面切开后，用新的无菌手术刀在感染部位取样 – 提交至少 1ml/g 组织；定量培养 1cm³	– 在无菌容器中，盖紧盖子 – 滴几滴无菌生理盐水以保持组织湿润 – 进行厌氧培养时，使用厌氧运输瓶	– 不要破坏采样组织的完整性 – 不要在微生物组织样本中添加甲醛溶液

制定并改编自参考文献[20]。

20.2.1 抽吸液

抽吸液适用于任何液体收集，通常存放在无菌容器中以供进一步检测。如果特别考虑厌氧菌，则需要准备合适的厌氧容器／运输介质。这种需求是微生物实验室所特别要求的。抽吸物送血培养作为证据越来越重要[21]。从血培养瓶中重获微生物的速度比传统培养基快，并且还可能消除因患者服用抗生素使菌群生长有所抑制而造成的假阴性，从而提高产率[22]。有各种各样的血培养瓶可供选择，其中一些含树脂或木炭，以结合任何抑制剂，如抗菌药物。现代血液培养系统的优点是自动化程度高，能检测到少量微生物，恰当收集时不易受污染。建议血液培养瓶接种 1~10ml 液体／抽吸液，但不要接种脓肿内容物或脓液[21,22]。在使用时，熟悉可以供选择的特定培养瓶的类型很重要（需氧与厌氧培养不同）。

20.2.2 血培养

血培养作为一个独特的存在不应该被忽视，因为它们可以为 cIAI 的管理带来巨大的价值，特别是对有菌血症的患者。在 2010 年 IDSA 关于 cIAI 血培养诊断和管理的指南并不常规推荐血培养作为辅助诊断手段，因为菌血症的发生率很低，而且在 CA-cIAI 的背景下，从管理的角度来看，血培养通常是没有用的[21]。然而，在进行外科手术之前或在等待术中标本的培养结果时，细菌在血液中的二次播种为建立微生物病原学提供了独特的机会。因此，根据修订后的脓毒症的定义，对任何呈现脓毒症特征的患者进行血培养是合理的，并且脓毒症的本质要求进行血培养[23]。在抗生素给药前提交两到三组血培养对脓毒症患者的治疗至关重要。采血量已被证明是培养产率的最关键决定因素，因此通常需要多组足够的血量（成人 20~30ml；儿童 1~5ml）[24,25]。在 cIAI 的情况下，血培养的提交最好包括需氧和厌氧培养瓶两种。对于已经接受过抗菌药物的患者或正在接受治疗的患者中，必须使用具有黏结剂的血培养瓶。当特定的细菌（如沙门菌和病牛沙门菌）被分离出来时，血培养所提供的信息就显得尤其重要。

20.3 显微镜检查、培养和药敏结果解读

在解读 MC & S 结果时，必须进行临床背景分析。如上所述，结果的价值完全取决于样本的真实性。高质量、有代表性的样本在患者管理方面具有巨大价值。最关键的信息与药敏试验有关，在这方面有一些问题要考虑。但是，按照检查顺序，首先应进行显微镜检查，以提供微生物病原学的第一个指标。

20.3.1 显微镜检查

从显微镜检查中获得的最重要的线索是是否存在真菌感染，而样本中酵母菌的存在将为经验性抗真菌覆盖治疗提供支持[21]。通过显微镜也可以检测到寄生虫的存在，通常在伴有明显临床症状，高度怀疑寄生虫感染时，如阿米巴肝脓肿时。

20.3.2 培养

培养过程，即使用何种通用和选择性培养基、在何种大气条件下培养等，在很大程度上由实验室决定，通常遵循特定样品类型处理的推荐指南。当怀疑或正在进行特定微生物诊断时，最好与实验室联系以促进该过程，因为这可能涉及使用特殊/额外的染色剂和培养基和/或不同的培养条件。一个常见的例子是分枝杆菌或诺卡菌需要使用特殊染色（抗酸染色剂）。实验室完全依赖于所提供的临床信息。因此，尽可能详细地加以说明和提供细节对培养检查是至关重要的。

20.3.3 药敏性分析

实验室进行的抗菌药物敏感性试验（AST）通常遵循以下两个准则之一：欧洲 AST 委员会（EUCAST）或临床 & 实验室标准协会（CLSI）。这些指南每年更新，并就如何进行 AST、使用何种抗生素药物测特定的微生物以及如何解释这些结果提供指导。必须要认识到，由于实际和财政方面的限制，实验室无法测试所有相关的抗菌药物。因此，临床相关的抗菌药物被选择性接种在包含各种微生物群的检测面板上，如革兰氏阴性菌、革兰氏阳性菌、厌氧菌和真菌。由于某些抗菌药物与特定类型感染的治疗无关（例如达托霉素不会在下呼吸道样本上进行检测，因为达托霉素被肺泡表面活性剂灭活，因此不适合用于肺炎的治疗），因此面板也按特定样本类型分层，如尿、血培养等抗菌药物的选择将有很大不同。抗菌药物选择多样化，并且通常根据当地的要求指导使用，具体取决于哪些 AST 系统可用，哪些抗菌药物可供临床使用，以及正在使用的指南。

然而，总有某些抗菌药物可能被遗漏，但它们在临床上与特定的微生物/感染类型相关。在这种情况下，要么需要推断，要么需要额外的 AST。推断的一个典型的例子是金黄色葡萄球菌，当对苯唑西林/头孢西丁敏感时 [即甲氧西林敏感金黄色葡萄球菌（MSSA）]，会被认为对所有 β- 内酰胺类药物都敏感。然而，实验室通常报告对氯唑西林/萘夫西林敏感，可能不经常报告对头孢菌素或碳青霉烯类药物敏感。这必须从氯唑西林的敏感性中推断出

来。这在本质上是一个类效应的例子,在类中的一种抗菌药物被测试,在同一类中的其他药物的敏感性可以从这一种抗菌药物的结果中推断出来。表 20.3 显示了 cIAI 中常见的微生物相关的一些推论。隐含结果和推断敏感性的争论与 ESBL 检测有关。过去,无论实际的AST 结果如何,在检测到 ESBL 表型后,将广谱头孢菌素结果改为耐药被认为是一种规范。EUCAST 和 CLSI 对头孢菌素断点的修正(降低)意味着这一做法不再适用,因为断点将可靠地检测这类抗生素的临床相关耐药性。现在推荐报道与表型无关的头孢菌素 AST 结果[26,27]。同样,β- 内酰胺 /β- 内酰胺酶抑制剂(BLBLI)联合,例如阿莫西林 - 克拉维酸和哌拉西林 - 他唑巴坦,应该作为检测结果报告(EUCAST)。β- 内酰胺酶抑制剂克拉维酸和他唑巴坦具有抗 ESBL 酶的固有活性,现在有大量临床数据支持使用这些药物治疗由产 ESBL微生物引起的感染,包括菌血症[28]。从临床角度来看,这个问题仍然存在争议,因为存在相互矛盾的数据。但重要的是,实验室应该允许选择,而不是简单地报告为耐药[29]。这种做法导致了对碳青霉烯类药物的过度依赖,碳青霉烯类药物在治 ESBL 中被条件反射性地使用,这种做法被认为是产碳青霉烯酶肠杆菌科(CPE)产生的原因之一。抗菌药物处方必须以适当的 AST 为指导,以便根据感染部位和类型进行更有针对性的治疗,重要的是要了解AST 和报告的本地实践,以便做出明智的临床决策。

表 20.3　AST 报告解读和病原微生物的抗生素推荐

微生物	药敏报告	推荐
粪肠球菌	氨苄西林敏感	哌拉西林 - 他唑巴坦敏感 亚胺培南敏感(仅限 CLSI,EUCAST 指定断点)
肠杆菌科	环丙沙星或者左氧氟沙星耐药	阶梯效应:对一种药的敏感性降低或耐药意味着对另一种药也耐药
金黄色葡萄球菌	头孢西汀 / 苯唑西林耐药	对除第五代头孢菌素(头孢洛林 / 头孢吡普)外的所有 β- 内酰胺类药物耐药
	头孢西汀 / 苯唑西林敏感	对所有 BLBLI、头孢菌素和碳青霉烯类药物敏感
革兰氏阴性厌氧杆菌	可能不按照常规报告,AST 也常常不标准	BLBLI、碳青霉烯类和替加环素类药物通常有良好的抗厌氧菌活性[a]

BLBLI: β- 内酰胺 /β- 内酰胺酶抑制剂,如阿莫西林 - 克拉维酸、哌拉西林 - 他唑巴坦。

[a] 由于需要覆盖需氧革兰氏阴性菌,这些抗生素常被用作 cIAI 治疗方案的一部分,但在厌氧菌分离报告中可能没有常规报告。如果使用这些抗生素,可能不需要添加额外的抗厌氧菌抗生素。

在 MDRO 和广泛耐药(XDR)微生物环境中,与 AST 相关的另一个考虑因素是位点特异性断点。在这种情况下,抗菌药物的选择往往是有限的,选择药物时需要考虑与特定药物相关的药代动力学和药效学参数。不幸的是,断点的形成过程在很大程度上忽略了特定感染部位的药物水平问题,并且大多数断点是基于可达到的血清水平而形成的。脑膜炎是一个例外,在脑膜炎分离株中存在不同的断点。在 cIAI 的背景下,位点特异性组织水平是至关重要的,在治疗 MDR 或 XDR 分离株时必须考虑。因此,耐药性报告可能不够充分,可能需要一个实际的 MIC 值。碳青霉烯类药物就是一个很好的例子,其中美罗培南的当前敏感断点在 EUCAST 和 CLSI 中分别为 ≤2μg/ml 和 ≤1μg/ml。然而,许多 CPE 分离株对美罗培南的 MIC 值在 2~16μg/ml 范围内。药理学研究表明,通过优化给药方案可以使血清浓度超过 2μg/ml[30]。在用碳青霉烯类药物治疗 CPE 相关感染时,这也被视为有积极临床反应的断点[31-34]。当考虑到药物的组织渗透时,这一观察结果与 cIAI 有关,例如胆管中的哌拉西林 - 他唑巴坦浓度和结肠中的替加环素浓度,比目前易感的临床断点高出一个显著数量级[35,36]。对药代动力学和药效学在临床断点设置中的重要性已进行了广泛的综述,未来开发针对特定部位的临床断点的工作是延长我们现有抗菌药物的使用寿命的重要策略[37]。

20.3.3.1　如何选择合适的抗菌药物

从临床的角度来看,当面对 AST 报告中的抗菌药物列表,有很多可供选择的药物时,根据感染类型、分离出的微生物、药物的药代动力学和不良事件发生风险来选择最合适的药物是非常重要的。药效学参数和实际给药剂量、给药方法 / 频率具有相关性,是至关重要的参数,但是,要明白重要的是,并非报告上的每个 "S"(敏感的)都是有同等意义的。如前所述,报告中的 "S" 是 MIC 的转化,虽然小于或等于 MIC 的敏感断点值,但并没有给出实际 MIC 值。DALI 研究已经明确证实了 MIC 值的重要性,表明在危重患者中,如果病原体的 MIC ≤ 2μg/ml,那么使用 β- 内酰胺类抗生素有 2.3 倍的可能会有积极的结果[38]。这可以解释为临床结果与优化药效学参数之间的关系,其中任何抗菌药物的药效学参数都与 MIC 密切相关。因此,一般来说,具有 MIC 低于敏感断点一个数量级的抗菌药物比敏感的但 MIC 在断点上的抗菌药物要更好。举个例子来说明这一点。报告提示分离出的肺炎克雷伯菌对氨基糖苷类药物、庆大霉素和妥布霉素敏感,然而,庆大霉素 MIC 为 0.25μg/ml,妥布霉素 MIC 为 2μg/ml,根据当前的 EUCAST 或 CLSI 断点认为两种抗生素都是敏感的。氨基糖苷类药物是浓度依赖性药物,因此血清 / 组织浓度 MIC(C_{max} : MIC)越高,抗菌活性越好。庆大霉素 MIC 降低至二分之一到三分之一。因此在相同的给药剂量下,我们可以预期使用庆大霉素比妥布霉素更有可能获得大于 10 的 C_{max} : MIC 比值。在难治 / 复杂感染、危重患者和 MDRO/XDR 微生物感染的情况下,MIC 导向性治疗更值得关注。

此外,在评估选择时,抗菌药物在感染部位的分布和渗透情况值得考虑。这在不同方案之间是不同的,并且会影响抗菌方案的选择。某些抗生素对特定病原体的固有活性也是一个需要考虑的因素。就效力而言,一种制剂可能优于另一种制剂,例如使用 β- 内酰胺类药物和使用糖肽类药物治疗 MSSA[39]。在有体内异物或设备的情况下,还应考虑诸如抗生物膜活性之类的因素,并且需要使用对生物膜具有活性的药剂。在 cIAI 中,必须始终考虑许多感染的多微生物性质,因此,不管 MC & S 的实际结果如何,必须保持对未培养分离菌株潜在作用的认识。这主要指的是厌氧菌,因此各种抗菌药的抗厌氧活性谱均应该被考虑到(参见表 20.3)。最后,我们必须考虑到抗生素的不良反应,由于大多数药物通常是安全的,因此其不良反应在很大程度上被忽略了。许多抗菌药物会引起胃肠道不适,最常见的是恶心和呕吐。然而,在存在肾功能不全、肝功能不全和骨髓抑制的情况下,有一些药物必须仔细评估,并在使用时进行必要的剂量调整。如果存在满足所有其他条件的替代方案,那则应该使用该方案。表 20.4 总结了抗菌谱解读和抗生素使用决策的要点。显然,抗菌药物的选择需要仔细考虑,当面对一份实验室报告时,在决定应为该患者使用哪种报告的药物时,需要进行大量思考。这一决策过程允许更有针对性的、患者个体化的治疗方案,这种方法与全球抗菌药物管理运动相一致。

表 20.4　根据提供的抗菌谱选择抗菌药物的原则

抗菌谱的两面性	cIAI 的多种微生物特性常常导致多种抗菌药物的使用。必须就药物的革兰氏阴性菌、革兰氏阳性菌和厌氧菌覆盖率来考虑药物的抗菌谱。如果一种药物可以覆盖所有的分离株,这是最好的选择
不是所有敏感性结果都是一样的	当可获得 MIC 或当地 MIC_{50} 和 MIC_{90} 的累积敏感性数据时,药物的选择应考虑到这点,以最大限度地优化药效学参数
感染部位的分布和药物渗透情况	组织渗透情况在优化药效动力学暴露中是至关重要的,特别是在 MDRO 中
感染源的确定和彻底的感染源控制	这种情况下使用具有抗生物膜活性的药物是最好的,而且应该联合使用
病原体导向的治疗	考虑是否有一种特定的药物比其他药物对特定病原体更"有效"
抗生素副作用的影响	在解决现有问题时,尽量避免使用可能使问题更复杂的药物,如对存在肾功能障碍的患者使用氨基糖苷类药物

cIAI 的管理是一个复杂的,需要手术和化学治疗相结合的方法。手术本身是一个关键的组成部分,它不仅允许控制感染源,而且还提供了一个独特的恰当采样的机会,最终指导药物治疗。正是这个采样过程,以及随后的微生物测试,我们从中收集了所有的真相,并决定了之后的疗程。因此,我们试图收集所有的证据来管理这些患者,免得我们再受迷惑。

"在掌握所有证据之前就进行推论,是一个重大错误,它会影响判断。"

——阿瑟·柯南·道尔

(董妍妍　译　张靖垚　校)

参考文献

1. Renteria MI, Biedenbach DJ, Bouchillon SK, Hoban DJ, Raghubir N, Sajben P, et al. In vitro activity of tigecycline against isolates collected from complicated skin and skin structure infections and intra-abdominal infections in Africa and Middle East countries: TEST 2007-2012. Diagn Microbiol Infect Dis. 2014;79(1):54–9.
2. Yang Q, Zhang H, Wang Y, Xu Y, Chen M, Badal RE, et al. A 10 year surveillance for antimicrobial susceptibility of Escherichia coli and Klebsiella pneumoniae in community- and hospital-associated intra-abdominal infections in China. J Med Microbiol. 2013;62(Pt 9):1343–9.
3. Biedenbach DJ, Bouchillon SK, Hoban DJ, Hackel M, Phuong DM, Nga TT, et al. Antimicrobial susceptibility and extended-spectrum beta-lactamase rates in aerobic gram-negative bacteria causing intra-abdominal infections in Vietnam: report from the study for monitoring antimicrobial resistance trends (SMART 2009–2011). Diagn Microbiol Infect Dis. 2014;79(4):463–7.
4. Kazmierczak KM, Lob SH, Hoban DJ, Hackel MA, Badal RE, Bouchillon SK. Characterization of extended-spectrum beta-lactamases and antimicrobial resistance of Klebsiella pneumoniae in intra-abdominal infection isolates in Latin America, 2008–2012. Results of the study for monitoring antimicrobial resistance trends. Diagn Microbiol Infect Dis. 2015;82(3):209–14.
5. Lob SH, Badal RE, Hackel MA, Sahm DF. Epidemiology and antimicrobial susceptibility of gram-negative pathogens causing intra-abdominal infections in pediatric patients in Europe-SMART 2011–2014. J Pediatric Infect Dis Soc. 2017;6(1):72–9.
6. Hawser SP, Badal RE, Bouchillon SK, Hoban DJ, Hackel MA, Biedenbach DJ, et al.

Susceptibility of gram-negative aerobic bacilli from intra-abdominal pathogens to antimicrobial agents collected in the United States during 2011. J Infect. 2014;68(1):71–6.

7. Zalacain M, Biedenbach DJ, Badal RE, Young K, Motyl M, Sahm DF. Pathogen prevalence and antimicrobial susceptibility among Enterobacteriaceae causing hospital-associated intra-abdominal infections in adults in the United States (2012–2013). Clin Ther. 2016;38(6):1510–21.

8. Sartelli M, Catena F, Ansaloni L, Coccolini F, Corbella D, Moore EE, et al. Complicated intra-abdominal infections worldwide: the definitive data of the CIAOW Study. World J Emerg Surg. 2014;9:37.

9. Bassetti M, Righi E, Ansaldi F, Merelli M, Scarparo C, Antonelli M, et al. A multicenter multinational study of abdominal candidiasis: epidemiology, outcomes and predictors of mortality. Intensive Care Med. 2015;41(9):1601–10.

10. Vergidis P, Clancy CJ, Shields RK, Park SY, Wildfeuer BN, Simmons RL, et al. Intra-abdominal candidiasis: the importance of early source control and antifungal treatment. PLoS One. 2016;11(4):e0153247.

11. Chowdhary A, Voss A, Meis JF. Multidrug-resistant Candida auris: 'new kid on the block' in hospital-associated infections? J Hosp Infect. 2016;94(3):209–12.

12. Janda WM. The genus streptococcus. Clin Microbiol Newsl. 2014;36(20):157–66.

13. Hentges DJ. The anaerobic microflora of the human body. Clin Infect Dis. 1993;16(Suppl 4):S175–80.

14. Boyanova L, Kolarov R, Mitov I. Recent evolution of antibiotic resistance in the anaerobes as compared to previous decades. Anaerobe. 2015;31:4–10.

15. Snydman DR, Jacobus NV, McDermott LA, Golan Y, Hecht DW, Goldstein EJ, et al. Lessons learned from the anaerobe survey: historical perspective and review of the most recent data (2005–2007). Clin Infect Dis. 2010;50(Suppl 1):S26–33.

16. Schuetz AN. Antimicrobial resistance and susceptibility testing of anaerobic bacteria. Clin Infect Dis. 2014;59(5):698–705.

17. Goldstein EJ, Citron DM, Goldman PJ, Goldman RJ. National hospital survey of anaerobic culture and susceptibility methods: III. Anaerobe. 2008;14(2):68–72.

18. Crump JA, Sjolund-Karlsson M, Gordon MA, Parry CM. Epidemiology, clinical presentation, laboratory diagnosis, antimicrobial resistance, and antimicrobial management of invasive salmonella infections. Clin Microbiol Rev. 2015;28(4):901–37.

19. Thielman NM, Guerrant RL. Enteric fever and other causes of abdominal symptoms with fever. In: Mandell GL, Bennett JE, Dolin R, editors. Principles and practice of infectious diseases. 1. 6th ed. Amsterdam: Elsevier; 2005. p. 1273–86.

20. Jorgensen J, Pfaller M, Carroll K, Funke G, Landry M, Richter S, et al., editors. Manual of clinical microbiology. 11th ed. Washington, DC: ASM Press; 2015.

21. Solomkin JS, Mazuski JE, Bradley JS, Rodvold KA, Goldstein EJ, Baron EJ, et al. Diagnosis and management of complicated intra-abdominal infection in adults and children: guidelines by the Surgical Infection Society and the Infectious Diseases Society of America. Clin Infect Dis. 2010;50(2):133–64.

22. Baron EJ, Sharp SE. Clarification on specimen collection and transportation for intra-abdominal infections. Clin Infect Dis. 2010;51(6):759.

23. Singer M, Deutschman CS, Seymour CW, Shankar-Hari M, Annane D, Bauer M, et al. The third international consensus definitions for sepsis and septic shock (sepsis-3). JAMA. 2016;315(8):801–10.

24. Baron EJ, Miller JM, Weinstein MP, Richter SS, Gilligan PH, Thomson RB Jr, et al. A guide to utilization of the microbiology laboratory for diagnosis of infectious diseases: 2013 recommendations by the Infectious Diseases Society of America (IDSA) and the American Society for Microbiology (ASM)(a). Clin Infect Dis. 2013;57(4):e22–e121.

25. Ntusi N, Aubin L, Oliver S, Whitelaw A, Mendelson M. Guideline for the optimal use of blood cultures. S Afr Med J. 2010;100(12):839–43.

26. CLSI. Performace standards for antimicrobial susceptibility testing. 26th edn. CLSI supplement M100S. Wayne, PA: Clinical and Laboratory Standards Institute; 2016.

27. EUCAST. The European Committee on Antimicrobial Susceptibility Testing. Breakpoint tables for interpretation of MICs and zone diameters. http://www.eucast.org2016.

28. Gutierrez-Gutierrez B, Perez-Galera S, Salamanca E, de Cueto M, Calbo E, Almirante B, et al. A multinational, preregistered cohort study of beta-lactam/beta-lactamase inhibitor combinations for treatment of bloodstream infections due to extended-Spectrum-beta-lactamase-producing Enterobacteriaceae. Antimicrob Agents Chemother. 2016;60(7):4159–69.

29. Sartelli M, Weber DG, Ruppe E, Bassetti M, Wright BJ, Ansaloni L, et al. Antimicrobials: a global alliance for optimizing their rational use in intra-abdominal infections (AGORA). World J Emerg Surg. 2016;11:33.

30. Lodise TP, Lomaestro BM, Drusano GL. Application of antimicrobial pharmacodynamic concepts into clinical practice: focus on beta-lactam antibiotics: insights from the Society of Infectious Diseases Pharmacists. Pharmacotherapy. 2006;26(9):1320–32.

31. Tzouvelekis LS, Markogiannakis A, Piperaki E, Souli M, Daikos GL. Treating infections caused by carbapenemase-producing Enterobacteriaceae. Clin Microbiol Infect. 2014;20(9):862–72.

32. Daikos GL, Tsaousi S, Tzouvelekis LS, Anyfantis I, Psichogiou M, Argyropoulou A, et al. Carbapenemase-producing Klebsiella pneumoniae bloodstream infections: lowering mortality by antibiotic combination schemes and the role of carbapenems. Antimicrob Agents Chemother. 2014;58(4):2322–8.

33. Tumbarello M, Viale P, Viscoli C, Trecarichi EM, Tumietto F, Marchese A, et al. Predictors of mortality in bloodstream infections caused by Klebsiella pneumoniae carbapenemase-producing K. pneumoniae: importance of combination therapy. Clin Infect Dis. 2012;55(7): 943–50.

34. Lowman W, Schleicher G. Antimicrobial treatment and outcomes of critically ill patients with OXA-48like carbapenemase-producing Enterobacteriaceae infections. Diagn Microbiol Infect Dis. 2015;81(2):138–40.

35. Westphal JF, Brogard JM, Caro-Sampara F, Adloff M, Blickle JF, Monteil H, et al. Assessment of biliary excretion of piperacillin-tazobactam in humans. Antimicrob Agents Chemother. 1997;41(8):1636–40.

36. Rubino CM, Ma L, Bhavnani SM, Korth-Bradley J, Speth J, Ellis-Grosse E, et al. Evaluation of tigecycline penetration into colon wall tissue and epithelial lining fluid using a population pharmacokinetic model and Monte Carlo simulation. Antimicrob Agents Chemother. 2007;51(11):4085–9.

37. Mouton JW, Brown DF, Apfalter P, Canton R, Giske CG, Ivanova M, et al. The role of pharmacokinetics/pharmacodynamics in setting clinical MIC breakpoints: the EUCAST approach. Clin Microbiol Infect. 2012;18(3):E37–45.

38. Roberts JA, Paul SK, Akova M, Bassetti M, De Waele JJ, Dimopoulos G, et al. DALI: defining antibiotic levels in intensive care unit patients: are current beta-lactam antibiotic doses sufficient for critically ill patients? Clin Infect Dis. 2014;58(8):1072–83.

39. Thwaites GE, Edgeworth JD, Gkrania-Klotsas E, Kirby A, Tilley R, Torok ME, et al. Clinical management of Staphylococcus aureus bacteraemia. Lancet Infect Dis. 2011;11(3):208–22.

危重患者的恰当抗生素治疗

21

Fekade B.Sime, Jason A. Roberts

21.1 引言

为了确保患者的最佳预后,除了选择最合适的抗生素,还需要恰当的治疗方式。治疗包括复杂腹腔感染在内的常见感染时,指南可帮助选择恰当的药物,但还要考虑当地病原的流行病学、感染灶、感染类型和患者人群[1,2]。对大多数目标患者人群而言,指南提供的治疗剂量建议是可用的,但对于对治疗剂量有特殊需求的患者,比如儿科以及肾或肝功能不全的患者,需要更多对于剂量的考虑。然而,为了便于临床应用,这些剂量的选择都是基于大概分类,例如,基于轻度、中度和严重肾功能损害的剂量。尽管指南中的这种方法对于稳定的患者似乎是足够的,但在特殊的患者群体中,比如药代动力学高度不可预测的危重患者,指南的标准推荐剂量经常无法达到剂量目标[3,4]。在某些方面,指南偏向于简便性是可以理解的。但是在现代医学中,更加个性化的给药方法可能会改善患者的预后。

为了在感染部位达到治疗浓度,需要制定恰当的抗生素剂量方案,使病原微生物暴露于杀菌浓度以快速消除感染。为了实现这一目标,还需要根据抗菌药的杀伤特性来调整给药方案。一些抗生素(所谓的时间依赖性)需要将游离药物浓度超过病原体最小抑菌浓度(minimum inhibitory concentration,MIC)的时间($f\mathrm{T}_{>\mathrm{MIC}}$[5])延长。对于另外一些抗生素,峰浓度(最高浓度)与 MIC 的比值(C_{max}/MIC)与细菌杀伤密切相关,被称为浓度依赖性[6]。还有其他抗生素,随时间相对于 MIC 的暴露程度(用浓度时间曲线下面积与 MIC 的比值表示,AUC/MIC)与细菌杀伤和 / 或效能相关[7]。重要的是,在设定或优化给药方案时,每种杀灭特性都可能需要不同的策略[3]。

了解影响输注剂量和暴露浓度关系的生理及病理因素也是同等重要的。病情危重时,控制药物分布的生理现象发生明显变化(比如常规给药方案),腹腔脓毒症的抗生素暴露就会发生改变[8]。但重症引发的剂量 - 暴露关系紊乱很难预测,因此难以根据对非危重患者进行的常规剂量研究来确定重症患者的剂量要求。但是,广泛使用非危重患者的给药方案,会导致危重患者的抗菌失败。越来越多的临床研究证据表明,非最佳抗生素暴露经常发生,从而损害治疗结果,并可能出现耐药性或降低病原体的易感性[9]。

确实,与复杂腹腔感染有关的病原体的敏感性已经降低,这迫使我们去开发新的药物[10]。然而,尽管有越来越多的证据支持重症患者的剂量需要特殊考虑,但不断引入的新药并没有足够的临床数据来证实推荐剂量方案的适当性。比如,虽然批准 / 建议的剂量方案是否适用于复杂的重症患者(如有严重脓毒症和 / 或接受体外治疗的患者)的信息尚不充分,但头孢唑烷 / 他唑巴坦[11]和艾拉环素[12]正被考虑 / 开发用于治疗复杂腹腔感染。提供监管审批主要证据的比较临床试验仅仅是非劣效性试验。这类试验通常将新型药物与比较剂的常规给药方案进行比较。鉴于目前大量的证据显示传统的给药方案(用作比较剂)经常导致重症患者接受亚治疗剂量的暴露及次最大治疗结果[4,13],因此,非劣效性试验无法为新型药物提供最佳预后的给药方案的有力证据。如果没有将药代动力学(剂量适宜性)和结果评估相结合并进行全面的临床评估,那么新药用于重症患者时,仍然会存在治疗失败和/或产生耐药性的风险。这也适用于大多数通过类似开发过程建立的药物。因此,解决危重患者的特殊用药需求对于延长现有药物的寿命及保留用于新型药物治疗多重耐药感染至关重要。

本书的章节旨在总结在危重腹腔脓毒症治疗时,使用常用抗菌药物剂量最重要的考虑因素。

21.2 为什么危重患者的抗菌治疗需要特殊考虑

危重病时,影响药物分布的重要生理过程显著紊乱。这样的病理紊乱程度在脓毒症患者中更明显。腹腔脓毒症由促炎细胞因子(比如,TNF-α、IL-1、IL-6、IL-8、IL-18)介导的过度炎症反应所驱动[14]。预后越差的危重患者的促炎细胞因子活性越高。比如,Wakefield等[15]观察到,高 APACHE 和器官衰竭评分的腹腔脓毒症患者的 IL-6 水平很高。源于感染灶控制的外科干预带来的创伤可能会进一步加重促炎反应。比如,Sautner 等[16]观察到,严重腹膜炎患者的术后 IL-6 水平明显增加。这些促炎细胞因子活性的增加导致多种病理生理改变。与药物分布特别相关的包括以高心输出量为特点的超常心血管活性、毛细血管渗出、液体积聚、增加的肾小球滤过和急性器官损伤。这些引起的体液动力学变化影响亲水性抗生素的分布(比如 β- 内酰胺类抗生素),其构成了腹腔脓毒症经验治疗的基石。毛细血管渗出、液体积聚和/或急性器官(肾)功能损害增加了某些药物的分布容积,减少了靶部位的浓度。脓毒症时由于肾小球滤过率(glomerular filtration rate,GFR)升高导致肾对溶质的清除增加,导致肾脏的抗生素清除率明显升高(增加的肾脏清除率),并导致亚治疗浓度[17,18]。此外,白介素等促炎细胞因子介导的病理性液体积聚、腹腔内脓肿[19]形成也导致分布容积扩大。脓肿进一步降低了抗生素渗透到感染部位的能力。脓肿的最外层通常很厚,因为它的形态结构由胶原蛋白组成,因此可以阻碍药物分子弥散[20]。脓肿内的白细胞层和细胞碎片也会使脓肿黏稠,从而可能影响抗生素的弥散[20,21]。此外,在常规给药方案中并没有考虑到经皮穿刺脓肿引流术造成的药物清除途径,因此可能会导致抗生素暴露降低。尽管效果显著,但大量的腹腔灌洗也被认为是一种改变抗生素分布的原因[22]。另一种常见的干预措施是积极的液体复苏,这大大增加了药物的分配容积[4,8]。此外,多达三分之一的复杂腹腔感染患者会发展为急性肾脏损伤,进而需要使用肾脏替代疗法(renal replacement therapy,RRT)。RRT 导致经肾排泄清除的抗生素的清除率难以预测[24]。

危重病时改变抗生素药代动力学的各种因素的共同结果是,这些患者表现出截然不同的剂量 - 暴露关系。因此,通常情况下可获得最佳暴露的给药方案经常会导致不适当的暴露。这一人群中的抗生素剂量应考虑独特的剂量 - 暴露关系,基于定义这些独特关系的新临床数据来改变常规方案[4]。

21.3　危重症时药代动力学改变对抗菌药物剂量需求的重要性如何

有大量的临床研究证据证实,当使用标准剂量方案时,危重症患者中抗菌药物药代动力学的改变会导致亚治疗剂量暴露。定义重症监护病房中抗生素水平的最大研究(DALI研究)[13]分析了全球 68 家医院的 ICU(361 例患者)中 8 种 β- 内酰胺类抗生素的暴露情况。结果表明,在给药间隔中间和低谷,未结合血浆药物浓度差异非常大(某些抗生素可高达 500 倍)。因此,药代动力学 / 药效学(pharmacokinetic/pharmacodynamic,PK/PD)指标的实现存在很大差异。在这项研究中,有 20% 的患者甚至没有达到 $50\%fT_{>MIC}$ 的保守 PK/PD目标,而在 50% 的患者中没有实现重症患者推荐的 $100\%fT_{>MIC}$ 的 PK/PD 目标。这项研究中观察到的高失败率突出了当代 β- 内酰胺类药物给药方案对于相当多的危重患者的不足。从 DALI 数据也可以看出 PK/PD 目标达成与患者预后之间存在明确的关系,未能达到目标很可能导致患者预后不良。

DALI 研究还发现,万古霉素的 PK/PD 目标达成率较差[25]。研究人群的 43%(来自全球26 个 ICU 的 42 人)没有达到目标谷浓度。前期研究[26-28]的数据发现,低谷浓度(<10mg/L)的暴露不仅导致不良预后,还导致耐药菌的出现,比如耐万古霉素金黄色葡萄球菌(VRSA)。Roberts 等人[29]的另一项大型药代动力学研究表明,为避免治疗初期的亚治疗剂量药物暴露,可能需要高于正常的负荷万古霉素剂量。肾清除率增加的患者甚至需要更大剂量(包括维持剂量)[29,30]。

评估常规方案时抗菌药物组织暴露的研究还表明,在脓毒症患者中标准剂量可能不足以实现足够的组织暴露。例如,一项描述氟康唑间质组织暴露的研究[31]发现,尽管有可能达到 $fAUC/MIC \geq 100$ 的理想血浆 PK/PD 目标,但除非给予高于标准的剂量,否则大多数患者的组织暴露将远远不够。关于抗生素渗透到腹腔液(腹腔脓毒症的重要靶位)的数据是有限的。但是,一些研究强调,穿透力可能是可变的并且不足的,特别是对于欠敏感的病原体。例如,Karjagin 等[32]报道,每 8 小时 1g 美罗培南的标准剂量,仅对低 MIC 病原体(<4mg/L)有足够的渗透性,对中介敏感的病原体可能不是最佳选择。Galandiuk S 等人[33]的另一项研究表明,脓肿液中头孢曲松和头孢西丁等抗生素的浓度可能远低于可能病原体的 MIC。

因此,重要的是要认识到,没有考虑剂量适当性的抗生素选择并不能保证重症患者的抗菌治疗成功。确实,尽管依据体外敏感试验选择了标准的抗生素方案进行目标治疗,复杂腹内脓毒症的患者仍显示出较高的死亡风险[32]。恰当的目标或经验性抗生素治疗还应旨在实现血浆和 / 或感染组织中的抗生素暴露达到治疗剂量。

21.4　在危重症下如何优化抗菌药物的剂量以确保恰当治疗

21.4.1　β- 内酰胺类抗生素

无论是单独使用还是与其他药物联合,β- 内酰胺类抗生素仍然是腹腔脓毒症初期经验性治疗的主要药物[1]。由于这类药物的半衰期很短(约 1~5h),疾病引起的分布容积和清除的变化大大降低了标准间歇给药方案达到 $fT_{>MIC}$ [13]。理论上,增加间歇给药方案的输注频次可以增加 $fT_{>MIC}$。但是,即使增加频次的这些方案(比如哌拉西林 / 他唑巴坦每 6 小时给药一次和每 8 小时给药一次相比)仍然可能导致抗生素低剂量暴露,而且因为增加了每日总剂量和人员要求,多频次给药的方案(每 4 小时给药一次或更频繁)不仅不方便而且增加费用[34]。可以应用增加输注频次联合延长输注时间来达到最大药物暴露。例如,可以每 6 小时应用一次持续 3 小时的输液而不是每 8 小时一次。Sime 等人先前的随机对照研究[35]证明了哌拉西林 - 他唑巴坦的这种方法,延长输注的方案中 94% 的患者达到了常规 PK/PD 目标,而对照组只有 31%。其他作者也证实了延长输注可显著改善暴露程度($fT_{>MIC}$)[34,36,37]。增加暴露极有可能导致更好的患者预后。例如,在 Cutro 等人的研究中[38],与间歇性输注相比,延长输注哌拉西林治疗腹腔脓毒症患者的临床失败率较低(14.5% vs. 25%;P=0.184)。其他研究也有报告,延长输注的较短治疗疗程可能会改善预后[39-41]。虽然现有的研究有重要的设计和力量限制妨碍结论形成,但仍可以合理地预测暴露程度的改善能降低病死率[38,39,41-45]。对于高敏感感染(由低 MIC 致病菌引起),很有可能在延长输注和间歇输注之间观察到相当的暴露,但目标性治疗高 MIC 细菌时相对预后获益可能更明显。因此,在临床实践中,至少在治疗重症患者的经验性治疗和欠敏感和 / 或高 MIC 致病菌的目标治疗中,应优先使用延长输注而不是间歇给药。

由于不同患者之间甚至患者自己之间的药代动力学变异很大,研究估计分别高达 57% 和 40%[46],并非所有接受延长输注的患者都会达到目标暴露量。对于高 MIC 细菌的累积分数可能低于建议的 >85% 临界值[34]。暴露程度($fT_{>MIC}$),可以应用持续输液进一步最大化,这一点已经被许多危重患者的临床研究证明了[47-49]。连续输注还可实现脓毒症患者间质液(组织)[50]和腹腔内感染局部的较高暴露剂量。例如,Buijk 等人[51]比较了头孢他啶 1g 负荷剂量 +4.5g 持续输注方案和每 8 小时给药 1.5g 方案的腹膜渗出液暴露。他们发现对大多数常见病原菌,持续输注时 $fT_{>4xMIC}$ 会 >90% 而间歇给药只有 44%。因此,对于药物渗透到脓肿积聚(一个重要的作用地点)最小的[52]腹内感染,持续输注有巨大优势。

为更好地控制菌血症的持续输注带来的预后获益得到了脓毒性腹膜炎实验室模型的支持[53]。然而,对于欠敏感的微生物,持续输注的临床益处可能更明显。许多致病菌,尤其是革兰氏阳性菌,可能有较低的 MIC 值,尽管 $fT_{>MIC}$ 有显著差异,但患者的结果可能是相当的[49]。事实上,Lau 等人[54]和 Li 等人[55]以前评估哌拉西林 - 他唑巴坦的结果并没发现输注模式对腹腔感染有影响。然而,即使在这种情况下,也有证据表明,持续输注所达到的高浓度在抑制耐药菌的再生长方面很可能也是有益的[56-58]。

持续输注 β- 内酰胺类抗生素的最终结果仍有待说明。然而,很重要的一点是,大多数没有确认持续输注预期结果的现有研究都在研究设计和 / 或效力方面受到严重限制。在患者数量、抗生素种类、结局终点和用药方案方面异质性太大[48,49]。例如,Dulhunty 等人[60]的最大随机对照试验,纳入了器官功能异质的患者,被认为已经混淆了益处缺乏。后来,同一团队的另一项大型试验详细阐述了这一点,该试验旨在排除接受肾脏替代治疗的患者,并能够确定临床上的临床治愈率的显著改善(56% vs. 34%,P=0.011)[61]。相似地,一项 Roberts 等人[62]的荟萃分析,分析了三个试验的同质性数据,证实了较高的临床治愈率(RR 1.20,95%CI 1.03~1.40,P=0.021)、降低的院内病死率(RR 0.74,95%CI 0.56~1.00,P=0.045),这与以前的异质性试验的荟萃分析不同[63-67]。因此,持续输注对预后有显著影响的可能性很大。

持续输注只能在一定程度上抵消药代动力学变异对 PK/PD 靶目标不一致性的影响,但在实际操作中,很难通过实施统一的给药方案使每个患者都达到理想的治疗目标[35,46]。只有通过监测每个患者的实际血药浓度,才能确定剂量是否适当。β- 内酰胺治疗药物监测(therapeutic drug monitoring,TDM)的作用已得到很好的描述,并被认为是指导剂量调整的有效工具[35,59,68-70]。目前,只有少数 ICU 实施了 β- 内酰胺类抗生素的 TDM 方案,而现有的实践经验表明,稳定状态下的谷浓度监测足以评估目标是否达到(100%fT$_{>MIC}$)。随后,可以通过参考测量的 TDM 浓度经验性调整剂量或使用计算机软件应用贝叶斯预测方法来调整剂量。经验性地调整涉及增加给药频率和 / 或输注幅度或模式(延长输注)。Wong 等人的综述[71]描述了阻碍 β- 内酰胺 TDM 被更广泛使用的实际操作问题。经验性调整的一个重要限制是,即使在剂量调整后,也可能出现低于目标的浓度[35,68,69]。显然,不可能只用相对于 MIC 参考的一个浓度来解释不可预测的药代动力学差异。然而,通过使用能够解释患者之间和患者变异性范围内的人群药代动力学模型,可以使 TDM 的成功最大化。可将患者特有的协变量和 TDM 浓度输入贝叶斯估算软件来开发患者特有的药代动力学模型,并准确预测剂量要求[3,72]。如果正在开发的各种软件能够得到临床证实[4,73],这种方法很可能是 TDM 的未来。

21.4.2 万古霉素

鉴于万古霉素的时间依赖性药效学特性,人们一直使用持续输注来确保持续达到治疗目标[74,75]。然而,持续输注万古霉素的好处尚待证明。研究表明,在达到治疗性暴露(AUC/MIC ≥ 400)方面,持续输注并不比间歇输注更好,因此在患者预后上也没显示出任何改善[29,76-78]。另一方面,Cataldo 等人的荟萃分析[79]显示了在治疗革兰氏阳性菌感染患者中降低肾毒性风险的益处。作者讨论了这可能与传统间歇给药方案中达到相同谷浓度的每日剂量较低有关。但是,对于这两种输注方式,针对相同的谷浓度可能不合适,因为连续输注比常规靶向间歇输注(15~20mg/L)需要更高的稳态(谷)浓度(20~25mg)才能达到 AUC/MIC ≥ 400 的暴露目标。否则就有可能导致暴露不足,特别是对靶高 MIC 病原体时(比如,金黄色葡萄球菌)[80,81]。因此,还没有优先的证据,持续输注只能作为一种替代方法,间歇输注仍然是首选的输注方式。在危重患者中,重要的是要确保使用足够的负荷剂量,以避免持续输注[29,82,83]和间歇输注(25~30mg/kg)时初期的亚治疗剂量暴露。由于万古霉素的分布容积大,间歇输注的初始剂量可以根据实际体重确定,然后根据谷浓度调整[85]。AUC/MIC 的给药目标引出了基于 AUC 的给药方案。作为替代方案,基于清除,而不是基于体重,初始剂量最近被提出。尽管药代动力学上合理,但该方法尚未经过临床验证,共识仍是基于体重的初始给药[84,86]。

在危重患者中,在治疗范围内,特别是在间歇给药时,达到一致的万古霉素浓度几乎是不可能的,所以提倡用 TDM 指导的个性化治疗以实现毒性最小化、效果最大化[84,87]。广泛认可的 TDM 方法包括谷浓度监测,但与万古霉素临床疗效相关的最佳 PK/PD 指数是 AUC/MIC,这需要多个采样来准确估计,实际上很不方便。谷浓度被认为与 AUC 密切相关[84,88]。对于间歇给药,对于敏感细菌(MIC ≤ 1mg/L),一般认为 15~20mg/L 的谷浓度可以达到 AUC/MIC ≥ 400 的目标[84,87]。然而,Neely 等人[89]的一个相对较新的群体药代动力学分析表明,谷浓度不是 AUC 的优良预测因子。根据他们的评估,AUC 将平均低于预测的 25%,而且由于患者间 AUC 变异性高(高达 30 倍),估计本身就是不可靠的。此外,他们的分析显示,谷浓度<15mg/L 的患者中,高达 60% 的患者可达到 AUC/MIC(对 MIC 1mg/L)≥400 的目标。这些有趣的发现可能解释了对于谷浓度与肾毒性[90-97] 或治疗结果[28,97-100] 之间相关性缺乏一致的报告。

因此,共识指南[84,87] 所述的传统 TDM 方法在总体预后获益方面可能存在一些缺陷。虽然一项后来的荟萃分析显示了潜在获益[101],但证据水平很低。然而,由于重症脓毒症患者,尤其是肾功能不稳定和接受肾替代治疗的患者之间的浓度差异很大,为了预防高浓度药物导致的肾毒性,目前 TDM 可能是必需的。另一方面,传统治疗的暴露有很高的变异性,会因亚治疗剂量的暴露而导致治疗失败,因此需要进一步研究个体化剂量,以最大限度地提高治疗效果。Neely 等人研究[89]表明,基于谷浓度的贝叶斯预测可以对 AUC(3% 失败率)和剂量需求提供精准评估。因此,在进一步验证其在更大的结果试验中的效用之前,可将它认为是一个有价值的工具[102]。

21.4.3 喹诺酮类抗生素

与其他亲水性抗生素(如 β- 内酰胺类抗生素和糖肽类抗生素)不同,喹诺酮类抗生素由于自身物理化学特性(亲脂性)可能不会受到由脓毒症引起的生理变化的严重影响。虽然许多氟喹诺酮类药物的数据有限,但环丙沙星的研究相对较多。例如,Gous 等人[103]表明液体转移并不会严重影响腹腔感染患者的环丙沙星药代动力学。因此,分配容积往往不受影响,所以对于维持剂量而言初始剂量不需作任何调整。然而,由于其他原因(如器官功能变化),可能会出现药代动力学变化。在普通病房、烧伤患者[105] 及 ICU 患者[106-109] 中,已有环丙沙星药代动力学变化的报道[104],该变化会影响环丙沙星的目标暴露量。Haeseker 等人[104] 的研究发现,环丙沙星常规应用 400mg 每天两次,当遇到高 MIC(0.5mg/L)的微生物时,75% 的患者无法达到 AUC/MIC>125 的目标暴露量。作者还发现,即使对较低的 MIC 0.25mg/L,目标剂量的维持失败率也有 21%。Matsuo 等人[110] 的另一项回顾性研究发现,在大部分研究对象中,环丙沙星的标准剂量(300mg 静脉注射每日两次)未达到目标 AUC/MIC,50% 以上的患者治疗无效。因此,危重患者中推荐较高的环丙沙星剂量(比如 400mg 每 8 小时一次或 600mg 每天两次)。这些较高的剂量极有可能提高大多数患者的暴露量(AUC/MIC),尤其是当相对较低的 MIC(≤0.25mg/L)微生物时。比如,Haeseker 等人[104] 的研究,数据模拟表明,应用较高剂量(400mg 每 8 小时一次)的情况下,当 MIC 为 0.25mg/L 时,目标达到率提高到 99%,而当 MIC 为 0.5mg/L 时,仅为 63%。

通常,指南[1] 推荐的环丙沙星传统低剂量方案可能不适用于危重病患者,特别是经验性治疗或目标治疗高 MIC 菌(≥0.5mg/L)时。然而,难以用统一的剂量确保治疗的适当性。尽管证明需要性的证据有限[104-109],但一些作者已推荐 TDM 指导的剂量调整。作为相关患者人群的一个例子,当感染是由高 MIC(≥0.5mg/L)病原菌引起,并且在需要体外肾脏替代治疗的患者中发生时[71],TDM 是有指征的。对于肾功能下降但未接受 RRT 治疗的危重患者,由于高药代动力学变异,而且替代的胆管清除途径潜在上调导致药物有限蓄积,可能会导致低暴露,所以应避免经验性降低剂量。此外,这种肠道消除途径在腹腔感染患者中不一定受到影响[103]。因此,大多数病例不需要剂量降低而且蓄积很少发生[70,71]。只有当所有主要消除途径受损(肾脏、肝脏和胃肠道功能障碍)时,才可能发生蓄积。为确保剂量适当性[71],由 TDM 指导的剂量降低才有优势。

21.4.4　氨基糖苷类抗生素

鉴于氨基糖苷类抗生素为浓度依赖性,C_{max}/MIC 描述了杀菌作用,这些药物的剂量可能会受到分布容积变化的显著影响。尤其是在脓毒症的早期,发生显著的病理改变并开始紧急液体复苏时,分布容积增加[111]。因此,尽管使用了正常的负荷剂量,初始 C_{max} 可能是次治疗剂量的,因此这些患者可能需要高于正常的负荷剂量[112,113]。而且,氨基糖苷类药物主要由肾清除,因此在脓毒症患者中,维持剂量会因肾清除能力增强或急性肾损伤而受到影响,并且当使用 RRT 时药物清除的变异性很高。虽然传统的 TMD 可以解决清除率降低和毒性的问题,但由于肾清除能力增强而引起的亚治疗剂量暴露可能常常会被忽视。因此,在年轻的脓毒症患者中,由于他们的肾清除能力增强[30,113],所以次优的剂量可能特别频繁。

氨基糖苷类抗生素的 TDM 不仅应用于监测毒性,而且应避免潜在的低暴露/治疗失败。TDM 需要测量 2 个样本来评估 C_{max},分别是输注 1h 后和输注后 6~18h 之间[114]。传统TDM 依据的是示范图和给药后 6h 到 14h 之间一次随机浓度,但示范图是基于非重症患者开发的[71],所以传统的 TDM 可能会给出 C_{max} 的错误估计。

值得注意的是,既往研究发现,在正常肾功能的年轻患者中,常规氨基糖苷类抗生素给药时暴露不足的可能性很大,但考虑到高剂量的毒性,建议增加给药频率以优化暴露[113],这或许是谨慎的做法。然而,氨基糖苷类抗生素在肾组织中的积累很大程度上遵循零级动力学,高峰浓度不太可能增加肾毒性的风险[115]。因此,在危重患者中,应考虑采用每日一次的高剂量治疗方案。此外,肾毒性与谷浓度密切相关,每日一次的给药方案产生的药物谷浓度更低。由此,该方式可降低毒性风险[116-119]。因此,当亚治疗剂量暴露被确定时,为了减少脓毒症进展引起的患者本身药代动力学变异造成的不良反应,建议应用更高剂量。最好是使用贝叶斯预测工具,根据个体患者暴露量的估计来指导剂量调整,从而能够精确地估计剂量要求[120]。

旨在优化疗效的个体化氨基糖苷类抗生素给药方案的益处可能重新定义这类药物在腹腔脓毒症治疗中的位置。不幸的是,以前的比较临床试验和荟萃分析[121]报告说,氨基糖苷类抗生素联合抗厌氧菌药物相对于其他广谱抗生素来说在腹腔感染中的效果较差,但这有可能被药物的低暴露混淆了。鉴于现代指南中推荐的大多数广谱一线药物价格较高,在资源有限的地区,个性化氨基糖苷类抗生素能提供一种有效的替代方案。

21.4.5　甲硝唑

甲硝唑是一种主要通过肝脏代谢消除的亲脂性抗生素,只有 18% 的母体药物无变化地经尿液排泄[122]。因此,在肝功能不受影响的情况下,由脓毒症驱动的大部分影响机体水动力学的药代动力学变化对该药物的分布无显著影响。比如,Karjagin 等人的研究[123]发现,脓毒症休克患者的血浆和组织药代动力学均未发生改变。因此,液体转移相关的分布容积增加时不需要改变负荷剂量,肾清除增加或急性肾损伤时也不需要调整维持剂量[124]。同样地,尽管甲硝唑可被不同的 RRT 模式[122,125]有效地清除(筛分系数最高达 0.97),但考虑到其对总清除的影响较小,也不需要考虑剂量调整。明确描述剂量调整要求的数据有限,但在感染较不敏感的危重患者中可能需要补充剂量[122]。在肝功能衰竭的患者中,可能会发生毒性蓄积,需要减少剂量[126]。然而,并没有标准化的剂量减少方法可用,实践中观察到可经验性地降低至 500mg 每天一次或一天两次。甲硝唑的安全范围相对宽,这足以控制不良反应。已有肾损害患者中代谢产物蓄积的报告[127]。然而,尽管某些代谢产物有药理活性,但仍没有需要调整剂量的毒性证据。

21.4.6　替加环素

尽管高治疗失败率的报告[130-132]引发充分性的强烈关注,但指南[1,129]中仍建议使用最初批准的给药方案,即 100mg 的负荷剂量和 50mg 的每日两次维持剂量。这导致了随后调整替加环素的使用范围仅限于替代物不可用的患者[133]。与此一致,剂量模拟研究表明,标准剂量对抗铜绿假单胞菌、克雷伯菌属、肠杆菌属和不动杆菌属等常见病原体属于次优暴露量[134]。虽然现有研究存在异质性且缺乏完整的安全数据,阻碍就有效性和安全性达成结论[136],但作为一种可能的解决方案,有些研究评估了高剂量方案,因为替加环素的线性剂量 - 暴露 - 反应关系[135]。然而,就复杂腹腔感染所需的 PK/PD(AUC/MIC>6.96)而言,高剂量(100mg,每天两次)更有可能对较高 MIC 值的任何革兰氏阴性菌都有最佳暴露[137]。因此,如果必须在危重患者中应用替加环素,这类患者的复杂感染对一线药物没有反应,标准的替加环素剂量可能会有治疗失败的风险。因此,建议使用较高剂量(例如 200mg 负荷剂量,然后 100mg 每天两次),并仔细监测副作用。这种超说明书的高剂量应用在危重患者中越来越多,随后的回顾性评估表明,剂量可被耐受,因为最常见的剂量相关的胃肠道副反应在镇静剂治疗的危重患者中不太可能有剂量限制[139]。严重肝损害患者可能需要降低剂量(甚至低于标准剂量),以避免潜在的蓄积和毒性[140]。然而,在轻、中度肝功能障碍中,替加环素不会发生显著代谢,因此可能不需要进行剂量调整[141]。同样,肾脏的排泄量也是有限的(健康志愿者为 15%[142]),排出的主要途径是排泄物(约 60%)[143]。因此,肾衰竭时也不需要调整剂量[141]。关于体外治疗,如 RRT 或 ECMO 的影响的数据有限。一例接受 ECMO 治疗的个案报道发现相同的血浆和气管吸出物浓度,表明 ECMO 对剂量要求没有影响[144]。RRT 回路的分离仍有待澄清,尚不清楚是否需要补充剂量以补偿可能的损失[145]。

21.4.7　抗真菌药

氟康唑是治疗复杂腹腔感染中侵袭性念珠菌病最常用的药物之一[146-148]。危重患者的数据仍然有限,现有的证据表明氟康唑的药代动力学变化可能是显著的,因此有必要进行剂量优化[149]。

例如,在最近的一项多中心研究中[150],在三分之一的研究人群中(n=15)氟康唑的常规剂量未能经验性覆盖(fAUC 0~24/MIC ≥ 100)在 2mg/L 的临床敏感性折点。此外,在脓毒症患者中已经显示出组织穿透性高度可变性且不完全,大多数接受传统剂量治疗的患者可能会表现出低于血浆的低组织暴露(fAUC/MIC<100),因此需要高于正常剂量以最大化感染部位的暴露[31]。特别是接受 RRT(肾脏替代治疗)的患者可能会因为氟康唑被不同的 RRT 模式广泛清除而受到次优暴露,这种清除甚至可能超过健康志愿者的正常肾脏清除[149,151,152]。例如,最近的一项研究[152]在进行持续低效率透析滤过的患者中报告说,被清除的药物比例可达 72%,导致未能达到 fAUC 0~24/MIC>100 的暴露目标。然而由于 RRT 模式的范围和操作设置的高度不一致性,设计考虑 RRT 影响的剂量方案对临床充满挑战,这意味着不同患者和 RRT 模式及设置之间的剂量要求不同[153]。因此，TDM（治疗药物监测）在指导优化方面的作用非常宝贵，尽管对于氟康唑来说还有待建立成熟的监测目标[154]。尽管如此，如果无法进行 TDM，应该使用更高的剂量，并且至少应该根据体重对危重患者进行个体化剂量，即负荷剂量 12mg/kg 而非 800mg，维持剂量应为每天 6mg/kg 而不是 400mg。基于体重的剂量已被证明与达到剂量目标的概率增加有很好的相关性[147,155]。

棘白菌素是一类可能在复杂的腹腔真菌感染中被开具的抗真菌药物。最近的指南推荐棘白菌素作为侵袭性念珠菌病的初始选择药物[147,148]。尽管药代动力学数据通常有限，但这些药物通常被认为不会受到病理生理改变的影响，可能是源于其脂溶性属性。然而，一些最近研究表明，低暴露是可能的。例如，在 ICU 患者中最近报告了阿尼芬净和卡泊芬净的低暴露[150]。Grau 等[156]的群体药代动力学分析表明，在严重腹膜炎患者中，标准 100mg/kg 剂量的米卡芬净对较不敏感的菌株产生了次优暴露。然而，缺乏定义这些药物的 PK/PD 暴露的临床数据，进一步的剂量推荐受到了限制。此外，基于现有数据，在接受 RRT 的患者中，可能不需要特别的剂量考虑。例如，Maseda 等[157]的研究表明米卡芬净不会被血液滤过清除，标准 100mg/d 的剂量提供了足够的暴露。同样，Weiler 等[158]的另一项研究表明，卡泊芬净通过连续血液透析和血液滤过技术的清除非常低，不影响剂量要求。

21.5　优化的抗生素剂量和疗程

腹腔脓毒症的抗生素疗程一直备受争议。尽管对长期疗程后抗药性出现的担忧导致了短期疗程治疗的倡导，但在临床实践中，治疗时间通常比指南推荐的更长[159]。平均治疗时间大约是倡导的短期疗程（4~5 天）的两倍[160]。Sawyer 等[161]的 STOP-IT 试验是最近最大的随机研究，评估了疗程对结果的影响。该研究随机纳入了 518 名复杂腹腔感染患者，这些患者的感染源得到了充分的控制。患者接受抗微生物治疗的时间要么是 3~5 天（实验组），要么是直到感染迹象包括（发热、白细胞计数和肠梗阻）消失后 2 天（中位数 8 天）。试验的主要终点是在 30 天内发生手术部位感染或腹腔内感染复发或死亡。研究结果表明，两组之间在综合或个别终点上没有显著差异。因此，研究得出结论，固定的短期疗程（4 天）可能足够，前提是实现了充分的感染源控制。与这些发现一致，最近的指南推荐了更短的疗程，并仔细监测临床反应，即没有进一步感染的迹象[129]。然而，专家认为，表现为严重腹部脓毒症的危重患者的预后很难预测，因此治疗的持续时间应该基于对每个患者反应的评估[162]。除了监测反应外，这类患者还需要监测抗生素剂量的适宜性。如果确认感染源已控制，不恰当的剂量可能是危重患者治疗失败的主要原因之一。因此，应该考虑 TDM 指导的剂量个体化，以最大化这些短期疗程的结果，并避免不必要地延长抗生素暴露时间，否则可能会因抗药性的出现而导致感染复发的风险。

确实，腹腔感染复发可能非常常见。例如，在克罗恩病患者中观察到的复发率高达 37%~50%[163]。尽管这可能部分是由于缺乏充分的源控制，但毫无疑问，不恰当的抗生素暴露和降低的敏感性可能导致进行了药物治疗后，细菌的再生。为了最小化复发感染率并最大化短期疗程的效力，危重患者可能需要高于通常剂量的剂量。新兴的研究表明，尽管暴露于高于 MIC 的浓度，但随着疗程延长，耐药菌可能会生长[164]。最近的一项体外研究（数据已提交）发现，对于美罗培南和哌拉西林，尽管暴露于高于但接近 MIC 的浓度，铜绿假单胞菌和大肠杆菌的临床分离物的生长仍然会发生。该研究进一步表明,需要暴露于 MIC 的几个倍数的浓度才能抑制耐药菌再生。因此,特别是对于安全范围广泛的抗生素,对于危重患者来说,短期给予高剂量可能是有利的,可以最大化患者的预后。

(李涛 译 段军 校)

参考文献

1. Solomkin JS, Mazuski JE, Bradley JS, Rodvold KA, Goldstein EJ, Baron EJ, O'Neill PJ, Chow AW, Dellinger EP, Eachempati SR, et al. Diagnosis and management of complicated intra-abdominal infection in adults and children: guidelines by the Surgical Infection Society and the Infectious Diseases Society of America. Clin Infect Dis. 2010;50(2):133–64.
2. Eckmann C, Dryden M, Montravers P, Kozlov R, Sganga G. Antimicrobial treatment of "complicated" intra-abdominal infections and the new IDSA guidelines? A commentary and an alternative European approach according to clinical definitions. Eur J Med Res. 2011;16(3):115–26.
3. Sime FB, Roberts MS, Roberts JA. Optimization of dosing regimens and dosing in special populations. Clin Microbiol Infect. 2015;21(10):886–93.
4. Roberts JA, Abdul-Aziz MH, Lipman J, Mouton JW, Vinks AA, Felton TW, Hope WW, Farkas A, Neely MN, Schentag JJ, et al. Individualised antibiotic dosing for patients who are critically ill: challenges and potential solutions. Lancet Infect Dis. 2014;14(6):498–509.
5. Turnidge JD. The pharmacodynamics of beta-lactams. Clin Infect Dis. 1998;27(1):10–22.
6. Turnidge J. Pharmacodynamics and dosing of aminoglycosides. Infect Dis Clin N Am. 2003;17(3):503–28. v.
7. Craig WA. Pharmacokinetic/pharmacodynamic parameters: rationale for antibacterial dosing of mice and men. Clin Infect Dis. 1998;26(1):1–10. quiz 11–2.
8. Blot SI, Pea F, Lipman J. The effect of pathophysiology on pharmacokinetics in the critically ill patient – concepts appraised by the example of antimicrobial agents. Adv Drug Deliv Rev. 2014;77:3–11.
9. Roberts JA, Kruger P, Paterson DL, Lipman J. Antibiotic resistance—what's dosing got to do with it? Crit Care Med. 2008;36(8):2433–40.
10. Dietch ZC, Shah PM, Sawyer RG. Advances in intra-abdominal sepsis: what is new? Curr Infect Dis Rep. 2015;17(8):497.
11. Solomkin J, Hershberger E, Miller B, Popejoy M, Friedland I, Steenbergen J, Yoon M, Collins S, Yuan G, Barie PS, et al. Ceftolozane/tazobactam plus metronidazole for complicated intra-abdominal infections in an era of multidrug resistance: results from a randomized, double-blind, phase 3 trial (ASPECT-cIAI). Clin Infect Dis. 2015;60(10):1462–71.
12. Zhanel GG, Cheung D, Adam H, Zelenitsky S, Golden A, Schweizer F, Gorityala B, Lagace-Wiens PR, Walkty A, Gin AS, et al. Review of eravacycline, a novel fluorocycline antibacterial agent. Drugs. 2016;76(5):567–88.
13. Roberts JA, Paul SK, Akova M, Bassetti M, De Waele JJ, Dimopoulos G, Kaukonen KM, Koulenti D, Martin C, Montravers P, et al. DALI: defining antibiotic levels in intensive care unit patients: are current beta-lactam antibiotic doses sufficient for critically ill patients? Clin Infect Dis. 2014;58(8):1072–83.
14. Xiao Z, Wilson C, Robertson HL, Roberts DJ, Ball CG, Jenne CN, Kirkpatrick AW. Inflammatory mediators in intra-abdominal sepsis or injury – a scoping review. Crit Care. 2015;19:373.
15. Wakefield CH, Barclay GR, Fearon KC, Goldie AS, Ross JA, Grant IS, Ramsay G, Howie JC. Proinflammatory mediator activity, endogenous antagonists and the systemic inflammatory response in intra-abdominal sepsis. Scottish Sepsis Intervention Group. Br J Surg. 1998;85(6):818–25.
16. Sautner T, Gotzinger P, Redl-Wenzl EM, Dittrich K, Felfernig M, Sporn P, Roth E, Fugger R. Does reoperation for abdominal sepsis enhance the inflammatory host response? Arch Surg. 1997;132(3):250–5.
17. Shimamoto Y, Fukuda T, Tanaka K, Komori K, Sadamitsu D. Systemic inflammatory response syndrome criteria and vancomycin dose requirement in patients with sepsis. Intensive Care Med. 2013;39(7):1247–52.

18. Udy AA, Baptista JP, Lim NL, Joynt GM, Jarrett P, Wockner L, Boots RJ, Lipman J. Augmented renal clearance in the ICU: results of a multicenter observational study of renal function in critically ill patients with normal plasma creatinine concentrations. Crit Care Med. 2014;42(3):520–7.

19. Chung DR, Kasper DL, Panzo RJ, Chitnis T, Grusby MJ, Sayegh MH, Tzianabos AO. CD4+ T cells mediate abscess formation in intra-abdominal sepsis by an IL-17-dependent mechanism. J Immunol. 2003;170(4):1958–63.

20. Bartlett JG. Experimental aspects of intraabdominal abscess. Am J Med. 1984;76(5A):91–8.

21. Barza M, Cuchural G. General principles of antibiotic tissue penetration. J Antimicrob Chemother. 1985;15(Suppl A):59–75.

22. Easter JL, Hague BA, Brumbaugh GW, Nguyen J, Chaffin MK, Honnas CM, Kemper DL. Effects of postoperative peritoneal lavage on pharmacokinetics of gentamicin in horses after celiotomy. Am J Vet Res. 1997;58(10):1166–70.

23. Suarez de la Rica A, Maseda E, Anillo V, Hernandez-Gancedo C, Lopez-Tofiño A, Villagran M, Gilsanz F. Risk factors for acute kidney injury in patients with complicated intra-abdominal infection. Crit Care. 2015;19(Suppl 1):P284.

24. Jamal JA, Udy AA, Lipman J, Roberts JA. The impact of variation in renal replacement therapy settings on piperacillin, meropenem, and vancomycin drug clearance in the critically ill: an analysis of published literature and dosing regimens. Crit Care Med. 2014;42(7):1640–50.

25. Blot S, Koulenti D, Akova M, Bassetti M, De WJJ, Dimopoulos G, Kaukonen KM, Martin C, Montravers P, Rello J, et al. Does contemporary vancomycin dosing achieve therapeutic targets in a heterogeneous clinical cohort of critically ill patients? Data from the multinational DALI study. Crit Care. 2014;18(3):R99.

26. Sakoulas G, Gold HS, Cohen RA, Venkataraman L, Moellering RC, Eliopoulos GM. Effects of prolonged vancomycin administration on methicillin-resistant Staphylococcus aureus (MRSA) in a patient with recurrent bacteraemia. J Antimicrob Chemother. 2006;57(4):699–704.

27. Howden BP, Ward PB, Charles PG, Korman TM, Fuller A, du Cros P, Grabsch EA, Roberts SA, Robson J, Read K, et al. Treatment outcomes for serious infections caused by methicillin-resistant Staphylococcus aureus with reduced vancomycin susceptibility. Clin Infect Dis. 2004;38(4):521–8.

28. Cheong JY, Makmor-Bakry M, Lau CL, Abdul Rahman R. The relationship between trough concentration of vancomycin and effect on methicillin-resistant Staphylococcus aureus in critically ill patients. S Afr Med J. 2012;102(7):616–9.

29. Roberts JA, Taccone FS, Udy AA, Vincent JL, Jacobs F, Lipman J. Vancomycin dosing in critically ill patients: robust methods for improved continuous-infusion regimens. Antimicrob Agents Chemother. 2011;55(6):2704–9.

30. Udy AA, Roberts JA, Boots RJ, Paterson DL, Lipman J. Augmented renal clearance: implications for antibacterial dosing in the critically ill. Clin Pharmacokinet. 2010;49(1):1–16.

31. Sinnollareddy MG, Roberts MS, Lipman J, Lassig-Smith M, Starr T, Robertson T, Peake SL, Roberts JA. In vivo microdialysis to determine subcutaneous interstitial fluid penetration and pharmacokinetics of fluconazole in intensive care unit patients with sepsis. Antimicrob Agents Chemother. 2016;60(2):827–32.

32. Leedahl DD, Personett HA, Gajic O, Kashyap R, Schramm GE. Predictors of mortality among bacteremic patients with septic shock receiving appropriate antimicrobial therapy. BMC Anesthesiol. 2014;14:21.

33. Galandiuk S, Lamos J, Montgomery W, Young S, Polk HC Jr. Antibiotic penetration of experimental intra-abdominal abscesses. Am Surg. 1995;61(6):521–5.

34. Shea KM, Cheatham SC, Smith DW, Wack MF, Sowinski KM, Kays MB. Comparative pharmacodynamics of intermittent and prolonged infusions of piperacillin/tazobactam using Monte Carlo simulations and steady-state pharmacokinetic data from hospitalized patients. Ann Pharmacother. 2009;43(11):1747–54.

35. Sime FB, Roberts MS, Tiong IS, Gardner JH, Lehman S, Peake SL, Hahn U, Warner MS, Roberts JA. Can therapeutic drug monitoring optimize exposure to piperacillin in febrile neutropenic patients with haematological malignancies? A randomized controlled trial. J Antimicrob Chemother. 2015;70(8):2369–75.

36. De WJ, Carlier M, Hoste E, Depuydt P, Decruyenaere J, Wallis SC, Lipman J, Roberts JA. Extended versus bolus infusion of meropenem and piperacillin: a pharmacokinetic analysis. Minerva Anestesiol. 2014;80(12):1302–9.

37. Felton TW, Hope WW, Lomaestro BM, Butterfield JM, Kwa AL, Drusano GL, Lodise TP. Population pharmacokinetics of extended-infusion piperacillin-tazobactam in hospitalized patients with nosocomial infections. Antimicrob Agents Chemother. 2012;56(8):4087–94.

38. Cutro SR, Holzman R, Dubrovskaya Y, Chen XJ, Ahuja T, Scipione MR, Chen D, Papadopoulos J, Phillips MS, Mehta SA. Extended-infusion versus standard-infusion piperacillin-tazobactam for sepsis syndromes at a tertiary medical center. Antimicrob Agents Chemother. 2014;58(8):4470–5.

39. Lodise TP Jr, Lomaestro B, Drusano GL. Piperacillin-tazobactam for Pseudomonas aeruginosa infection: clinical implications of an extended-infusion dosing strategy. Clin Infect Dis. 2007;44(3):357–63.

40. Patel GW, Patel N, Lat A, Trombley K, Enbawe S, Manor K, Smith R, Lodise TP Jr. Outcomes of extended infusion piperacillin/tazobactam for documented Gram-negative infections. Diagn Microbiol Infect Dis. 2009;64(2):236–40.

41. Yost RJ, Cappelletty DM, Group RS. The retrospective cohort of extended-infusion Piperacillin-Tazobactam (RECEIPT) study: a multicenter study. Pharmacotherapy. 2011;31(8):767–75.

42. Feher C, Rovira M, Soriano A, Esteve J, Martinez JA, Marco F, Carreras E, Martinez C, Fernandez-Aviles F, Suarez-Lledo M, et al. Effect of meropenem administration in extended infusion on the clinical outcome of febrile neutropenia: a retrospective observational study. J Antimicrob Chemother. 2014;69(9):2556–62.

43. Bauer KA, West JE, O'Brien JM, Goff DA. Extended-infusion cefepime reduces mortality in patients with Pseudomonas aeruginosa infections. Antimicrob Agents Chemother. 2013;57(7):2907–12.

44. Brunetti L, Poustchi S, Cunningham D, Toscani M, Nguyen J, Lim J, Ding Y, Nahass RG. Clinical and economic impact of empirical extended-infusion piperacillin-tazobactam in a community medical center. Ann Pharmacother. 2015;49(7):754–60.

45. Yang H, Zhang C, Zhou Q, Wang Y, Chen L. Clinical outcomes with alternative dosing strategies for piperacillin/tazobactam: a systematic review and meta-analysis. PLoS One. 2015;10(1):e0116769.

46. Carlier M, Carrette S, Stove V, Verstraete AG, De Waele JJ. Does consistent piperacillin dosing result in consistent therapeutic concentrations in critically ill patients? A longitudinal study over an entire antibiotic course. Int J Antimicrob Agents. 2014;43(5):470–3.

47. Mouton JW, Vinks AA. Is continuous infusion of beta-lactam antibiotics worthwhile?—efficacy and pharmacokinetic considerations. J Antimicrob Chemother. 1996;38(1):5–15.

48. Mouton JW, Vinks AA. Continuous infusion of beta-lactams. Curr Opin Crit Care. 2007;13(5):598–606.

49. Mohd Hafiz AA, Staatz CE, Kirkpatrick CM, Lipman J, Roberts JA. Continuous infusion vs. bolus dosing: implications for beta-lactam antibiotics. Minerva Anestesiol. 2012;78(1):94–104.

50. Roberts JA, Roberts MS, Robertson TA, Dalley AJ, Lipman J. Piperacillin penetration into tissue of critically ill patients with sepsis—bolus versus continuous administration? Crit Care Med. 2009;37(3):926–33.

51. Buijk SLCE, Gyssens IC, Mouton JW, Van Vliet A, Verbrugh HA, Bruining HA. Pharmacokinetics of ceftazidime in serum and peritoneal exudate during continuous versus intermittent administration to patients with severe intra-abdominal infections. J Antimicrob Chemother. 2002;49(1):121–8.

52. Roberts JA, Lipman J, Blot S, Rello J. Better outcomes through continuous infusion of time-dependent antibiotics to critically ill patients? Curr Opin Crit Care. 2008;14(4):390–6.

53. Mercer-Jones MA, Hadjiminas DJ, Heinzelmann M, Peyton J, Cook M, Cheadle WG. Continuous antibiotic treatment for experimental abdominal sepsis: effects on organ inflammatory cytokine expression and neutrophil sequestration. Br J Surg. 1998;85(3):385–9.

54. Lau WK, Mercer D, Itani KM, Nicolau DP, Kuti JL, Mansfield D, Dana A. Randomized, open-label, comparative study of piperacillin-tazobactam administered by continuous infusion versus intermittent infusion for treatment of hospitalized patients with complicated intra-abdominal infection. Antimicrob Agents Chemother. 2006;50(11):3556–61.

55. Li C, Kuti JL, Nightingale CH, Mansfield DL, Dana A, Nicolau DP. Population pharmacokinetics and pharmacodynamics of piperacillin/tazobactam in patients with complicated intra-abdominal infection. J Antimicrob Chemother. 2005;56(2):388–95.

56. Tessier PR, Nicolau DP, Onyeji CO, Nightingale CH. Pharmacodynamics of intermittent- and continuous-infusion cefepime alone and in combination with once-daily tobramycin against Pseudomonas aeruginosa in an in vitro infection model. Chemotherapy. 1999;45(4):284–95.

57. Mouton JW, den Hollander JG. Killing of Pseudomonas aeruginosa during continuous and intermittent infusion of ceftazidime in an in vitro pharmacokinetic model. Antimicrob Agents

Chemother. 1994;38(5):931–6.

58. Alou L, Aguilar L, Sevillano D, Gimenez MJ, Echeverria O, Gomez-Lus ML, Prieto J. Is there a pharmacodynamic need for the use of continuous versus intermittent infusion with ceftazidime against Pseudomonas aeruginosa? An in vitro pharmacodynamic model. J Antimicrob Chemother. 2005;55(2):209–13.

59. Pea F, Cojutti P, Sbrojavacca R, Cadeo B, Cristini F, Bulfoni A, Furlanut M. TDM-guided therapy with daptomycin and meropenem in a morbidly obese, critically ill patient. Ann Pharmacother. 2011;45(7-8):e37.

60. Dulhunty JM, Roberts JA, Davis JS, Webb SA, Bellomo R, Gomersall C, Shirwadkar C, Eastwood GM, Myburgh J, Paterson DL, et al. A multicenter randomized trial of continuous versus intermittent beta-lactam infusion in severe sepsis. Am J Respir Crit Care. 2015;192(11):1298–305.

61. Abdul-Aziz MH, Sulaiman H, Mat-Nor MB, Rai V, Wong KK, Hasan MS, Abd Rahman AN, Jamal JA, Wallis SC, Lipman J, et al. Beta-lactam infusion in severe sepsis (BLISS): a prospective, two-centre, open-labelled randomised controlled trial of continuous versus intermittent beta-lactam infusion in critically ill patients with severe sepsis. Intensive Care Med. 2016;42(10):1535–45.

62. Roberts JA, Abdul-Aziz MH, Davis JS, Dulhunty JM, Cotta MO, Myburgh J, Bellomo R, Lipman J. Continuous versus intermittent beta-lactam infusion in severe sepsis: a meta-analysis of individual patient data from randomized trials. Am J Respir Crit Care Med. 2016;194(6):681–91.

63. Kasiakou SK, Sermaides GJ, Michalopoulos A, Soteriades ES, Falagas ME. Continuous versus intermittent intravenous administration of antibiotics: a meta-analysis of randomised controlled trials. Lancet Infect Dis. 2005;5(9):581–9.

64. Roberts JA, Webb S, Paterson D, Ho KM, Lipman J. A systematic review on clinical benefits of continuous administration of beta-lactam antibiotics. Crit Care Med. 2009;37(6):2071–8.

65. Shiu J, Wang E, Tejani AM, Wasdell M. Continuous versus intermittent infusions of antibiotics for the treatment of severe acute infections. Cochrane Database Syst Rev. 2013;3(3):CD008481.

66. Tamma PD, Putcha N, Suh YD, Van Arendonk KJ, Rinke ML. Does prolonged beta-lactam infusions improve clinical outcomes compared to intermittent infusions? A meta-analysis and systematic review of randomized, controlled trials. BMC Infect Dis. 2011;11:181.

67. Falagas ME, Tansarli GS, Ikawa K, Vardakas KZ. Clinical outcomes with extended or continuous versus short-term intravenous infusion of carbapenems and piperacillin/tazobactam: a systematic review and meta-analysis. Clin Infect Dis. 2013;56(2):272–82.

68. Roberts JA, Ulldemolins M, Roberts MS, McWhinney B, Ungerer J, Paterson DL, Lipman J. Therapeutic drug monitoring of beta-lactams in critically ill patients: proof of concept. Int J Antimicrob Agents. 2010;36(4):332–9.

69. De Waele JJ, Carrette S, Carlier M, Stove V, Boelens J, Claeys G, Leroux-Roels I, Hoste E, Depuydt P, Decruyenaere J, et al. Therapeutic drug monitoring-based dose optimisation of piperacillin and meropenem: a randomised controlled trial. Intensive Care Med. 2014;40(3):380–7.

70. Wong G, Brinkman A, Benefield RJ, Carlier M, De Waele JJ, El Helali N, Frey O, Harbarth S, Huttner A, McWhinney B, et al. An international, multicentre survey of beta-lactam antibiotic therapeutic drug monitoring practice in intensive care units. J Antimicrob Chemother. 2014;69(5):1416–23.

71. Wong G, Sime FB, Lipman J, Roberts JA. How do we use therapeutic drug monitoring to improve outcomes from severe infections in critically ill patients? BMC Infect Dis. 2014;14:288.

72. Felton TW, Roberts JA, Lodise TP, Van Guilder M, Boselli E, Neely MN, Hope WW. Individualization of piperacillin dosing for critically ill patients: dosing software to optimize antimicrobial therapy. Antimicrob Agents Chemother. 2014;58(7):4094–102.

73. Fuchs A, Csajka C, Thoma Y, Buclin T, Widmer N. Benchmarking therapeutic drug monitoring software: a review of available computer tools. Clin Pharmacokinet. 2013;52(1):9–22.

74. Buyle FM, Decruyenaere J, De Waele J, Tulkens PM, Van Audenrode T, Depuydt P, Claeys G, Robays H, Vogelaers D. A survey of beta-lactam antibiotics and vancomycin dosing strategies in intensive care units and general wards in Belgian hospitals. Eur J Clin Microbiol Infect Dis. 2013;32(6):763–8.

75. Davis SL, Scheetz MH, Bosso JA, Goff DA, Rybak MJ. Adherence to the 2009 consensus guidelines for vancomycin dosing and monitoring practices: a cross-sectional survey of U.S. hospitals. Pharmacotherapy. 2013;33(12):1256–63.

76. Man SS, Carr RR, Ensom MH. Comparison of continuous and intermittent IV infusion of vancomycin: systematic review. Can J Hosp Pharm. 2010;63(5):373–81.

77. James JK, Palmer SM, Levine DP, Rybak MJ. Comparison of conventional dosing versus continuous-infusion vancomycin therapy for patients with suspected or documented gram-positive infections. Antimicrob Agents Chemother. 1996;40(3):696–700.

78. DiMondi VP, Rafferty K. Review of continuous-infusion vancomycin. Ann Pharmacother. 2013;47(2):219–27.

79. Cataldo MA, Tacconelli E, Grilli E, Pea F, Petrosillo N. Continuous versus intermittent infusion of vancomycin for the treatment of Gram-positive infections: systematic review and meta-analysis. J Antimicrob Chemother. 2012;67(1):17–24.

80. Panday PN, Sturkenboom M. Continuous infusion of vancomycin less effective and safe than intermittent infusion, based on pharmacodynamic and pharmacokinetic principles. Clin Infect Dis. 2009;49(12):1964–5. author reply 1965.

81. Jeurissen A, Sluyts I, Rutsaert R. A higher dose of vancomycin in continuous infusion is needed in critically ill patients. Int J Antimicrob Agents. 2011;37(1):75–7.

82. Saugel B, Nowack MC, Hapfelmeier A, Umgelter A, Schultheiss C, Thies P, Phillip V, Eyer F, Schmid RM, Huber W. Continuous intravenous administration of vancomycin in medical intensive care unit patients. J Crit Care. 2013;28(1):9–13.

83. De Waele JJ, Danneels I, Depuydt P, Decruyenaere J, Bourgeois M, Hoste E. Factors associated with inadequate early vancomycin levels in critically ill patients treated with continuous infusion. Int J Antimicrob Agents. 2013;41(5):434–8.

84. Rybak M, Lomaestro B, Rotschafer JC, Moellering R Jr, Craig W, Billeter M, Dalovisio JR, Levine DP. Therapeutic monitoring of vancomycin in adult patients: a consensus review of the American Society of Health-System Pharmacists, the Infectious Diseases Society of America, and the Society of Infectious Diseases Pharmacists. Am J Health Syst Pharm. 2009;66(1):82–98.

85. Blouin RA, Bauer LA, Miller DD, Record KE, Griffen WO Jr. Vancomycin pharmacokinetics in normal and morbidly obese subjects. Antimicrob Agents Chemother. 1982;21(4):575–80.

86. Brown DL, Lalla CD, Masselink AJ. AUC versus peak-trough dosing of vancomycin: applying new pharmacokinetic paradigms to an old drug. Ther Drug Monit. 2013;35(4):443–9.

87. Matsumoto K, Takesue Y, Ohmagari N, Mochizuki T, Mikamo H, Seki M, Takakura S, Tokimatsu I, Takahashi Y, Kasahara K, et al. Practice guidelines for therapeutic drug monitoring of vancomycin: a consensus review of the Japanese Society of Chemotherapy and the Japanese Society of Therapeutic Drug Monitoring. J Infect Chemother. 2013;19(3):365–80.

88. Potoski BA, Paterson DL. Appropriate pharmacokinetic index for outcome in Staphylococcus aureus pneumonia. Chest. 2007;132(3):1101–2. author reply 1102–3.

89. Neely MN, Youn G, Jones B, Jelliffe RW, Drusano GL, Rodvold KA, Lodise TP. Are vancomycin trough concentrations adequate for optimal dosing? Antimicrob Agents Chemother. 2014;58(1):309–16.

90. Minejima E, Choi J, Beringer P, Lou M, Tse E, Wong-Beringer A. Applying new diagnostic criteria for acute kidney injury to facilitate early identification of nephrotoxicity in vancomycin-treated patients. Antimicrob Agents Chemother. 2011;55(7):3278–83.

91. Prabaker KK, Tran TP, Pratummas T, Goetz MB, Graber CJ. Elevated vancomycin trough is not associated with nephrotoxicity among inpatient veterans. J Hosp Med. 2012;7(2):91–7.

92. Hidayat LK, Hsu DI, Quist R, Shriner KA, Wong-Beringer A. High-dose vancomycin therapy for methicillin-resistant Staphylococcus aureus infections: efficacy and toxicity. Arch Intern Med. 2006;166(19):2138–44.

93. Jeffres MN, Isakow W, Doherty JA, Micek ST, Kollef MH. A retrospective analysis of possible renal toxicity associated with vancomycin in patients with health care-associated methicillin-resistant Staphylococcus aureus pneumonia. Clin Ther. 2007;29(6):1107–15.

94. Lodise TP, Lomaestro B, Graves J, Drusano GL. Larger vancomycin doses (at least four grams per day) are associated with an increased incidence of nephrotoxicity. Antimicrob Agents Chemother. 2008;52(4):1330–6.

95. Bosso JA, Nappi J, Rudisill C, Wellein M, Bookstaver PB, Swindler J, Mauldin PD. Relationship between vancomycin trough concentrations and nephrotoxicity: a prospective multicenter trial. Antimicrob Agents Chemother. 2011;55(12):5475–9.

96. Pritchard L, Baker C, Leggett J, Sehdev P, Brown A, Bayley KB. Increasing vancomycin serum trough concentrations and incidence of nephrotoxicity. Am J Med. 2010;123(12):1143–9.

97. Hermsen ED, Hanson M, Sankaranarayanan J, Stoner JA, Florescu MC, Rupp ME. Clinical outcomes and nephrotoxicity associated with vancomycin trough concentrations during treat-

ment of deep-seated infections. Expert Opin Drug Saf. 2010;9(1):9–14.

98. Jeffres MN, Isakow W, Doherty JA, McKinnon PS, Ritchie DJ, Micek ST, Kollef MH. Predictors of mortality for methicillin-resistant Staphylococcus aureus health-care-associated pneumonia: specific evaluation of vancomycin pharmacokinetic indices. Chest. 2006;130(4):947–55.

99. Iwamoto T, Kagawa Y, Kojima M. Clinical efficacy of therapeutic drug monitoring in patients receiving vancomycin. Biol Pharm Bull. 2003;26(6):876–9.

100. Kullar R, Davis SL, Levine DP, Rybak MJ. Impact of vancomycin exposure on outcomes in patients with methicillin-resistant Staphylococcus aureus bacteremia: support for consensus guidelines suggested targets. Clin Infect Dis. 2011;52(8):975–81.

101. Ye ZK, Tang HL, Zhai SD. Benefits of therapeutic drug monitoring of vancomycin: a systematic review and meta-analysis. PLoS One. 2013;8(10):e77169.

102. Pea F, Bertolissi M, Di Silvestre A, Poz D, Giordano F, Furlanut M. TDM coupled with Bayesian forecasting should be considered an invaluable tool for optimizing vancomycin daily exposure in unstable critically ill patients. Int J Antimicrob Agents. 2002;20(5):326–32.

103. Gous A, Lipman J, Scribante J, Tshukutsoane S, Hon H, Pinder M, Mathivha R, Verhoef L, Stass H. Fluid shifts have no influence on ciprofloxacin pharmacokinetics in intensive care patients with intra-abdominal sepsis. Int J Antimicrob Agents. 2005;26(1):50–5.

104. Haeseker M, Stolk L, Nieman F, Hoebe C, Neef C, Bruggeman C, Verbon A. The ciprofloxacin target AUC : MIC ratio is not reached in hospitalized patients with the recommended dosing regimens. Br J Clin Pharmacol. 2013;75(1):180–5.

105. Garrelts JC, Jost G, Kowalsky SF, Krol GJ, Lettieri JT. Ciprofloxacin pharmacokinetics in burn patients. Antimicrob Agents Chemother. 1996;40(5):1153–6.

106. van Zanten AR, Polderman KH, van Geijlswijk IM, van der Meer GY, Schouten MA, Girbes AR. Ciprofloxacin pharmacokinetics in critically ill patients: a prospective cohort study. J Crit Care. 2008;23(3):422–30.

107. Conil JM, Georges B, de Lussy A, Khachman D, Seguin T, Ruiz S, Cougot P, Fourcade O, Houin G, Saivin S. Ciprofloxacin use in critically ill patients: pharmacokinetic and pharmacodynamic approaches. Int J Antimicrob Agents. 2008;32(6):505–10.

108. Kontou P, Chatzika K, Pitsiou G, Stanopoulos I, Argyropoulou-Pataka P, Kioumis I. Pharmacokinetics of ciprofloxacin and its penetration into bronchial secretions of mechanically ventilated patients with chronic obstructive pulmonary disease. Antimicrob Agents Chemother. 2011;55(9):4149–53.

109. Pea F, Poz D, Viale P, Pavan F, Furlanut M. Which reliable pharmacodynamic breakpoint should be advised for ciprofloxacin monotherapy in the hospital setting? A TDM-based retrospective perspective. J Antimicrob Chemother. 2006;58(2):380–6.

110. Matsuo K, Azuma M, Kasai M, Hanji I, Kimura I, Kosugi T, Suga N, Satoh M. Investigation of the clinical efficacy and dosage of intravenous ciprofloxacin in patients with respiratory infection. J Pharm Pharm Sci. 2008;11(4):111s–7s.

111. Roberts JA, Lipman J. Antibacterial dosing in intensive care: pharmacokinetics, degree of disease and pharmacodynamics of sepsis. Clin Pharmacokinet. 2006;45(8):755–73.

112. Rea RS, Capitano B, Bies R, Bigos KL, Smith R, Lee H. Suboptimal aminoglycoside dosing in critically ill patients. Ther Drug Monit. 2008;30(6):674–81.

113. Goncalves-Pereira J, Martins A, Povoa P. Pharmacokinetics of gentamicin in critically ill patients: pilot study evaluating the first dose. Clin Microbiol Infect. 2010;16(8):1258–63.

114. Delattre IK, Musuamba FT, Nyberg J, Taccone FS, Laterre PF, Verbeeck RK, Jacobs F, Wallemacq PE. Population pharmacokinetic modeling and optimal sampling strategy for Bayesian estimation of amikacin exposure in critically ill septic patients. Ther Drug Monit. 2010;32(6):749–56.

115. Giuliano RA, Verpooten GA, Verbist L, Wedeen RP, De Broe ME. In vivo uptake kinetics of aminoglycosides in the kidney cortex of rats. J Pharmacol Exp Ther. 1986;236(2):470–5.

116. Selby NM, Shaw S, Woodier N, Fluck RJ, Kolhe NV. Gentamicin-associated acute kidney injury. QJM. 2009;102(12):873–80.

117. Barza M, Ioannidis JP, Cappelleri JC, Lau J. Single or multiple daily doses of aminoglycosides: a meta-analysis. BMJ. 1996;312(7027):338–45.

118. Ferriols-Lisart R, Alos-Alminana M. Effectiveness and safety of once-daily aminoglycosides: a meta-analysis. Am J Health Syst Pharm. 1996;53(10):1141–50.

119. Marik PE, Lipman J, Kobilski S, Scribante J. A prospective randomized study comparing once- versus twice-daily amikacin dosing in critically ill adult and paediatric patients. J Antimicrob Chemother. 1991;28(5):753–64.

120. Avent ML, Teoh J, Lees J, Eckert KA, Kirkpatrick CM. Comparing 3 methods of moni-

toring gentamicin concentrations in patients with febrile neutropenia. Ther Drug Monit. 2011;33(5):592–601.

121. Bailey JA, Virgo KS, DiPiro JT, Nathens AB, Sawyer RG, Mazuski JE. Aminoglycosides for intra-abdominal infection: equal to the challenge? Surg Infect. 2002;3(4):315–35.

122. Lau AH, Lam NP, Piscitelli SC, Wilkes L, Danziger LH. Clinical pharmacokinetics of metronidazole and other nitroimidazole anti-infectives. Clin Pharmacokinet. 1992;23(5):328–64.

123. Karjagin J, Pahkla R, Karki T, Starkopf J. Distribution of metronidazole in muscle tissue of patients with septic shock and its efficacy against Bacteroides fragilis in vitro. J Antimicrob Chemother. 2005;55(3):341–6.

124. Ulldemolins M, Roberts JA, Lipman J, Rello J. Antibiotic dosing in multiple organ dysfunction syndrome. Chest. 2011;139(5):1210–20.

125. Bouman CS, van Kan HJ, Koopmans RP, Korevaar JC, Schultz MJ, Vroom MB. Discrepancies between observed and predicted continuous venovenous hemofiltration removal of antimicrobial agents in critically ill patients and the effects on dosing. Intensive Care Med. 2006;32(12):2013–9.

126. Farrell G, Baird-Lambert J, Cvejic M, Buchanan N. Disposition and metabolism of metronidazole in patients with liver failure. Hepatology. 1984;4(4):722–6.

127. Bergan T, Thorsteinsson SB. Pharmacokinetics of metronidazole and its metabolites in reduced renal function. Chemotherapy. 1986;32(4):305–18.

128. Pendland SL, Piscitelli SC, Schreckenberger PC, Danziger LH. In vitro activities of metronidazole and its hydroxy metabolite against Bacteroides spp. J Antimicrob Chemother. 1988;21:195–200.

129. Sartelli M, Viale P, Catena F, Ansaloni L, Moore E, Malangoni M, Moore FA, Velmahos G, Coimbra R, Ivatury R, et al. 2013 WSES guidelines for management of intra-abdominal infections. World J Emerg Surg. 2013;8(1):3.

130. Vardakas KZ, Rafailidis PI, Falagas ME. Effectiveness and safety of tigecycline: focus on use for approved indications. Clin Infect Dis. 2012;54(11):1672–4.

131. Prasad P, Sun J, Danner RL, Natanson C. Excess deaths associated with tigecycline after approval based on noninferiority trials. Clin Infect Dis. 2012;54(12):1699–709.

132. Tasina E, Haidich AB, Kokkali S, Arvanitidou M. Efficacy and safety of tigecycline for the treatment of infectious diseases: a meta-analysis. Lancet Infect Dis. 2011;11(11):834–44.

133. Tygacil (tigecycline): drug safetycommunication-increased risk of death. http://www.fda.gov/Safety/MedWatch/SafetyInformation/SafetyAlertsforHumanMedicalProducts/ucm370170.htm.

134. Eagye KJ, Kuti JL, Dowzicky M, Nicolau DP. Empiric therapy for secondary peritonitis: a pharmacodynamic analysis of cefepime, ceftazidime, ceftriaxone, imipenem, levofloxacin, piperacillin/tazobactam, and tigecycline using Monte Carlo simulation. Clin Ther. 2007;29(5):889–99.

135. Sevillano D, Aguilar L, Alou L, Gimenez MJ, Gonzalez N, Torrico M, Cafini F, Garcia-Rey C, Garcia-Escribano N, Prieto J. Exposure-response analysis of tigecycline in pharmacodynamic simulations using different size inocula of target bacteria. Int J Antimicrob Agents. 2010;36(2):137–44.

136. Falagas ME, Vardakas KZ, Tsiveriotis KP, Triarides NA, Tansarli GS. Effectiveness and safety of high-dose tigecycline-containing regimens for the treatment of severe bacterial infections. Int J Antimicrob Agents. 2014;44(1):1–7.

137. Xie J, Wang T, Sun J, Chen S, Cai J, Zhang W, Dong H, Hu S, Zhang D, Wang X, et al. Optimal tigecycline dosage regimen is urgently needed: results from a pharmacokinetic/pharmacodynamic analysis of tigecycline by Monte Carlo simulation. Int J Infect Dis. 2014;18:62–7.

138. Conde-Estevez D, Grau S, Horcajada JP, Luque S. Off-label prescription of tigecycline: clinical and microbiological characteristics and outcomes. Int J Antimicrob Agents. 2010;36(5):471–2.

139. De Pascale G, Montini L, Pennisi M, Bernini V, Maviglia R, Bello G, Spanu T, Tumbarello M, Antonelli M. High dose tigecycline in critically ill patients with severe infections due to multidrug-resistant bacteria. Crit Care. 2014;18(3):R90.

140. Barbour A, Schmidt S, Ma B, Schiefelbein L, Rand KH, Burkhardt O, Derendorf H. Clinical pharmacokinetics and pharmacodynamics of tigecycline. Clin Pharmacokinet. 2009;48(9):575–84.

141. Meagher AK, Ambrose PG, Grasela TH, Ellis-Grosse EJ. Pharmacokinetic/pharmacodynamic profile for tigecycline—a new glycylcycline antimicrobial agent. Diagn Microbiol

Infect Dis. 2005;52(3):165–71.

142. Muralidharan G, Micalizzi M, Speth J, Raible D, Troy S. Pharmacokinetics of tigecycline after single and multiple doses in healthy subjects. Antimicrob Agents Chemother. 2005;49(1):220–9.

143. Hoffmann M, DeMaio W, Jordan RA, Talaat R, Harper D, Speth J, Scatina J. Metabolism, excretion, and pharmacokinetics of [14C]tigecycline, a first-in-class glycylcycline antibiotic, after intravenous infusion to healthy male subjects. Drug Metab Dispos. 2007;35(9):1543–53.

144. Veinstein A, Debouverie O, Gregoire N, Goudet V, Adier C, Robert R, Couet W. Lack of effect of extracorporeal membrane oxygenation on tigecycline pharmacokinetics. J Antimicrob Chemother. 2012;67(4):1047–8.

145. Honore PM, Jacobs R, De Waele E, Van Gorp V, Spapen HD. The blind spot in high-dose tigecycline pharmacokinetics in critically ill patients: membrane adsorption during continuous extracorporeal treatment. Crit Care. 2015;19:24.

146. Bassetti M, Marchetti M, Chakrabarti A, Colizza S, Garnacho-Montero J, Kett DH, Munoz P, Cristini F, Andoniadou A, Viale P, et al. A research agenda on the management of intra-abdominal candidiasis: results from a consensus of multinational experts. Intensive Care Med. 2013;39(12):2092–106.

147. Pappas PG, Kauffman CA, Andes DR, Clancy CJ, Marr KA, Ostrosky-Zeichner L, Reboli AC, Schuster MG, Vazquez JA, Walsh TJ, et al. Clinical practice guideline for the management of candidiasis: 2016 update by the Infectious Diseases Society of America. Clin Infect Dis. 2016;62(4):e1–50.

148. Cornely OA, Bassetti M, Calandra T, Garbino J, Kullberg BJ, Lortholary O, Meersseman W, Akova M, Arendrup MC, Arikan-Akdagli S, et al. ESCMID* guideline for the diagnosis and management of Candida diseases 2012: non-neutropenic adult patients. Clin Microbiol Infect. 2012;18(Suppl 7):19–37.

149. Sinnollareddy M, Peake SL, Roberts MS, Playford EG, Lipman J, Roberts JA. Pharmacokinetic evaluation of fluconazole in critically ill patients. Expert Opin Drug Metab Toxicol. 2011;7(11):1431–40.

150. Sinnollareddy MG, Roberts JA, Lipman J, Akova M, Bassetti M, De Waele JJ, Kaukonen KM, Koulenti D, Martin C, Montravers P, et al. Pharmacokinetic variability and exposures of fluconazole, anidulafungin, and caspofungin in intensive care unit patients: data from multinational Defining Antibiotic Levels in Intensive care unit (DALI) patients study. Crit Care. 2015;19:33.

151. Yagasaki K, Gando S, Matsuda N, Kameue T, Ishitani T, Hirano T, Iseki K. Pharmacokinetics and the most suitable dosing regimen of fluconazole in critically ill patients receiving continuous hemodiafiltration. Intensive Care Med. 2003;29(10):1844–8.

152. Sinnollareddy MG, Roberts MS, Lipman J, Robertson TA, Peake SL, Roberts JA. Pharmacokinetics of fluconazole in critically ill patients with acute kidney injury receiving sustained low-efficiency diafiltration. Int J Antimicrob Agents. 2015;45(2):192–5.

153. Jamal JA, Mueller BA, Choi GY, Lipman J, Roberts JA. How can we ensure effective antibiotic dosing in critically ill patients receiving different types of renal replacement therapy? Diagn Microbiol Infect Dis. 2015;82(1):92–103.

154. Grau S, Luque S. Antifungal therapeutic drug monitoring: when, how, and why. Enferm Infecc Microbiol Clin. 2015;33(5):295–7.

155. Alobaid AS, Wallis SC, Jarrett P, Starr T, Stuart J, Lassig-Smith M, Ordonez Mejia JL, Roberts MS, Sinnollareddy MG, Roger C, et al. What is the effect of obesity on the population pharmacokinetics of fluconazole in critically ill patients? Antimicrob Agents Chemother. 2016;60(11):6550–7.

156. Grau S, Luque S, Campillo N, Samso E, Rodriguez U, Garcia-Bernedo CA, Salas E, Sharma R, Hope WW, Roberts JA. Plasma and peritoneal fluid population pharmacokinetics of micafungin in post-surgical patients with severe peritonitis. J Antimicrob Chemother. 2015;70(10):2854–61.

157. Maseda E, Grau S, Villagran MJ, Hernandez-Gancedo C, Lopez-Tofino A, Roberts JA, Aguilar L, Luque S, Sevillano D, Gimenez MJ, et al. Micafungin pharmacokinetic/pharmacodynamic adequacy for the treatment of invasive candidiasis in critically ill patients on continuous venovenous haemofiltration. J Antimicrob Chemother. 2014;69(6):1624–32.

158. Weiler S, Seger C, Pfisterer H, Stienecke E, Stippler F, Welte R, Joannidis M, Griesmacher A, Bellmann R. Pharmacokinetics of caspofungin in critically ill patients on continuous renal replacement therapy. Antimicrob Agents Chemother. 2013;57(8):4053–7.

159. De Waele JJ. Abdominal sepsis. Curr Infect Dis Rep. 2016;18(8):23.
160. Sartelli M, Catena F, Ansaloni L, Coccolini F, Corbella D, Moore EE, Malangoni M, Velmahos G, Coimbra R, Koike K, et al. Complicated intra-abdominal infections worldwide: the definitive data of the CIAOW Study. World J Emerg Surg. 2014;9:37.
161. Sawyer RG, Claridge JA, Nathens AB, Rotstein OD, Duane TM, Evans HL, Cook CH, O'Neill PJ, Mazuski JE, Askari R, et al. Trial of short-course antimicrobial therapy for intraabdominal infection. N Engl J Med. 2015;372(21):1996–2005.
162. Sartelli M, Catena F, Ansaloni L, Coccolini F, Di Saverio S, Griffiths EA. Duration of antimicrobial therapy in treating complicated intra-abdominal infections: a comprehensive review. Surg Infect. 2016;17(1):9–12.
163. Feagins LA, Holubar SD, Kane SV, Spechler SJ. Current strategies in the management of intra-abdominal abscesses in Crohn's disease. Clin Gastroenterol Hepatol. 2011;9(10):842–50.
164. Feng Y, Hodiamont CJ, van Hest RM, Brul S, Schultsz C, Ter Kuile BH. Development of antibiotic resistance during simulated treatment of Pseudomonas aeruginosa in chemostats. PLoS One. 2016;11(2):e0149310.

血流动力学支持

22

Pedro Povoa, António Carneiro

22.1 引言

　　根据一些流行病学研究,腹腔脓毒症是重症监护病房(ICU)的第二大常见感染部位,约占入院患者的20%[1-3]。此外,某些腹部来源的急性感染与极高的死亡率相关,即由缺血性肠病、艰难梭菌相关性结肠炎和弥漫性腹腔感染引起的感染[4]。

　　腹腔脓毒症所致的脓毒症休克除了具有其他来源的脓毒症休克所有的特征外还存在两个问题:(a)腹腔内高压(IAP)和腹腔间室综合征的风险;(b)内脏灌注受损的风险。两种风险导致治疗方法略有不同[5]。

22.2 严重脓毒症/脓毒症休克血流动力学支持的原则

　　脓毒症的病理生理特征是末梢循环分布的不均衡。它还包括低血容量(前负荷降低)、心功能障碍(收缩力降低)和炎性介质大量释放进入循环系统导致的显著血管舒张(后负荷大幅度下降)[6,7]。另外,内皮是全身炎症反应优先攻击的目标,引起毛细血管渗透性增加进而导致相对和绝对血容量减少、严重循环分布不均、血管舒张和毛细血管堵塞(微血栓),导致分布性休克[5,8]。

　　在脓毒症引起的低血压中,激活了几种神经体液机制。交感兴奋是主要的宿主反应,旨在引起血管收缩,即皮肤、肌肉、肾脏和内脏血管床的血管收缩,并引起左心室顺应性增加和心动过速以增加心输出量和间接提高平均动脉压(MAP)。

　　目前,休克对组织灌注的全身影响临床上通过不同的"窗口"来进行评估,即皮肤、肾脏、大脑和乳酸[5]。但是,器官功能障碍可以在没有整体灌注不足的情况下发生。此外,没有"窗口"用于评估内脏循环是否充足,尤其是肝脏和肠道的循环。

22.3 灌注压、腹腔压和内脏血流

　　每个脏器的血流量和灌注压由两个系统调节。全身或"外在"系统通过不同的神经内分泌系统(即自主神经系统、肾素-血管紧张素-醛固酮系统和抗利尿激素)的活性来调节全身循环[9]。此外,每个脏器都有自己的自身调节功能。保持足够的全身血压对保证充足的组织灌注至关重要。MAP在一定范围(自身调节范围)内波动时,脏器血流保持恒定。换句话说,在自身调节范围内,脏器的血流与MAP无关[10]。当MAP降至自身调节阈值以下时,血流量减少并继而引起组织缺血、氧输送(DO$_2$)减少和器官功能障碍。低于该临界

MAP 水平,脏器血流量与 MAP 呈线性依赖关系[11]。脏器血流量还依赖于先前的血压水平,因为高血压患者通常需要比低血压 / 正常血压患者更高的 MAP[12]。

腹腔脓毒症患者可能会面临甚至会进一步加重这种临床情况的其他问题。腹腔脓毒症的某些病因与严重的绝对血容量不足有关。根据疾病的进程,腹膜腔(腹膜炎)和肠道(结肠炎、梗阻)可以积聚大量液体[13],并且可能是潜在严重绝对血容量不足的原因,需要进行积极的液体复苏。

此外,腹腔大量液体积聚可导致 IAP 增加并发展为腹腔间室综合征。IAP 的增加会进一步损害内脏和肾脏的灌注,尤其是在 MAP 低的情况下,因为内脏灌注压等于 MAP 减去 IAP。由于肠道内充满细菌,因此肠道缺血可促进细菌易位,从而使脓毒症持续存在[14]。下腔静脉的静脉回流也可能受到损害,从而降低前负荷并导致进一步的血流动力学恶化。

22.4 血流动力学目标和治疗方法

脓毒症休克的支持方法包括充足的液体复苏,最好进行容量负荷试验以快速满足这些患者的血流动力学需求同时避免过多的液体输注[7]。晶体液是首选[7]。目前尚不清楚缓冲溶液是否更好。然而,只使用生理盐水会导致高氯血症和代谢性酸中毒[15]。

如果低血压持续存在,患者应接受升压药治疗以增加 MAP 并维持最低灌注压。但是,MAP 增加并不总是与更好的血流量有关。在腹腔脓毒症患者中,存在着液体复苏和 IAP 恶化的风险之间的平衡,通常很难达到合适的平衡。

液体输注时机和开始应用血管活性药物时机之间也存在相互作用[16]。在低血压的情况下,血管活性药物的延迟使用(>6 小时)似乎比早期使用(第 1 小时内)的死亡率更高。另一项来自两个外科重症监护病房的脓毒症休克患者的队列研究得出结论,早期使用去甲肾上腺素与更好的生存率相关[17]。

对个体患者而言,最佳 MAP 仍然不清楚。升压药的使用应着眼于达到目标 MAP 以恢复充足的组织灌注来优化 DO$_2$。氧输送包括三个部分:足够的动脉血氧饱和度、足够的血红蛋白水平(Hb>7g/dl)和足够的心输出量。基于此概念,我们可以将对 2O+2C 的监测和反复评估定义为治疗目标,如下所示。

- 氧优化:监测 SaO$_2$、PaO$_2$、PaCO$_2$/ETCO$_2$ 和呼吸频率
- 循环:监测血压、心输出量、呼吸周期中心静脉直径变化和中心静脉压
- 器官功能:大脑(精神状态)、肾脏(利尿剂使用情况和肌酐动态演变)和皮肤(体温、花斑评分、毛细血管再充盈时间)情况
- 细胞内稳态:乳酸、pH 值、HCO$_3^-$ 水平和碱剩余,反复评估

目标 MAP 取决于患者平常的血压[18,19]。从临床角度来看,应将个体 MAP 维持在尿量所需水平,通常在 65~70mmHg 之间。不幸的是,尽管进行了充分的复苏,但一些患者仍然少尿,这可能反映已经出现了肾脏损害。

使用升压药增加 MAP 可以改善器官灌注压,但同时存在局部血管收缩的风险,即内脏血管床收缩。因此,使用升压药时应同时给予适当液体输注[20]。在最近的关于脓毒症休克的试验中(17% 的患者存在腹腔脓毒症),应用升压药使 MAP 达到 80~85mmHg 与 65~70mmHg 相比,死亡率没有显著差异,但既往有高血压的患者可能需要更高的 MAP[12]。

然而,在腹腔脓毒症中,内脏灌注压力不仅取决于MAP,还取决于IAP。因此,MAP的滴定应考虑IAP,以使内脏灌注压>65mmHg。

22.5 脓毒症休克中升压药和正性肌力药的使用

血管张力由交感神经通过内源性儿茶酚胺(多巴胺、去甲肾上腺素和肾上腺素)和肾素-血管紧张素-醛固酮系统(血管升压素和血管紧张素)的活性来调节[21]。到目前为止,内源性和合成儿茶酚胺以及血管升压素和它的合成类似物特利加压素已经用于临床实践,并进行了疗效评价[22,23]。

正性肌力药是增加心肌收缩力的药物,而升压药是增加血管张力的药物[21]。

肾上腺素受体在毛细血管中的表达极少,但从毛细血管床向小动脉和小静脉的移行中增加[24]。另外,血管床对肾上腺素能药的反应似乎是不同的,如肠系膜和骨骼肌血管床。但是,α受体和β受体容易下调和脱敏[25,26],这在脓毒症休克中尤为重要[27]。

在脓毒症休克期间,微血管水平的血流控制发生了重要变化,其特征是对缩血管药的反应性下降,主要由一氧化氮介导。以"常用"药理剂量使用升压药以恢复目标MAP可使血清浓度达到生理水平的100倍[28]。

22.6 内源性血管活性物质

22.6.1 肾上腺素能药物

肾上腺素能药物的血流动力学效应取决于它们对肾上腺素受体的相对亲和力,从纯α-肾上腺素受体激动剂到纯β-肾上腺素受体激动剂以及代谢率(图22.1和表22.1)。以α-肾上腺素受体激动剂活性为主的药物更多的是产生收缩血管的作用,并被归类为缩血管药(去甲肾上腺素、肾上腺素和多巴胺),而以β-肾上腺素受体激动剂作用为主的药物可增加心脏功能,被称为正性肌力药物(多巴酚丁胺、多培沙明和异丙肾上腺素)(表22.2)[23,28,29]。

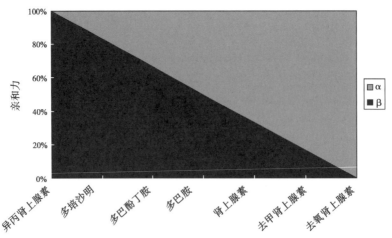

图22.1　用于治疗休克患者的不同儿茶酚胺药物的相对α-肾上腺素受体和β-肾上腺素受体作用的图示经许可可转载[23]。

表 22.1　儿茶酚胺对肾上腺素受体的亲和力

	剂量	α_{1art}	α_{1ven}	β_1	β_2	D_{1A}
多巴胺	低剂量	0	+++	+++	+++++	++++
	高剂量	++++	+++	+++++		
去甲肾上腺素		+++++	+++++	+++	?	0
肾上腺素	低剂量	+	+	++++	++++	0
	高剂量	++++	++++			
多巴酚丁胺	5μg/(kg·min)	+	?	++++	++	0

经许可转载[23]。

表 22.2　常用血管活性剂的心血管作用

	剂量	心脏		血管		
		心率	收缩力	血管收缩	血管舒张	多巴胺能
多巴胺	低剂量	+	+	0	+	++++
	高剂量	++	++/+++	++/+++	0	++
去甲肾上腺素		+	++	++++	0	0
肾上腺素	低剂量	+	++	++	0	0
	高剂量	+++	++++	++++	0	0
多巴酚丁胺	5~20μg/(kg·min)	++	+++/++++	0	++	0
血管升压素	0.01~0.03U/min	0	0	++++	0	0

22.6.1.1　多巴胺

多巴胺具有复杂的心血管反应。一些专家将其归类为"完整"儿茶酚胺[30],因为根据其剂量,它可能具有 DR_1~DR_5 受体、β_1 受体、β_2 受体和 α_1 受体活性,而其他儿茶酚胺仅对 β_1 受体、β_2 受体和 α_1 受体起作用[7,31]。多巴胺是去甲肾上腺素的直接前体。多巴胺约 50% 的活性是通过生物转化为去甲肾上腺素而间接产生的。因此,在多巴胺输注期间,即使在低剂量[3μg/(kg·min)]下,血浆去甲肾上腺素浓度也同样增加[32]。

多巴胺输注剂量[以 μg/(kg·min)计]不同,会与不同受体产生相互作用(图 22.2)[29,33]。在低剂量下,最高 3~5μg/(kg·min),即所谓的多巴胺能剂量,多巴胺以非选择性方式激活多巴胺能受体,从而导致肾脏和肠系膜血管床的血管舒张[34,35]。多巴胺的剂量在 5~10μg/(kg·min)之间,还可以激活 β- 肾上腺素受体,从而对心肌产生正性变力和变时作用。尝试通过将其剂量增加至 10μg/(kg·min)以上来提高多巴胺的正性肌力作用,通常会导致心动过速、快速性心律失常,并增加 α_1- 肾上腺素受体激动作用,从而导致全身性血管收缩。由于去甲肾上腺素水平与多巴胺输注剂量一致,因此在大剂量[>20μg/(kg·min)]下,多巴胺的作用与去甲肾上腺素几乎没有区别[32]。

22.6.1.2　去甲肾上腺素

去甲肾上腺素是交感神经系统的内源性递质。它是一种强效的 α- 肾上腺素受体激动剂,也是弱效的 β_1- 肾上腺素受体激动剂[36]。在低剂量时,去甲肾上腺素通过刺激 β_1 受体明显地影响心肌收缩力,并且通过激活 α_1 受体也具有血管收缩作用,从而导致全身性血压升高,而心动过速很少出现或不出现[29,33]。高剂量时,由于主要活化 α_1 受体,血管收缩占主导。然而,由于脑血管和冠状血管的肾上腺素受体相对缺乏,因此在一定程度上保护了脑和冠状动脉。有数据表明去甲肾上腺素对肺、皮肤和内脏血流的影响较小[37,38]。

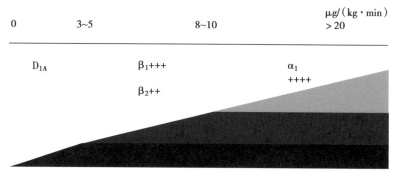

图 22.2　代表不同多巴胺输注速率的主要作用
经许可转载[23]。

鉴于高剂量去甲肾上腺素具有全身血管收缩作用,人们担心会出现继发于肾血管收缩的急性肾功能衰竭。然而,感染性休克患者由于 α- 肾上腺素受体反应低下,出现明显的血管扩张,因此选择注入去甲肾上腺素。尽管会引起一些肾血管收缩,但提高 MAP 的净效应是恢复肾灌注压力,随后尿量增加,肌酐清除率增加,血清肌酐降低[18,19]。

22.6.1.3　肾上腺素

肾上腺素由肾上腺髓质产生和释放,是所有肾上腺受体的有效激动剂,导致心输出量、心率、MAP 和冠状动脉血流量增加[21]。当剂量相等时,它比去甲肾上腺素便宜 8~10 倍。

在低剂量时,肾上腺素是有效的非选择性 β_1 和 β_2 受体激动剂,具有正性肌力作用,可增加心输出量而无明显血管收缩[22,33,39]。然而,肾上腺素具有强效的变时、变传导和正性肌力作用,从而导致心脏做功和耗氧增加,这可能会增加心肌缺血和恶性心律失常的风险。在较高剂量[0.15~0.3μg/(kg·min)]下,α 受体被激活,导致强烈的血管收缩和全身血压升高。对其他升压药无反应的患者,使用肾上腺素会增加血压[39]。

长期以来,临床医生害怕使用肾上腺素,因为其与潜在的局部血流受损有关,如肝脏血流[22,39]。此外,肾上腺素与高血糖有关,并导致全身和局部乳酸水平升高[37]。然而,这是有争议的,因为肾上腺素似乎甚至可以增加肝血流量[37],并且血清乳酸的增加似乎与危害无关,因为这是 β_2- 受体介导的糖酵解的结果[40]。

22.6.2　血管升压素

在脓毒症休克早期,血管升压素水平升高,随后开始下降,有时甚至显著下降,达到几乎无法检测到的水平,从而形成相对血管升压素缺乏[41,42]。上述原因尚不完全清楚。此外,已经证明使用血管升压素可恢复血管舒张所致休克患者的血管张力及血压,因为它可以增加血管对儿茶酚胺的反应性[43,44]。因此,对血管舒张导致休克的患者给予血管升压素的原理来自血管升压素相对不足及与肾上腺素能药物的潜在协同作用的理念,并最终来源于其介导的血管张力的恢复[47]。

血管升压素是神经垂体产生的激素。血管升压素受体有两种类型,位于肾脏的 V_2 受体负责调节水和钠的重吸收,位于血管平滑肌的 V_1 受体有助于调节血管张力和增加血压[48]。因此,以“生理”剂量(约 0.03~0.04U/m)使用血管升压素可以增加血压,主要是通过抑制诱导型一氧化氮合酶介导的。

特利加压素是血管升压素的半合成类似物,与 V_2 受体相比,对 V_1 受体的亲和力更大

(比值为 2 : 1)。因此,在脓毒症休克中,其对动脉以及器官灌注压力(尤其是肾脏)的作用更大[49]。同时,心输出量通常会下降到"生理"水平[48]。相较血管升压素,该分子半衰期延长(约 6 小时),远长于血管升压素(约 6 分钟)。在脓毒症休克中,应将血管升压素或其类似物用作激素相对缺乏的替代疗法,而不应作为主要的升压药。有人提出,V_1 受体和 α_1 受体之间的相互作用导致自主神经功能的改善,其他内源性血管收缩剂的增加以及一氧化氮和糖皮质激素产生的其他有益作用,可能是导致血管对儿茶酚胺反应性逆转的原因[50,51]。

22.6.3 外源性血管活性物质

22.6.3.1 多巴酚丁胺

多巴酚丁胺是一种合成的儿茶酚胺,具有混合的 β 肾上腺素受体作用,对 β_2 受体的亲和力高三倍[33]。多巴酚丁胺的剂量范围为 5~25μg/(kg·min)时,是具有正性肌力作用(β_1- 受体激活)和动脉血管扩张作用(β_2- 受体激活)的扩张剂。此外,多巴酚丁胺具有显著的变时和正性心肌兴奋作用,这不仅是由于心脏 β_1- 受体和 β_2- 受体的活化,还有动脉舒张后的压力反射。在心源性休克中,组织灌注不良通常表示心输出量低,因此通常需要使用多巴酚丁胺且多能成功。在其他形式的休克中,多巴酚丁胺的作用尚不清楚[33]。但是,如果脓毒症休克患者输注多巴酚丁胺,则应始终与升压药联用。低血压的脓毒症患者切忌单独使用[7],仅在评估左心室功能后才考虑使用。

22.6.3.2 其他拟交感神经药

去氧肾上腺素是一种高选择性的 α_1 肾上腺素受体激动剂,可引起血管收缩[52],并导致心输出量减少和反射性心动过缓。这种强效的血管收缩也可能影响肾脏和内脏的血流[38]。

麻黄碱是一种具有直接作用和间接作用的拟交感神经药。其作用是通过从囊泡和神经末梢释放去甲肾上腺素而产生的。麻黄碱具有温和的直接 β 肾上腺素能活性,导致心输出量增加和支气管扩张。由于去甲肾上腺素的消耗,长时间使用麻黄碱会产生快速耐药。

22.7 重症患者肾上腺素受体的改变

肾上腺素受体的激活与 G 蛋白偶联。内毒素干扰 G 蛋白的合成,可能导致儿茶酚胺反应不良[53]。此外,长时间的肾上腺素刺激会引起 G 刺激蛋白减少和 G 抑制蛋白的增加[54,55]。已知持续的肾上腺素能激动会导致受体内化并减少新受体的产生[56]。

这些变化发生在不同类型的休克中,但在脓毒症中更为明显[57]。

22.8 血管活性药物对内脏血流的影响

血管活性药物主要通过血管收缩来增加血压。结果,组织灌注减少,即内脏血管床灌注减少,这对于休克的重症患者来说是一个需要关注的问题。不幸的是,内脏灌注不良的早期临床表现没有特异性,如应激性溃疡、肠梗阻或吸收不良。目前,尚无证据表明经过充分液体复苏的脓毒症低血压患者在使用去甲肾上腺素治疗后会发生血管收缩[58]。去甲肾上腺素使 MAP 升高,可改善微血管流量和 DO_2[59,60]。在轻、中度脓毒症休克中,多巴胺和肾上腺素对内脏血流的作用类似于去甲肾上腺素。然而,在严重的情况下,与去甲肾上腺素相比,肾上腺素会减少内脏血流量[61]。这些差异的临床影响尚不清楚。

已知血管升压素及其类似物对内脏血流有负面影响[62]。

去氧肾上腺素用作血管加压药已被证明与内脏血流量和 DO_2 的减少有关,引起人们对其在脓毒症休克患者中潜在有害作用的担忧。然而,似乎并非如此[52]。

22.9 脓毒症休克中血管加压药物的对照研究

与其讨论"最佳"升压药,不如讨论哪种药物最适合这些患者的病理生理异常[33]。纳入患者群体的异质性,可能是血管加压药物试验不能发现不同药物之间显著差异的原因之一。因此,对于特定的脓毒症休克患者,讨论应更多的是效果而不是血管升压药。

近年来,在脓毒症休克中进行了一些血管加压药物治疗的随机对照试验。但是,并没有试验是针对腹腔脓毒症患者进行的。此外,各中心和国家之间在血管活性药物剂量方面存在明显差异。最近的试验主要集中在药物上,而不是剂量选择上。似乎最好的方法是在最短的时间内使用最低剂量的血管活性药物。

目前,最常用的血管活性药物可能是多巴胺、去甲肾上腺素、肾上腺素和多巴酚丁胺。

由于潜在的有害影响,即氧耗、乳酸升高和潜在的内脏血流减少,肾上腺素的使用有所减少。然而,两项试验表明了肾上腺素在脓毒症休克中的有效性和安全性[63,64]。在两个试验中,肾上腺素组的死亡率与去甲肾上腺素组相似。不幸的是,没有一项试验是专门评估腹腔脓毒症患者的。

最后,一项大型多中心试验在混合的重症患者人群中比较了去甲肾上腺素与多巴胺,结果表明去甲肾上腺素具有更好的安全性,尤其是在心源性休克时,其预后更好[65]。这些结果归因于多巴胺的有害变时作用,导致严重心律失常的发生率更高。

难治性休克可考虑使用血管升压素[66]。但是,不建议其替代去甲肾上腺素或多巴胺作为一线血管升压药物[7]。一项评估血管升压素在脓毒症休克中作用的大型试验显示死亡率并没有差异[67]。但是,在预先确定的亚组中,脓毒症休克的严重程度较低,死亡率显著降低。只有 25% 的脓毒症休克患者存在腹腔脓毒症,并且没有进行亚组分析。因此,血管升压素对内脏血流的潜在危害临床无法评估[68,69]。

有几个欧洲国家没有血管升压素,却有特利加压素,但尚无评估特利加压素在脓毒症休克中作用的研究。由于特利加压素的半衰期更长,因此对其滴定较为困难。

多巴酚丁胺通过增加每搏心输出量和心率来增加心脏指数[7]。研究表明,对于有严重脓毒症和脓毒症休克的患者,在进行充分液体复苏后,应进行早期(头 6 小时)目标导向治疗,目标是 $ScvO_2 > 70\%$,并达到 MAP > 65mmHg 和血细胞比容 $\geqslant 30\%$。这样可降低死亡率[70]。需要指出的是,仅有 15% 的患者需要多巴酚丁胺的正性肌力作用[70]。

据说多巴酚丁胺的血管舒张特性可改善微血管血流,这已在脓毒症患者中通过舌下偏振光谱法评估微循环得到了证实[71]。

结 论

腹腔脓毒症患者的血流动力学管理方法包括重症脓毒症 / 脓毒症休克患者的常规处理,以及 IAP 升高和内脏血流恶化风险的处理。利用这些信息,我们在严重脓毒症和脓毒症休克患者(即腹部来源)中优化 DO_2 和组织灌注的策略如图 22.3 所示。

严重脓毒症和感染性休克中优化DO₂和组织灌注的策略

监测
专注于四个主要目标：2O+2C
氧和目标：SpO₂/SaO₂=92%~95%；肺部听诊（肺水肿），监测PaO₂、PaCO₂，检查并记录呼吸频率和呼吸窘迫/衰竭迹象；监测SvcO₂（如果有）
循环目标：MAP>65mmHg（如果以前为高血压，则数值可能更高），检查脉搏、心律、中心静脉充盈等体征以及下腔静脉直径随呼吸变化情况；
器官功能障碍 评估并记录精神状态、尿量、皮肤花斑、毛细血管充盈时间（四肢颜色和温度）
细胞稳态 在复苏过程中监测动脉乳酸、pH值、HCO₃⁻水平和BE的演变

血流动力学管理方法
- 如有低血压和/或乳酸>2mmol/L或器官灌注不足的征象，则开始静脉输液
- 优先选择晶体液和"容量负荷试验"（根据需要静脉推注，在头4~6小时内应考虑至少30ml/kg）
- 如果低血压（MAP<65mmHg）持续存在，必要时启动升压药以达到MAP>65mmHg（如果之前为高血压则该数值更高），并经常用2O+2C监测反应
- 反复评估IAP；目标MAP应使内脏灌注压>65mmHg；咨询外科医生以考虑腹部减压

容量负荷试验策略
- 选择输液种类；
- 根据预期的心功能选择适当的容量：250~500ml（对于70公斤的成年人）
- 确定输液时间：20~30分钟
- 确定预期的MAP：65~70mmHg或收缩压（>90mmHg）
- 定义安全限值：呼吸窘迫征兆、肺水肿征兆或CVP<12mmHg
- 首选动态/连续监控（每5~10分钟记录1次），因为静态数据提供的信息量较少

成功的试验：在不超过安全限制的情况下实现了所需的MAP
解释：患者体液耗尽，容量复苏试验开始纠正消耗

试验失败：在安全范围内未达到所需的MAP或发生了警报信号
解释：患者心脏的当前状态有足够的液体，可能需要血管活性药物
不要液体过负荷

其他注意事项：
- 如果血红蛋白（Hb）<8g/dl，考虑输血以达到Hb>8g/dl或10g/dl（如果存在冠状动脉缺血）
- 如果需要升压药：首选去甲肾上腺素/多巴胺（考虑到心律失常和心动过速）
- 如果未达到目标血压，请考虑添加肾上腺素或血管升压素/特利加压素（每天1~2mg静脉输注）
- 如果出现低CO的迹象（超声心动图），请考虑使用正性肌力药，例如多巴酚丁胺（在感染性休克情况下，如果没有升压药，请勿单独使用多巴酚丁胺，因为这可能会增加低血压和心动过速的风险）
  有肺水肿或脑水肿风险的患者应在液体输注之前、之中和之后进行仔细监测
  过多的液体负荷与最坏的预后有关，应按需输注液体并考虑使用血管加压药物，以防止液体过负荷
  尽管血流动力学参数正常，但过度的血管加压药物输注而无适当的液体复苏可能会恶化组织灌注

定义
低血压的定义是在没有其他低血压原因的情况下，SBP<90mmHg或MAP<65mmHg或SBP下降>40mmHg或>2SD

缩写：CO-心输出量；CVP-中心静脉压；DO₂-氧输送；Hb-血红蛋白；IV-静脉注射；MAP-平均动脉压；PaO₂-动脉血氧分压；SaO₂-动脉血氧饱和度；SBP-收缩压；SD-标准差；SvcO₂-中心静脉血氧饱和度

图22.3 在严重脓毒症和脓毒性休克（腹腔脓毒症）中优化DO₂和组织灌注的策略

（吴筱箐 译 段军 校）

参考文献

1. Vincent JL, Sakr Y, Sprung CL, Ranieri VM, Reinhart K, Gerlach H, et al. Sepsis in European intensive care units: results of the SOAP study. Crit Care Med. 2006;34(2):344–53.
2. Vincent JL, Rello J, Marshall J, Silva E, Anzueto A, Martin CD, et al. International study of the prevalence and outcomes of infection in intensive care units. JAMA. 2009;302(21):2323–9.
3. Cardoso T, Carneiro AH, Ribeiro O, Pereira A, Group SS. The Portuguese network data: compliance with the surviving sepsis campaign bundles [abstract]. Intensive Care Med. 2006;32(Suppl 1):S23.
4. Leligdowicz A, Dodek PM, Norena M, Wong H, Kumar A, Kumar A, et al. Association between source of infection and hospital mortality in patients who have septic shock. Am J Respir Crit Care Med. 2014;189(10):1204–13.
5. Vincent JL, Ince C, Bakker J. Clinical review: Circulatory shock—an update: a tribute to Professor Max Harry Weil. Crit Care. 2012;16(6):239.
6. Weil MH, Shubin H. Proposed reclassification of shock states with special reference to distributive defects. Adv Exp Med Biol. 1971;23(0):13–23.
7. Dellinger RP, Levy MM, Rhodes A, Annane D, Gerlach H, Opal SM, et al. Surviving sepsis campaign: international guidelines for management of severe sepsis and septic shock: 2012. Crit Care Med. 2013;41(2):580–637.
8. Dellinger RP. Cardiovascular management of septic shock. Crit Care Med. 2003;31(3):946–55.
9. Shepherd RFJ, Shepherd JT. Control of blood pressure and the circulation in man. In: Mathias RBC, editor. Autonomic failure: a textbook of clinical disorders of the autonomic nervous system. Oxford: Oxford Medical Publications; 1982. p. 78–93.
10. Bauer PR. Microvascular responses to sepsis: clinical significance. Pathophysiology. 2002;8(3):141–8.
11. Sladen RN, Landry D. Renal blood flow regulation, autoregulation, and vasomotor nephropathy. Anesthesiol Clin North Am. 2000;18(4):791–807. ix.
12. Asfar P, Meziani F, Hamel JF, Grelon F, Megarbane B, Anguel N, et al. High versus low blood-pressure target in patients with septic shock. N Engl J Med. 2014;370(17):1583–93.
13. Fernandes LG, Ferreira NR, Cardiga R, Povoa P. Severe hypercalcaemia and colon ischaemia: dehydration as an unusual cause? BMJ Case Rep. 2015;2015:bcr2014208809.
14. Sartelli M, Viale P, Catena F, Ansaloni L, Moore E, Malangoni M, et al. WSES guidelines for management of intra-abdominal infections. World J Emerg Surg. 2013;8(1):3.
15. Young P, Bailey M, Beasley R, Henderson S, Mackle D, McArthur C, et al. Effect of a buffered crystalloid solution vs saline on acute kidney injury among patients in the intensive care unit: the SPLIT randomized clinical trial. JAMA. 2015;314(16):1701–10.
16. Waechter J, Kumar A, Lapinsky SE, Marshall J, Dodek P, Arabi Y, et al. Interaction between fluids and vasoactive agents on mortality in septic shock: a multicenter, observational study. Crit Care Med. 2014;42(10):2158–68.
17. Bai X, Yu W, Ji W, Lin Z, Tan S, Duan K, et al. Early versus delayed administration of norepinephrine in patients with septic shock. Crit Care. 2014;18(5):532.
18. Desjars P, Pinaud M, Bugnon D, Tasseau F. Norepinephrine therapy has no deleterious renal effects in human septic shock. Crit Care Med. 1989;17(5):426–9.
19. Martin C, Eon B, Saux P, Aknin P, Gouin F. Renal effects of norepinephrine used to treat septic shock patients. Crit Care Med. 1990;18(3):282–5.
20. Takala J. Volume responsive, but does the patient need volume? Intensive Care Med. 2016;42(9):1461–3.
21. Bangash MN, Kong ML, Pearse RM. Use of inotropes and vasopressor agents in critically ill patients. Br J Pharmacol. 2012;165(7):2015–33.
22. Leone M, Martin C. Vasopressor use in septic shock: an update. Curr Opin Anaesthesiol. 2008;21(2):141–7.
23. Povoa P, Carneiro AH. Adrenergic support in septic shock: a critical review. Hosp Pract (1995). 2010;38(1):62–73.
24. Furness JB, Marshall JM. Correlation of the directly observed responses of mesenteric vessels of the rat to nerve stimulation and noradrenaline with the distribution of adrenergic nerves. J Physiol. 1974;239(1):75–88.
25. Bohm M, Deutsch HJ, Hartmann D, Rosee KL, Stablein A. Improvement of postreceptor events by metoprolol treatment in patients with chronic heart failure. J Am Coll Cardiol. 1997;30(4):992–6.

26. Heck DA, Bylund DB. Mechanism of down-regulation of alpha-2 adrenergic receptor subtypes. J Pharmacol Exp Ther. 1997;282(3):1219–27.

27. Tang C, Yang J, Wu LL, Dong LW, Liu MS. Phosphorylation of beta-adrenergic receptor leads to its redistribution in rat heart during sepsis. Am J Phys. 1998;274(4 Pt 2):R1078–86.

28. Bracco D. Pharmacologic support of the failing circulation: practice, education, evidence, and future directions. Crit Care Med. 2006;34(3):890–2.

29. Sladen RN. Inotropic agents. In: Vincent JL, editor. 1994 yearbook of intensive care and emergency medicine. Berlin: Springer; 1994. p. 165–78.

30. Bailey JM. Dopamine: one size does not fit all. Anesthesiology. 2000;92(2):303–5.

31. Missale C, Nash SR, Robinson SW, Jaber M, Caron MG. Dopamine receptors: from structure to function. Physiol Rev. 1998;78(1):189–225.

32. Lieverse AG, Lefrandt JD, Girbes AR, Smit AJ, Reitsma WD. The effects of different doses of dopamine and domperidone on increases of plasma norepinephrine induced by cold pressor test in normal man. Hypertens Res. 1995;18(Suppl 1):S221–4.

33. Hollenberg SM. Vasoactive drugs in circulatory shock. Am J Respir Crit Care Med. 2011;183(7):847–55.

34. Sato S, Ohnishi K, Sugita S, Okuda K. Splenic artery and superior mesenteric artery blood flow: nonsurgical Doppler US measurement in healthy subjects and patients with chronic liver disease. Radiology. 1987;164(2):347–52.

35. Zeng C, Zhang M, Asico LD, Eisner GM, Jose PA. The dopaminergic system in hypertension. Clin Sci (Lond). 2007;112(12):583–97.

36. Alexander SP, Mathie A, Peters JA. Guide to receptors and channels (GRAC), 5th edition. Br J Pharmacol. 2011;164(Suppl 1):S1–324.

37. Bearn AG, Billing B, Sherlock S. The effect of adrenaline and noradrenaline on hepatic blood flow and splanchnic carbohydrate metabolism in man. J Physiol. 1951;115(4):430–41.

38. Hoffbrand BI, Forsyth RP. Regional blood flow changes during norepinephrine, tyramine and methoxamine infusions in the unanesthetized rhesus monkey. J Pharmacol Exp Ther. 1973;184(3):656–61.

39. Beale RJ, Hollenberg SM, Vincent JL, Parrillo JE. Vasopressor and inotropic support in septic shock: an evidence-based review. Crit Care Med. 2004;32(11 Suppl):S455–65.

40. Levy B. Lactate and shock state: the metabolic view. Curr Opin Crit Care. 2006;12(4):315–21.

41. Landry DW, Levin HR, Gallant EM, Seo S, D'Alessandro D, Oz MC, et al. Vasopressin pressor hypersensitivity in vasodilatory septic shock. Crit Care Med. 1997;25(8):1279–82.

42. Strohmenger HU, Krismer A, Wenzel V. Vasopressin in shock states. Curr Opin Anaesthesiol. 2003;16(2):159–64.

43. Malay MB, Ashton RC Jr, Landry DW, Townsend RN. Low-dose vasopressin in the treatment of vasodilatory septic shock. J Trauma. 1999;47(4):699–703.

44. Holmes CL, Patel BM, Russell JA, Walley KR. Physiology of vasopressin relevant to management of septic shock. Chest. 2001;120(3):989–1002.

45. Sharshar T, Carlier R, Blanchard A, Feydy A, Gray F, Paillard M, et al. Depletion of neurohypophyseal content of vasopressin in septic shock. Crit Care Med. 2002;30(3):497–500.

46. Leone M, Boyle WA. Decreased vasopressin responsiveness in vasodilatory septic shock-like conditions. Crit Care Med. 2006;34(4):1126–30.

47. Barrett LK, Orie NN, Taylor V, Stidwill RP, Clapp LH, Singer M. Differential effects of vasopressin and norepinephrine on vascular reactivity in a long-term rodent model of sepsis. Crit Care Med. 2007;35(10):2337–43.

48. Holmes CL. Vasoactive drugs in the intensive care unit. Curr Opin Crit Care. 2005;11(5):413–7.

49. Morelli A, Rocco M, Conti G, Orecchioni A, De Gaetano A, Cortese G, et al. Effects of terlipressin on systemic and regional haemodynamics in catecholamine-treated hyperkinetic septic shock. Intensive Care Med. 2004;30(4):597–604.

50. Barrett LK, Singer M, Clapp LH. Vasopressin: mechanisms of action on the vasculature in health and in septic shock. Crit Care Med. 2007;35(1):33–40.

51. Rehberg S, Ertmer C, Vincent JL, Morelli A, Schneider M, Lange M, et al. Role of selective V1a receptor agonism in ovine septic shock. Crit Care Med. 2011;39(1):119–25.

52. Morelli A, Ertmer C, Rehberg S, Lange M, Orecchioni A, Laderchi A, et al. Phenylephrine versus norepinephrine for initial hemodynamic support of patients with septic shock: a randomized, controlled trial. Crit Care. 2008;12(6):R143.

53. Riekenberg S, Farhat K, Debarry J, Heine H, Jung G, Wiesmuller KH, et al. Regulators of G-protein signalling are modulated by bacterial lipopeptides and lipopolysaccharide. FEBS J. 2009;276(3):649–59.

54. Bernardin G, Strosberg AD, Bernard A, Mattei M, Marullo S. Beta-adrenergic receptor-dependent and -independent stimulation of adenylate cyclase is impaired during severe sepsis in humans. Intensive Care Med. 1998;24(12):1315–22.

55. Wu LL, Yang SL, Yang RC, Hsu HK, Hsu C, Dong LW, et al. G protein and adenylate cyclase complex-mediated signal transduction in the rat heart during sepsis. Shock. 2003;19(6): 533–7.

56. Kadoi Y, Saito S, Kawahara F, Nishihara F, Goto F. G-protein coupled receptor kinase 2 is altered during septic shock in rats. J Surg Res. 2002;108(1):69–76.

57. Choi WI, Kwon KY, Seo JW, Beagle J, Quinn DA, Hales CA. The role of phosphodiesterase 3 in endotoxin-induced acute kidney injury. BMC Infect Dis. 2009;9:80.

58. Reinelt H, Radermacher P, Fischer G, Geisser W, Wachter U, Wiedeck H, et al. Effects of a dobutamine-induced increase in splanchnic blood flow on hepatic metabolic activity in patients with septic shock. Anesthesiology. 1997;86(4):818–24.

59. Albanese J, Leone M, Garnier F, Bourgoin A, Antonini F, Martin C. Renal effects of norepinephrine in septic and nonseptic patients. Chest. 2004;126(2):534–9.

60. Jhanji S, Stirling S, Patel N, Hinds CJ, Pearse RM. The effect of increasing doses of norepinephrine on tissue oxygenation and microvascular flow in patients with septic shock. Crit Care Med. 2009;37(6):1961–6.

61. De Backer D, Creteur J, Silva E, Vincent JL. Effects of dopamine, norepinephrine, and epinephrine on the splanchnic circulation in septic shock: which is best? Crit Care Med. 2003;31(6):1659–67.

62. Albert M, Losser MR, Hayon D, Faivre V, Payen D. Systemic and renal macro- and microcirculatory responses to arginine vasopressin in endotoxic rabbits. Crit Care Med. 2004;32(9):1891–8.

63. Annane D, Vignon P, Renault A, Bollaert PE, Charpentier C, Martin C, et al. Norepinephrine plus dobutamine versus epinephrine alone for management of septic shock: a randomised trial. Lancet. 2007;370(9588):676–84.

64. Myburgh JA, Higgins A, Jovanovska A, Lipman J, Ramakrishnan N, Santamaria J. A comparison of epinephrine and norepinephrine in critically ill patients. Intensive Care Med. 2008;34(12):2226–34.

65. De Backer D, Biston P, Devriendt J, Madl C, Chochrad D, Aldecoa C, et al. Comparison of dopamine and norepinephrine in the treatment of shock. N Engl J Med. 2010;362(9): 779–89.

66. Dunser MW, Mayr AJ, Ulmer H, Knotzer H, Sumann G, Pajk W, et al. Arginine vasopressin in advanced vasodilatory shock: a prospective, randomized, controlled study. Circulation. 2003;107(18):2313–9.

67. Russell JA, Walley KR, Singer J, Gordon AC, Hebert PC, Cooper DJ, et al. Vasopressin versus norepinephrine infusion in patients with septic shock. N Engl J Med. 2008;358(9):877–87.

68. Muller S, How OJ, Hermansen SE, Stenberg TA, Sager G, Myrmel T. Vasopressin impairs brain, heart and kidney perfusion: an experimental study in pigs after transient myocardial ischemia. Crit Care. 2008;12(1):R20.

69. Simon F, Giudici R, Scheuerle A, Groger M, Asfar P, Vogt JA, et al. Comparison of cardiac, hepatic, and renal effects of arginine vasopressin and noradrenaline during porcine fecal peritonitis: a randomized controlled trial. Crit Care. 2009;13(4):R113.

70. Rivers E, Nguyen B, Havstad S, Ressler J, Muzzin A, Knoblich B, et al. Early goal-directed therapy in the treatment of severe sepsis and septic shock. N Engl J Med. 2001;345(19): 1368–77.

71. Sakr Y, Dubois MJ, De Backer D, Creteur J, Vincent JL. Persistent microcirculatory alterations are associated with organ failure and death in patients with septic shock. Crit Care Med. 2004;32(9):1825–31.

腹腔脓毒症的辅助治疗

23

Thomas Ryan, John D. Coakley

23.1 引言

腹腔脓毒症是多种原发性胃肠道疾病(如胆囊炎、憩室病、消化性溃疡伴穿孔、胰腺炎)的常见并发症,也是外科手术引起的医源性并发症。在医源性并发症中,由吻合口瘘引起的腹腔脓毒症可能是最常见的,当然也可能发生在回肠代膀胱的尿流改道后或者肠襻嵌顿于疝囊内的情况下。

腹腔脓毒症的初始治疗应符合国际公认的指南,必须包括充分复苏、积极的衰竭器官支持、相关液体和组织的培养、初始广谱抗菌覆盖治疗,早期腹部影像检查以指导及时的外科手术或放射学引导的干预治疗[1]。因此,只有在实施了国际公认指南所概述的基本干预措施之后,才应该考虑对腹腔脓毒症进行辅助治疗。

经过复苏、感染源控制和初始经验性抗生素覆盖治疗,在腹腔脓毒症发病的前几天内,临床医生已经开始预期到显著的全身炎症反应的结果。因此,通常观察到,在血流动力学不稳定的初期阶段,其特征在于需要大剂量升压药以维持足够的平均动脉压,同时伴有继发于急性呼吸窘迫综合征的急性低氧性呼吸衰竭、不同程度的急性肾损伤、弥散性血管内凝血和提示肝功能损害的高胆红素血症。

在没有腹腔感染残留的情况下,器官衰竭的范围和严重程度应在脓毒症初发后的几天内开始缓解。持续全身炎症反应的证据,例如发热、白细胞升高和炎症生物标志物(如 CRP 和 / 或降钙素原)升高,提示存在残留的腹腔感染,此时应该复查腹部影像,以经皮引流感染病灶或开放手术干预,必要时修复吻合口瘘。

任何病原引起的脓毒症导致的持续严重器官衰竭都与死亡风险增加相关,因此必须紧急解决[2]。虽然进行性器官衰竭的潜在病理生理机制尚未完全阐明,但器官损害的相关介导物质包括补体、白细胞介素 -6 等固有免疫介导物质[3]。由循环内毒素和 / 或线粒体 DNA 驱动的全身炎症反应失调可导致额外的器官损伤[4,5]。但是,迁延性腹腔感染可能是很常见的,应是临床医生始终关注的问题[6]。

真菌感染(主要是念珠菌)在重症患者中变得越来越常见,并且与死亡率的显著增加有关[7,8]。真菌性脓毒症是腹腔脓毒症患者的一个特殊问题。延迟感染源控制和延迟性抗真菌治疗会增加真菌性脓毒症的死亡率。因此,在高危患者组中,预防性抗真菌治疗作为脓毒症的辅助治疗是有必要的[9]。重症患者真菌性脓毒症的危险因素包括复杂的腹部手术、需经中心静脉导管进行全胃肠外营养、发生肾衰竭并接受广谱抗生素治疗[10]。由于真菌培养的敏感性差和缺乏可靠的生物标记物,使复杂性侵袭性念珠菌病的治疗变得更加复杂[11]。此外,对于胃肠道穿孔、吻合口瘘和急性坏死性胰腺炎这些高危患者,虽然一直提倡预防和经验性使用抗真菌药治疗,但实际结果是仍然有治疗延迟[12]。关于辅助疗法对腹腔脓毒症的作用,值得注意的是,脓毒症休克患者应用类固醇皮质激素会进一步增加侵袭性念珠菌病的风险[13]。

脓毒症的辅助治疗可分为两大类:旨在限制全身炎症的有害作用的抗炎治疗,以及旨在消除残留感染的免疫辅助治疗。然而,全身炎症和持续感染可能在脓毒症中同时存在。但不幸的是,大多数针对全身炎症的辅助疗法均具有免疫抑制副作用,这可能进一步阻碍宿主对感染的免疫反应。但是,免疫佐剂可能会加剧全身炎症,从而加剧现有的器官衰竭。此外,尚未阐明全身炎症和持续感染在尚未解决的病理生理学和无法解决的器官衰竭中的相对作用。在这方面,最近的文献着重强调了免疫抑制在脓毒症的病理生理中的作用,并且越来越提倡基于免疫的辅助性脓毒症疗法,而不是更常规的抗炎疗法[14]。考虑到这一背景知识,在审查潜在的免疫佐剂疗法之前,将讨论抗炎性脓毒症佐剂疗法。

23.2　抗炎治疗

23.2.1　类固醇

拯救脓毒症指南指出氢化可的松作为对静脉补液及血管活性药物无效的脓毒症休克患者的治疗方法[1]。尽管研究报道氢化可的松可显著降低脓毒症患者的升压药需求,但并未改善预后,并增加了继发感染的风险[15]。氢化可的松在脓毒症患者中的这种血流动力学作用可能是通过抑制炎症、降低血液中的 IL-6 和 IL-8 水平以及抑制一氧化氮的合成来发挥作用,而不是通过直接的肾上腺作用[16]。因此,可能不需要像过去所提倡的那样,通过肾上腺素刺激试验的结果来指导《拯救脓毒症运动》指南中提倡的低生理剂量类固醇的使用[17]。不幸的是,氢化可的松在脓毒症患者中具有公认的免疫抑制作用,其部分原因是通过抑制巨噬细胞中的抗原呈递介导的,这解释了与类固醇使用相关的继发性感染发生率增加的原因[18]。考虑到文献报道,在死于脓毒症的手术患者中发现未解决的感染,氢化可的松作为休克治疗与继发性感染和免疫抑制两者之间的这种联系值得关注[6]。在多中心研究之后,对"拯救脓毒症运动数据库"进行了一项回顾性研究,其中包括近 18 000 名脓毒症休克患者,报告了氢化可的松的应用与死亡率过高之间的关联[19]。在腹腔脓毒症和 / 或复杂腹部手术的特殊情况下,糖皮质激素是侵袭性念珠菌病发生的危险因素[20]。因此,在腹腔脓毒症患者中应尽量少用皮质类固醇。

因此,当使用皮质类固醇作为脓毒症辅助用药时,谨慎的方法是将氢化可的松用于液体和升压药难以缓解的严重休克患者,并尽快停用氢化可的松。

23.2.2　多黏菌素 -b 血液灌流(PMbHP)

具有多黏菌素 -b 滤器的血液灌流可结合并去除循环中的脂多糖,因此据称可抑制全身炎症。由于肾毒性限制了多黏菌素 -b 的全身使用,因此通过体外回路将多黏菌素 -b 结合到管壳的聚苯乙烯纤维上进行血液灌流可以避免这种不利影响。PMbHP 在脓毒症发作的最初 24 小时内应用最佳,可有效清除循环中的脂多糖,可在 2 小时内使内毒素水平降低 20%。

在日本,PMbHP 已被用作超过 100 000 名患者的脓毒症辅助治疗。在临床实践中,血小板减少症是最常见的并发症,也有短暂性低血压和过敏反应的报道。尽管数十年来PMbHP 在日本被广泛使用,但尚未进行广泛的相关临床试验,并且尚未在欧洲或北美进入临床使用。

最近一项荟萃分析研究了血液净化技术对脓毒症患者死亡率的影响,在 827 名患者的16 个试验中研究了包括血液滤过、血浆置换和血液灌流在内的一系列技术的使用[21]。在这项荟萃分析中,所有的血液净化技术似乎降低了脓毒症患者的死亡率,但是,该收益只与来自研究 PMbHP 效果的 557 位患者的 10 个试验相关。

Cruz 等的一项研究对 PMbHP 进行了小范围多中心对照研究,研究对象为 64 例腹腔脓毒症并发脓毒症休克的患者[22]。在这项研究中,与传统治疗相比,PMbHP 治疗与改善血流动力学、降低器官衰竭评分和降低 28 天死亡率有关。最近,Monti 等人报道,在 52 例难治性脓毒症休克患者中使用 PMbHP 进行抢救治疗,观察到患者对升压药的需求量显著降低[23]。同样,Sawa 等人研究了 PMbHP 作为抢救治疗的效果,比较了血管升压素和 PMbHP 对脓毒症休克患者死亡率的影响。有趣的是,在 Sawa 的研究中,腹腔脓毒症患者似乎比普通脓毒症患者更容易从 PMbHP 中获益[24]。

然而,在最近的一项关于腹膜炎和脓毒症休克患者的更大规模的 PMbHP 研究中,无论是对器官衰竭的严重程度还是死亡率,PMbHP 都没有有益的作用[25]。这些试验的不一致结果可能会在当前的 EUPHRATES 试验中得到解决,该试验正在招募脓毒症休克和外周血中可检测到内毒素的患者参与 PMbHP 多中心研究。

23.3　免疫佐剂疗法

23.3.1　免疫球蛋白

Cochrane 最近审查了静脉注射免疫球蛋白作为辅助疗法在脓毒症中的作用的研究。这篇综述得出结论,静脉注射免疫球蛋白可以改善成人脓毒症的预后[26]。这些研究包括所有脓毒症患者,没有试图鉴定低丙种球蛋白血症的患者,他们更可能对静脉免疫球蛋白有所反应。

脓毒症中静脉注射免疫球蛋白的拟议作用机制是什么？尽管一些研究已将不良结局与脓毒症中的低丙种球蛋白血症联系起来[27-29],但并非所有此类研究都发现了这种联系[30]。在报道脓毒症死亡率和免疫球蛋白水平之间存在这种联系的研究中,IgM 水平最低的患者的死亡率特别高。此外,最初几天的 IgM 水平变化似乎与任何单个 IgM 水平一样重要[31]。因此,当考虑在脓毒症中使用免疫球蛋白时,应在脓毒症发作时给予静脉注射免疫球蛋白,因为延迟给药似乎会降低获益[31]。

静脉注射免疫球蛋白作为脓毒症的辅助治疗方法值得进一步研究,因为最近的报告显示对于脓毒症合并严重的低丙种球蛋白血症这个非常小的亚组患者,其死亡率较高[29]。该亚组的患者仅占所有患者的 10%~20%,可能会受益于静脉注射免疫球蛋白的个体化辅助治疗。该高危亚组的脓毒症死亡率显著增加,其特征在于 IgM 和 IgA 水平均不足[32]。因此有理由认为,现有的脓毒症免疫球蛋白研究不考虑潜在的免疫球蛋白水平而招募患者,可能不足以在如此少数的患者中检测出有益的作用。因此,免疫球蛋白在脓毒症中的潜在益处可能比 Cochrane 所评估的益处要大得多。

该研究领域既新颖又有希望,因为它为个性化的免疫佐剂性脓毒症治疗提供了现实可能性,该药物目前已获得监管部门的批准,并且在神经病学和血液病学中得到广泛使用,且副作用极小。

23.3.2　干扰素γ

干扰素γ可通过在抗原呈递细胞中诱导 HLA-Dr 表达,从而在重症患者中充当免疫佐剂,从而增强 T 淋巴细胞的活化并可能增强吞噬细胞的杀菌活性。

从历史上看,在创伤患者和烧伤患者中研究了干扰素γ作为免疫佐剂的潜在益处[33]。在一项重大创伤患者的大型研究中,干扰素γ并没有改变预后,但可以降低腹腔感染的发生率。干扰素γ对烧伤患者的预后没有影响,也不会降低烧伤患者的感染率[34]。

最近,为了增强单核细胞 HLA-Dr 表达的缺陷,已经选择性地将干扰素γ施用于患者。干扰素γ可增加脓毒症患者的 HLA-Dr 表达,但这种作用不会马上出现,至少需要一周时间才能见效[35]。

病例系列报道表明,干扰素γ在侵袭性念珠菌病患者中作为辅助疗法具有一定作用,在腹腔脓毒症患者中真菌感染可能和侵袭性念珠菌病关系密切[35-37]。需要进一步的研究来确定最有可能受益于干扰素γ辅助治疗的患者。目前,一个荷兰小组正在对脓毒症患者使用干扰素γ作为免疫佐剂进行随机试验,研究结果将于 2017 年初公布。

23.3.3　G-CSF 和 GM-CSF

尽管 GM-CSF 似乎上调了 HLA-Dr 在单核细胞[38]上的表达,从而潜在地增强了先天免疫,但这些免疫刺激作用并不普遍[39],可能无法转化为生存益处。推定的益处包括缩短 ICU 停留时间和缩短机械通气时间[38]。但是,现有研究规模较小,需要在大型多中心研究中进行验证。Bo 等人最近综述了有关 G-CSF 和 GM-CSF 在脓毒症中作用的现有研究[40]。

目前,正在进行一项以 GM-CSF 作为脓毒症免疫佐剂的随机试验,以降低 ICU 获得性感染的发生率,该试验将于 2018 年完成招募。

23.3.4　PD-1

脓毒症患者的淋巴细胞数量发生了巨大变化。在脓毒症中,淋巴细胞减少很常见[41],淋巴细胞凋亡增加[42],T 细胞多样性降低[43],并且淋巴细胞主要表达抑制性表面分子[44]。这些抑制分子中有 PD-1 和配体 PDL-1 和 PDL-2。这些分子是一类较大的分子的成员,这些分子相互作用以调节固有免疫细胞对适应性免疫的激活。除了 PD-1 及其配体之外,该分子类别还包括 B7/CD28 和 CTLA-4 和 BTLA-4 分子。在这些分子中,PD-1 及其配体在肿瘤学中作为免疫治疗的推定作用已受到关注[45]。

在脓毒症患者中,CD4 淋巴细胞表面的 PD-1 表达增加,而单核细胞表面的 PDL-1 表达同样增加[46]。此外,医院感染的存活和发生与 PD-1 和 PDL-1 的表达有关。有趣的是,单核细胞表达的 IL-10 是一种抗炎和免疫抑制的细胞因子,与单核细胞的 PD-L1 表达有关,而淋巴细胞复制与 CD4 PD-1 的表达负相关。

考虑到这些发现,已提出抗 PD-1 抗体作为脓毒症中潜在的免疫佐剂。不幸的是,先前在脓毒症患者激活 T 淋巴细胞的尝试适得其反。尽管有大量动物的背景数据支持,但单克隆抗体直接激活 CD28 仍会导致大规模的全身炎症反应、多器官功能衰竭和健康志愿者死亡[47]。人类与实验动物之间的种间差异可能是造成失败的原因。但是,这种在脓毒症患者中通过直接 T 细胞活化的经验在一定程度上削弱了对免疫辅助治疗的热情。

23.3.5　白细胞介素 -7

鉴于脓毒症患者中公认的淋巴细胞凋亡,以及脓毒症患者的不良结局与淋巴细胞减少和较少的 T 细胞多样性有关,免疫调节剂可能会扩大 T 细胞的种群和多样性,可能能改善脓毒症预后。重组 IL-7 显然是这种免疫调节机制的候选者。

T 淋巴细胞的稳态受常见的 γ 链细胞因子家族的细胞因子(包括 IL-2、IL-7 和 IL-15)调节。虽然 IL-2 和 IL-7 都扩增 CD4 淋巴细胞,但低剂量的 IL-2 优先扩增 CD4 FoxP3 抑制性 Treg 细胞,而低剂量的 IL-7 优先扩增 CD4 效应细胞[48]。事实上,STAT-5 基因在 CD4 细胞中表达,已被提议作为脓毒症中 IL-7 功效的生物标志物[49]。

当在动物脓毒症模型中比较 IL-7 和 PD-1 拮抗作用对脾淋巴细胞的作用时,IL-7 扩大了活化 CD4 淋巴细胞的种群,而 PD-1 拮抗作用则增强了 MHC 分子在抗原呈递细胞中的表达[50]。因此,IL-7 和 PD-1 拮抗剂抗体的作用可能在脓毒症中是互补的。

重组 IL-7 可用于人类,当在骨髓移植后用于淋巴细胞减少症患者时,它似乎优先扩大记忆 T 淋巴细胞[51]。因此,IL-7 本身或与 PD-1 抗体的结合为脓毒症的辅助治疗提供了令人兴奋的免疫调节前景。

目前,一项关于重组 IL-7 对脓毒症中淋巴细胞数量和患者预后的影响的 Ⅱ 期研究已于 2017 年初完成。

结　论

国际脓毒症患者指南中概述的标准医疗服务应适用于所有腹腔脓毒症患者。在严重休克的患者中,可给予氢化可的松以减轻休克的严重程度。由于类固醇是侵袭性念珠菌病的危险因素,是腹腔脓毒症的主要问题,因此应尽量减少类固醇治疗的剂量和持续时间。

严重的低丙种球蛋白血症是脓毒症死亡率的危险因素。先前对脓毒症静脉注射免疫球蛋白的研究表明,这种做法在降低死亡率方面有好处。然而,在有明显低丙种球蛋白血症的特定患者组中,这种益处可能更大。血液净化作为脓毒症患者辅助疗法的作用尚待确定。

目前正在研究新型的脓毒症特异性免疫佐剂疗法,并将改变脓毒症的治疗方法和疗效。

(赵硕 译　张靖垚 校)

参考文献

1. Dellinger RP, Levy MM, Rhodes A, Annane D, Gerlach H, Opal SM, Sevransky JE, Sprung CL, Douglas IS, Jaeschke R, et al. Surviving sepsis campaign: international guidelines for management of severe sepsis and septic shock, 2012. Intensive Care Med. 2013;39(2):165–228.
2. Doig CJ, Zygun DA, Fick GH, Laupland KB, Boiteau PJ, Shahpori R, Rosenal T, Sandham

JD. Study of clinical course of organ dysfunction in intensive care. Crit Care Med. 2004;32(2):384–90.

3. Ward PA. The dark side of C5a in sepsis. Nat Rev Immunol. 2004;4(2):133–42.

4. Zhang Q, Raoof M, Chen Y, Sumi Y, Sursal T, Junger W, Brohi K, Itagaki K, Hauser CJ. Circulating mitochondrial DAMPs cause inflammatory responses to injury. Nature. 2010;464(7285):104–7.

5. Nakahira K, Kyung SY, Rogers AJ, Gazourian L, Youn S, Massaro AF, Quintana C, Osorio JC, Wang Z, Zhao Y, et al. Circulating mitochondrial DNA in patients in the ICU as a marker of mortality: derivation and validation. PLoS Med. 2013;10(12):e1001577. discussion e1001577.

6. Torgersen C, Moser P, Luckner G, Mayr V, Jochberger S, Hasibeder WR, Dunser MW. Macroscopic postmortem findings in 235 surgical intensive care patients with sepsis. Anesth Analg. 2009;108(6):1841–7.

7. Gudlaugsson O, Gillespie S, Lee K, Vande Berg J, Hu J, Messer S, Herwaldt L, Pfaller M, Diekema D. Attributable mortality of nosocomial candidemia, revisited. Clin Infect Dis. 2003;37(9):1172–7.

8. Pfaller M, Neofytos D, Diekema D, Azie N, Meier-Kriesche HU, Quan SP, Horn D. Epidemiology and outcomes of candidemia in 3648 patients: data from the Prospective Antifungal Therapy (PATH Alliance(R)) registry, 2004–2008. Diagn Microbiol Infect Dis. 2012;74(4):323–31.

9. Kollef M, Micek S, Hampton N, Doherty JA, Kumar A. Septic shock attributed to Candida infection: importance of empiric therapy and source control. Clin Infect Dis. 2012;54(12):1739–46.

10. Blumberg HM, Jarvis WR, Soucie JM, Edwards JE, Patterson JE, Pfaller MA, Rangel-Frausto MS, Rinaldi MG, Saiman L, Wiblin RT, et al. Risk factors for candidal bloodstream infections in surgical intensive care unit patients: the NEMIS prospective multicenter study. The National Epidemiology of mycosis survey. Clin Infect Dis. 2001;33(2):177–86.

11. Clancy CJ, Nguyen MH. Finding the "missing 50%" of invasive candidiasis: how nonculture diagnostics will improve understanding of disease spectrum and transform patient care. Clin Infect Dis. 2013;56(9):1284–92.

12. Bassetti M, Marchetti M, Chakrabarti A, Colizza S, Garnacho-Montero J, Kett DH, Munoz P, Cristini F, Andoniadou A, Viale P, et al. A research agenda on the management of intra-abdominal candidiasis: results from a consensus of multinational experts. Intensive Care Med. 2013;39(12):2092–106.

13. Ostrosky-Zeichner L, Sable C, Sobel J, Alexander BD, Donowitz G, Kan V, Kauffman CA, Kett D, Larsen RA, Morrison V, et al. Multicenter retrospective development and validation of a clinical prediction rule for nosocomial invasive candidiasis in the intensive care setting. Eur J Clin Microbiol Infect Dis. 2007;26(4):271–6.

14. Hotchkiss RS, Monneret G, Payen D. Immunosuppression in sepsis: a novel understanding of the disorder and a new therapeutic approach. Lancet Infect Dis. 2013;13(3):260–8.

15. Sprung CL, Annane D, Keh D, Moreno R, Singer M, Freivogel K, Weiss YG, Benbenishty J, Kalenka A, Forst H, et al. Hydrocortisone therapy for patients with septic shock. N Engl J Med. 2008;358(2):111–24.

16. Keh D, Boehnke T, Weber-Cartens S, Schulz C, Ahlers O, Bercker S, Volk HD, Doecke WD, Falke KJ, Gerlach H. Immunologic and hemodynamic effects of "low-dose" hydrocortisone in septic shock: a double-blind, randomized, placebo-controlled, crossover study. Am J Respir Crit Care Med. 2003;167(4):512–20.

17. Annane D, Maxime V, Ibrahim F, Alvarez JC, Abe E, Boudou P. Diagnosis of adrenal insufficiency in severe sepsis and septic shock. Am J Respir Crit Care Med. 2006;174(12):1319–26.

18. Le Tulzo Y, Pangault C, Amiot L, Guilloux V, Tribut O, Arvieux C, Camus C, Fauchet R, Thomas R, Drenou B. Monocyte human leukocyte antigen-DR transcriptional downregulation by cortisol during septic shock. Am J Respir Crit Care Med. 2004;169(10):1144–51.

19. Casserly B, Gerlach H, Phillips GS, Lemeshow S, Marshall JC, Osborn TM, Levy MM. Low-dose steroids in adult septic shock: results of the Surviving Sepsis Campaign. Intensive Care Med. 2012;38(12):1946–54.

20. Bassetti M, Merelli M, Ansaldi F, de Florentiis D, Sartor A, Scarparo C, Callegari A, Righi E. Clinical and therapeutic aspects of candidemia: a five year single centre study. PLoS One. 2015;10(5):e0127534.

21. Zhou F, Peng Z, Murugan R, Kellum JA. Blood purification and mortality in sepsis: a meta-analysis of randomized trials. Crit Care Med. 2013;41(9):2209–20.

22. Cruz DN, Antonelli M, Fumagalli R, Foltran F, Brienza N, Donati A, Malcangi V, Petrini F,

Volta G, Bobbio Pallavicini FM, et al. Early use of polymyxin B hemoperfusion in abdominal septic shock: the EUPHAS randomized controlled trial. JAMA. 2009;301(23):2445–52.

23. Monti G, Terzi V, Calini A, Di Marco F, Cruz D, Pulici M, Brioschi P, Vesconi S, Fumagalli R, Casella G. Rescue therapy with polymyxin B hemoperfusion in high-dose vasopressor therapy refractory septic shock. Minerva Anestesiol. 2015;81(5):516–25.

24. Sawa N, Ubara Y, Sumida K, Hiramatsu R, Hasegawa E, Yamanouchi M, Hoshino J, Suwabe T, Uchida N, Wake A, et al. Direct hemoperfusion with a polymyxin B column versus vasopressin for gram negative septic shock: a matched cohort study of the effect on survival. Clin Nephrol. 2013;79(6):463–70.

25. Iwagami M, Yasunaga H, Doi K, Horiguchi H, Fushimi K, Matsubara T, Yahagi N, Noiri E. Postoperative polymyxin B hemoperfusion and mortality in patients with abdominal septic shock: a propensity-matched analysis. Crit Care Med. 2014;42(5):1187–93.

26. Alejandria MM, Lansang MA, Dans LF, Mantaring JB 3rd. Intravenous immunoglobulin for treating sepsis, severe sepsis and septic shock. Cochrane Database Syst Rev. 2013;9:CD001090.

27. Geier C, Schroder J, Tamm A, Dietz S, Nuding S, Holder K, Khandanpour O, Werdan K, Ebelt H. Influence of the serum levels of immunoglobulins on clinical outcomes in medical intensive-care patients. Med Klin Intensivmed Notfmed. 2017;112(1):30–7.

28. Justel M, Socias L, Almansa R, Ramirez P, Gallegos MC, Fernandez V, Gordon M, Andaluz-Ojeda D, Nogales L, Rojo S, et al. IgM levels in plasma predict outcome in severe pandemic influenza. J Clin Virol. 2013;58(3):564–7.

29. Bermejo-Martin JF, Rodriguez-Fernandez A, Herran-Monge R, Andaluz-Ojeda D, Muriel-Bombin A, Merino P, Garcia-Garcia MM, Citores R, Gandia F, Almansa R, et al. Immunoglobulins IgG1, IgM and IgA: a synergistic team influencing survival in sepsis. J Intern Med. 2014;276(4):404–12.

30. Andaluz-Ojeda D, Iglesias V, Bobillo F, Nocito M, Loma AM, Nieto C, Ramos E, Gandia F, Rico L, Bermejo-Martin JF. Early levels in blood of immunoglobulin M and natural killer cells predict outcome in nonseptic critically ill patients. J Crit Care. 2013;28(6):1110.e7–1110.e10.

31. Berlot G, Vassallo MC, Busetto N, Bianchi M, Zornada F, Rosato I, Tartamella F, Prisco L, Bigotto F, Bigolin T, et al. Relationship between the timing of administration of IgM and IgA enriched immunoglobulins in patients with severe sepsis and septic shock and the outcome: a retrospective analysis. J Crit Care. 2012;27(2):167–71.

32. Elphick HE, Tan A. Single versus combination intravenous antibiotic therapy for people with cystic fibrosis. Cochrane Database Syst Rev. 2001;(1):CD002007.

33. Turina M, Dickinson A, Gardner S, Polk HC Jr. Monocyte HLA-DR and interferon-gamma treatment in severely injured patients—a critical reappraisal more than a decade later. J Am Coll Surg. 2006;203(1):73–81.

34. Wasserman D, Ioannovich JD, Hinzmann RD, Deichsel G, Steinmann GG. Interferon-gamma in the prevention of severe burn-related infections: a European phase III multicenter trial. The Severe Burns Study Group. Crit Care Med. 1998;26(3):434–9.

35. Delsing CE, Gresnigt MS, Leentjens J, Preijers F, Frager FA, Kox M, Monneret G, Venet F, Bleeker-Rovers CP, van de Veerdonk FL, et al. Interferon-gamma as adjunctive immunotherapy for invasive fungal infections: a case series. BMC Infect Dis. 2014;14:166.

36. Dignani MC, Rex JH, Chan KW, Dow G, deMagalhaes-Silverman M, Maddox A, Walsh T, Anaissie E. Immunomodulation with interferon-gamma and colony-stimulating factors for refractory fungal infections in patients with leukemia. Cancer. 2005;104(1):199–204.

37. Buddingh EP, Leentjens J, van der Lugt J, Dik WA, Gresnigt MS, Netea MG, Pickkers P, Driessen GJ. Interferon-gamma immunotherapy in a patient with refractory disseminated candidiasis. Pediatr Infect Dis J. 2015;34(12):1391–4.

38. Meisel C, Schefold JC, Pschowski R, Baumann T, Hetzger K, Gregor J, Weber-Carstens S, Hasper D, Keh D, Zuckermann H, et al. Granulocyte-macrophage colony-stimulating factor to reverse sepsis-associated immunosuppression: a double-blind, randomized, placebo-controlled multicenter trial. Am J Respir Crit Care Med. 2009;180(7):640–8.

39. Leentjens J, Kox M, Koch RM, Preijers F, Joosten LA, van der Hoeven JG, Netea MG, Pickkers P. Reversal of immunoparalysis in humans in vivo: a double-blind, placebo-controlled, randomized pilot study. Am J Respir Crit Care Med. 2012;186(9):838–45.

40. Bo L, Wang F, Zhu J, Li J, Deng X. Granulocyte-colony stimulating factor (G-CSF) and granulocyte-macrophage colony stimulating factor (GM-CSF) for sepsis: a meta-analysis. Crit Care. 2011;15(1):R58.

41. Inoue S, Suzuki-Utsunomiya K, Okada Y, Taira T, Iida Y, Miura N, Tsuji T, Yamagiwa T, Morita S, Chiba T, et al. Reduction of immunocompetent T cells followed by prolonged lym-

phopenia in severe sepsis in the elderly. Crit Care Med. 2013;41(3):810–9.

42. Hotchkiss RS, Swanson PE, Freeman BD, Tinsley KW, Cobb JP, Matuschak GM, Buchman TG, Karl IE. Apoptotic cell death in patients with sepsis, shock, and multiple organ dysfunction. Crit Care Med. 1999;27(7):1230–51.

43. Venet F, Filipe-Santos O, Lepape A, Malcus C, Poitevin-Later F, Grives A, Plantier N, Pasqual N, Monneret G. Decreased T-cell repertoire diversity in sepsis: a preliminary study. Crit Care Med. 2013;41(1):111–9.

44. Huang X, Venet F, Wang YL, Lepape A, Yuan Z, Chen Y, Swan R, Kherouf H, Monneret G, Chung CS, et al. PD-1 expression by macrophages plays a pathologic role in altering microbial clearance and the innate inflammatory response to sepsis. Proc Natl Acad Sci U S A. 2009;106(15):6303–8.

45. Topalian SL, Hodi FS, Brahmer JR, Gettinger SN, Smith DC, McDermott DF, Powderly JD, Carvajal RD, Sosman JA, Atkins MB, et al. Safety, activity, and immune correlates of anti-PD-1 antibody in cancer. N Engl J Med. 2012;366(26):2443–54.

46. Guignant C, Lepape A, Huang X, Kherouf H, Denis L, Poitevin F, Malcus C, Cheron A, Allaouchiche B, Gueyffier F, et al. Programmed death-1 levels correlate with increased mortality, nosocomial infection and immune dysfunctions in septic shock patients. Crit Care. 2011;15(2):R99.

47. Suntharalingam G, Perry MR, Ward S, Brett SJ, Castello-Cortes A, Brunner MD, Panoskaltsis N. Cytokine storm in a phase 1 trial of the anti-CD28 monoclonal antibody TGN1412. N Engl J Med. 2006;355(10):1018–28.

48. Dupont G, Demaret J, Venet F, Malergue F, Malcus C, Poitevin-Later F, Morel J, Monneret G. Comparative dose-responses of recombinant human IL-2 and IL-7 on STAT5 phosphorylation in CD4+FOXP3- cells versus regulatory T cells: a whole blood perspective. Cytokine. 2014;69(1):146–9.

49. Demaret J, Dupont G, Venet F, Friggeri A, Lepape A, Rimmele T, Morel J, Monneret G. STAT5 phosphorylation in T cell subsets from septic patients in response to recombinant human interleukin-7: a pilot study. J Leukoc Biol. 2015;97(4):791–6.

50. Shindo Y, Unsinger J, Burnham CA, Green JM, Hotchkiss RS. Interleukin-7 and anti-programmed cell death 1 antibody have differing effects to reverse sepsis-induced immunosuppression. Shock. 2015;43(4):334–43.

51. Perales MA, Goldberg JD, Yuan J, Koehne G, Lechner L, Papadopoulos EB, Young JW, Jakubowski AA, Zaidi B, Gallardo H, et al. Recombinant human interleukin-7 (CYT107) promotes T-cell recovery after allogeneic stem cell transplantation. Blood. 2012;120(24):4882–91.

腹腔脓毒症患者腹腔间室综合征的影响及处理 24

Jan J. De Waele

24.1 引言

大家对腹腔高压(intra-abdominal hypertension,IAH)和腹腔间室综合征(abdominal compartment syndrome,ACS)的认识从最初的不完全了解及报道的概念不统一转变到普遍接受其在导致重症患者器官功能障碍的多种因素中起重要作用[1]。IAH 是一个连续过程,对不同器官系统具有累积效应,ACS 是腹内压(intra-abdominal pressure,IAP)持续升高后导致临床上出现多器官功能障碍的最终结局。最初 IAH 和 ACS 集中被报道在创伤和急性外科手术患者(大多数是术后患者)中,但现在已广泛被报道于各类危重病患者中[2]。剖腹减压手术和开腹手术曾是治疗 IAH 和 ACS 的唯一选择,但随着对疾病病理生理的更深入了解,目前对 IAH 的预防策略以及治疗干预措施可能会推迟甚至避免剖腹减压手术。本章将重点探讨 IAH 和 ACS 在腹腔脓毒症患者中的作用,及目前的治疗方案。

24.2 IAH 和 ACS 的定义

IAP 被定义为"腹腔内处于稳态时的压力",它由两个部分组成:腹腔容积和腹壁顺应性[3]。在成人危重病患者中,正常 IAP 值约为 5~7mmHg,尽管很难定义在这种状态中 IAP 的"正常值",甚至常常忽略 IAP 的升高。IAP 的"正常值"在(病态)肥胖患者中较高,但很少高于 15mmHg,在肥胖患者中任何高于 15mmHg 的 IAP 都不应仅归咎于患者的体型[4]。

IAH 的特征性表现是 IAP 持续或反复病理性升高,大于或等于 12mmHg[1]。IAH 根据 IAP 的水平可以分为 1 级到 4 级,其中 1 级(12~15mmHg)和 2 级(15~20mmHg)最常见。

腹腔间室协会(WSACS)将成人 ACS 定义为与新发器官功能障碍或衰竭相关的持续存在的 20mmHg 或更高的 IAP。需要强调的是器官功能障碍可能从 IAP 低于 20mmHg 开始出现,而临床上通常可能会忽略。虽然 IAH 对器官的影响是剂量依赖性的,但是如果任其发展,最终将会导致 ACS 全部临床综合征的发生。

IAH/ACS 可以进一步分为原发性、继发性或复发性三类,原发性 IAH/ACS 是原发于腹盆部创伤或疾病相关的情况,而继发性 IAH/ACS 是指非起源于腹盆部的情况。因此,腹腔脓毒症患者是原发性 ACS。此外,复发性 IAH/ACS 的特点是在 IAH/ACS 前期治疗后出现的 IAH 和 ACS 的再一次进展,这种情况常常会使疾病变得更加复杂、棘手。

24.3 IAP 的测量

目前大多数重症监护病房（intensive care unit，ICU）通过膀胱进行间歇性 IAP 测量，向膀胱内注射最大量为 25ml 的无菌生理盐水作为 IAP 测量的参考方法[5]。应在呼气末仰卧位时进行测量，同时确保没有腹肌收缩。传感器应该在腋中线水平调零，而不是耻骨联合水平。在完全镇静机械通气中，IAP 的测量最可靠。但是目前 ICU 大部分机械通气患者都是予以浅镇静的，患者的自主呼吸和疼痛刺激都会影响 IAP 的测量。虽然没有确切的数据，但据报道，在没有怀疑 IAH 的清醒非重症患者中，IAP 可以升高而不影响器官功能。同时，目前认为高呼气末正压（PEEP）对 IAP 的影响是轻微的，在临床可忽略不计。

24.4 病理生理

IAP 升高导致 IAH 进展，最终发生 ACS 的两个主要原因是：腹腔容积增加和腹壁顺应性下降（表 24.1）。

在腹腔脓毒症患者中，一方面由于缺血 / 再灌注相关的水肿、术后积液和肠梗阻，腹腔内容积可能会增加，而另一方面由于手术创伤、水肿和术后疼痛，腹壁顺应性可能会降低。重要的是我们应该充分认识到腹腔感染和治疗（即液体复苏和手术）在 IAH 的发展中起重要影响。

表 24.1 腹腔脓毒症患者 IAH 的影响因素

腹腔容积增加	腹壁顺应性下降
肠道水肿	（术后）疼痛
肠系膜和腹膜后水肿	腹壁水肿
腹腔积液（腹水、脓）	腹壁封闭
肠道梗阻伴肠管扩张	腹壁绷带

促成 IAH 和 ACS 影响因素的典型特征是它们并不是那么容易治疗。间质水肿形成就最具挑战性，它与液体复苏紧密相关，因此，限制液体的使用很可能可以成功避免 ACS 发生（参见下文）。

当然，IAH 的影响是多种多样的，并且会超出腹腔，甚至超出了本章讲述的范畴。与腹腔感染特别相关的影响如图 24.1 所示。

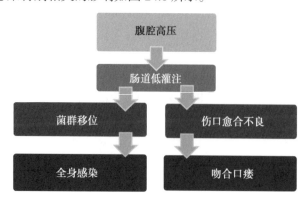

图 24.1 IAH 对肠道功能的影响

IAH 对肠道的影响主要的研究集中在动物模型上。研究发现,IAP 的升高会导致:(a)肠道灌注不足;(b)肠道结构性改变[7];(c)肠道菌群移位[8]。这些都是全身炎症和序贯器官功能障碍的重要驱动因素。在动物研究中证实,IAH 会延迟结肠吻合口的愈合[9],但是目前尚不清楚如何将这些现象转化为临床实践,以及在何种水平开始产生重大影响。

24.5 流行病学

尽管最初 IAH 和 ACS 只在手术(腹部手术)和创伤患者中有相关报道,但是近年来大家已经清楚地认识到 IAH/ACS 可以影响任何类型的危重患者。根据不同的研究周期和病例组合,一般 ICU 患者 IAH 的发病率在 21%~58% 之间,而 ACS 的发病率则在 1%~12% 之间[10]。各个研究的发生率和患病率估计的这种差异可能与 IAP 的监测频率、预防和治疗 IAH 的手段不一致相关,同时很多 ICU 现在已经将这些理念整合到日常的临床工作中。来自 11 个国家和地区的 21 个中心的大型患者数据荟萃分析显示,ICU 入院时有 28% 的患者有 IAH,3% 的患者有 ACS。针对 ACS 的提早干预策略(整合限制性液体复苏、外科预防性开腹和 IAP 目标导向性的干预措施)已经使得很多医院大大减低了 ACS 的发生率。

多项研究表明,在成人 ICU 混合人群和某些亚组患者中,IAH 和 ACS 是急性肾损伤、多器官功能障碍综合征(multiple organ dysfunction syndrome,MODS)和死亡发生率增加的独立危险因素[2]。一项前瞻性研究报道,IAH 患者在入院后 3 天内发生器官功能障碍的数量显著增加[11]。此外,一项纳入 14 项研究纳入 1 669 例普通 ICU 患者的荟萃分析表明,入院时存在 IAH 的患者 ICU 绝对死亡率比没有 IAH 的患者高 13%[2]。

在一项接受 IAP 连续监测的 78 例继发性腹膜炎患者的研究中,32 例(41%)在术后发生了 IAH[12]。在发生腹膜炎的 16 例(21%)(其中 13 人死亡)患者中,12 例的 IAP 显著升高。由此作者认为,术后 IAP 的升高会增加术后腹膜炎的风险,术后 IAP 的测量水平决定是否需要早期开腹手术治疗。

24.6 IAH 和 ACS 的预防

预防 IAH,尤其是 ACS 的发生,是迫切需要的。近年来相关的危险因素已经被很好地阐述清楚,因此在腹腔脓毒症患者中识别存在 IAH 危险的患者并不困难。在腹腔脓毒症患者中存在许多已确定的 IAH 危险因素,在出现器官衰竭的患者中更是如此[10]。表 24.2 总结了腹腔脓毒症患者常见的危险因素。

临床医生在医师意识到在其他情况下 IAH 和 ACS 的严重性后会毫无疑问地在腹膜炎患者中早期发现问题。虽然这可能过于简单化,但在出现腹部严重情况时,如严重腹膜炎需要紧急手术和需要液体复苏时,会为临床医生指明正确方向。IAH 是可预见的,因此我们建议在存在严重脓毒症或脓毒症休克的 IAI 患者中常规监测 IAP,它会告诉我们是否需要紧急手术或者其他方式来控制 IAP。

预防 IAH 和 ACS 的发生是所有参与医疗照护人员的共同责任,并将超越常规的医院规章制度。这首先要求急诊做到快速诊断,允许情况下早期处理,当出现需要手术干预的情况时外科医生必须承诺能够立即手术治疗,并在某些情况下采取开腹治疗(参见下文)。在所有阶段进行液体复苏均需慎重考虑,尽管在很多情况下可能是救命的措施,但是过量液体复苏的后果是带来难以治疗的周围间质性水肿。

表 24.2　腹腔脓毒症患者 IAH 常见的危险因素(基于 Holodinsky 等的文献[10])

危险因素	OR 值(95%CI)
诊断	
脓毒症	2.38(1.34~4.23)
腹部感染	2.49(0.48~13.0)
腹部手术	1.93(1.30~2.85)
肠梗阻	2.05(1.40~2.98)
疾病严重程度	
酸中毒	1.93(1.12~3.45)
休克 / 低血压	
血管活性药的使用	2.33(1.02~5.35)
休克	4.68(1.93~6.44)
低血压	2.12(1.05~4.50)
晶体液复苏	
液体平衡	5.22(2.03~7.45)
非晶体液复苏	
液体复苏(>3.5L 晶体液或胶体液)	2.17(1.30~3.63)

24.7　IAH 和 ACS 的管理

当 IAH 进展时,有几种治疗策略来避免病情的恶化或降低 IAP[1]。液体复苏应该慎重考虑,此时某些指标(如尿量)并不能可靠地评估器官灌注水平。

适当镇静和去除限制性的腹带可以改善腹壁顺应性。术后出血或液体积聚可能会加重 IAH,超声可以明确是否存在这些情况并引导穿刺引流。术后肠梗阻和肠管扩张是 IAH 的另一常见原因,因此需要进行胃管引流或负压引流。假如这些措施均未成功并随之出现了 ACS,则可能有必要开腹进行腹部减压。

2013 年更新的 WSACS IAH/ACS 管理共识概述了目前重症患者 IAH/ACS 的管理[1]。共识为患者提供了在需要剖腹减压手术之前的检查和微创治疗建议。虽然缺乏高质量的证据,但是根据 WSACS 最新的指南推荐,目前已经有充足的数据建议对于 IAH 的管理,在手术之前应该优先考虑侵入性更小的方法。WSACS 对 IAH 和 ACS 的管理流程(包括有可用数据的各种干预措施的不同推荐级别)如图 24.2 所示。

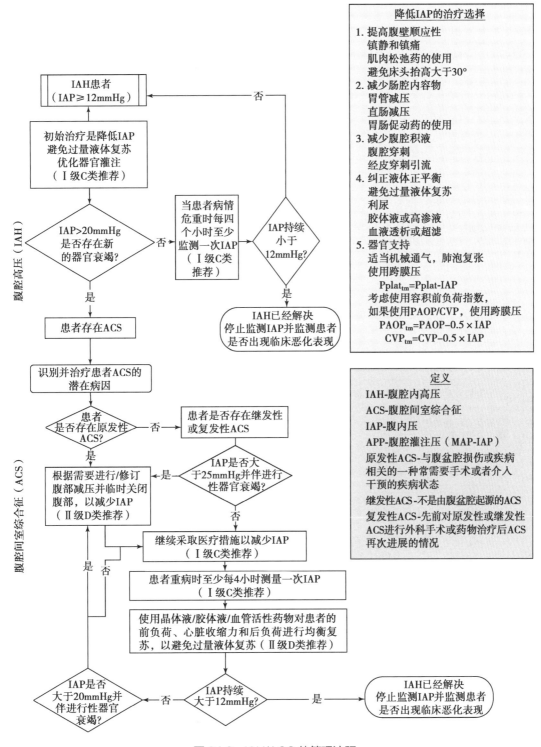

图 24.2 IAH/ACS 的管理流程

根据其作用机理的不同分为三方面:(1)改善腹壁顺应性(适当镇痛镇静、改变患者体位和肌肉松弛药的使用);(2)减少肠腔内容物(鼻胃管或直肠减压、使用胃肠促动药);(3)腹腔积液引流(腹腔液体经皮穿刺导管引流)。治疗时应该单独考虑患者预期获益程度和潜在的危害,因为与每个治疗方案相关的风险可能会根据临床情况而有所不同。对于多种情况下的腹腔游离液体积聚并严重影响器官功能障碍,经皮腹腔穿刺引流是最容易也是最易于实施的治疗方案。虽然我们建议使用超声引导下穿刺,但无论有无超声引导,均易于在床旁完成。在治疗过程中维持液体平衡是非常重要的,避免过量的液体复苏和纠正液体过负荷(对大多数患者可以通过限制性容量复苏和维持液体,对于少数患者可以通过透析或超滤以及对特定患者利尿来维持液体平衡)。WSACS 关于 IAH 和 ACS 的治疗流程对这些干预措施的作用进行了总结(图 24.3)。

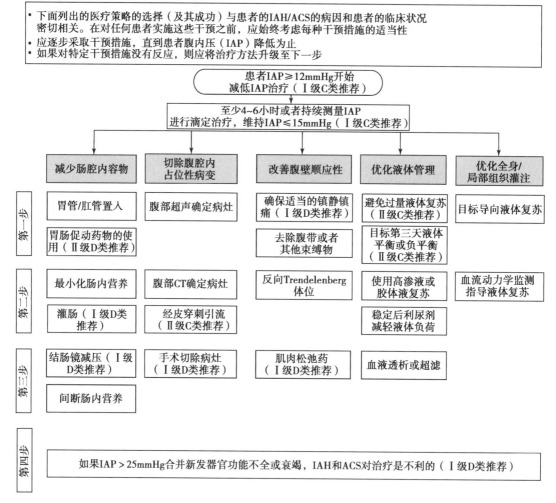

图 24.3　WSACS 关于 IAH/ACS 的治疗流程

　　当这些医疗措施均失败和出现非常紧急的情况时,此时可能需要外科行剖腹减压的手术干预。但是对 IAH 和 ACS 的医疗干预措施引入已经极大地减低了手术的需求。及时予以开腹减压手术可以有效地降低 IAP 并改善器官功能[13]。这意味着手术干预应该在疾病的早期进行,因为长时间 ACS 会导致不可逆的器官损伤(至少在短期内还是这么认为的),

此时行开腹减压术可能为时已晚。最常用的切口为腹正中线全长开口且大多数患者需要予以临时性腹腔闭合术(temporary abdominal closure，TAC)(参见下文)。对于腹腔脓毒症术后患者而言，可能难以决定是否行开腹减压手术。在剖腹减压期间，经常会出现其他持续存在的问题，如肠缺血、肠穿孔或吻合口瘘。

24.8　开腹措施的作用

鉴于 IAH 和 ACS 许多病因是难以治疗的(如肠道、腹膜后、腹壁水肿以及肠梗阻后脏器的水肿)，因此，保持腹腔开放作为术后预防性措施是比较常见的策略[14]。

腹腔开放疗法被证实是降低 ACS 患者 IAP 的有效手段，因此可以作为有效的预防 IAP 升高的措施。此外，为了防止患者进入器官功能障碍的恶性循环，治疗过程中可能会增加液体入量，升高 IAP，这时哪怕是暂时性的腹腔开放也是有意义的，并且这个策略已经在创伤患者损伤控制手术中得到长期应用。虽然创伤和腹腔脓毒症时患者 IAH 对器官功能障碍的作用可能有很多相似之处，但是仍不能简单地将损伤控制手术的理念盲目用于腹膜炎患者中。

开腹治疗(OAT)在腹膜炎患者中的确切效果仍存在争议。在一项对 40 例患者的小型研究中，Robledo 等人发现 OAT 会导致患者死亡率增加，他们被迫提前终止了研究[15]。目前尚不清楚患者死亡原因是否与 OAT 相关，但需要警惕的是在不施加负压的情况下使用自制的腹腔开放技术可能会导致患者死亡率增加。因为未对患者术前和术后 IAP 进行监测，所以目前不清楚这些患者多久发生 IAH 和 ACS。综上，该研究表明 OAT 不适用于腹膜炎患者，仅应考虑存在 IAH 风险的患者。

纵使因为 OAT 常常使用自制的设备完成是存在诸多缺点的，但是近期增加了负压治疗(negative-pressure therapy，NPT)后彻底改变了 ICU 对这类患者的治疗。越来越多的文献表明，OAT 整合 NPT 后患者筋膜闭合率更高了，同时患者腹腔开放时间也更短了。尽管大多数研究是对创伤患者进行的，但是仍有部分研究对血管手术和腹膜炎患者进行了研究。

最新在 OAT 和 TAC 的系统综述中发现，特别针对非创伤患者(其中大多数是腹膜炎患者)使用了 NPT 和网状介导技术的 TAC 后可以达到最高的筋膜闭合率和最低的肠外瘘风险[16]。从这个综述中，我们知道，并不是所有的 TAC 系统都是一样的，而且保留腹部开放的影响也与随后使用的 TAC 有关。

根据目前的证据，OAT 结合 NPT 和网状介导吸引技术可以在筋膜闭合率和并发症发生率方面获得最佳结果，同时死亡率在可接受范围内。

这些结果的假设之一就是使用了额外的负压，这个负压可以有效地将腹腔积液排出体外。结果也的确如此。一些研究表明，NPT 在清除术后液体积聚方面是有效的，同时 APT 也可以有效地减轻组织水肿，从而有利于筋膜的闭合和减轻炎症反应。

关于这个主题的研究仍在进行中，迄今为止，多个研究常常将导致 OAT 的各种原因混杂在一起，NPT 在特定情况下腹膜炎患者中的作用也可能难以预料。但是，仍有结果是有希望的。Mutafchiyski 等的一项比较有无 NPT 的 OAT 的非随机对照研究报道，NPT 的使用会改善患者的预后，包括缩短 ICU 住院时间(15 天 vs. 26 天)和降低死亡率(31% vs. 53%)[17]。Kirkpatrick 等对 45 名患者(其中一大半患有腹膜炎)使用了 NPT(KCI ABThera)或 Barker

真空袋的 OAT 随机对照研究不仅对结局,而且对血浆和局部炎症介质进行了研究。结果表明,两组之间的 IL-6(基线比 24 小时或 48 小时)水平没有差异。虽然基线情况下疾病严重评分没有差异,但是 NPT 组 90 天死亡率明显减低,且这不能通过腹腔积液引流、筋膜闭合或全身炎症指标差异得到良好解释。

结　论

由于其原发疾病及所接受的治疗(手术或药物治疗),腹腔脓毒症患者存在 IAH 风险。IAP 的增加可能会进一步影响肠道的灌注和功能,从而可能影响肠道的愈合并可能导致全身炎症反应以及肠道菌群的移位。积极的 IAP 监测、限制性液体复苏、避免腹腔液体积聚以及选择性行开腹手术治疗会降低严重腹腔脓毒症患者发生 ACS 的风险。目前开放式腹腔负压治疗是首选的 TAC 方法,虽然 NPT 在减轻全身炎症反应中的确切作用尚不清楚。

(梁杰佳 译　段军 校)

参考文献

1. Kirkpatrick AW, Roberts DJ, De Waele J, Jaeschke R, Malbrain ML, De Keulenaer B, Duchesne J, Bjorck M, Leppaniemi A, Ejike JC, Sugrue M, Cheatham M, Ivatury R, Ball CG, Reintam Blaser A, Regli A, Balogh ZJ, D'Amours S, Debergh D, Kaplan M, Kimball E, Olvera C. Intra-abdominal hypertension and the abdominal compartment syndrome: updated consensus definitions and clinical practice guidelines from the World Society of the Abdominal Compartment Syndrome. Intensive Care Med. 2013;39:1190–206.
2. Malbrain ML, Chiumello D, Cesana BM, Reintam Blaser A, Starkopf J, Sugrue M, Pelosi P, Severgnini P, Hernandez G, Brienza N, Kirkpatrick A, Schachtrupp A, Kempchen J, Estenssoro E, Vidal MG, De Laet I, De Keulenaer BL. A systematic review and individual patient data meta-analysis on intra-abdominal hypertension in critically ill patients: the wake-up project. World initiative on Abdominal Hypertension Epidemiology, a Unifying Project (WAKE-Up!). Minerva Anestesiol. 2014a;80:293–306.
3. Malbrain ML, Roberts DJ, De Laet I, De Waele JJ, Sugrue M, Schachtrupp A, Duchesne J, Van Ramshorst G, De Keulenaer B, Kirkpatrick AW, Ahmadi-Noorbakhsh S, Mulier J, Ivatury R, Pracca F, Wise R, Pelosi P. The role of abdominal compliance, the neglected parameter in critically ill patients – a consensus review of 16: Part 1. Definitions and pathophysiology. Anaesthesiol Intensive Ther. 2014b;46:392–405.
4. De Keulenaer BL, De Waele JJ, Powell B, Malbrain ML. What is normal intra-abdominal pressure and how is it affected by positioning, body mass and positive end-expiratory pressure? Intensive Care Med. 2009;35:969–76.
5. Sugrue M, De Waele JJ, De Keulenaer BL, Roberts DJ, Malbrain ML. A user's guide to intra-abdominal pressure measurement. Anaesthesiol Intensive Ther. 2015;47:241–51.
6. Diebel LN, Dulchavsky SA, Wilson RF. Effect of increased intra-abdominal pressure on mesenteric arterial and intestinal mucosal blood flow. J Trauma. 1992;33:45–8. discussion 48.
7. Gong G, Wang P, Ding W, Zhao Y, Li J. Microscopic and ultrastructural changes of the intestine in abdominal compartment syndrome. J Investig Surg. 2009;22:362–7.
8. Diebel LN, Dulchavsky SA, Brown WJ. Splanchnic ischemia and bacterial translocation in the abdominal compartment syndrome. J Trauma. 1997;43:852–5.
9. Kologlu M, Sayek I, Kologlu LB, Onat D. Effect of persistently elevated intraabdominal pressure on healing of colonic anastomoses. Am J Surg. 1999;178:293–7.
10. Holodinsky JK, Roberts DJ, Ball CG, Reintam Blaser A, Starkopf J, Zygun DA, Stelfox HT, Malbrain ML, Jaeschke RC, Kirkpatrick AW. Risk factors for intra-abdominal hypertension and abdominal compartment syndrome among adult intensive care unit patients: a systematic review and meta-analysis. Crit Care. 2013;17:R249.

11. Reintam A, Parm P, Kitus R, Kern H, Starkopf J. Primary and secondary intra-abdominal hypertension—different impact on ICU outcome. Intensive Care Med. 2008;34:1624–31.
12. Basu A, Pai DR. Early elevation of intra-abdominal pressure after laparotomy for secondary peritonitis: a predictor of relaparotomy? World J Surg. 2008;32:1851–6.
13. De Waele JJ, Kimball E, Malbrain M, Nesbitt I, Cohen J, Kaloiani V, Ivatury R, Mone M, Debergh D, Björck M. Decompressive laparotomy for abdominal compartment syndrome. Br J Surg. 2016;103(6):709–15.
14. Bjorck M, Wanhainen A. Management of abdominal compartment syndrome and the open abdomen. Eur J Vasc Endovasc Surg. 2014;47:279–87.
15. Robledo FA, Luque-de-León E, Suárez R, Sánchez P, de-la-Fuente M, Vargas A, Mier J. Open versus closed management of the abdomen in the surgical treatment of severe secondary peritonitis: a randomized clinical trial. Surg Infect. 2007;8:63–72.
16. Atema JJ, Gans SL, Boermeester MA. Systematic review and meta-analysis of the open abdomen and temporary abdominal closure techniques in non-trauma patients. World J Surg. 2015;39:912–25.
17. Mutafchiyski VM, Popivanov GI, Kjossev KT, Chipeva S. Open abdomen and VAC® in severe diffuse peritonitis. J R Army Med Corps. 2016;162:30–4.
18. Kirkpatrick AW, Roberts DJ, Faris PD, Ball CG, Kubes P, Tiruta C, Xiao Z, Holodinsky JK, McBeth PB, Doig CJ, Jenne CN. Active negative pressure peritoneal therapy after abbreviated laparotomy: the Intraperitoneal vacuum randomized controlled trial. Ann Surg. 2015;262:38–46.

腹腔脓毒症患者的血栓预防

Federico Coccolini, Fausto Catena, Giulia Montori, Marco Ceresoli, Paola Fugazzola, Matteo Tomasoni, Davide Corbella ,Sartelli Massimo, Luca Ansaloni

25

25.1 引言

静脉血栓栓塞(venous thromboembolism,VTE)、肺栓塞(pulmonary embolism,PE)和深静脉血栓形成(deep venous thrombosis,DVT)是外科患者潜在的严重并发症。PE 被认为是院内主要的可预防的死亡原因[1,2]。由于静脉血栓栓塞的高风险,外科危重患者的静脉血栓栓塞的预防因此成为一项挑战[3]。2011 年一项来自澳大利亚和新西兰 134 个重症监护病房(intensive care unit,ICU)的 175 665 名成年外科危重患者的大型注册分析显示,成人危重病患者早期血栓预防的遗漏与住院病死率显著相关[4]。

目前还没有一项综合性的研究对不同的急诊或择期手术后症状性 VTE 的发生率进行比较[5]。此外,目前还没有关于腹部来源的脓毒症(腹腔脓毒症)患者的全面研究。腹腔脓毒症患者可能因其术前状态、外科手术、脓毒症的确诊、长期的血管内导管、侵入性检查和手术、长期制动或在 ICU 期间进行肌肉松弛治疗而增加 VTE 的风险[5]。

25.2 VTE 的危险因素

25.2.1 VTE 的一般危险因素

VTE 的风险可能由患者的特定因素决定。众所周知,随着年龄增长,静脉栓塞形成(venous thrombosis,VT)的发生率急剧增加。这在年轻人中相当罕见,在 40 岁之前,VT 的发病率低至每年 1/10 000,而在 45 岁之后 VT 的发病率迅速上升,到 80 岁时接近每年 5/1 000~6/1 000[6]。其他危险因素包括肥胖、吸烟状况、既往 VTE 病史、恶性肿瘤、较高的 Charlson 共病评分、激素替代治疗和炎性肠病[7,8]。

学者们根据患者发生 VTE 的风险制定了一些评分系统,对 VTE 进行风险分层。为了方便快速查找,美国胸科医师学会建议对内科患者使用 Padua 评分[9],对外科患者使用 Caprini 和 Rogers 评分[7,10,11]。在腹部手术中,VTE 低风险手术包括胆囊切除术和阑尾切除术[12]。相反,广泛的腹腔或盆腔手术(即肠穿孔引起的小肠或结肠切除术)与较高的 VTE 风险相关[5]。对于正在进行腹腔或盆腔手术治疗癌症(例如结肠癌穿孔手术)的患者来说,VTE 的风险似乎更高[13]。

25.2.2 与脓毒症相关的 VTE 风险因素

脓毒症诱发的血液凝集可导致局部 VTE 的发生[14,15]。抗凝和促凝机制之间存在平衡。正常情况下,凝血系统包括促凝血机制和与之平衡的抗凝血机制,前者负责启动凝血和维持正常止血,后者下调促凝血作用并防止广泛血栓形成。VTE 形成的关键是宿主对病原体的炎症反应导致炎症介质的过度表达,从而导致促凝血机制的上调和自然抗凝的下调,诱导血小板活化、组织因子的产生和纤维蛋白转化的增加,这些都可能导致血栓相关并发症[16]。

一项根据美国外科学院国家外科质量改进计划数据库(ACS-NSQIP)的前瞻性队列研究纳入了 2 305 380 名接受了一系列外科手术的成年患者,并评估了术前脓毒症对术后动静脉血栓形成风险的影响[17]。全身炎症反应综合征(systemic inflammatory response syndrome,SIRS)的定义是:体温>38℃或<36℃;心率>90 次/min;呼吸频率>20 次/min 或 $PaCO_2$<32mmHg(<4.3kPa);白细胞计数>12 000 个/mm^3 或白细胞计数<4 000 个/mm^3 或白细胞>10% 未成熟型;阴离子间隙酸中毒(>12mmol/L)。脓毒症被定义为 SIRS 加上血液培养阳性结果、感染的临床证据和任何来自被认为是致病部位的阳性培养结果之间的一个。严重脓毒症/脓毒症休克的定义是出现与器官和/或循环功能障碍(如少尿、急性精神状态改变、急性呼吸窘迫/低血压)相关的脓毒症,脓毒症休克的定义是需要强心药物或血管加压剂支持的脓毒症[18]。在所有外科手术中,术前存在全身炎症反应综合征或脓毒症的患者术后发生动脉或静脉血栓的比例增加三倍[比值比(odds ratio,OR)3.1,95%CI 3.0~3.1]。动脉血栓形成的校正后 OR 值为 2.7(2.5~2.8),静脉栓塞形成的校正后 OR 值为 3.3(3.2~3.4)。与没有全身炎症的患者相比,全身炎症反应综合征患者血栓形成的校正后 OR 值为 2.5(2.4~2.6),脓毒症患者血栓形成的校正后 OR 值为 3.3(3.1~3.4),严重脓毒症患者血栓形成的校正后 OR 值为 5.7(5.4~6.1)。在术前脓毒症患者中,急诊和择期手术的血栓形成概率增加了两倍,这项前瞻性研究明确指出了感染的严重程度与血栓形成风险之间的正相关。此外,脓毒症患者急诊和择期手术是血栓形成的独立危险因素。

2014 年,经验证的术后患者 90 天的 VTE 事件的预测模型也报告了类似的结果。这项研究的目的是在手术前根据患者的 VTE 风险进行分层[19]。作者使用了 2010 年至 2012 年间针对外科手术的州立外科质量协作网的数据,共纳入 10 344 名患者。将 7 个危险因素纳入加权危险指数:当前患有癌症(5 分)、VTE 家族史(4 分)、VTE 和脓毒症/脓毒症休克/全身炎症反应综合征个人史(3 分)、男性(2 分)、年龄 ≥60 岁和 BMI ≥40kg/m^2(1 分)。手术患者 90 天静脉血栓栓塞增加 18 倍。脓毒症、感染性休克和 SIRS 的患者 OR 值为 2.22(1.25~3.95)。

尽管普遍认识到脓毒症患者 VTE 的风险,且制定并实施了循证指南,但 VTE 本身的发病率及其对患者临床结局的影响仍然很高。2015 年 Kaplan 等人发表了一项纳入 113 例 ICU 严重脓毒症和脓毒症休克患者的前瞻性研究,在接受指南推荐治疗的患者中,VTE 发生率为 37.2%(95%CI 28.3~46.8)。大多数 VTE 事件具有临床意义(包括 PE、近端 DVT 和/或症状性远端 DVT),并可导致住院时间延长(18.2 天 ±9.9 天 vs. 13.4 天 ±11.5 天,P<0.05)[20]。

腹腔间室综合征(ACS)可能是腹腔脓毒症的并发症。晚期腹腔脓毒症患者通常会发展为肠休克,进而导致过度肠水肿。这些变化以及与之相关的强迫性腹壁关闭可能导致腹内压（intra-abdominal pressure，IAP）升高，最终导致腹腔高压（intra-abdominal hypertension，IAH）[21]。IAP 超过 20mmHg，且未能积极控制的 IAH 和新的器官衰竭的发生最终导致ACS[22]，虽然没有研究明确指出 ACS 和 VTE 之间的关系，但从病理生理学和临床角度来看，它们之间的联系是密切的。受 ACS 影响的患者有多种因素与 VTE 有关。可以是脓毒症，脓毒症休克时常常需要血管升压素、肌肉松弛药以控制 IAP 和机械通气。需要有侵入性监测，如肺动脉导管和动脉导管，并有用以提供药物或肠外营养的中心静脉置管。此外，ACS 可导致多腔隙综合征。多腔隙综合征是指继发于另一个间隔内的压力升高或为了治疗其压力增高而导致的四个身体间隔（即头部、胸部、腹部、四肢）中的任意一个间隔压力升高[23]。由于腹部高压对多器官系统的影响，它可能在危重患者的治疗实践中具有重要意义。IAP 升高常导致由于下腔静脉直接受压以及胸压升高而引起的静脉回流减少。下腔静脉血流减少将影响下肢静脉回流，从而促使 DVT 发生。

25.2.3　与重症监护病房相关的危险因素

此外，重症监护病房患者的特殊危险因素，包括使用血管升压素、呼吸或心力衰竭、药物镇静、机械通气和使用中心静脉导管[24]。2000 年，Cook 和他的同事在一项前瞻性的观察研究中发现，93 名相继入院的综合外科 ICU 患者存在以下 VTE 危险因素：机械通气、制动、股静脉导管、镇静剂和肌肉松弛药[25]。2005 年发表了另一项前瞻性队列研究，研究对象是261 名预期在 ICU 停留 72 小时以上的成人患者。研究发现 ICU 获得性 DVT 有四个独立的危险因素：个人或家族 VTE 史、终末期肾功能衰竭、血小板输注和使用血管升压素。与无DVT 患者相比，DVT 患者的机械通气时间、ICU 入住时间和住院时间更长[26]。

2011 年发表了一份有趣的回顾性研究，对北美 28 个重症监护病房 1 935 名内科及外科患者进行了回顾性调查。54% 的患者接受普通肝素（unfractionated heparin，UH）预防血栓，27.6% 的患者接受低分子肝素（low-molecular-weight heparin，LMWH）预防血栓。95.5% 的患者 - 住院日与指南一致，且在病情更重、有癌症和既往 VTE 病史、接受机械通气的患者身上这种一致性更高。未接受血栓预防的原因有高出血风险（44.5%）、当前出血（16.3%）、无原因（12.9%）、近期或即将进行侵入性手术（10.2%）、夜间入院或出院（9.7%）和生命支持限制（6.9%）[3]。

25.3　预防血栓的方法

早期和经常活动是 VTE 患者护理的重要原则，是预防血栓的首要方法[27]。血栓预防的机械方法包括分级弹力长袜（graduated compression stockings，GCS）和间歇性气动加压（intermittent pneumatic compression，IPC）。虽然对高出血风险的患者使用机械方法预防血栓是有吸引力的选择，但他们没有像药物血栓预防那样被广泛地研究[28]，并且目前只推荐用于低风险的 VTE 患者或中度出血风险的患者[18]。

一个系统回顾研究显示相对于未进行血栓预防的患者，使用 GCS 预防血栓的 DVT 发生率显著降低[29]。这项系统回顾共纳入 19 个随机对照试验，涉及 1 681 名患者和 1 064 名患者的下肢（2 745 个分析单位）。在这 19 个试验中，9 项研究的对象为接受普通外科手术的患者，6 项研究的对象为接受骨科手术的患者，只有一项研究的对象为内科患者。GCS 治疗组在手术前一天或手术当天使用 GCS,直到出院或患者完全活动为止。在 1 391 个 GCS 治疗组分析单位中,126 个分析单位出现 DVT(9%),而在 1 354 个对照组(无 GCS 治疗)分析单位中,282 个分析单位(21%)出现 DVT。

同样学者对 IPC 预防血栓能否减少普通外科手术患者 DVT 的发生率进行了研究。Urbankova 等人在 2005 年发表了一项关于 IPC 和 DVT 预防的荟萃分析。作者纳入 15 项关于 IPC 降低 DTV 发生率的研究,其中 5 项在骨科,4 项在普通外科,3 个项在肿瘤外科,3 项在神经外科,1 项在泌尿外科。共纳入 2 270 例患者,IPC 组和非预防组分别为 1 125 例和 1 145 例。荟萃分析发现应用 IPC 设备将 DVT 的风险降低了 60%[30]。

LMWH 是目前预防血栓栓塞的首选药物。LMWH 是由 UH 的化学解聚产生的,与 UH 相比,LMWH 对 X a 因子具有显著活性[31]。

虽然 UH 对外科患者 DVT 和 PE 的预防是有效的,但肝素诱导的血小板减少(heparin-induced thrombocytopenia,HIT)是一个严重的安全问题。与 UH 相比,LMWH 的优点还包括与抗凝血酶活性相比具有更高的抗 X a 活性、在低剂量下具有更好的生物利用度、不需要监测且半衰期更长(LMWH 为 4h,UH 为 0.5~2h)、允许每天一次的治疗强度[32]。然而,长半衰期有时对出血是不利的。此外,硫酸鱼精蛋白不完全中和 LMWH。由于低分子肝素经肾排泄,可能限制其在严重肾功能衰竭患者中的应用。

2013 年一项系统回顾研究分析了在 ICU 中对内外科患者应用肝素预防血栓的有效性和安全性。纳入 7 项研究,共计 7 226 名患者。与安慰剂相比,任何肝素预防血栓形成都能降低 DVT 和 PE 发生率。与 UH 相比,LMWH 降低了 PE 和症状性 PE 的发生率。在 ICU 中,通过肝素预防血栓导致的出血和死亡率似乎没有显著的影响[33]。

磺达肝癸钠是一种合成戊多糖,可以选择性抑制凝血因子 X a 的活性。在高危骨科患者中,它被证明对预防 DVT 非常有效[34,35]。研究表明,在普通外科患者中,对高危腹部手术患者术后使用磺达肝癸钠(2.5mg/ 天)与术前使用 LMWH 相比,术后磺达肝癸钠在预防腹部手术后 VTE 方面,至少与术前达肝素钠一样有效且安全[36]。

与 UH 和 LMWH 不同,磺达肝癸钠并不增加 HIT 风险。此外,磺达肝癸钠不干扰凝血酶结合,对伤口愈合没有负面影响。但是由于其半衰期长(约 18 小时),肌酐清除率<30ml/min 的患者可能会经历磺达肝癸钠的累积,因此可能有更大的出血风险。

25.4 腹腔脓毒症患者的血栓预防

有证据表明,一级预防能显著降低 VTE 的发病率,而不增加大出血的风险[10]。然而,在低危患者和禁忌证患者中使用药物预防风险可能比收益更大。活动性出血、先前主要出血事件、未治疗的出血性疾病、严重的肾或肝衰竭、血小板减少症、未控制的全身性高血压、抗凝药物、抗血小板药物联用或溶栓药物的使用可能被认为是药物预防的危险因素。在这些患者中,必须对风险和收益进行仔细评估。在过去的十年里,为了提高预防措施的依从性,已经发布了许多指南[27,37]。这些指南中的许多都没有强调危重病手术患者与临床条件相关的危险因素。脓毒症应始终被认为是 VTE 的一个额外的危险因素。

美国胸科医师学会(ACCP)对外科手术患者预防血栓的建议基于风险分层[37]。然而,在建议的预测模型中,Rogers 评分并未将脓毒症作为 VTE 的预测因子[10],在 Caprini 评分中,脓毒症仅是 VTE 发生的低风险因素[38]。这与近期 Donzé 等人的一项大型队列研究所表明的外科脓毒症患者发生 VTE 的风险较高(2.7%)相背[17]。意识到脓毒症对 VTE 的高风险影响,拯救脓毒症运动(surviving sepsis campaign,SSC)的 2012 年指南建议严重脓毒症患者每日应用皮下注射低分子肝素进行静脉血栓栓塞药物预防[39]。

指南确定性的缺乏与我们检测高凝状态的能力有限有关。全血凝固试验,如血栓弹力图或血小板功能试验,可以检测出血栓形成的趋势或缺乏有效药物干预的高凝状态。最近的荟萃分析中证明了基于血栓形成参数的输血流程具备一定减少输血的能力[40]。另一项最近的荟萃分析显示,至少在心脏外科患者中,这样的流程可以减少术后血栓栓塞事件的发生($OR\ 0.44,95\% CI\ 0.28\sim0.70,P=0.000\ 6$)[41]。全血黏弹性试验在处理可能危及生命的治疗的危险情况时很有吸引力,例如对刚接受手术或计划进行“第二次查看”的患者进行抗凝治疗时。其原理是可靠的,可以用于处于高凝状态患者的抗凝治疗。总之,没有研究涉及腹腔脓毒症这种特殊病理状态的抗凝治疗,所以应该何时开始抗凝治疗没有明确的界限。此外,由于 IAP 的增加,在血流缓慢的血管中,正常甚至低凝状态与实际局部凝血状态之间的关系知之甚少。

在脓毒症患者有肝素禁忌时,指南建议其他选择,如机械预防性治疗。

如果肌酐清除率<30ml/min,指南建议使用肾代谢程度较低的低分子肝素(如达肝素钠)或 UH。

结 论

根据现有文献,对腹腔脓毒症患者的血栓预防提出如下意见。

- 在接受小手术(如腹腔镜阑尾切除术或胆囊切除术)的脓毒症患者中,即使没有危险因素,也建议进行药物预防直至完全复原。
- 在所有接受大手术的患者中,建议进行药物预防。
- 在严重脓毒症或脓毒症休克患者中,建议进行药物预防直到严重脓毒症解决。
- 在存在高风险的脓毒症患者中,接受药物预防有禁忌的患者,建议选择机械性预防治疗,如分级弹力袜或间歇性气压装置。
- 在脓毒症患者合并多个危险因素时,建议联合药物和机械方法进行血栓预防。
- 如果可能,并且有充足正确解读数据结果的经验知识,则应进行全血黏弹性试验,并将其结果纳入启动或终止无适应证患者血栓预防的决策制定中。

(章文豪 译　张军伟 校)

参考文献

1. Wein L, Wein S, Haas SJ, Shaw J, Krum H. Pharmacological venous thromboembolism prophylaxis in hospitalized medical patients: a meta-analysis of randomized controlled trials. Arch Intern Med. 2007;167(14):1476–86.
2. Rocha AT, Paiva EF, Lichtenstein A, Milani R Jr, Cavalheiro CF, Maffei FH. Risk-assessment algorithm and recommendations for venous thromboembolism prophylaxis in medical patients. Vasc Health Risk Manag. 2007;3(4):533–53.

3. Lauzier F, Muscedere J, Deland E, Kutsogiannis DJ, Jacka M, Heels-Ansdell D, Crowther M, Cartin-Ceba R, Cox MJ, Zytaruk N, Foster D, Sinuff T, Clarke F, Thompson P, Hanna S, Cook D, Co-operative Network of Critical Care Knowledge Translation for Thromboprophylaxis CONECCKT-T) Investigators; Canadian Critical Care Trials Group. Thromboprophylaxis patterns and determinants in critically ill patients: a multicenter audit. Crit Care. 2014;18(2):R82.
4. Ho KM, Chavan S, Pilcher D. Omission of early thromboprophylaxis and mortality in critically ill patients: a multicenter registry study. Chest. 2011;140:1436–46.
5. White RH, Zhou H, Romano PS. Incidence of symptomatic venous thromboembolism after different elective or urgent surgical procedures. Thromb Haemost. 2003;90(3):446–55.
6. Engbers MJ, van Hylckama Vlieg A, Rosendaal FR. Venous thrombosis in the elderly: incidence, risk factors and risk groups. J Thromb Haemost. 2010;8(10):2105–12.
7. Gould MK, Garcia DA, Wren SM, Karanicolas PJ, Arcelus JI, Heit JA, Samama CM, American College of Chest Physicians. Prevention of VTE in nonorthopedic surgical patients: antithrombotic therapy and prevention of thrombosis, 9th ed: American College of Chest Physicians Evidence-Based Clinical Practice Guidelines. Chest. 2012;141(2 Suppl):e227S–77S.
8. Silverstein M, Heit J, Mohr D, Petterson T, O'Fallon W, Melton L. Trends in the incidence of deep vein thrombosis and pulmonary embolism: a 25-year population-based study. Arch Intern Med. 1998;158:585–93.
9. Kahn SR, Lim W, Dunn AS, Cushman M, Dentali F, Akl EA, et al. Prevention of VTE in nonsurgical patients: antithrombotic therapy and prevention of thrombosis, 9th ed: American College of Chest Physicians Evidence-Based Clinical Practice Guidelines. Chest. 2012;141(2 Suppl):e195S–226S.
10. Rogers SO Jr, Kilaru RK, Hosokawa P, Henderson WG, Zinner MJ, Khuri SF. Multivariable predictors of postoperative venous thromboembolic events after general and vascular surgery: results from the patient safety in surgery study. J Am Coll Surg. 2007;204(6):1211–21.
11. Bahl V, Hu HM, Henke PK, Wakefield TW, Campbell DA, Caprini JA. A validation study of a retrospective venous thromboembolism risk scoring method. Ann Surg. 2010;251(2):344–50.
12. Lindberg F, Bergqvist D, Rasmussen I. Incidence of thromboembolic complications after laparoscopic cholecystectomy: review of the literature. Surg Laparosc Endosc. 1997;7(4):324–31.
13. Agnelli G, Bolis G, Capussotti L, et al. A clinical outcome-based prospective study on venous thromboembolism after cancer surgery: the @RISTOS project. Ann Surg. 2006;243(1):89–95.
14. Semeraro N, Ammollo CT, Semeraro F, Colucci M. Coagulopathy of acute sepsis. Semin Thromb Hemost. 2015;41(6):650–8.
15. Semeraro N, Ammollo CT, Semeraro F, Colucci M. Sepsis, thrombosis and organ dysfunction. Thromb Res. 2012;129(3):290–5.
16. Simmons J, Pittet JF. The coagulopathy of acute sepsis. Curr Opin Anaesthesiol. 2015;28(2):227–36.
17. Donzé JD, Ridker PM, Finlayson SR, Bates DW. Impact of sepsis on risk of postoperative arterial and venous thromboses: large prospective cohort study. BMJ. 2014;349:g5334.
18. Bone RC, Balk RA, Cerra FB, Dellinger RP, Fein AM, Knaus WA, Schein RM, Sibbald WJ. Definitions for sepsis and organ failure and guidelines for the use of innovative therapies in sepsis. The ACCP/SCCM Consensus Conference Committee. American College of Chest Physicians/Society of Critical Care Medicine. Chest. 1992;101(6):1644–55.
19. Pannucci CJ, Laird S, Dimick JB, Campbell DA, Henke PK. A validated risk model to predict 90-day VTE events in postsurgical patients. Chest. 2014;145(3):567–73.
20. Kaplan D, Casper TC, Elliott CG, Men S, Pendleton RC, Kraiss LW, Weyrich AS, Grissom CK, Zimmerman GA, Rondina MT. VTE incidence and risk factors in patients with severe sepsis and septic shock. Chest. 2015;148(5):1224–30.
21. Sartelli M, Abu-Zidan FM, Ansaloni L, Bala M, Beltrán MA, Biffl WL, Catena F, Chiara O, Coccolini F, Coimbra R, Demetrashvili Z, Demetriades D, Diaz JJ, Di Saverio S, Fraga GP, Ghnnam W, Griffiths EA, Gupta S, Hecker A, Karamarkovic A, Kong VY, Kafka-Ritsch R, Kluger Y, Latifi R, Leppaniemi A, Lee JG, McFarlane M, Marwah S, Moore FA, Ordonez CA, Pereira GA, Plaudis H, Shelat VG, Ulrych J, Zachariah SK, Zielinski MD, Garcia MP, Moore EE. The role of the open abdomen procedure in managing severe abdominal sepsis: WSES position paper. World J Emerg Surg. 2015;10:35.
22. Kirkpatrick AW, Roberts DJ, De Waele J, Jaeschke R, Malbrain ML, De Keulenaer B, et al. Pediatric Guidelines Sub-Committee for the World Society of the Abdominal Compartment Syndrome. Intra-abdominal hypertension and the abdominal compartment syndrome: updated consensus definitions and clinical practice guidelines from the World Society of the Abdominal Compartment Syndrome. Intensive Care Med. 2013;39(7):1190–206.

23. Malbrain MLNG, Roberts DJ, Sugrue M, De Keulenaer BL, Ivatury R, Pelosi P, et al. The polycompartment syndrome: a concise state-of-the-art review. Anaesthesiol Intensive Ther. 2014;46(5):433–50.

24. Minet C, Potton L, Bonadona A, Hamidfar-Roy R, Somohano CA, Lugosi M, Cartier JC, Ferretti G, Schwebel C, Timsit JF. Venous thromboembolism in the ICU: main characteristics, diagnosis and thromboprophylaxis. Crit Care. 2015;19:287.

25. Cook D, Attia J, Weaver B, McDonald E, Meade M, Crowther M. Venous thromboembolic disease: an observational study in medical-surgical intensive care unit patients. J Crit Care. 2000;15(4):127–32.

26. Cook D, Crowther M, Meade M, Rabbat C, Griffith L, Schiff D, Geerts W, Guyatt G. Deep venous thrombosis in medical-surgical critically ill patients: prevalence, incidence, and risk factors. Crit Care Med. 2005;33(7):1565–71.

27. Geerts WH, Bergqvist D, Pineo GF, Heit JA, Samama CM, Lassen MR, Colwell CW, American College of Chest Physicians. Prevention of venous thromboembolism: American College of Chest Physicians Evidence-Based Clinical Practice Guidelines (8th edition). Chest. 2008;133(6 Suppl):381S–453S.

28. Roderick P, Ferris G, Wilson K, et al. Towards evidence-based guidelines for the prevention of venous thromboembolism: systematic reviews of mechanical methods, oral anticoagulation, dextran and regional anaesthesia as thromboprophylaxis. Health Technol Assess. 2005;9:1–78.

29. Sachdeva A, Dalton M, Amaragiri SV, Lees T. Graduated compression stockings for prevention of deep vein thrombosis. Cochrane Database Syst Rev. 2014;12:CD001484.

30. Urbankova J, Quiroz R, Kucher N, Goldhaber SZ. Intermittent pneumatic compression and deep vein thrombosis prevention. A meta-analysis in postoperative patients. Thromb Haemost. 2005;94(6):1181–5.

31. Weitz JI. Low-molecular-weight heparins. N Engl J Med. 1997;337(10):688–98.

32. Robinson S, Zincuk A, Strøm T, Larsen TB, Rasmussen B, Toft P. Enoxaparin, effective dosage for intensive care patients: double-blinded, randomised clinical trial. Crit Care. 2010;14(2):R41.

33. Alhazzani W, Lim W, Jaeschke RZ, Murad MH, Cade J, Cook DJ. Heparin thromboprophylaxis in medical-surgical critically ill patients: a systematic review and meta-analysis of randomized trials. Crit Care Med. 2013;41(9):2088–98.

34. Lassen MR, Bauer KA, Eriksson BI, Turpie AG. Postoperative fondaparinux versus preoperative enoxaparin for prevention of venous thromboembolism in elective hip-replacement surgery: a randomised double-blind comparison. Lancet. 2002;359:1715–20.

35. Bauer KA, Eriksson BI, Lassen MR, Turpie AG. Fondaparinux compared with enoxaparin for the prevention of venous thromboembolism after elective major knee surgery. N Engl J Med. 2001;345:1305–10.

36. Agnelli G, Bergqvist D, Cohen AT, Gallus AS, Gent M. Randomized clinical trial of postoperative fondaparinux versus perioperative dalteparin for prevention of venous thromboembolism in high-risk abdominal surgery. Br J Surg. 2005;92:1212–20.

37. Dentali F, Douketis JD, Gianni M, Lim W, Crowther MA. Meta-analysis: anticoagulant prophylaxis to prevent symptomatic venous thromboembolism in hospitalized medical patients. Ann Intern Med. 2007;146(4):278–88.

38. Caprini JA. Thrombosis risk assessment as a guide to quality patient care. Dis Mon. 2005;51(2–3):70–8.

39. Dellinger RP, Levy MM, Rhodes A, Annane D, Gerlach H, Opal SM, Sevransky JE, Sprung CL, Douglas IS, Jaeschke R, Osborn TM, Nunnally ME, Townsend SR, Reinhart K, Kleinpell RM, Angus DC, Deutschman CS, Machado FR, Rubenfeld GD, Webb SA, Beale RJ, Vincent JL, Moreno R, Surviving Sepsis Campaign Guidelines Committee including the Pediatric Subgroup. Surviving sepsis campaign: international guidelines for management of severe sepsis and septic shock: 2012. Crit Care Med. 2013;41(2):580–637.

40. Wikkelsø A, Wetterslev J, Møller AM, Afshari A. Thromboelastography (TEG) or thromboelastometry (ROTEM) to monitor haemostatic treatment versus usual care in adults or children with bleeding. Cochrane Database Syst Rev. 2016;8:CD007871.

41. Deppe A-C, Weber C, Zimmermann J, Kuhn EW, Slottosch I, Liakopoulos OJ, et al. Point-of-care thromboelastography/thromboelastometry-based coagulation management in cardiac surgery: a meta-analysis of 8332 patients. J Surg Res. 2016;203(2):424–33.

腹腔脓毒症的营养支持

26

Martin D. Rosenthal, Cameron M. Rosenthal, Amir Y. Kamel, Frederick A. Moore

26.1 引言

在过去的几十年里,随着对早期脓毒症的认识、术前优化和损伤控制手术的开展,腹腔脓毒症(intra-abdominal sepsis,IAS)导致的早期院内死亡率大大降低。然而,尽管在监护治疗方面取得了巨大进展,IAS 仍然是急诊外科医师经常面临的一项重大挑战。许多在初始治疗中存活下来的患者会发展成早期全身炎症反应综合征(SIRS),并常常导致多器官衰竭(multiple organ failure,MOF)。随着对基于循证的 ICU 监护流程依从性的提高,目前 MOF 患者的死亡人数大大减少。但仍有许多 IAS 幸存者需要反复手术,经历医院感染,延长 ICU 的住院时间。目前相当一部分患者出现一种新的慢性危重病(chronic critical illness,CCI)MOF 的表现,称为持续性炎症 - 免疫抑制分解代谢综合征(persistent inflammation immunosuppression catabolism syndrome,PICS)。PICS 患者常常被迫出院,无法康复,最终死亡。PICS 患者逐渐失去瘦体质量(lean body mass,LBM),这限制了他们的康复。早期肠内营养(early enteral nutrition,EEN)已被证明可以通过预防医院感染而有益于 MOF。然而,EEN 不能阻止持续分解代谢。传统上,这被认为是由于 EEN 难以使患者处于早期热量和氮的正平衡。然而,试图通过喂养方案或使用补充肠外营养(PN)来优化 EEN 并不能阻止 IAS 幸存者已出现的恶病质的进展。为了更好地理解营养支持在 IAS 中的含义,本章将对 PICS 的表现、肠道功能障碍在 PICS 中的作用、EEN 的原理、肠道保护的辅助手段、PICS 的特定营养素、PN 的推荐意见、促进合成代谢营养的辅助疗法进行总结。

26.2 PICS 的表现

在 20 世纪 70 年代,MOF 被描述为是由不受控制的感染所导致的,且大多数病例是由 IAS 引起的,死亡率超过 80%。这些报告使得大量研究致力于预防和治疗 IAS。带来的结果是在过去 40 年里,IAS 的预后逐渐得到改善。随着监护治疗的不断进步,IAS 后 MOF 的流行病学已从早期暴发性死亡演变为死亡前更长的 ICU 停留时间。最近,借助更有效的早期干预措施以及基于循证医学证据的 ICU 监护流程的持续实施,在 ICU 中死于 IAS 的 MOF 患者的人数明显减少。随后这一部分患者成为不断增长的 CCI 患者群体,最终因远期的不良预后而无法康复。基于近期实验室和临床研究数据,PICS 的表现总结如图(图 26.1),而在 IAS 之后 PICS 更为常见。严重脓毒症后,会同时发生促炎症反应(全身炎症反应综合征)和抗炎症反应(代偿性抗炎症反应综合征)。在某些情况下,SIRS 会变得难以控制,从而导致早期 MOF 和暴发性死亡。幸运的是,现代 ICU 监护的理念旨在尽早发现和预防这种致命表现的过程。如果严重的脓毒症患者在 MOF 早期幸存下来,他们要么迅速从异常的免疫状态中恢复(如达到体内稳态),要么转变为持续性机能障碍并进入 CCI 阶段(定义为 ICU 中器官功能障碍>14 天)。这些 CCI 患者将经历持续的免疫抑制(如淋巴细胞减少)和炎症(如中性粒细胞增多)过程,这与持续急性期反应(如高 C 反应蛋白水平)和正在进行的蛋白质分解代谢有关。尽管采取了积极的营养干预措施,但临床上患者仍然存在瘦体质量降低、功能成比例下降、伤口愈合不良等状态。这些 CCI 患者大约有 30%~50% 会进展为 PICS。在临床上,PICS 患者存在反复发作的医院感染和伤口愈合不良,需要呼吸机的压力支持通气,并可出现褥疮。这部分患者被送往长期急性病护理中心(long-term acute care facilities,LTACF),在那里他们经历了脓毒症反复发作、反复住院、无法康复,最终死亡[1]。PICS 患者的临床表现类似于癌症恶病质的患者,并且具有非常相似的免疫学和代谢特征[2]。

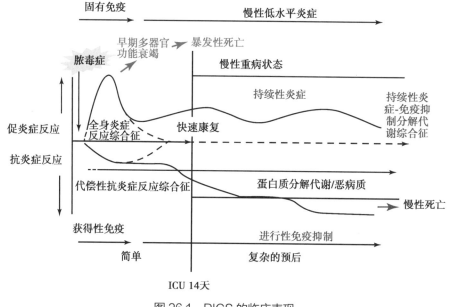

图 26.1 PICS 的临床表现

研究人员用各种描述性术语(包括重症监护后综合征)和不同的患者群体描述了 CCI 的流行趋势[3,4],但仍然没有发现统一的发病机制。本文所述的 PICS 提出了可能导致这种多器官功能障碍新的表现形式的潜在病因学机制。在慢性脓毒症和创伤小鼠模型中,Moldawer 及其同事发现了髓样抑制细胞(myeloid-derived suppressor cells,MDSC)的增殖,这可能解释了 PICS 患者持续存在的免疫抑制,以及伴随的炎症和持续的分解代谢(与肿瘤性疾病慢性阶段所观察到的相似)[5,6]。

最近,针对外科严重脓毒症患者进行的一项转化研究显示脓毒症后 28 天内 MDSC 持续升高,证实了这些实验室观察结果和临床的相关性[7]。MDSC 抑制 T 淋巴细胞增殖并减少 TH1 和 TH2 细胞因子的释放。此外,MDSC 增殖可能与不良后果相关,包括:(a)早期 MDSC 增殖与早期死亡率相关;(b)持续增殖与 ICU 停留时间延长有关;(c)持续增殖是医院感染和出院后预后不佳的独立预测指标[7,8]。

MDSC 的增殖是对各种侵袭的良好的保护反应,称为"髓系应急"[9]。这是骨髓(bone

marrow,BM)在尝试保持先天免疫力,并且为达到此目的,BM同时抑制淋巴细胞生成和红细胞生成,导致淋巴细胞减少和贫血(通常在CCI患者中观察到)。造血干细胞优先被定向到髓系母细胞系用以生成MDSC。这些MDSC早期于BM中释放,不能分化为粒细胞、单核细胞和树突状细胞。尽管MDSC的主要作用是抵抗感染,但它们吞噬功能较弱,不能有效地递呈抗原。它们的免疫抑制活性归因于多种机制,包括精氨酸酶-1(arginase-1,ARG-1)上调,白介素10(interleukin-10,IL-10)生成增加,细胞表面程序性凋亡配体-1(programmed death ligands-1,PD-L1)的表达,主要组织相容性复合物(major histocompatibility complex,MHC)分子的亚硝基化阻止其与T细胞受体(T-cell receptors,TCR)和共受体的适当相互作用,并促进TCR解离和促进调节性T细胞增殖。MDSC因其有害抑制慢性癌症中的适应性免疫而广为人知,但它也产生炎症介质(包括一氧化氮、活性氧、肿瘤坏死因子等),导致癌症和PICS恶病质所共有的持续低水平炎症这一特征。除MDSC之外,脓毒症和创伤患者还存在严重的组织损伤,并伴有损伤相关分子模式(damage-associated molecular pattern,DAMP)分子的释放[10]。尽管对这些内源性警示蛋白的研究较少,但它们也可能导致PICS的持续炎症反应。

26.3　肠道功能障碍在PICS中的作用

简而言之,严重的创伤和脓毒症是MOF的两个主要诱因。两者都会引起严重的内脏灌注不足和肠道损伤。随着复苏/再灌注及促炎性介质的释放,SIRS进一步加剧。这种胃肠道缺血/再灌注(ischemia/reperfusion,I/R)损伤还会引发局部炎症反应,从而导致各种胃肠功能障碍(例如胃轻瘫、胃碱化、肠梗阻、胃十二指肠反流、黏膜缺血、上皮细胞凋亡、通透性增加、局部肠道免疫功能受损)。早期等张晶体液复苏导致的水肿同样可能加重炎症反应,导致胃肠道水肿,加重肠梗阻。开腹肠道手术早期也会促进肠道炎症反应,加重黏膜损伤和肠道梗阻。其他可能加重肠道功能障碍的常用ICU干预措施包括血管加压药物的应用(减少黏膜灌注)、预防应激性胃炎(加重胃碱化)、麻醉药(加重肠梗阻)、抗生素(促进细菌过度生长)和肠外营养(肠道废用)。在短时间内,正常无菌的上消化道就会出现各种重症监护病房环境中存在的耐药病原体定殖。有趣的是,最近有研究表明,应激性损伤会刺激静态肠道细菌的基因组反应,使它们变得更具侵略性,分泌出更多毒素。结果,肠道变成了致病细菌和毒性产物的仓库。这些微生物通过误吸或肠道易位,导致后期的院内感染和持续的脓毒症,使CCI和PICS具有异常的免疫学特性。因此,肠道可能既是PICS的受害者又是始动者。

26.4　早期肠内营养的原理

长期以来,早期肠内营养(early enteral nutrition,EEN)被认为对高危术后的ICU患者有益。在20世纪70年代,EEN被提出以防止由损伤应激反应引起的急性蛋白质营养不良。但是,随着20世纪80年代初期胃肠外营养(parenteral nutrition,PN)的广泛普及,PN成为营养支持的首选方法。同一时期PN被狂热地视为外科手术患者的灵丹妙药,并设计了特殊的"应激配方"——PN加支链氨基酸(BCCA),以对抗IAS之后发生的"脓毒症自噬代谢"。不幸的是,到20世纪90年代,许多临床试验都未能证明接受早期PN的手术患者预后得到了改善,还有一些研究显示不良预后的增加(主要由于过度喂养、血糖控制不良和缺乏导管集束化护理,导致院内感染增加)。此外,一系列将 EEN 与早期全胃肠外营养(total parenteral nutrition,TPN)进行比较的临床试验一致证明 EEN 减少了院内感染[11]。尽管这些研究引起了人们对潜在解释的广泛争论,但大量证据表明,这是由于 EEN 的有益作用,而不是 PN 的有害作用。20 世纪 90 年代的研究工作为 EEN 如何改善肠道功能、阻断 MOF、防止迟发性医院内感染提供了合理的解释。在多种模型中(例如脓毒症、出血性休克和肠道 I/R),胃肠营养已被证明可以逆转休克引起的黏膜灌注不良。在实验室中,肠道 I/R 损伤后给予 EEN 还可以逆转肠转运功能受损。转运功能的改善减少了肠梗阻引起的细菌定植。此外,EEN 可以减轻由严重疾病引起的肠道通透性障碍。最后,也是最重要的是,肠道是非常重要的免疫器官,可以通过肠道喂养来减轻全身免疫抑制的严重程度。Kudsk 博士等进行了一系列实验室研究,很好地阐明了这种现象发生的机制[12,13]。肠内营养增进了黏膜相关淋巴组织的功能,该组织产生 70% 人体分泌的 IgA。幼稚 T 细胞和 B 细胞靶向进入肠道相关淋巴组织,被从肠道获取的抗原致敏和激活,从而对外部环境中的潜在病原体更加敏感。然后,这些活化的 T 细胞和 B 细胞通过肠系膜淋巴结和胸导管迁移到血管网中,分配到肠道相关淋巴组织和肠外黏膜相关淋巴组织。肠道内刺激的缺乏(例如使用 PN)会导致肠道相关淋巴组织内 T 细胞和 B 细胞迅速、进行性减少,并且降低肠道和呼吸系统 IgA 的水平。以往具有 PN 喂养抵抗的实验动物在通过呼吸道接种病原体时,会被来势汹汹的感染所打倒。在开始肠内营养后的 3~5 天内,这些免疫缺陷和对感染的敏感性就会被逆转[14-17]。

26.5 胃肠道保护的辅助手段

益生菌、益生元和合生元

表 26.1 是我们根据当前文献提出的建议,旨在保护重症患者的肠道免受进一步伤害。如前所述,Alverdy 等证明酸中毒和电解质异常(磷酸盐耗竭)可加重肠梗阻并使正常的共生细菌具有致病性,从而导致 ICU 患者的微生物平衡丧失[18-22]。实际上,随着对各种病理状态肠道微生物组的研究深入,益生菌、益生元和合生元越来越显示出诸如保护肠屏障和调节宿主炎症反应等益处[23-25]。

表 26.1 危重病肠道功能最大化途径

纠正酸中毒和电解质紊乱
- 促动力药物
- 血糖控制
- 维持内脏灌注
- 早期营养支持
  - <48h(<24h 可能更好)首选肠内营养
  - 减少代谢反应的特定营养素
- 尽量减少改变胃肠功能的药物
  - 抗胆碱药、麻醉剂、升压药
- 肠道微生物群支持

益生菌定义为可改善宿主肠道菌群平衡(如乳酸杆菌、双歧杆菌和酵母菌)的活微生物补充剂。益生元定义为不可消化的食品成分,例如不可消化的单糖、低聚果糖(fructooligosaccharides,FOS)。它可以通过选择性刺激结肠中特定细菌的生长和/或活性来有益地影响宿主。已有研究表明,结肠会将补充的FOS发酵成短链脂肪酸,为单核细胞提供营养并促进双歧杆菌的生长,从而减少了诸如金黄色葡萄球菌、艰难梭菌和梭杆菌等有毒细菌的定植[26-28]。合生元是益生菌和益生元的组合,且该组合被假设为可通过特定的易获取的促进益生菌发酵的底物改善益生菌的存活。通过结肠微生物组的调控还可以抑制肠道病原菌、促进水和电解质的吸收、降低肠内营养/抗生素相关性腹泻的发生率[29]。研究发现,接受合生元补充治疗的创伤患者与接受其他免疫调节配方的患者相比,肠道通透性降低,感染率下降。该研究作者推测胃肠道中存在的合生元可减少致病菌群,从而降低肺炎的发生率[30]。随后的一项双盲研究证实了预防性使用益生菌对降低机械通气患者呼吸机相关性肺炎的发生率有益[31]。尽管益生菌、益生元和合生元都很吸引人,并且有明确的适应证,但由于最近的荟萃分析显示,补充与未补充对危重病患者来说没有差异,因此需要进一步研究来明确。

26.6 胃肠促动药物

肠道保护的另一种策略是促进胃肠动力。胃轻瘫和肠梗阻是常见的脓毒症及复苏后损伤。长期以来一直在寻找促进或恢复胃肠动力的药物来帮助提高喂养耐受性。促进胃肠动力的药物旨在通过刺激正常通路来阻断抗运动介质或使其无效。一个典型的例子是红霉素,它作用于胃动素(负责部分调节正常胃肠动力的内源激素)受体。在动物模型和某些临床试验中,红霉素已显示可增强胃排空和肠道转运,但在减少术后肠梗阻方面,其效果并不理想[33]。甲氧氯普胺也显示出有效的改善胃排空和提高EN耐受性的作用,尽管具有更多的副作用(迟发性运动障碍)。两种药物都与QT间期延长有关。在啮齿动物模型中发现了另一种有前景的物质——生长激素释放肽。它不仅可以加速胃排空和小肠转运,而且可以逆转术后的胃肠梗阻[34]。实际上,Heyland等人最近进行的一项PEP uP研究表明,采用早期促胃肠动力的肠内营养喂养方案可以提高喂养耐受性,并使重症患者接受的热量增加12%[35]。

26.7 高蛋白

在对机械通气患者的前瞻性研究中,提供1.3g/(kg·d)的蛋白质联合热卡目标设定可使28天的病死率降低50%,而仅在热卡目标设定组[蛋白质0.8g/(kg·d)]中病死率未得到改善[36]。在另一项研究中观察到,随着蛋白质剂量的增加,死亡率增加了:蛋白质0.79g/(kg·d)时死亡率为27%,蛋白质1.06g/(kg·d)时死亡率为24%,蛋白质1.46g/(kg·d)时死亡率为16%[37]。从历史上看,MOF患者的营养补充集中于早期蛋白质摄入(>1.2g/(kg·d))[38,39]。PICS患者符合MOF的慢性表现类型。因此,高蛋白补充可能与促进PICS患者的合成代谢有关。尽管尚无关于PICS患者最佳蛋白质剂量的具体数据,但Delano和Moldawer的最新评论文章指出,癌症恶病质患者的代谢变化与PICS极为相似[6]。从理论上讲,在癌症恶病质中起作用的方法可以应用于PICS。相关数据亦支持最近的指南建议,即癌症患者的蛋白摄入量至少是 1.2~2.0g/(kg·d)[40,41]。老年性肌萎缩是另一个例子,其中肌肉消耗与慢性炎症状态相关,同样可引起恶病质样表现,因此基于证据的建议是蛋白质摄入量应达到 1.5g/(kg·d)[42]。回顾历史,烧伤患者存在高分解代谢状态且能量消耗巨大是公认的事实[43]。因此,Alexander 等人证实了接受早期积极的高蛋白营养支持的烧伤儿童的生存率提高了,菌血症减少了[44]。此外,因为观察到烧伤患者的氨基酸氧化是正常健康对照的两倍,Herndon 等强烈建议烧伤患者的蛋白质需求增加一倍,达到 2.0g/(kg·d)[45]。值得注意的是,尽管更高的蛋白质剂量已经在应用,美国烧伤协会指南和欧洲胃肠外及肠内营养学会均建议为烧伤患者提供 1.5~2g/(kg·d)的蛋白质[46,47]。

26.8 免疫抑制和精氨酸

精氨酸具有免疫调节、吞噬和促进伤口愈合等特性。令人信服的是,精氨酸强化的免疫性肠内营养已被证明对接受大手术的外科患者和高 MOF 风险的外伤患者有益[48-50]。精氨酸是应激状态或疾病期间的条件必需氨基酸,主要有三个合成来源:(1)饮食摄入,占每日精氨酸总量的 25%~30%;(2)内源精氨酸通过肾脏中经尿素循环通过瓜氨酸的转化而合成;(3)内源精氨酸也可通过蛋白质转化/分解获得。后两种途径占精氨酸总量的 70%~75%。

精氨酸可作为巨噬细胞中 NO 产生的细胞内底物,以提高巨噬细胞杀菌活性,同样可以改善 T 细胞的功能、增殖和成熟度[51-57]。精氨酸是 T 细胞受体(T-cell receptor,TCR)的 ζ链的关键部分,精氨酸缺乏已被证明会使 T 细胞失能[52,58-64]。可以说,精氨酸缺乏的一个最重要的后果是免疫抑制状态,通常继发于 T 淋巴细胞增殖的缺失,以及更为重要的辅助抵抗感染的循环 CD4 细胞缺失。此外,降低的 T 细胞增殖和受体功能会导致多因素的免疫功能不全,从而增加了重症患者和 PICS 患者发生医院感染的风险[52,65,66]。

重症疾病后免疫功能紊乱的另一个原因是称为髓样抑制细胞(myeloid-derived suppressor cells,MDSC)的白细胞免疫抑制细胞系的增殖。这些未成熟的髓系细胞在应激时从骨髓释放到循环系统中,形成复杂的促炎细胞因子,增加急性恶病质的可能,此类细胞相对没有免疫功能,且表达高水平的精氨酸酶 -1[5,8,62,67-72]。精氨酸酶 -1 是一种降低循环精氨酸水平的酶,从而造成严重应激和严重疾病的精氨酸缺乏状态[51,62,73-77]。如前所述,缺乏精氨酸将使得 T 细胞失能,这很可能是脓毒症、创伤、烧伤和其他严重疾病后免疫抑制的关键机制。因此,在 PICS 患者中补充精氨酸成为一种有吸引力的治疗选择。尽管 ASPEN/SCCM 2016 指南不推荐在脓毒症患者中常规添加含精氨酸的免疫营养,但除鱼油外,精氨酸已被证明对术前和术后患者有益[48,78]。

26.9 亮氨酸可以帮助对抗分解代谢吗?

亮氨酸是一种支链氨基酸,在脓毒症大鼠模型中可通过哺乳动物雷帕霉素靶蛋白(mammalian target of rapamycin,mTOR)信号通路刺激合成代谢。脓毒症使 mTOR 被下调并且对亮氨酸变得相对失活[79,80]。目前,尚不清楚这种情况是否会持续到 PICS 的慢性期,以及是否值得对在急性脓毒症中幸存下来且具有明显分解代谢作用的 PICS 患者进行进一步研究。因此,在这种情况下,亮氨酸补充剂可潜在地用于帮助抑制甚至逆转分解代谢状态[81,82]。

刺激 mTOR 途径增加了蛋白质合成,抑制了蛋白质分解。亮氨酸可以激活多种酶的活性,最终增加 mRNA 的含量,从而诱导合成代谢(蛋白质合成)。这些酶包括核糖体蛋白 S6 激酶(S6K1)和真核起始因子 4E 结合蛋白(4E-BP1)[83,84]。最终目的是通过亮氨酸模拟 mTOR 促进肥大性肌肉生长。众所周知,重症患者会以更快的速度失去瘦体肌肉质量[43,85-89]。PICS 患者无限期地处于分解代谢状态,即使摄入足够的热量也无法重建肌肉。实际上,这种独特的患者群体因分解代谢而遭受极大折磨,正是这种病理状态补充亮氨酸会提供最大的益处。通过 mTOR 信号转导,PICS 患者有望从 ICU 出院后减少分解代谢并进入合成代谢状态以恢复肌肉量,增加康复的可能性,恢复基线功能 / 独立生活能力。

26.10　肠外营养的推荐意见

由于重症患者通常会伴有 EEN 禁忌证,因此对通过 EEN 实现目标热量提出了挑战[90,91]。肠外营养(parenteral nutrition,PN)在 IAS 和肠道功能障碍无法提供肠内营养或在合理的时间内无法满足肠内营养热卡需求的患者中,在提供补充热卡方面显示出优势。PN 确实有价值,并且确定 "合理的" 时间范围是一个受到广泛研究的领域。Marik 等描述了使用 PN 的生理学意义:PN 可引起高血糖、肝细胞损伤和免疫抑制[92]。因此何时开始 PN 一直是欧洲肠外和肠内营养学会(ESPEN)与美国肠外肠内营养学会(ASPEN)之间的争论,ESPEN 建议早期 PN(在未获得目标营养两天后)[93]。相反,ASPEN 建议等待更长的时间,在未达到目标热卡目标 7 天后开始 PN。Casaer 比较了这两个指南,并报告了延迟 PN 营养的显著益处[94-97]。

Casaer 等开展的一项大型多中心 PRCT(EPaNIC 试验)研究,比较了 ICU 中 EN 喂养不足的成人早期补充 PN(ESPEN 建议)与晚期启动 PN(ASPEN 建议)的效果。早期 PN 组纳入 2 312 例患者,在入 ICU 后 48 小时内开始 PN,而在 2 328 例晚期 PN 组患者中,PN 则在 8 天之后开始。结果显示接受晚期 PN 的患者更有可能在 ICU 和医院存活,感染率更低,胆汁淤积的发生率更低以及适当的成本节约,而没有证据表明功能状态降低[95]。

因此,即使在 2016 年修订版上,ASPEN PN 指南也建议等待 7~10 天后对营养低风险的患者实施 PN,而对于 PN 依赖的患者或潜在的严重营养不良且无法在 48~72h 内达到目标肠内营养喂养的患者,应在入 ICU 后尽快考虑 PN[39]。众所周知,第一周 PN 的风险大于收益。在第一个星期到一个半星期之后,营养状况的下降加剧,风险收益比更倾向于 PN。一旦开始 PN,第一周不推荐使用脂质。仅含长链甘油三酯(18 个碳链)的脂质具有促炎作用,并可引起免疫抑制[98]。

26.11　合成代谢的营养支持

有研究观察了五种合成代谢策略及其对小儿烧伤患者发病率和死亡率的影响,包括生长激素、强化胰岛素治疗、氧雄龙、普萘洛尔和住院积极运动程序。Hart 证明,在 12 个月的随访中,生长激素是 "强大的合成代谢剂和创伤后代谢反应的有益调节剂"[43,99-101]。

Herndon 还证明,在>30% 的小儿烧伤患者中,严格控制血糖(80~160mg/dl)可显著提高该人群的骨矿化和肌肉强度(*P*=0.05)[102]。在另一项研究中,Porro 表明,氧雄龙可大幅减少烧伤后第一年的静息能量消耗,增加胰岛素样生长因子 1(insulin-like growth factor 1,IGF-1)的分泌,并且与运动相结合,可显著增加瘦体质量和肌肉强度[103],而 Herndon 提示应用普萘洛尔可使烧伤诱导的蛋白水解减少,肌肉合成代谢增加[100]。

26.12　促进合成代谢的辅助治疗

ICU 住院时间延长的患者,其瘦体质量的丢失是惊人的。在一项经典研究中,Graham Hill 及其同事通过生物阻抗研究对 ICU 中重症创伤患者进行了连续 25 天以上的体组成测试。研究表明,尽管获得了最佳的营养支持,仍难免出现了瘦体质量的减少达 16%,摄入的底物大多被转化为脂肪(作者认为这提示了仅仅提供大量的营养素并不能弥补瘦体质量的损失,而是需要采取干预措施来促进合成代谢)。瘦体质量的大量损失最近由 Puthucheary 等人进一步证实,在入住 ICU 最初的 10 天里他们动态地进行了股直肌的超声检查,发现股直肌的截面积(CSA)降低了 20%,而 MOF 患者则损失了 30%[69]。有趣的是,在 7 天里,患者蛋白质的合成量有不同程度的增加,尽管对所有患者都进行了营养支持,但是蛋白质负平衡患者的分解率始终较低。肌肉活检观察细胞内蛋白质稳态调节显示合成代谢减少,分解代谢增加。这表明仅仅提供大量的营养素并不能降低瘦体质量的损失,而是需要采取干预措施来促进合成代谢。

26.13　PICS 的特殊营养:特异性促分解介质

特异性促分解介质(SPM)是一种脂质介质,不仅可以通过停止白细胞浸润和活化来减少炎症,还可以通过刺激巨噬细胞清除碎片、细菌和凋亡细胞来"促分解"炎症[104,105]。SPM 首先由 Serhan 博士描述为可以减弱巨噬细胞的有效增生(清除细胞碎片)以消除炎症来源的物质。在本文中,SPM 是指从 ω-3 多不饱和脂肪酸中纯化的提取物[105]。

SPM 可以作为 PICS 人群的一种高级治疗药物,促进缓解异常的炎症级联反应,并可能阻止慢性危重病患者向 PICS 发展。理论上,通过控制持续性炎症,SPM 也可以减少为维持这种分解代谢的能量转移,减少肝脏用于合成代谢的蛋白质的优先级,使得患者恢复到生理稳态。然而,还需要进一步研究来阐明 SPM 在 PICS 营养中的新作用,因为这些脂质介质可能只是 PICS 多模式治疗方法中的一个方面。

结　论

腹腔脓毒症中的胃肠道在 MOF 的发病机制中既是始动者又是受害者。营养支持会大大改变这些重症患者的临床过程并产生持久的影响。无论是营养支持本身还是营养支持以外的功效,EN 都提供了显著的益处。PN 对于无法实施 EN 的高危患者来说可能是有益的。重症营养的前景正在不断变化,在不久的将来,微生物组群的调控可能是预防肠道功能紊乱和治疗危重病的重要手段。

致谢

本文由 P50 GM-111152（F.A.Moore）支持，并由美国国立普通医学科学研究所（NIGMS）授权。P50 GM111152（NIH/NIGMS）"PICS：外科重症监护的新视野"。

（章文豪 译　张军伟 校）

参考文献

1. Gentile LF, Cuenca AG, Efron PA, Ang D, Bihorac A, McKinley BA, Moldawer LL, Moore FA. Persistent inflammation and immunosuppression: a common syndrome and new horizon for surgical intensive care. J Trauma Acute Care Surg. 2012;72(6):1491–501.

2. Fearon K, Strasser F, Anker SD, Bosaeus I, Bruera E, Fainsinger RL, Jatoi A, Loprinzi C, MacDonald N, Mantovani G, Davis M, Muscaritoli M, Ottery F, Radbruch L, Ravasco P, Walsh D, Wilcock A, Kaasa S, Baracos VE. Definition and classification of cancer cachexia: an international consensus. Lancet Oncol. 2011;12(5):489–95.

3. Friedrich O, Reid MB, Van den Berghe G, Vanhorebeek I, Hermans G, Rich MM, Larsson L. The sick and the weak: neuropathies/myopathies in the critically ill. Physiol Rev. 2015;95(3):1025–109.

4. Elliott D, Davidson JE, Harvey MA, Bemis-Dougherty A, Hopkins RO, Iwashyna TJ, Wagner J, Weinert C, Wunsch H, Bienvenu OJ, Black G, Brady S, Brodsky MB, Deutschman C, Doepp D, Flatley C, Fosnight S, Gittler M, Gomez BT, Hyzy R, Louis D, Mandel R, Maxwell C, Muldoon SR, Perme CS, Reilly C, Robinson MR, Rubin E, Schmidt DM, Schuller J, Scruth E, Siegal E, Spill GR, Sprenger S, Straumanis JP, Sutton P, Swoboda SM, Twaddle ML, Needham DM. Exploring the scope of post-intensive care syndrome therapy and care: engagement of non-critical care providers and survivors in a second stakeholders meeting. Crit Care Med. 2014;42(12):2518–26.

5. Cuenca AG, Delano MJ, Kelly-Scumpia KM, Moreno C, Scumpia PO, Laface DM, Heyworth PG, Efron PA, Moldawer LL. A paradoxical role for myeloid-derived suppressor cells in sepsis and trauma. Mol Med. 2011;17(3–4):281–92.

6. Delano MJ, Moldawer LL. The origins of cachexia in acute and chronic inflammatory diseases. Nutr Clin Pract. 2006;21(1):68–81.

7. Mathias B, Delmas AL, Ozrazgat-Baslanti T, Vanzant EL, Szpila BE, Mohr AM, Moore FA, Brakenridge SC, Brumback BA, Moldawer LL, Efron PA, and C.I.R.C.I. and the Sepsis. Human myeloid-derived suppressor cells are associated with chronic immune suppression after severe sepsis/septic shock. Ann Surg. 2017;265(4):827–34.

8. Vanzant EL, Lopez CM, Ozrazgat-Baslanti T, Ungaro R, Davis R, Cuenca AG, Gentile LF, Nacionales DC, Cuenca AL, Bihorac A, Leeuwenburgh C, Lanz J, Baker HV, McKinley B, Moldawer LL, Moore FA, Efron PA. Persistent inflammation, immunosuppression, and catabolism syndrome after severe blunt trauma. J Trauma Acute Care Surg. 2014;76(1):21–9. discussion 29–30.

9. Gabrilovich DI, Nagaraj S. Myeloid-derived suppressor cells as regulators of the immune system. Nat Rev Immunol. 2009;9(3):162–74.

10. Yamanouchi S, Kudo D, Yamada M, Miyagawa N, Furukawa H, Kushimoto S. Plasma mitochondrial DNA levels in patients with trauma and severe sepsis: time course and the association with clinical status. J Crit Care. 2013;28(6):1027–31.

11. Doig GS, Heighes PT, Simpson F, Sweetman EA. Early enteral nutrition reduces mortality in trauma patients requiring intensive care: a meta-analysis of randomised controlled trials. Injury. 2011;42(1):50–6.

12. Janu PG, Kudsk KA, Li J, Renegar KB. Effect of bombesin on impairment of upper respiratory tract immunity induced by total parenteral nutrition. Arch Surg. 1997;132(1):89–93.

13. Li J, Kudsk KA, Janu P, Renegar KB. Effect of glutamine-enriched total parenteral nutrition on small intestinal gut-associated lymphoid tissue and upper respiratory tract immunity. Surgery. 1997;121(5):542–9.

14. Kudsk KA. Beneficial effect of enteral feeding. Gastrointest Endosc Clin N Am. 2007;17(4):647–62.

15. Kudsk KA, Carpenter G, Petersen S, Sheldon GF. Effect of enteral and parenteral feeding in malnourished rats with *E. coli*-hemoglobin adjuvant peritonitis. J Surg Res. 1981;31(2):105–10.

16. Kudsk KA. Effect of route and type of nutrition on intestine-derived inflammatory responses. Am J Surg. 2003;185(1):16–21.

17. Kudsk KA, Gomez FE, Kang W, Ueno C. Enteral feeding of a chemically defined diet preserves pulmonary immunity but not intestinal immunity: the role of lymphotoxin beta receptor. JPEN J Parenter Enteral Nutr. 2007;31(6):477–81.

18. Alverdy J, Zaborina O, Wu L. The impact of stress and nutrition on bacterial-host interactions at the intestinal epithelial surface. Curr Opin Clin Nutr Metab Care. 2005;8(2):205–9.

19. Alverdy JC. During critical illness the gut does not pass the acid test. Crit Care. 2012;16(5):150.

20. Alverdy JC, Laughlin RS, Wu L. Influence of the critically ill state on host-pathogen interactions within the intestine: gut-derived sepsis redefined. Crit Care Med. 2003;31(2):598–607.

21. Long J, Zaborina O, Holbrook C, Zaborin A, Alverdy J. Depletion of intestinal phosphate after operative injury activates the virulence of *P. aeruginosa* causing lethal gut-derived sepsis. Surgery. 2008;144(2):189–97.

22. Zaborina O, Zaborin A, Romanowski K, Babrowski T, Alverdy J. Host stress and virulence expression in intestinal pathogens: development of therapeutic strategies using mice and *C. elegans*. Curr Pharm Des. 2011;17(13):1254–60.

23. Yan F, Cao H, Cover TL, Whitehead R, Washington MK, Polk DB. Soluble proteins produced by probiotic bacteria regulate intestinal epithelial cell survival and growth. Gastroenterology. 2007;132(2):562–75.

24. Bengmark S. Bioecologic control of inflammation and infection in critical illness. Anesthesiol Clin. 2006;24(2):299–323. vi.

25. Swidsinski A, Loening-Baucke V, Theissig F, Engelhardt H, Bengmark S, Koch S, Lochs H, Dorffel Y. Comparative study of the intestinal mucus barrier in normal and inflamed colon. Gut. 2007;56(3):343–50.

26. Hickson M, D'Souza AL, Muthu N, Rogers TR, Want S, Rajkumar C, Bulpitt CJ. Use of probiotic Lactobacillus preparation to prevent diarrhoea associated with antibiotics: randomised double blind placebo controlled trial. BMJ. 2007;335(7610):80.

27. Johnston BC, Ma SS, Goldenberg JZ, Thorlund K, Vandvik PO, Loeb M, Guyatt GH. Probiotics for the prevention of *Clostridium difficile*-associated diarrhea: a systematic review and meta-analysis. Ann Intern Med. 2012;157(12):878–88.

28. Morowitz MJ, Babrowski T, Carlisle EM, Olivas A, Romanowski KS, Seal JB, Liu DC, Alverdy JC. The human microbiome and surgical disease. Ann Surg. 2011;253(6):1094–101.

29. Hempel S, Newberry SJ, Maher AR, Wang Z, Miles JN, Shanman R, Johnsen B, Shekelle PG. Probiotics for the prevention and treatment of antibiotic-associated diarrhea: a systematic review and meta-analysis. JAMA. 2012;307(18):1959–69.

30. Spindler-Vesel A, Bengmark S, Vovk I, Cerovic O, Kompan L. Synbiotics, prebiotics, glutamine, or peptide in early enteral nutrition: a randomized study in trauma patients. JPEN J Parenter Enteral Nutr. 2007;31(2):119–26.

31. Morrow LE, Gogineni V, Malesker MA. Probiotics in the intensive care unit. Nutr Clin Pract. 2012;27(2):235–41.

32. Watkinson PJ, Barber VS, Dark P, Young JD. The use of pre- pro- and synbiotics in adult intensive care unit patients: systematic review. Clin Nutr. 2007;26(2):182–92.

33. Smith AJ, Nissan A, Lanouette NM, Shi W, Guillem JG, Wong WD, Thaler H, Cohen AM. Prokinetic effect of erythromycin after colorectal surgery: randomized, placebo-controlled, double-blind study. Dis Colon Rectum. 2000;43(3):333–7.

34. Trudel L, Tomasetto C, Rio MC, Bouin M, Plourde V, Eberling P, Poitras P. Ghrelin/motilin-related peptide is a potent prokinetic to reverse gastric postoperative ileus in rat. Am J Physiol Gastrointest Liver Physiol. 2002;282(6):G948–52.

35. Heyland DK, Murch L, Cahill N, McCall M, Muscedere J, Stelfox HT, Bray T, Tanguay T, Jiang X, Day AG. Enhanced protein-energy provision via the enteral route feeding protocol in critically ill patients: results of a cluster randomized trial. Crit Care Med. 2013;41(12):2743–53.

36. Weijs PJ, Sauerwein HP, Kondrup J. Protein recommendations in the ICU: g protein/kg body weight – which body weight for underweight and obese patients? Clin Nutr. 2012;31(5):774–5.

37. Allingstrup MJ, Esmailzadeh N, Wilkens Knudsen A, Espersen K, Hartvig Jensen T, Wiis J, Perner A, Kondrup J. Provision of protein and energy in relation to measured requirements in intensive care patients. Clin Nutr. 2012;31(4):462–8.

38. Rosenthal MD, Vanzant EL, Martindale RG, Moore FA. Evolving paradigms in the nutritional support of critically ill surgical patients. Curr Probl Surg. 2015;52(4):147–82.

39. McClave SA, Taylor BE, Martindale RG, Warren MM, Johnson DR, Braunschweig C, McCarthy MS, Davanos E, Rice TW, Cresci GA, Gervasio JM, Sacks GS, Roberts PR, Compher C, M. Society of Critical Care, P. American Society for, and N. Enteral. Guidelines for the provision and assessment of nutrition support therapy in the adult critically Ill patient: Society of Critical Care Medicine (SCCM) and American Society for Parenteral and Enteral Nutrition (A.S.P.E.N.). JPEN J Parenter Enteral Nutr. 2016;40(2):159–211.

40. Engelen MP, van der Meij BS, Deutz NE. Protein anabolic resistance in cancer: does it really exist? Curr Opin Clin Nutr Metab Care. 2016;19(1):39–47.

41. Arends J, Bodoky G, Bozzetti F, Fearon K, Muscaritoli M, Selga G, van Bokhorst-de van der Schueren MA, von Meyenfeldt M, DGEM, Zurcher G, Fietkau R, Aulbert E, Frick B, Holm M, Kneba M, Mestrom HJ, Zander A, and ESPEN. ESPEN guidelines on enteral nutrition: non-surgical oncology. Clin Nutr. 2006;25(2):245–59.

42. Morley JE, Argiles JM, Evans WJ, Bhasin S, Cella D, Deutz NE, Doehner W, Fearon KC, Ferrucci L, Hellerstein MK, Kalantar-Zadeh K, Lochs H, MacDonald N, Mulligan K, Muscaritoli M, Ponikowski P, Posthauer ME, Rossi Fanelli F, Schambelan M, Schols AM, Schuster MW, Anker SD, Society for Sarcopenia C, Wasting D. Nutritional recommendations for the management of sarcopenia. J Am Med Dir Assoc. 2010;11(6):391–6.

43. Hart DW, Wolf SE, Chinkes DL, Gore DC, Mlcak RP, Beauford RB, Obeng MK, Lal S, Gold WF, Wolfe RR, Herndon DN. Determinants of skeletal muscle catabolism after severe burn. Ann Surg. 2000;232(4):455–65.

44. Alexander JW, MacMillan BG, Stinnett JD, Ogle CK, Bozian RC, Fischer JE, Oakes JB, Morris MJ, Krummel R. Beneficial effects of aggressive protein feeding in severely burned children. Ann Surg. 1980;192(4):505–17.

45. Herndon DN, Tompkins RG. Support of the metabolic response to burn injury. Lancet. 2004;363(9424):1895–902.

46. Gibran NS, Committee on Organization and Delivery of Burn Care, American Burn Association. Practice Guidelines for burn care, 2006. J Burn Care Res. 2006;27(4):437–8.

47. Rousseau AF, Losser MR, Ichai C, Berger MM. ESPEN endorsed recommendations: nutritional therapy in major burns. Clin Nutr. 2013;32(4):497–502.

48. Drover JW, Dhaliwal R, Weitzel L, Wischmeyer PE, Ochoa JB, Heyland DK. Perioperative use of arginine-supplemented diets: a systematic review of the evidence. J Am Coll Surg. 2011;212(3):385–99. 399.e1.

49. Suchner U, Heyland DK, Peter K. Immune-modulatory actions of arginine in the critically ill. Br J Nutr. 2002;87(Suppl 1):S121–32.

50. Moore FA. Effects of immune-enhancing diets on infectious morbidity and multiple organ failure. JPEN J Parenter Enteral Nutr. 2001;25(2 Suppl):S36–42. discussion S42–3.

51. Bansal V, Ochoa JB. Arginine availability, arginase, and the immune response. Curr Opin Clin Nutr Metab Care. 2003;6(2):223–8.

52. Zhu X, Pribis JP, Rodriguez PC, Morris SM Jr, Vodovotz Y, Billiar TR, Ochoa JB. The central role of arginine catabolism in T-cell dysfunction and increased susceptibility to infection after physical injury. Ann Surg. 2014;259(1):171–8.

53. Daly JM, Reynolds J, Thom A, Kinsley L, Dietrick-Gallagher M, Shou J, Ruggieri B. Immune and metabolic effects of arginine in the surgical patient. Ann Surg. 1988;208(4):512–23.

54. Barbul A, Sisto DA, Wasserkrug HL, Efron G. Arginine stimulates lymphocyte immune response in healthy human beings. Surgery. 1981;90(2):244–51.

55. Morris SM Jr. Arginine: master and commander in innate immune responses. Sci Signal. 2010;3(135):pe27.

56. Barbul A, Rettura G, Levenson SM, Seifter E. Arginine: a thymotropic and wound-healing promoting agent. Surg Forum. 1977;28:101–3.

57. Barbul A, Wasserkrug HL, Sisto DA, Seifter E, Rettura G, Levenson SM, Efron G. Thymic stimulatory actions of arginine. JPEN J Parenter Enteral Nutr. 1980;4(5):446–9.

58. Taheri F, Ochoa JB, Faghiri Z, Culotta K, Park HJ, Lan MS, Zea AH, Ochoa AC. L-Arginine regulates the expression of the T-cell receptor zeta chain (CD3zeta) in Jurkat cells. Clin Cancer Res. 2001;7(3 Suppl):958s–65s.

59. Rodriguez PC, Zea AH, Culotta KS, Zabaleta J, Ochoa JB, Ochoa AC. Regulation of T cell receptor CD3zeta chain expression by L-arginine. J Biol Chem. 2002;277(24):21123–9.

60. Rodriguez PC, Zea AH, DeSalvo J, Culotta KS, Zabaleta J, Quiceno DG, Ochoa JB, Ochoa AC. L-Arginine consumption by macrophages modulates the expression of CD3 zeta chain in

T lymphocytes. J Immunol. 2003;171(3):1232–9.

61. Zea AH, Rodriguez PC, Culotta KS, Hernandez CP, DeSalvo J, Ochoa JB, Park HJ, Zabaleta J, Ochoa AC. L-Arginine modulates CD3zeta expression and T cell function in activated human T lymphocytes. Cell Immunol. 2004;232(1–2):21–31.

62. Makarenkova VP, Bansal V, Matta BM, Perez LA, Ochoa JB. CD11b+/Gr-1+ myeloid suppressor cells cause T cell dysfunction after traumatic stress. J Immunol. 2006;176(4):2085–94.

63. Scumpia PO, Delano MJ, Kelly-Scumpia KM, Weinstein JS, Wynn JL, Winfield RD, Xia C, Chung CS, Ayala A, Atkinson MA, Reeves WH, Clare-Salzler MJ, Moldawer LL. Treatment with GITR agonistic antibody corrects adaptive immune dysfunction in sepsis. Blood. 2007;110(10):3673–81.

64. Popovic PJ, Zeh HJ 3rd, Ochoa JB. Arginine and immunity. J Nutr. 2007;137(6 Suppl 2):1681S–6S.

65. Rosenthal MD, Moore FA. Persistent inflammatory, immunosuppressed, catabolic syndrome (PICS): a new phenotype of multiple organ failure. J Adv Nutr Hum Metab. 2015;1(1):e784.

66. Rosenthal M, Gabrielli A, Moore F. The evolution of nutritional support in long term ICU patients: from multisystem organ failure to persistent inflammation immunosuppression catabolism syndrome. Minerva Anestesiol. 2016;82(1):84–96.

67. Cuenca AG, Moldawer LL. Myeloid-derived suppressor cells in sepsis: friend or foe? Intensive Care Med. 2012;38(6):928–30.

68. Ochoa JB. Arginine deficiency caused by myeloid cells: importance, identification and treatment. Nestle Nutr Inst Workshop Ser. 2013;77:29–45.

69. Rodriguez PC, Ochoa AC. Arginine regulation by myeloid derived suppressor cells and tolerance in cancer: mechanisms and therapeutic perspectives. Immunol Rev. 2008;222:180–91.

70. Fletcher M, Ramirez ME, Sierra RA, Raber P, Thevenot P, Al-Khami AA, Sanchez-Pino D, Hernandez C, Wyczechowska DD, Ochoa AC, Rodriguez PC. L-Arginine depletion blunts antitumor T-cell responses by inducing myeloid-derived suppressor cells. Cancer Res. 2015;75(2):275–83.

71. Cuenca AG, Cuenca AL, Winfield RD, Joiner DN, Gentile L, Delano MJ, Kelly-Scumpia KM, Scumpia PO, Matheny MK, Scarpace PJ, Vila L, Efron PA, LaFace DM, Moldawer LL. Novel role for tumor-induced expansion of myeloid-derived cells in cancer cachexia. J Immunol. 2014;192(12):6111–9.

72. Delano MJ, Thayer T, Gabrilovich S, Kelly-Scumpia KM, Winfield RD, Scumpia PO, Cuenca AG, Warner E, Wallet SM, Wallet MA, O'Malley KA, Ramphal R, Clare-Salzer M, Efron PA, Mathews CE, Moldawer LL. Sepsis induces early alterations in innate immunity that impact mortality to secondary infection. J Immunol. 2011;186(1):195–202.

73. Pribis JP, Zhu X, Vodovotz Y, Ochoa JB. Systemic arginine depletion after a murine model of surgery or trauma. JPEN J Parenter Enteral Nutr. 2012;36(1):53–9.

74. Zhu X, Herrera G, Ochoa JB. Immunosuppression and infection after major surgery: a nutritional deficiency. Crit Care Clin. 2010;26(3):491–500. ix.

75. de Jonge WJ, Hallemeesch MM, Kwikkers KL, Ruijter JM, de Gier-de Vries C, van Roon MA, Meijer AJ, Marescau B, de Deyn PP, Deutz NE, Lamers WH. Overexpression of arginase I in enterocytes of transgenic mice elicits a selective arginine deficiency and affects skin, muscle, and lymphoid development. Am J Clin Nutr. 2002;76(1):128–40.

76. Ochoa JB, Bernard AC, O'Brien WE, Griffen MM, Maley ME, Rockich AK, Tsuei BJ, Boulanger BR, Kearney PA, Morris SM Jr. Arginase I expression and activity in human mononuclear cells after injury. Ann Surg. 2001;233(3):393–9.

77. Luiking YC, Poeze M, Dejong CH, Ramsay G, Deutz NE. Sepsis: an arginine deficiency state? Crit Care Med. 2004;32(10):2135–45.

78. Osland E, Hossain MB, Khan S, Memon MA. Effect of timing of pharmaconutrition (immunonutrition) administration on outcomes of elective surgery for gastrointestinal malignancies: a systematic review and meta-analysis. JPEN J Parenter Enteral Nutr. 2014;38(1):53–69.

79. Laufenberg LJ, Pruznak AM, Navaratnarajah M, Lang CH. Sepsis-induced changes in amino acid transporters and leucine signaling via mTOR in skeletal muscle. Amino Acids. 2014;46(12):2787–98.

80. Kazi AA, Pruznak AM, Frost RA, Lang CH. Sepsis-induced alterations in protein-protein interactions within mTOR complex 1 and the modulating effect of leucine on muscle protein synthesis. Shock. 2011;35(2):117–25.

81. Vary TC, Lynch CJ. Nutrient signaling components controlling protein synthesis in striated muscle. J Nutr. 2007;137(8):1835–43.

82. Vary TC. Acute oral leucine administration stimulates protein synthesis during chronic sepsis

through enhanced association of eukaryotic initiation factor 4G with eukaryotic initiation factor 4E in rats. J Nutr. 2007;137(9):2074–9.

83. Beugnet A, Wang X, Proud CG. Target of rapamycin (TOR)-signaling and RAIP motifs play distinct roles in the mammalian TOR-dependent phosphorylation of initiation factor 4E-binding protein 1. J Biol Chem. 2003;278(42):40717–22.

84. Beugnet A, Tee AR, Taylor PM, Proud CG. Regulation of targets of mTOR (mammalian target of rapamycin) signalling by intracellular amino acid availability. Biochem J. 2003;372(Pt 2):555–66.

85. Smith IJ, Lecker SH, Hasselgren PO. Calpain activity and muscle wasting in sepsis. Am J Physiol Endocrinol Metab. 2008;295(4):E762–71.

86. Al-Majid S, Waters H. The biological mechanisms of cancer-related skeletal muscle wasting: the role of progressive resistance exercise. Biol Res Nurs. 2008;10(1):7–20.

87. Callahan LA, Supinski GS. Sepsis-induced myopathy. Crit Care Med. 2009;37(10 Suppl):S354–67.

88. Elijah IE, Branski LK, Finnerty CC, Herndon DN. The GH/IGF-1 system in critical illness. Best Pract Res Clin Endocrinol Metab. 2011;25(5):759–67.

89. Puthucheary ZA, Rawal J, McPhail M, Connolly B, Ratnayake G, Chan P, Hopkinson NS, Phadke R, Dew T, Sidhu PS, Velloso C, Seymour J, Agley CC, Selby A, Limb M, Edwards LM, Smith K, Rowlerson A, Rennie MJ, Moxham J, Harridge SD, Hart N, Montgomery HE. Acute skeletal muscle wasting in critical illness. JAMA. 2013;310(15):1591–600.

90. Marik PE, Zaloga GP. Early enteral nutrition in acutely ill patients: a systematic review. Crit Care Med. 2001;29(12):2264–70.

91. Marik PE, Zaloga GP. Gastric versus post-pyloric feeding: a systematic review. Crit Care. 2003;7(3):R46–51.

92. Marik PE, Pinsky M. Death by parenteral nutrition. Intensive Care Med. 2003;29(6):867–9.

93. Singer P, Berger MM, Van den Berghe G, Biolo G, Calder P, Forbes A, Griffiths R, Kreyman G, Leverve X, Pichard C, ESPEN. ESPEN guidelines on parenteral nutrition: intensive care. Clin Nutr. 2009;28(4):387–400.

94. Casaer MP, Mesotten D, Hermans G, Wouters PJ, Schetz M, Meyfroidt G, Van Cromphaut S, Ingels C, Meersseman P, Muller J, Vlasselaers D, Debaveye Y, Desmet L, Dubois J, Van Assche A, Vanderheyden S, Wilmer A, Van den Berghe G. Early versus late parenteral nutrition in critically ill adults. N Engl J Med. 2011;365(6):506–17.

95. Casaer MP, Hermans G, Wilmer A, Van den Berghe G. Impact of early parenteral nutrition completing enteral nutrition in adult critically ill patients (EPaNIC trial): a study protocol and statistical analysis plan for a randomized controlled trial. Trials. 2011;12:21.

96. McClave SA, Martindale RG, Vanek VW, McCarthy M, Roberts P, Taylor B, Ochoa JB, Napolitano L, Cresci G, A.S.P.E.N. Board of Directors; American College of Critical Care Medicine; Society of Critical Care Medicine. Guidelines for the provision and assessment of nutrition support therapy in the adult critically ill patient: Society of Critical Care Medicine (SCCM) and American Society for Parenteral and Enteral Nutrition (A.S.P.E.N.). JPEN J Parenter Enteral Nutr. 2009;33(3):277–316.

97. Heyland DK, Dhaliwal R, Drover JW, Gramlich L, Dodek P, Canadian Critical Care Clinical Practice Guidelines Committee. Canadian clinical practice guidelines for nutrition support in mechanically ventilated, critically ill adult patients. JPEN J Parenter Enteral Nutr. 2003;27(5):355–73.

98. Wanten GJ, Calder PC. Immune modulation by parenteral lipid emulsions. Am J Clin Nutr. 2007;85(5):1171–84.

99. Hart DW, Herndon DN, Klein G, Lee SB, Celis M, Mohan S, Chinkes DL, Wolf SE. Attenuation of posttraumatic muscle catabolism and osteopenia by long-term growth hormone therapy. Ann Surg. 2001;233(6):827–34.

100. Herndon DN, Hart DW, Wolf SE, Chinkes DL, Wolfe RR. Reversal of catabolism by beta-blockade after severe burns. N Engl J Med. 2001;345(17):1223–9.

101. Jeschke MG, Kulp GA, Kraft R, Finnerty CC, Mlcak R, Lee JO, Herndon DN. Intensive insulin therapy in severely burned pediatric patients: a prospective randomized trial. Am J Respir Crit Care Med. 2010;182(3):351–9.

102. Jeschke MG, Chinkes DL, Finnerty CC, Kulp G, Suman OE, Norbury WB, Branski LK, Gauglitz GG, Mlcak RP, Herndon DN. Pathophysiologic response to severe burn injury. Ann Surg. 2008;248(3):387–401.

103. Porro LJ, Herndon DN, Rodriguez NA, Jennings K, Klein GL, Mlcak RP, Meyer WJ, Lee JO, Suman OE, Finnerty CC. Five-year outcomes after oxandrolone administration in

severely burned children: a randomized clinical trial of safety and efficacy. J Am Coll Surg. 2012;214(4):489–502. discussion 502–4.

104. Serhan CN, Krishnamoorthy S, Recchiuti A, Chiang N. Novel anti-inflammatory—pro-resolving mediators and their receptors. Curr Top Med Chem. 2011;11(6):629–47.

105. Serhan CN. Pro-resolving lipid mediators are leads for resolution physiology. Nature. 2014;510(7503):92–101.